SCHWANGER

SCHWANGER

Mein Kind und ich

Kirsten Khaschei

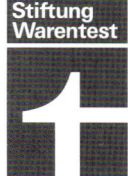

Stiftung Warentest

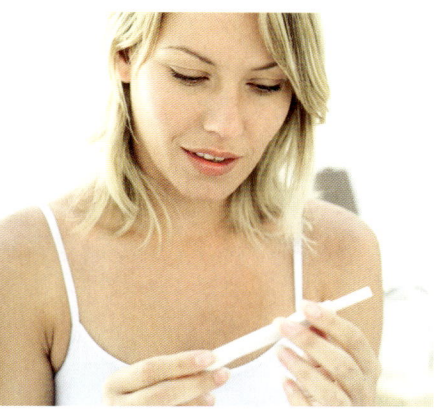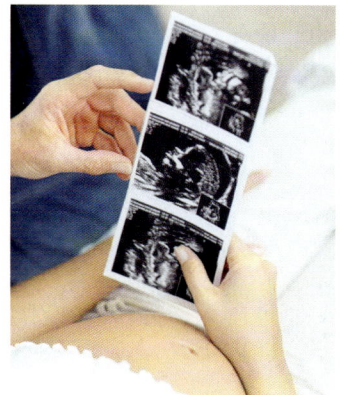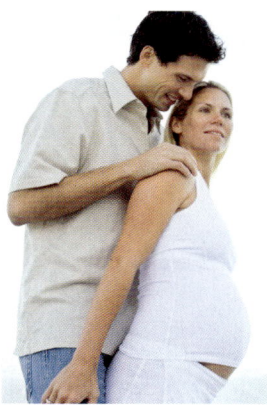

INHALT

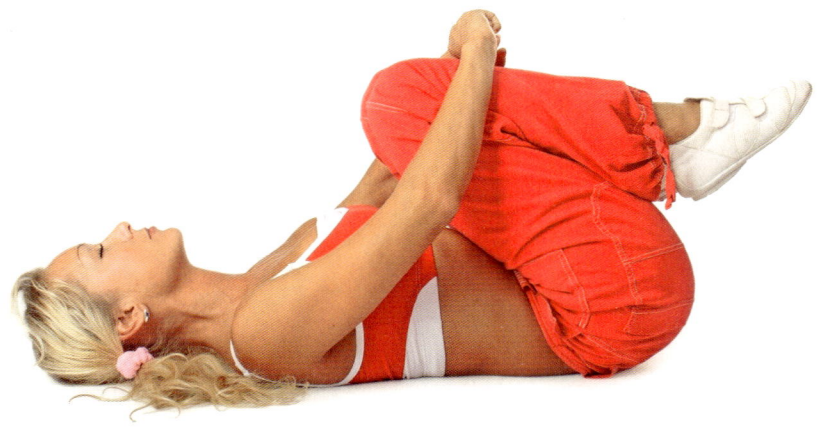

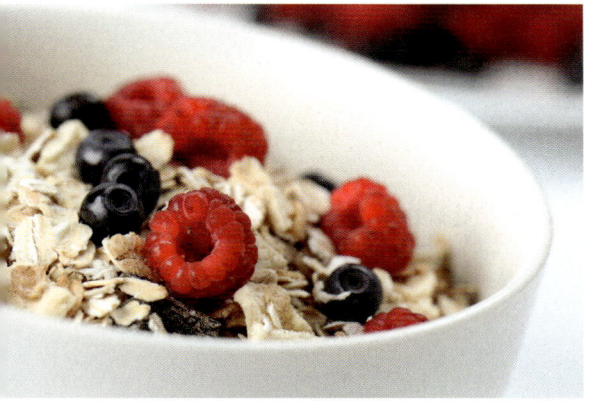
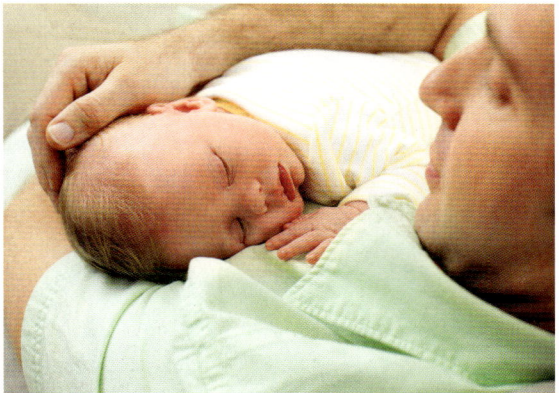

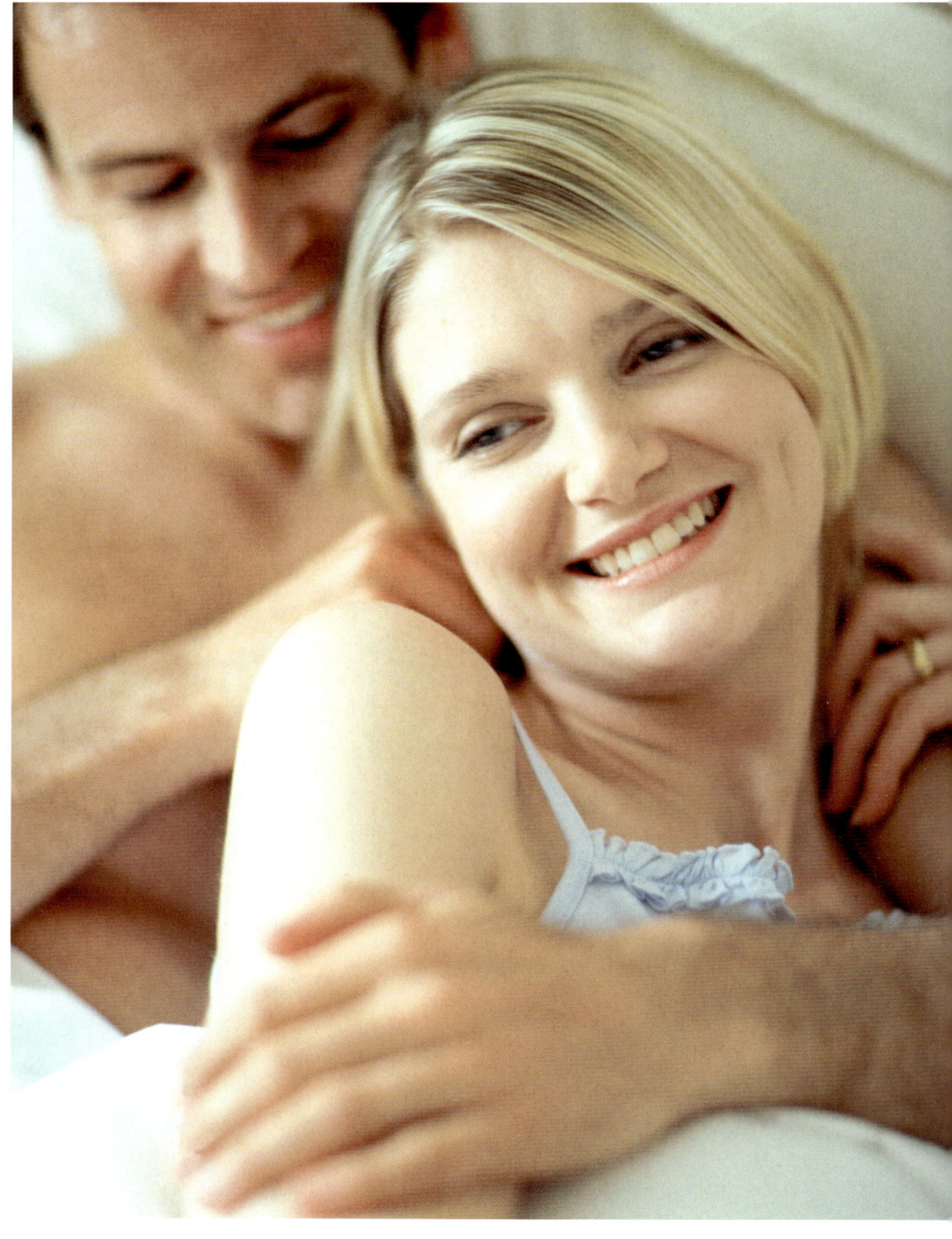

SCHWANGER – UND JETZT?

Jetzt fängt für werdende Mütter und Väter ein neues und spannendes Kapitel an. Womöglich können Sie es noch gar nicht fassen. Viele Fragen und Gedanken tauchen auf, Entscheidungen stehen an. Wahrscheinlich haben Sie jetzt noch mehr als sonst das Bedürfnis, rundum gut informiert zu sein, damit Sie gelassen nach vorn schauen können. Dabei möchte dieses Buch Sie unterstützen.

AM BESTEN GLEICH MAL TIEF DURCHATMEN

Die gute Nachricht lautet: Sie müssen weder den kompletten Inhalt dieses Buches sofort lesen noch behalten! Denn vom Moment der Befruchtung bis zur Geburt dauert eine Schwangerschaft runde zehn Monate. Das heißt: Sie haben wahrscheinlich noch eine ganze Menge Zeit, um sich mit all den vielen neuen Informationen zu beschäftigen – vermutlich haben Sie ja auch gerade erst von Ihrer Schwangerschaft erfahren.

Was ist von Anfang an wichtig?

Erst einmal ist vieles neu und ungewohnt, allein schon der Gedanke, tatsächlich Mutter oder Vater zu werden. Aber keine Sorge: Sie werden Stück für Stück in Ihre neue Rolle hineinwachsen. Ob bei der Ärztin, im Gespräch mit der Hebamme oder im Kontakt zu guten Freundinnen und Ihrer Familie: Es wird für Sie im Alltag von nun an die vielfältigsten Möglichkeiten sowie verschiedensten Gelegenheiten geben, sich nach und nach komplett auf die neue Lebenssituation einzustellen. Vielleicht denken Sie jetzt anders über gesunde Ernährung nach? Oder beschließen ganz selbstverständlich, nun endlich mit dem Rauchen aufzuhören.

GUT ZU WISSEN

Alle Aspekte, die in diesem Kapitel kurz aufgeführt sind, werden in den folgenden Kapiteln wieder aufgegriffen und vertieft. Sie können sich also erst einmal beruhigt zurücklehnen, tief durchatmen und ganz einfach darüber freuen, dass Sie schwanger sind!

ERSTE GEDANKEN, GEFÜHLE UND FRAGEN

Wann Frauen bemerken, dass sie schwanger sind, kann sehr unterschiedlich sein. Das hängt unter anderem davon ab, ob sie eine eher regelmäßige oder eine unregelmäßige Monatsblutung haben. Und es hängt natürlich auch davon ab, ob die Schwangerschaft erwünscht beziehungsweise geplant war oder ob sie vollkommen überraschend eintritt.

Ein erster konkreter Anhaltspunkt für eine Schwangerschaft ist meistens, dass die Monatsblutung nicht wie gewohnt einsetzt. Vielleicht kommen ein leichtes Ziehen und Spannen im Busen dazu oder die Andeutung einer ungewohnten morgendlichen Übelkeit. Und plötzlich ist er dann da, der erste intuitive Gedanke: „Kann das sein? Bin ich etwa schwanger?"

Gefühlschaos? Ganz normal!

Ein positives Testergebnis kann die unterschiedlichsten Gefühle und Reaktionen auslösen: Unbändige Freude, Jubelschreie und Glückstränen ebenso wie stumme Fassungslosigkeit und Verwirrung oder sogar Angst. Einige Frauen wollen diese ersten Gefühle sofort mit ihrem Partner oder einem anderen vertrauten Menschen teilen. Manche brauchen wiederum erst mal etwas Zeit für sich, um die große Neuigkeit innerlich zu verdauen. Und alle diese Reaktionen sind vollkommen in Ordnung.

Als Nächstes steht dann der Besuch bei der Frauenärztin oder einer Hebamme an – dort wird die Schwangerschaft medizinisch festgestellt. Manche Frauen holen

---

INFO   **Schwangerschaftstests**

Nach einigen Stunden oder Tagen des Abwartens reift meistens als Nächstes der Entschluss, einen Schwangerschaftstest zu machen. Alle gängigen Tests weisen im Urin das Schwangerschaftshormon HCG nach. Zur Durchführung des Tests nimmt man am besten eine Probe des Morgenurins. Neuerdings gibt es auch einen digitalen Schwangerschaftsfrühtest, der nicht nur misst, ob man schwanger ist, sondern auch angibt, in der wievielten Woche man sich befindet. Eine Frage, die vor allem Frauen mit einem unregelmäßigen Zyklus oder aber einer unerwarteten Schwangerschaft interessieren könnte.

Den Test gibt es in der Apotheke oder Drogerie. Er kostet etwa 10 Euro.

Einen Arzt- oder Hebammenbesuch zur Feststellung der Schwangerschaft kann der Test nicht ersetzen, denn fachliche Beratung ist sowieso angesagt – auch wegen der Vorsorge.

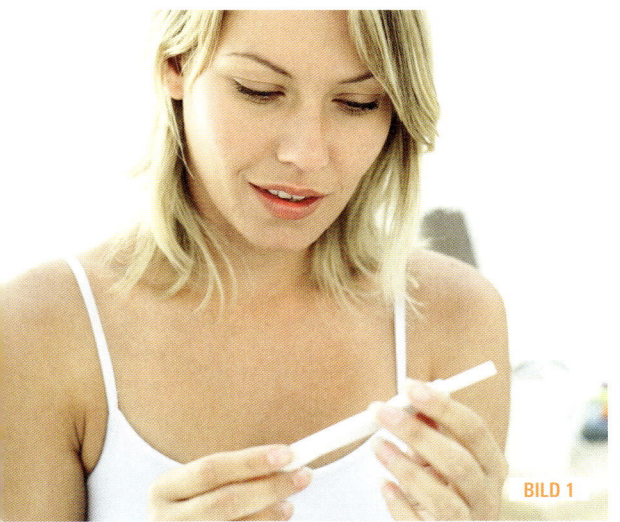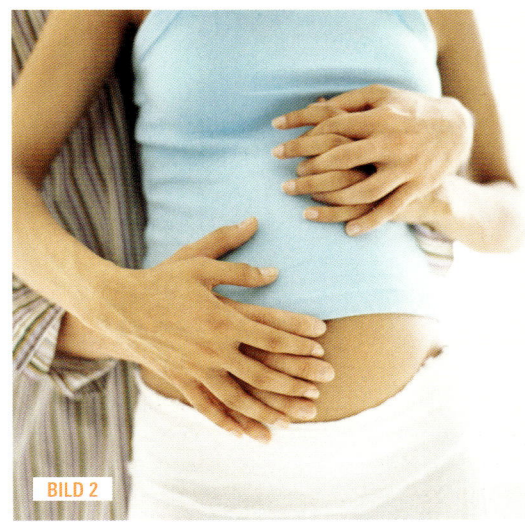

BILD 1   BILD 2

sich sofort einen Untersuchungstermin. Andere warten erst noch einige Tage oder Wochen ab – bis sich die Schwangerschaft stabilisiert hat.

Um eine Schwangerschaft festzustellen, führt die Gynäkologin meist eine Vaginal-Sonografie durch. Dabei wird eine Art Stab mit Ultraschallkopf durch die Scheide an die Gebärmutter geführt. Auf dem Bildschirm des Ultraschallgeräts – und meistens auch auf einem Ausdruck zum Mitnehmen – wird das erste Bild des Ungeborenen sichtbar.

Bei Ihrer Entscheidung, wann Sie einen Termin vereinbaren wollen, können Sie sich ruhig auf Ihr Gefühl verlassen. Lassen Sie aber zu früh einen Ultraschall machen, kann es passieren, dass Sie verunsichert werden. Denn vor der 7. Woche, solange noch keine Herzschläge nachweisbar sind, müssen bei einer Untersuchung auch Probleme wie beispielsweise eine Eileiterschwangerschaft mit bedacht werden.

Erwarten Sie Ihr erstes Kind, erhalten Sie nach der ersten Untersuchung auch einen Mutterpass. Alle weiteren wichtigen Informationen rund um die ersten Arzt- und Hebammenbesuche sowie die Mut-terpass-Eintragungen lesen Sie im dritten Kapitel ab Seite 62.

Wer soll es wann erfahren?

Und dann steht es für Sie eindeutig fest: Sie erwarten ein Kind! Und Sie stehen damit vor einer völlig neuen Lebenssituation. Eine Frage, über die werdende Eltern am besten gemeinsam nachdenken, ist: „Wer soll die große Neuigkeit zuerst erfahren?" Schließlich muss man sich je nachdem, wem man gerade gegenübersitzt, auf die unterschiedlichsten Reaktionen einstellen – und gleichzeitig damit rechnen, dass man unter Umständen den einen oder anderen unerwünschten Ratschlag bekommt. Dies ist jedoch eine gute Gelegenheit, sich von Anfang an in innerer Gelassenheit zu üben. Nur weil Tante Charlotte in den ersten vier Wochen ihrer Schwangerschaft anno 1956 ständig übel war, muss das ja bei Ihnen nicht auch so sein. Für werdende Mütter und Väter ist es von Anfang an hilfreich, klare Grenzen zu setzen. Es kann sehr unterhaltsam und lustig sein, von den Schwangerschaftserfahrungen anderer zu hören. Aber manchmal kann es eben auch nerven oder belasten. Deshalb ist es wichtig, sich immer

Schwanger sein – am Anfang ist alles neu und ungewohnt,
aber man wird von Monat zu Monat sicherer.

wieder zu sagen: „Ich werde als Schwangere meine eigenen Erfahrungen machen und wir beide zusammen als schwangeres Paar ebenfalls."

Auf eigene Erfahrungen vertrauen

In den ersten Tagen und Wochen können diese Erfahrungen durchaus einer Achterbahnfahrt gleichen. Mal ist das Gefühl, tatsächlich Mutter oder Vater zu werden, großartig. Dann wiederum löst es eine ganze Lawine unterschiedlicher Sorgen, Ängste oder Nöte aus: „Wird unser Geld reichen? Das Kind gesund sein? Müssen wir umziehen? Und was ist mit den beruflichen Plänen?" Dazu kommt das tiefe Bedürfnis, in dieser neuen Lebenssituation unbedingt alles richtig und perfekt machen zu wollen. Und das, wo man sich doch selbst gerade so unsicher fühlt.

Alles ein bisschen viel?

Was soll man von einem solchen Gefühlscocktail halten? Psychologisch betrachtet, macht die Flut an unterschiedlichen Fantasien und Gedanken durchaus Sinn. Sie alle tragen dazu bei, sich Schritt für Schritt mit der neuen Situation als werdende Mutter oder werdender Vater auseinanderzusetzen – wie Teile eines riesigen Puzzles, die gerade noch bunt durcheinander auf dem Tisch liegen. Man kann sie ja einfach mal anschauen – und wenn man das getan hat, fängt man in aller Ruhe an, die einzelnen Puzzleteile zusammensetzen. Je weiter man voranschreitet, desto klarer lässt sich das Bild erkennen. Ähnlich ist es mit einer Schwangerschaft: Am Anfang ist alles neu und irgendwie durcheinander, aber mit der Zeit findet man sich immer besser zurecht – von Tag zu Tag, Woche zu Woche und Monat zu Monat. Mutter und Vater wachsen und reifen mit der Situation – genauso wie das Baby.

Und die Alltagsgewohnheiten?

Alles, was jetzt auf Sie zukommt, ist aufregend. Als werdende Mutter oder zukünftiger Vater befinden Sie sich ja gerade erst ganz am Anfang eines neuen Lebensabschnitts. Vielleicht ist das eine gute Gelegenheit, bestimmte Verhaltensweisen, die Sie schon lange ändern wollten, endlich einmal kritisch unter die Lupe zu nehmen. Ungesunde Ernährung, immer hektisch, viel zu viel Arbeit – und viel zu wenig Entspannung? Wer weiß, vielleicht bekommen Sie in der nächsten Zeit Lust auf eine kleine Bestandsaufnahme. Womöglich fassen Sie in den kommenden Wochen den einen oder anderen guten Vorsatz oder probieren sogar aus, ob Sie den Alltag und den eigenen Lebensstil nicht hier und da auch anders angehen können.

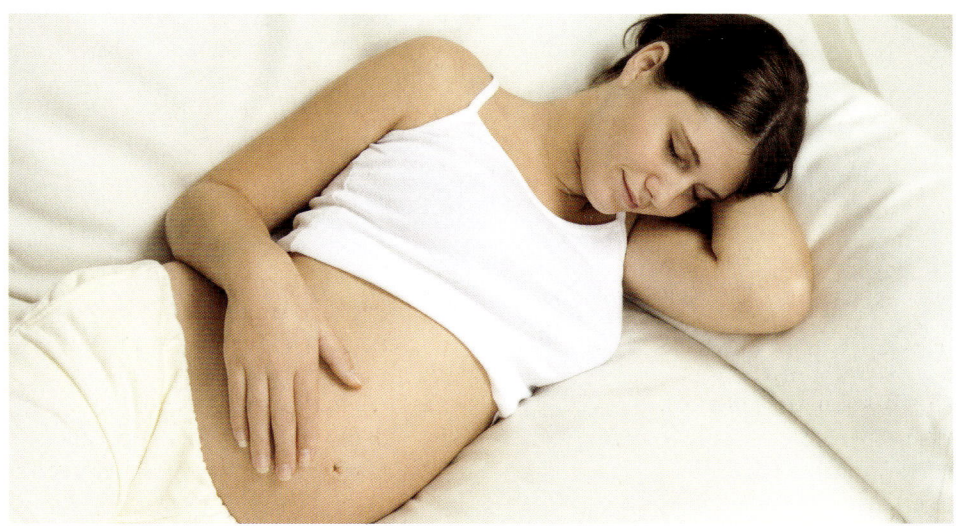

WIE ALLES BEGINNT ...

Wie war das noch mal? Vom ersten Flirten oder Verliebtsein bis zum Sex, vom Eisprung und Samenerguss bis zur Verschmelzung von weiblicher Einzelle und männlicher Samenzelle, von der Befruchtung bis zur Geburt eines Babys: Damit ein neues Leben entstehen kann, laufen im weiblichen und im männlichen Körper Tausende und Abertausende biologischer Prozesse ab, die feinstens aufeinander abgestimmt sind.

Rendezvous von weiblicher und männlicher Zelle

Beim Eisprung um den 14. Zyklustag herum wird eine reife Eizelle (manchmal auch zwei oder mehr) aus dem Eierstock in den Eileiter befördert. Von dort leiten die kleinen Flimmerhärchen der Eileiterwände die Eizelle in die Gebärmutter. Hat ein Paar zu diesem Zeitpunkt Sex, so gelangen bei einem Samenerguss etwa 100 bis 300 Millionen Spermien über den Penis in die Scheide der Frau. Die Spermien bewegen sich von der Scheide durch den Gebärmutterhals und die Gebärmutter in die Eileiter. Diese Wanderung, bei der sie

eine etwa 20 Zentimeter lange Wegstrecke zurücklegen müssen, überleben allerdings nur ungefähr 200 Spermien.

Nur ein Spermium macht das Rennen

Treffen die Spermien im Eileiter schließlich eine reife Eizelle, so schafft es nur eine einzige männliche Samenzelle, die Hülle der weiblichen Eizelle zu durchdringen und sie zu befruchten. Sobald das gelungen ist, aktiviert die Eizelle eine Art chemische Sperre, um das Eindringen weiterer Spermien zu verhindern. Mit dem Verschmelzen von Ei- und Samenzelle sowie dem Abriegeln gegen weitere Eindringlinge ist nun eine Zelle mit zwei Zellkernen entstanden.

Der Start einer Schwangerschaft ist rasant

Einige Stunden nach der Verschmelzung der beiden Zellkerne beginnt ein ausgeklügelter Zellteilungsprozess, der zunächst sehr schnell voranschreitet. Schon 36 Stunden nach der Befruchtung besteht die Zygote aus zwölf getrennten Zellen. Während des Teilungsprozesses wird sie von den Flimmerhärchen weiter durch den Eileiter zur Gebärmutter geleitet. Nach etwa fünf bis sieben Tagen ist der kleine Zellhaufen – das Fachwort dafür heißt Blastozyste – bereits so groß wie ein Stecknadelkopf und nistet sich in der Gebärmutterschleimhaut ein. Bei manchen Frauen kann sich das kurz darauf durch eine kleine Blutung bemerkbar machen. Zu diesem Zeitpunkt gibt es bereits verschiedene Zelltypen, die sich in den nächsten Tagen und Wochen immer weiter spezialisieren. Aus einem Teil wird sich der Fetus bilden, aus dem anderen entstehen Plazentazellen und später die Plazenta.

INTERVIEW   Wie lange dauert eine Schwangerschaft genau?

Und wie hängt der Beginn der Schwangerschaft mit dem errechneten Geburtstermin zusammen? Ein Interview mit der Hebamme Dr. Angelica Ensel.

Wann beginnt – medizinisch betrachtet – eine Schwangerschaft?
Jede Schwangerschaft beginnt mit dem Moment der Befruchtung. Dazu muss die männliche Samenzelle durch verschiedene Schichten der weiblichen Eizelle dringen. Sobald sie die letzte Schicht durchbohrt hat, schottet sich die Eizelle ab, sodass kein weiteres Spermium eindringen kann. Eine neue Zelle mit zwei Zellkernen ist entstanden. Sie entwickelt sich im Lauf der nächsten Wochen und Monate zu einem vollständigen kleinen Geschöpf.

Sind Befruchtung und Empfängnis dasselbe?
Ja, das medizinische Fachwort dafür heißt Konzeption. Befruchtung bezieht sich auf die Aktivität des Spermiums. Empfängnis ist derselbe Vorgang aus der Sicht der Eizelle, die das Spermium „empfängt". Das hört sich zunächst wie ein passiver Vorgang an, ist es aber nicht, denn die Eizelle ist aktiv an dem Selektionsvorgang beteiligt, welchem Spermium sie den Zutritt durch ihre Schutzhülle gestattet.

Wann lässt sich eine Schwangerschaft sicher feststellen?
Wenn das Schwangerschaftshormon HCG produziert wird und sich das befruchtete Ei in der Gebärmutterschleimhaut eingenistet hat.

Wie werden die Schwangerschaftswochen gezählt?
Die meisten Frauen kennen weder den genauen Zeitpunkt des Eisprungs noch der Befruchtung – obwohl manche diesbezüglich eine starke Intuition haben. Deshalb hat man sich auf einen

festen Anhaltspunkt geeinigt, den fast alle Frauen angeben können, nämlich den ersten Tag der letzten Monatsblutung. Von diesem Tag an gerechnet dauert eine Schwangerschaft im Durchschnitt 280 Tage oder 40 Wochen oder 10 Monate.

Was bedeuten die Kürzel SSW p. m. und SSW p. c.?

SSW ist die Abkürzung für Schwangerschaftswoche; p.m. bedeutet post menstruationem, also nach der Regelblutung; p.c. bedeutet post conceptionem, also nach der Befruchtung. Es sind sozusagen zwei verschiedene Arten, das Fortschreiten der Schwangerschaft in Wochen zu messen und zu zählen. Zum Beispiel dann, wenn man untersucht, ob das Baby der Schwangerschaftsdauer entsprechend wächst.

Wie verlässlich ist der errechnete Geburtstermin?

Der ist eine rein rechnerische Größe. Genau genommen bleibt der exakte Zeitpunkt der Befruchtung oder Einnistung bei dieser Rechnung unberücksichtigt. Deshalb werden auch nur etwa 4 Prozent aller Kinder tatsächlich an dem errechneten Termin geboren. Die meisten Babys, etwa 80 Prozent, kommen in einem Zeitraum von zwei Wochen vor oder nach dem errechneten Termin auf die Welt. Hinzu kommt, dass jedes Baby eine individuelle Tragzeit hat, die nicht exakt 280 Tage lang ist, sondern plus/minus eine Woche.

Kann man diesen Termin selbst ausrechnen?

Ja. Dazu braucht man den ersten Tag der letzten Monatsblutung, zum Beispiel ist das der 23.06.
Zum Tagesdatum rechnet man 7 Tage dazu und vom Monatsdatum zieht man 3 Monate ab, der errechnete Geburtstermin ist also der 30.03. (23 + 7 = 30 und 6 – 3 = 3). Dieses Datum ist aber ein statistischer Mittelwert und die Wahrscheinlichkeit, dass ein Kind genau an dem Tag zur Welt kommt, ist gering. Zum Glück richtet sich der Körper nämlich nicht nach der Statistik, sondern folgt den Signalen von Mutter und Kind.
Es ist deshalb viel entspannter, Verwandten und Freunden gegenüber gar nicht erst von einem bestimmten Geburtstermin zu sprechen, sondern besser von einem Zeitraum, indem gleich 14 Tage dazugerechnet werden. Das schützt auch vor der eigenen Ungeduld.

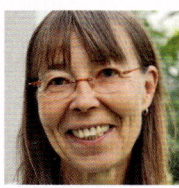

Dr. Angelica Ensel, Hebamme und Ethnologin in Hamburg

Östrogene sorgen für ein feines Hautbild, das Melanozyten stimulierende Hormon MSH aktiviert die Hautzellen, die auch Pigmente und etwa ab der 24. Woche die Linea Nigra unterhalb des Bauchnabels bilden.

DAS SPIEL DER HORMONE

Bei der Bewältigung ihrer neuen Lebenssituation bekommen schwangere Frauen jede Menge Unterstützung – und zwar hormoneller Natur. Fast alle Hormone erweisen sich dabei als wahre Multitalente, die unterschiedliche körperliche und seelische Abläufe anregen und beeinflussen. So fördert Progesteron zum Beispiel unter anderem die Gelassenheit und verschiedene Östrogene heben die Stimmung.

Zu Beginn einer Schwangerschaft werden die meisten Hormone im Eierstock und dort im Gelbkörper produziert. Später, etwa ab der 8. Schwangerschaftswoche, spielt die Plazenta die Hauptrolle. Sie bildet selbst Hormone und das HCG, das den komplizierten Namen „Humanes Choriongonadotropin" trägt. Aber die Plazenta regt auch andere Hormondrüsen im Fetus sowie im Körper der werdenden Mutter dazu an, Hormone zu produzieren.

⚠ MORGENDLICHE ÜBELKEIT? EIGENTLICH EIN GUTES ZEICHEN!

Etwa eine Woche nach der Befruchtung beginnt die in der Gebärmutterschleimhaut eingenistete Blastozyste damit, das erste Schwangerschaftshormon HCG zu produzieren. Dieses gibt ein Signal an den Gelbkörper, weiterhin das Gelbkörperhormon (Progesteron) zu bilden, damit die Schwangerschaft aufrechterhalten wird. In den ersten Wochen reagieren viele Frauen auf diese hormonelle Umstellung mit morgendlicher Übelkeit: die einen mehr, die anderen weniger. Da die hormonellen Signale von HCG und Progesteron für die Aufrechterhaltung der Schwangerschaft eine wichtige Rolle spielen, ist die morgendliche Übelkeit sozusagen ein positiver Hinweis darauf, dass sich die Schwangerschaft stabilisiert. Ohne diese Hormonproduktion würde die Gebärmutterschleimhaut zerfallen und kurz darauf eine neue Monatsblutung einsetzen. Aber jede Frau ist individuell – Übelkeit ist nicht zwingend erforderlich!

Multitalente, die positiv wirken

HCG: In der Frühschwangerschaft steigt der HCG-Spiegel im Körper schnell und deutlich messbar an. Der Gelbkörper verbleibt im Eierstock, nachdem ein Eisprung stattgefunden hat und die reife Eizelle sich auf ihren Weg durch den Eileiter begibt. HCG wird vom Gelbkörper und etwa ab der 8. Schwangerschaftswoche in großen Mengen von der Plazenta gebildet.

Progesteron, auch Gelbkörperhormon genannt, wird nach dem Eisprung bis etwa zur 6. bis 8. Schwangerschaftswoche im Gelbkörper produziert. Es spielt bei der Einnistung der befruchteten Eizelle in der Gebärmutter eine entscheidende Rolle. Progesteron verstärkt zum Beispiel die Durchblutung, indem es die Gefäße erweitert. Außerdem entspannt es den Harn- und Verdauungstrakt, weshalb viele Frauen schon in der Frühschwangerschaft häufiger als sonst zur Toilette müssen. Zu-

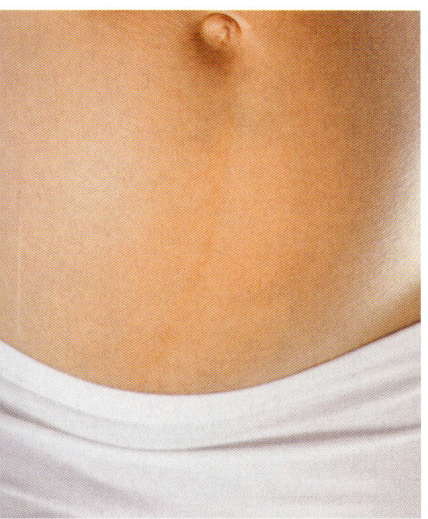

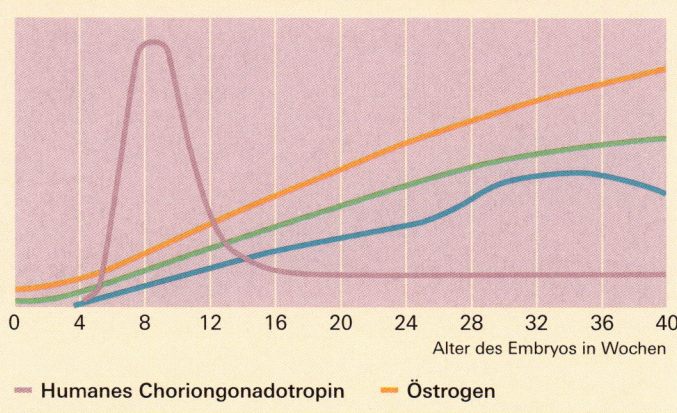

Hormonanstieg während der Schwangerschaft

0	4	8	12	16	20	24	28	32	36	40

Alter des Embryos in Wochen

— Humanes Choriongonadotropin — Östrogen
— Progesteron — Plazentahormon (HPL)

dem kann es schläfrig machen und die Phasen im Schlaf vermehren, in denen man träumt. Gleichzeitig wirkt Progesteron wie ein natürliches Beruhigungsmittel, weil es die Muskeln entspannt und Bänder sowie Sehnen lockert. Ferner wirkt es sich positiv auf den Gefühlshaushalt aus. Progesteron liefert also ein wahres Feuerwerk an Wirkungen, die dazu beitragen, die anstehenden körperlichen und seelischen Umstellungen während einer Schwangerschaft wesentlich gelassener zu ertragen.

Östrogene steigern ebenfalls die Durchblutung der inneren Organe. Sie gehören zu den wichtigsten weiblichen Sexualhormonen, sind echte Stimmungsheber und während der Schwangerschaft zuständig für das Wachstum der Gebärmutter, die Entwicklung der Milchdrüsen sowie die Ausbildung von Fettgewebe. Östrogene sorgen außerdem für ein feineres Hautbild. Viele Schwangere strahlen deshalb eine besondere Schönheit aus. Durch Östrogene werden die Gefäße erweitert und die Durchblutung verstärkt. Schwangere, die zu erweiterten Äderchen neigen, sollten – um diesen Effekt nicht noch zu verstärken – deshalb jetzt extreme Hitze

(Sauna), Sonne oder Kälte sowie Peelings mit Rubbel-Effekt meiden.

MSH: Östrogene steigern die Produktion des Melanozyten stimulierenden Hormons MSH. Dieses aktiviert die Hautzellen, die auch Pigmente bilden. Dadurch tragen sie zur Pigmentierung und Verdunklung der Brustwarzen, der Schamlippen und Entstehung der Linea Nigra bei. Das ist eine senkrechte braune Linie, die sich bei vielen Schwangeren etwa ab der 24. Woche unterhalb des Bauchnabels bildet. Einige Frauen können ab dem dritten Schwangerschaftsmonat auch leichte Hautverfärbungen im Gesicht bekommen – zum Beispiel auf der Stirn, den Wangen, der Nase oder der Oberlippe. Sonnenstrahlen verstärken diese Pigmentbildung, weshalb schwangere Frauen sich besonders gut vor der Sonne schützen sollten. Beruhigend ist, dass die meisten Pigmentflecken nach der Geburt wieder verschwinden.

Muttergefühle und Beschützerinstinkte

Oxytocin ist es ein wichtiges Sexualhormon beider Geschlechter. Bei Hautkontakt oder Sex wird im Hinterlappen der Hypophyse bei Frauen und auch bei Männern

Verschaffen Sie sich frühzeitig Klarheit über die Leistungen Ihrer Krankenversicherung. Am besten einfach per Internet oder Telefon Informationen einholen.

schon nach kurzer Zeit eine Oxytocin-Flut erzeugt, die vermutlich die Muttergefühle und Beschützerinstinkte weckt. In der Schwangerschaft spielt Oxytocin aber auch noch eine andere Rolle. Es veranlasst die Kontraktionen der Gebärmuttermuskulatur während der Geburt. Nach der Geburt unterstützt es das Zusammenziehen der Gebärmutter sowie die Milchausschüttung beim Stillen.

Prolaktin – früher nur als sogenanntes Milchbildungshormon bekannt – hat vermutlich eine ähnlich umfassende Wirkung wie Oxytocin. Während der Schwangerschaft steigt der Prolaktinspiegel im Körper an. Nach der Geburt ist Prolaktin zusammen mit niedrigen Östrogenspiegeln das Schlüsselhormon für die Milchbildung.

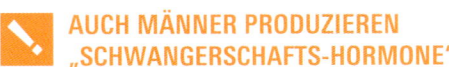

AUCH MÄNNER PRODUZIEREN „SCHWANGERSCHAFTS-HORMONE"

Interessant ist, dass sich nicht nur der Hormonspiegel schwangerer Frauen verändert, sondern offenbar auch der ihrer Partner. So haben kanadische Psychologen durch Blutuntersuchungen zu unterschiedlichen Zeitpunkten der Schwangerschaft herausgefunden, dass werdende Väter vorübergehend ebenfalls mehr Kortisol und Prolaktin produzieren. Gleichzeitig stellten sie fest, dass nach der Geburt die Testosteron-Werte im Blut im Durchschnitt sanken und sich die Väter dadurch fürsorglicher benahmen. Wie die männlichen Hormonschwankungen allerdings zu erklären sind und was sie genau bedeuten, das bedarf weiterer Studien und Forschungen.

WAS IST VON ANFANG AN WICHTIG?

Zu Beginn einer Schwangerschaft ist alles neu. Innerhalb kürzester Zeit prasseln wahre Informationsfluten auf werdende Eltern herab. Einerseits ist das positiv, weil man so sicher sein kann, dass man nichts Wichtiges verpasst. Andererseits ist es auch verwirrend, weil man oft nicht weiß, was davon nun wirklich wichtig und behaltenswert ist und was vielleicht erst zu einem späteren Zeitpunkt relevant wird.

Lassen Sie sich von dieser Informationsflut nicht verunsichern. Schwangerschaft ist ein vollkommen natürlicher Zustand, auf den der Körper der Frau von der Natur bestens vorbereitet ist. Darauf können Sie sich verlassen.

Sie müssen also weder Ihr Leben noch Ihre Alltagsgewohnheiten von heute auf morgen komplett umkrempeln, sondern können sich ruhig Zeit lassen mit dem Verarbeiten all der vielen neuen Gedanken, Informationen und Empfehlungen.

Zwölf einfache Regeln

Es gibt zwölf einfache Gesundheits- und Verhaltensregeln, die Sie möglichst von

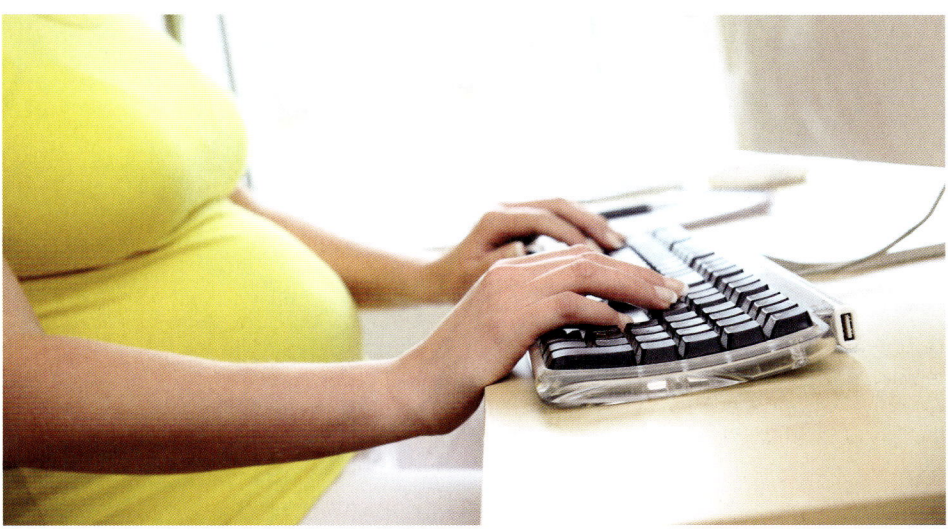

Anfang an beherzigen sollten. Alle diese Regeln werden in den nächsten Kapiteln zur Ernährung, Gesundheit und zum körperlichen Wohlbefinden noch einmal ausführlich erklärt.

- Lassen Sie den Alltag von Anfang an etwas ruhiger angehen. Dazu gehört auch, möglichst nicht schwer zu heben.
- Verzichten Sie komplett auf Alkohol und Drogen. Beides kann die Gesundheit des Ungeborenen stark beeinträchtigen.
- Falls Sie rauchen: Stellen Sie Ihren Zigarettenkonsum ein und sorgen Sie für ein rauchfreie Umgebung. Denn: Rauchen sowie Passivrauchen können die vorgeburtliche Entwicklung sowie die spätere Gesundheit Ihres Kindes stark beeinträchtigen. Babys rauchender Mütter und Väter haben zum Beispiel oft ein niedrigeres Geburtsgewicht, häufiger Atemschwierigkeiten und ein erhöhtes Allergierisiko.
- Achten Sie darauf, dass Ihr Körper vor allem in den ersten Schwangerschaftswochen durch ein Zusatzpräparat ausreichend mit Folsäure versorgt wird (mehr dazu auf Seite 110).
- Vorsicht bei Medikamenten, denn die können schädlich für das Kind sein. Auch pflanzliche Mittel sind in der Schwangerschaft nicht immer unbedenklich. Grundsätzlich gilt: Nehmen Sie Medikamente nur in Absprache mit Hebamme oder Ärztin und in empfohlener Dosierung!

- Falls Sie an einer Krankheit leiden und regelmäßig Medikamente einnehmen müssen, nehmen Sie am besten ebenfalls sofort Kontakt zu Ihrem behandelnden Arzt auf. Gemeinsam können Sie einen Verhaltens- und Behandlungsplan für die Zeit der Schwangerschaft besprechen.
- Falls eine Röntgenuntersuchung notwendig ist – aber auch bei allen anderen ärztlichen Untersuchungen – informieren Sie den Arzt oder die Ärztin von vornherein über Ihre Schwangerschaft.
- Achten Sie auf eine ausgewogene und gesunde Ernährung: Erlaubt ist, was schmeckt! Vorsicht bei Lebensmitteln zum Beispiel aus Rohmilch und rohem Fleisch oder Fisch, denn da droht Infektionsgefahr (mehr dazu auf Seite 105).
- Ob zu Hause oder im Job: Vermeiden Sie den Kontakt zu chemischen Sprays, Insektensprays, Farben, Reinigungs- und Lösungsmitteln. Wenn Sie am Arbeitsplatz Kontakt zu Lösungsmitteln und Chemikalien haben – etwa in einem Labor – und/oder wenn Ihre Arbeit körperlich an-

BILD 1 Als schwangere Frau stehen Sie mit dem Feststellen der Schwangerschaft auch von Anfang an unter dem sogenannten Mutterschutz.
BILD 2 Mit wachsendem Bauchumfang denken werdende Mütter (und natürlich auch Väter) darüber nach, welche Anschaffungen für das erwartete Baby sinnvoll und notwendig sind.

strengend ist, sollten Sie Ihren Arbeitgeber von der Schwangerschaft in Kenntnis setzen.

- Als schwangere Frau stehen Sie mit dem Feststellen der Schwangerschaft auch von Anfang an unter dem sogenannten Mutterschutz. Der ist gesetzlich geregelt! Machen Sie sich schlau über Ihre Rechte, alles Wichtige dazu finden Sie im Kapitel 14 (siehe Seite 304).
- Verschaffen Sie sich gleich zu Beginn der Schwangerschaft Klarheit über die Leistungen der Krankenversicherung – zum Beispiel in puncto Schwangerenvorsorge und Geburtsvorbereitung. Die Leistungen der verschiedenen gesetzlichen und privaten Krankenkassen sind nicht einheitlich. Am besten einfach per Telefon Informationen einholen.
- Die Regeln sind keinesfalls dazu da, Ihnen ein schlechtes Gewissen zu machen (siehe auch Interview auf Seite 29), falls Sie die eine oder andere bislang noch nicht kannten oder nicht beherzigt haben. Vielmehr sollen sie im Alltag eine klare Orientierung bieten – damit es Ihnen und dem Winzling in Ihrem Bauch rundum gut geht.

GELASSEN NACH VORN SCHAUEN

Die nächsten Tage und Wochen wird es Ihnen noch niemand ansehen, dass Sie ein Kind erwarten. Das heißt: Sie können sich in aller Ruhe an Ihre neue Situation gewöhnen – und schrittweise nachlesen, welche Veränderungen auf Sie zukommen. Hier ist schon mal ein kleiner Überblick über die Informationen, die Sie in den kommenden Kapiteln erwarten.

Medizinisches und psychologisches Sachwissen
Dieser Ratgeber bietet Ihnen umfassende medizinische und psychologische Informationen zu verschiedenen Fragen der Schwangerschaft, der Schwangerenvorsorge und pränatalen Diagnostik, zur Geburtsvorbereitung und den verschiedenen Aspekten der Geburt. Er bietet ferner Wissenswertes sowie Tipps zu den ersten Wochen mit einem neugeborenen Baby.

Gute Ideen für Ihr Wohlbefinden
Natürlich bekommen Sie auch Informationen und Anregungen dazu, wie eine ausgewogene, moderne und gesunde Ernährung für werdende Mütter aussieht und was Sie dabei im Alltag mühelos beachten können.

Zur Stärkung und Entlastung des Körpers in der Schwangerschaft und zur Vorbereitung auf die Geburt stellen wir Ihnen verschiedene einfache Übungen zur Beweglichkeit und Entspannung vor.

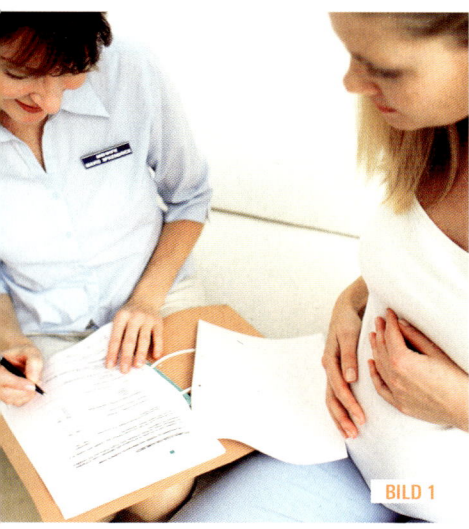
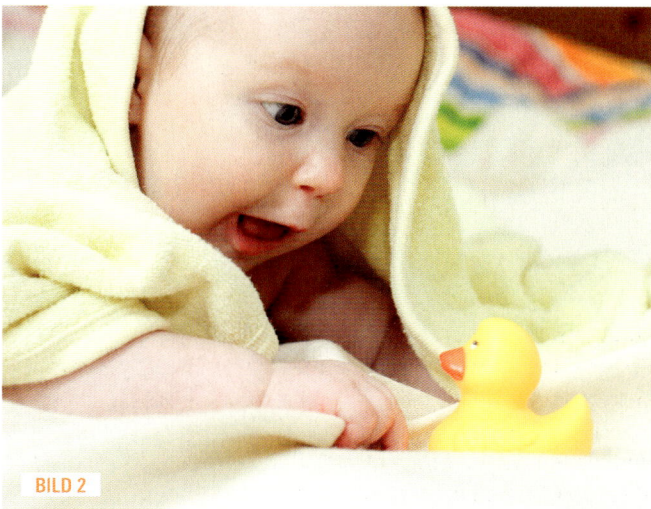

BILD 1 BILD 2

Selbstverständlich geht es dabei auch um Fragen einer gesunden Work-Life-Balance, um Stress und Stressbewältigung in der Schwangerschaft sowie um Sport und Fitness. Auch alle wichtigen Gesundheitsfragen schwangerer Frauen werden ausführlich behandelt, ebenso Aspekte der Partnerschaft und gemeinsamen Lebensplanung.

Praktische Anschaffungstipps

Mit wachsendem Bauchumfang denken werdende Mütter (und natürlich auch Väter) darüber nach, welche Anschaffungen für das erwartete Baby sinnvoll und notwendig sind. Ob Babybett, Kinderwagen,

Tragehilfe oder Autositz: Die Stiftung Warentest testet regelmäßig nahezu alles, was Babys, Kleinkinder und Eltern im Alltag brauchen. In dem vorliegenden Ratgeber finden Sie die wichtigsten Empfehlungen und bewährte Einkaufstipps als Orientierungshilfe.

Recht, Finanzen und ein umfassender Service-Teil

Abgerundet wird das Buch durch übersichtliche und leicht verständliche Informationen zum Thema Recht und Finanzen sowie durch einen umfassenden Serviceteil mit vielen hilfreichen Adressen, Tipps und Links.

TIPP **Stiftung Warentest online**

Zu vielen der in diesem Ratgeber behandelten Themen und Produkte können Sie online ausführliche und aktuelle Testergebnisse der Stiftung Warentest abfragen. Diese Ergebnisse, verschiedene Infodokumente, Produktfinder und Gesundheits-Specials können Sie mit der www.test.de Flatrate

günstig freischalten. Der Zugang zu allen Testergebnissen, Online-Artikeln und Downloads kostet zum Beispiel pro Monat 7 Euro. Abonnenten von test oder Finanztest zahlen sogar nur 3,50 Euro. Selbstverständlich sind sämtliche Online-Informationen auch einzeln abrufbar (Stand: 02/2011).

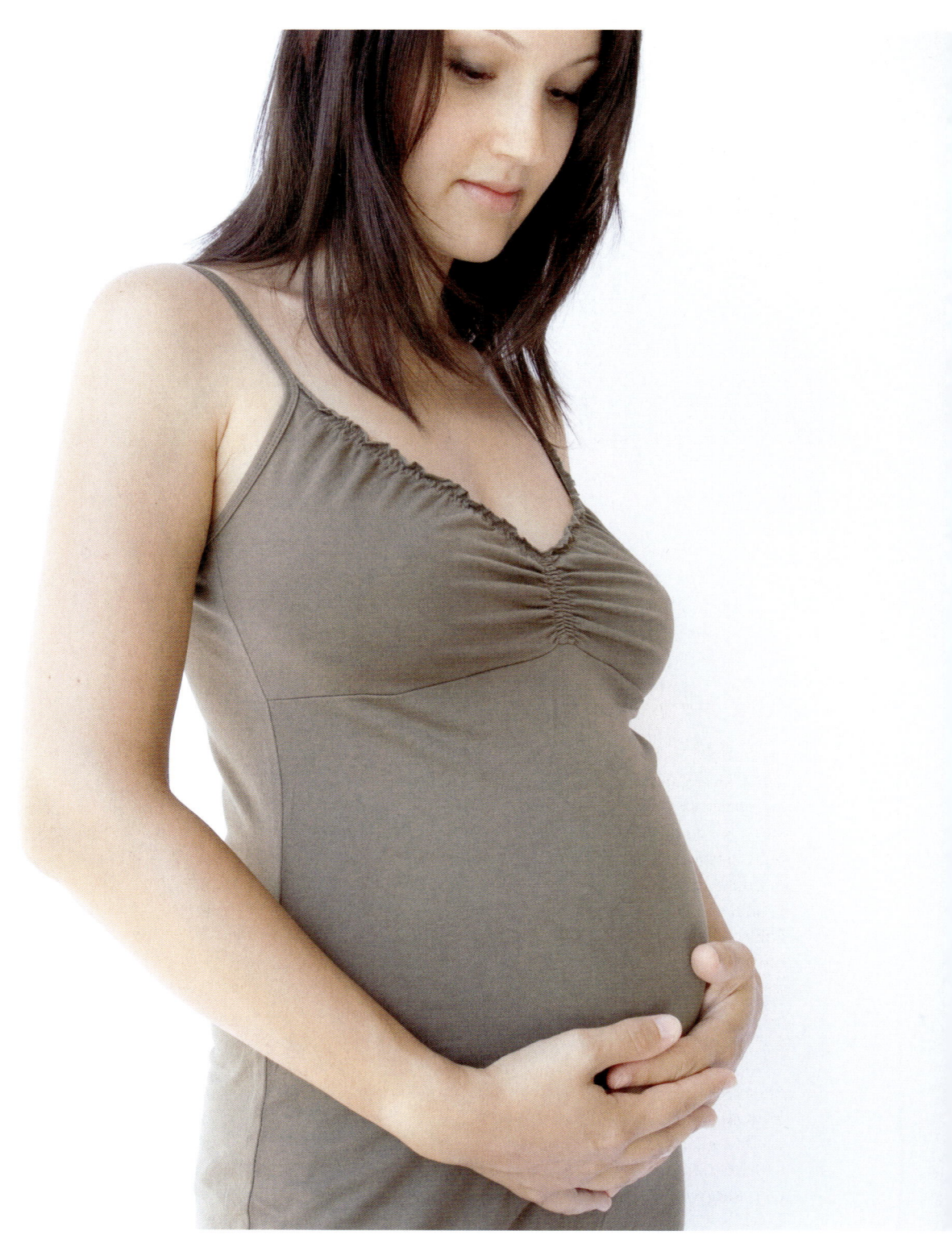

IHRE NÄCHSTEN MONATE

Die nächsten Wochen und Monate Ihrer Schwangerschaft sind ausgefüllt mit vielen kleinen und großen Entwicklungsschritten. Hier lesen Sie, wie von der Zeugung bis zur Geburt nach und nach aus einem winzigen Zellhaufen ein kleiner Mensch mit individuellen Eigenschaften und Verhaltensweisen heranwächst – und was dabei alles im Körper der werdenden Mutter passiert.

INTERESSANTE INFORMATIONEN UND PRAKTISCHE TIPPS

Von der Frühschwangerschaft bis zur Geburt

Damit Sie sich während Ihrer Lektüre stets gut zurechtfinden, ist im Folgenden jeder einzelne Monatsabschnitt gleich aufgebaut. So startet er immer mit einem kleinen Steckbrief, in dem die wichtigsten Fakten zum Wachstum des Embryos stehen.

Danach lesen Sie, wie sich das Baby entwickelt und was sich dabei im Körper der werdenden Mutter verändert.

Zukünftige Zwillings- oder Mehrlingseltern erfahren kurz und knapp, wie die Schwangerschaft verläuft, wenn zwei oder mehr Babys unterwegs sind.

Medizinische und psychologische Informationen und Tipps für die werdenden Väter runden den Schwangerschaftsüberblick ab.

Anregungen, Termine und Fristen

Dazu finden sich am Ende eines jeden Monatsabschnitts praktische Tipps für den Alltag schwangerer Frauen sowie Hinweise auf wichtige zu beachtende Termine und Fristen – ob im Beruf, in Sachen Schwangerschaftsvorsorge oder Geburtsvorbereitung.

WIE DER BAUCH WÄCHST ...

Und jetzt viel Vergnügen beim Lesen der folgenden Seiten, wo es um die bevorstehenden Veränderungen und um eine kleine gedankliche Reise in die Zukunft der kommenden zehn Monate geht.

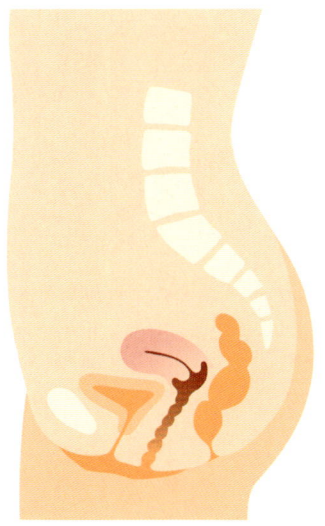

BILD 1 + 2 In den ersten Wochen spürt man vielleicht schon die eine oder andere körperliche Veränderung – oder der BH fühlt sich an, als sei er plötzlich zu klein.

DER ERSTE MONAT: 1. BIS 4. WOCHE

Der kleine Steckbrief

Bei der Befruchtung der weiblichen Eizelle durch eine männliche Samenzelle entsteht eine winzige neue Zelle mit zwei Zellkernen. Bis zum Ende der vierten Woche (gerechnet ab dem ersten Tag der letzten Menstruation) ist daraus schon eine mit Flüssigkeit gefüllte Kugel geworden, die aus mehreren hundert Zellen besteht und sich weiterhin teilt.

Wie sich der Embryo entwickelt

In den ersten Tagen und Wochen laufen im Körper der gerade schwanger gewordenen Frau unzählige spannende biologische Prozesse ab. Eine weibliche Eizelle, die mit einem Durchmesser von 0,11 bis 0,14 Millimeter die größte Zelle im menschlichen Körper ist, verschmilzt mit einer wesentlich kleineren männlichen Samenzelle.

Und das ist der Startschuss für ein ausgeklügeltes Entwicklungsprogramm: Die neuentstandene Zellkugel, in der biologischen Fachsprache auch Blastozyste genannt, wandert in Richtung Gebärmutter und teilt sich dabei in zwei Teile. Aus der einen Hälfte entwickeln sich die Plazenta, die Nabelschnur und die Fruchtblase, aus der anderen Hälfte entwickelt sich der Embryo.

Nachdem sich die Plazentazellen in der Gebärmutterwand eingenistet haben, übernehmen sie bereits ab dem 11. Tag nach der Befruchtung die Versorgung des Embryos.

Dabei sind kindlicher und mütterlicher Blutkreislauf nur durch zwei bis drei Zellschichten voneinander getrennt. Sie wirken wie eine Schranke oder ein Sieb, das einiges, aber nicht alles vom Kind fernhält. Durch diese Art Schranke gelangen alle wichtigen Nährstoffe, aber auch manche Schadstoffe. Welche Stoffe genau diese Schranke passieren können, hängt von der chemischen Struktur und Größe des Stoffes ab. Deshalb sind einige Medikamente oder Bakterien in dieser Phase unbedenklich, andere jedoch nicht.

Wie sich der Körper der Schwangeren verändert

Mit der kurz auf den Eisprung folgenden Befruchtung beginnt die Schwangerschaft – und bereits in der dritten und vierten Woche werden entscheidende biologische Weichen für deren weiteren Verlauf gestellt.

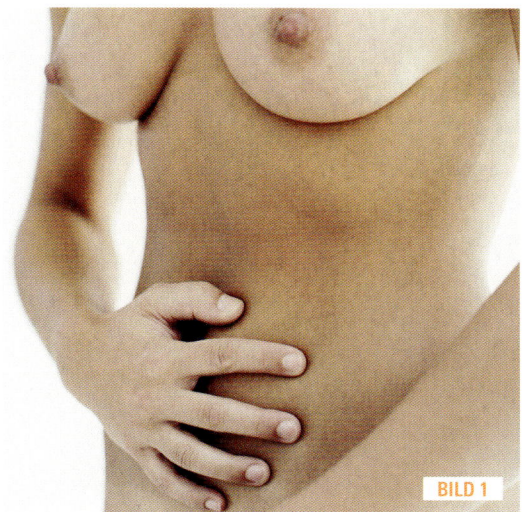 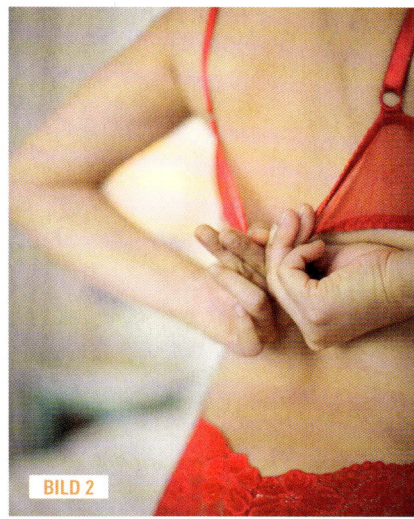

BILD 1   BILD 2

„Ups, schon die vierte Woche …?"

Ein deutliches Anzeichen für eine
Schwangerschaft ist ganz klar das Ausbleiben der monatlichen Regel. Wenn
dem so ist, liegt der Zeitpunkt des Eisprungs und somit der Befruchtung also
meist schon zwei Wochen zurück. Das
heißt, die Schwangerschaft besteht schon
seit zwei Wochen und da als fester Anhaltspunkt zur Berechnung der Schwangerschaftswochen der erste Tag der letzten Monatsblutung festgelegt wurde, befindet man sich sozusagen bereits in der
vierten Schwangerschaftswoche (siehe
Seite 15).

Es kann sein, dass man vielleicht schon
die eine oder andere körperliche Veränderung spürt. So kann der Busen empfindlicher sein als gewöhnlich, vielleicht spannen die Brüste auch oder der Büstenhalter
fühlt sich an, als sei er plötzlich zu klein.
Außerdem kann man morgens eine leichte Übelkeit verspüren, manche Frauen haben tagsüber oder gegen Abend immer
mal wieder ein flaues Gefühl in der Magengegend. Nicht selten fühlen sich Frau-
en in dieser frühen Phase der Schwangerschaft auch müde und ein wenig ab-
gespannt.

Alle diese Veränderungen hängen mit der
vermehrten Ausschüttung des Schwan-
gerschaftshormons HCG zusammen. Bis
etwa zur achten Woche steigt die Aus-
schüttungsmenge nämlich rasant an und
das macht sich körperlich deutlich bemerkbar.

Eine intensive Zeit der Anpassung

Psychologisch gesehen, findet gerade in
den ersten Tagen und Wochen, nachdem
man festgestellt hat, dass man schwanger
ist, eine intensive Phase der Anpassung
statt. Häufig spüren schwangere Frauen
körperlich und seelisch ganz deutlich,
dass sich etwas verändert – und das
scheint manchmal irgendwie fremd oder
sogar unwirklich.

Typische Gedanken fliegen in dieser
Zeit umher: „Bin ich tatsächlich schwanger? Oder träume ich das alles nur?",
„Wahrscheinlich habe ich mich geirrt …",
„Hilfe, was kommt da bloß auf mich zu?"
Gleichzeitig kann es sein, dass man auf
bestimmte Beobachtungen oder Dinge im
Alltag sehr viel emotionaler reagiert als
üblich. Und auch darüber ist man selbst
verwundert, manchmal sogar auch verunsichert.

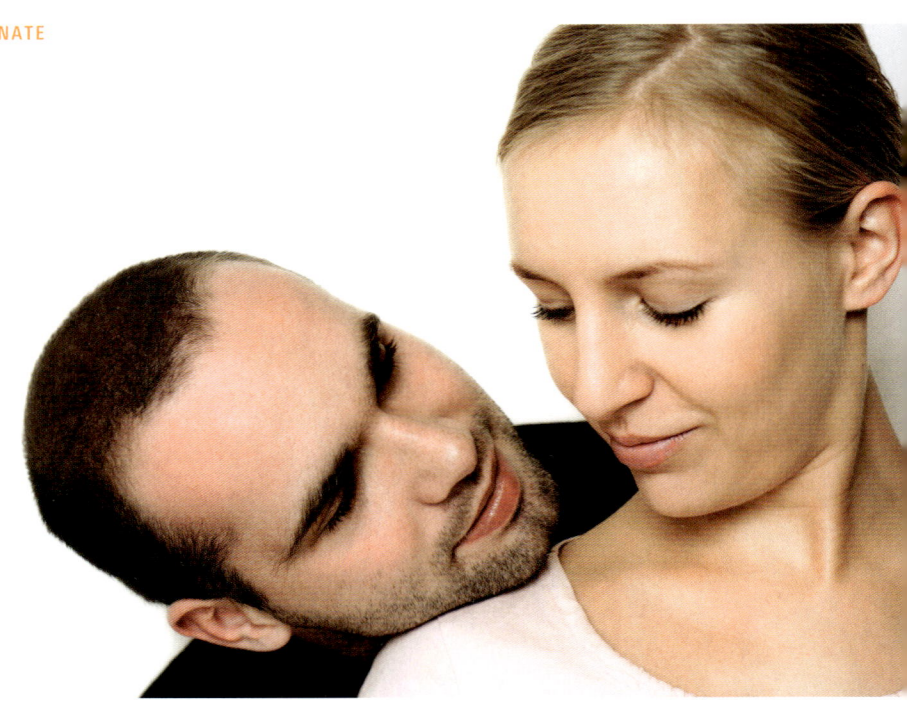

Infos für werdende Väter

Wussten Sie, dass der Chromosomensatz des Vaters schon im Moment der Empfängnis darüber bestimmt, ob das Kind ein Mädchen oder ein Junge wird? Mit dem Verschmelzen von Ei- und Samenzelle entsteht eine neue Zelle mit zwei Zellkernen. Jeder Zellkern trägt auf 23 Chromosomen bestimmte Erbinformationen mit dem genetischen Programm der Mutter und des Vaters. Durch die Verschmelzung entsteht eine neue Zelle mit 23 Chromosomenpaaren – also 46 Chromosomen. Jedes davon enthält wiederum Tausende von insgesamt rund 40 000 Genen. Sie bestimmen die Augenfarbe, die Gesichtszüge, Größe, das Temperament und all die vielen kleinen und großen Eigenschaften sowie Eigenarten, die schließlich die Unverwechselbarkeit und Einzigartigkeit eines Menschen ausmachen.

Die Festlegung des Geschlechts kann man sich nun so vorstellen: In der neuen Zelle mit 46 Chromosomen legen Chromosom 45 und 46 das Geschlecht des Kindes fest – die weibliche Eizelle bringt ein X mit, die männliche Samenzelle entweder ein X oder ein Y. Trifft also bei der Befruchtung ein X- auf ein X-Chromosom, so entwickelt sich daraus ein kleines Mädchen. Trifft ein X auf ein Y, so wird es ein kleiner Junge.

Gesichtszüge, Größe, Temperament – rund 40 000 Gene
legen die Einzigartigkeit jedes Menschen fest.

Wenn's zwei oder mehr sind

Per Ultraschall können Ärzte heute schon recht frühzeitig sehen, ob ein, zwei oder mehrere Kinder in der Gebärmutter heranwachsen – und viele Schwangere bekommen erst mal einen Schreck, wenn sie von einer Zwillings-, Drillings- oder sogar Vierlingsschwangerschaft erfahren. Dabei sind Zwillings- und Mehrlingskinder gar nicht so selten: Im Jahr 2008 wurden in Deutschland fast 22 400 Mehrlingskinder geboren – 10 820 davon waren Zwillinge, 247 Drillinge und 4 Vierlinge. Und wie entstehen Zwillinge und Mehrlinge? **Bei eineiigen Zwillingen** wird eine Eizelle von einem Spermium befruchtet und teilt sich dann in zwei Keimanlagen – deshalb haben beide Embryos das gleiche Geschlecht, die gleiche genetische Ausstattung und sehen einander sehr ähnlich. **Bei zweieiigen Zwillingen** werden zwei Eizellen von je einem Spermium befruchtet – das heißt, die Embryos haben komplett unterschiedliche Erbanlagen. Für den Körper der Schwangeren ist eine Zwillingsschwangerschaft eine doppelte Belastung – die meisten Pärchen kommen deshalb auch einige Wochen vor dem errechneten Termin zu Welt.

Mehrlingsgeburten sind mit der allmählichen Zunahme künstlicher Befruchtungen häufiger geworden, heißt es beim Statistischen Bundesamt. Durch die Behandlung mit stimulierenden Hormonen wird der Schutzmechanismus des Körpers, in jedem Zyklus nur eine Eizelle zum Eisprung kommen zu lassen, außer Kraft gesetzt.

Die werdenden Eltern stellt das vor eine sehr spezielle Situation, denn Mehrlingsschwangerschaften bedeuten auch immer ein erhöhtes Risiko für Mutter und Kinder.

Interessant: Im ABC-Club (Adressen siehe Seite 320) sind bundesweit rund 1500 Mehrlingseltern organisiert, die sich gut mit dieser Ausnahmesituation auskennen. Wenn Sie Mehrlinge erwarten, wird man Sie dort kompetent und umfassend beraten und Ihnen viele praktische Tipps geben können.

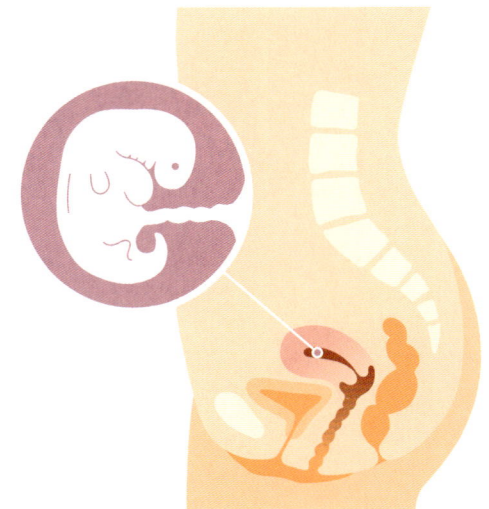

DER ZWEITE MONAT:
5. BIS 8. WOCHE

Der kleine Steckbrief

Am Ende des zweiten Monats ist der Embryo schon auf etwa zwei Zentimeter angewachsen und liegt gut geschützt in der Fruchtblase – einer Art Säckchen mit Fruchtwasser.

Wie sich der Embryo entwickelt

Sehr früh, nämlich in der 5. bis 7. Woche, entwickelt sich ein einfaches röhrenförmiges Herz und die Lungen entstehen. Kurz darauf fängt das kleine Herz des Embryos an zu schlagen, sodass man es auf dem Bildschirm des Ultraschallgeräts sehen kann. Außerdem kann er schon sein Köpfchen drehen. In der 7. Woche zeigen kleine Vertiefungen am Kopf, dass hier später die Augen entstehen werden. Für Ohren und Nase sind ebenfalls winzige Anlagen sichtbar. Gehirn und Nervensystem formen sich aus. Gleichzeitig treten – ähnlich wie Knospen – Ansätze für die Arme und Beine hervor und der Rücken entwickelt sich deutlicher.

Bis zur 8. Woche bildet sich die Fruchtblase und produziert klares Fruchtwasser, anfangs ungefähr fünf Milliliter. Fruchtblase und Fruchtwasser verhindern, dass beim Embryo Verwachsungen mit der Fruchtblase entstehen. Außerdem wird der Embryo durch das Fruchtwasser, in dem er wie ein kleiner Kosmonaut schwebt, geschützt – zum Beispiel vor Druck, heftigen Erschütterungen, Stößen oder Lärm. Zusätzlich geben ihm Fruchtblase und Fruchtwasser jede Menge Bewegungsfreiheit. Die Fruchtwassermenge erhöht sich von der 6. bis zur 40. Schwangerschaftswoche von rund fünf Milliliter auf gut einen Liter!

Wie sich der Körper der Schwangeren verändert

Ab dem Ausbleiben der Regel können Schwangerschaftstests ein positives Ergebnis zeigen.

Mit Ausbleiben der zweiten Regelblutung besteht die Schwangerschaft rechnerisch bereits seit acht Wochen und der Embryo ist schon sechs Wochen alt. Die Plazenta wächst und fängt ebenfalls an, Hormone zu produzieren, die den weiblichen Körper auf den weiteren Verlauf der Schwangerschaft vorbereiten. So wird die Gebärmutter zum Beispiel schon jetzt größer, weicher und runder – auch wenn das selbst hinter dem Schambein nicht spürbar oder fühlbar ist.

Schwangerschaftsanzeichen wie ein empfindlicher Busen oder morgendliche Übelkeit, die einige Frauen schon kurz nach der Befruchtung im ersten Monat spüren, können sich verstärken. Die meisten Frauen erleben diese Veränderungen aber sowieso erst im Verlauf des zweiten Monats.

Was Hormone so alles ausmachen

Die Folgen des steigenden HCG-Pegels können Müdigkeit sowie Veränderungen des Appetits sein – oder man muss plötzlich häufiger zur Toilette, weil das Progesteron den Harn- und Verdauungstrakt entspannt.

Ansonsten kommt einem vielleicht immer noch manches fremd oder ungewohnt vor, zumal rein äußerlich noch keine großartigen Veränderungen stattgefunden haben. Vermutlich haben Sie noch nicht sichtbar zugenommen. Manche Frauen nehmen in der ersten Zeit sogar ab, weil sich ihr Appetit umgestellt hat oder sie sich zwischendurch immer wieder übergeben müssen.

INTERVIEW   Und was, wenn ich „unvernünftig" war ...?

... wenn ich zum Beispiel eine Menge Alkohol getrunken oder geraucht habe, weil ich noch nicht wusste, dass ich schwanger bin? Ein Interview mit der Kölner Gynäkologin Dr. Maria Beckermann.

In der Frühschwangerschaft sorgen sich viele Frauen, weil sie auf einer Party über die Stränge geschlagen und zu viel Alkohol getrunken haben, bevor die Periode ausgeblieben ist. Kann das schlimme Folgen haben?
Ganz klar: nein! In der Praxis erlebe ich gerade zu Beginn einer Schwangerschaft oft, dass Frauen Schuldgefühle haben, weil ihr Verhalten nicht so gesundheitsbewusst war, wie es eigentlich als Schwangere hätte sein sollen. Aber ich kann sie beruhigen.

Was sagen Sie diesen Frauen?
Dass in der Frühschwangerschaft – also in den ersten fünf Wochen nach der letzten Menstruation beziehungsweise in den ersten drei Wochen nach der Empfängnis – der Embryo noch nicht vollkommen an den mütterlichen Blutkreislauf angeschlossen ist. Alkohol, Nikotin oder auch andere Wirkstoffe treffen ihn noch nicht so direkt wie in den darauffolgenden Monaten. Vor allem während der ersten drei Wochen nach der Empfängnis gilt in über 95 Prozent: Eine Eizelle entwickelt sich entweder normal oder gar nicht.

Und wenn sie sich nicht entwickelt?
Falls etwas im Entwicklungsplan

schiefläuft oder eine Zelle nachhaltig geschädigt ist, so wird sie durch eine Blutung abgestoßen und der nächste Zyklus beginnt. Oft merkt man das als Frau gar nicht, weil die Schädigung ja schon in der zweiten Zyklushälfte oder nur wenige Tage danach passiert.

Und wie ist es ab der 8. Woche?

Die Ausformung der Organe des Embryos findet vor allem zwischen der 6. und 12. Schwangerschaftswoche nach der letzten Menstruation statt – zu diesem Zeitpunkt wissen die meisten Frauen bereits, dass sie schwanger sind. Jetzt sollten Sie zum Schutz des Ungeborenen nicht mehr rauchen und auch keinen Alkohol trinken.

Warum nicht?

Alkohol ist das Mittel, das vor allem regelmäßig konsumiert am häufigsten zu Schädigungen des Ungeborenen führt. Und Rauchen setzt nachweislich die Durchblutung herab. Deswegen ist es ein besonders tolles und sehr wichtiges Geschenk an das Baby, als werdende Mutter auf eine gesunde Lebensweise zu achten.

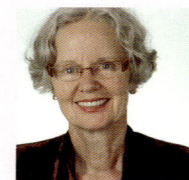

Dr. Maria Beckermann, Gynäkologin und Psychotherapeutin in Köln

WENN ALLES SCHWIERIG IST

Manchmal wird man in einer schwierigen persönlichen Situation schwanger. Gerade dann kann man Hilfe und Beratung besonders gut gebrauchen und hat sogar einen Anspruch darauf, denn Hilfe und Unterstützung bei Problemen aller Art gibt es für alle schwangeren Frauen und auch für ihre Partner. Für Minderjährige, Auszubildende, Studierende, Arbeitslose, Sozialhilfeempfänger, Asylberechtigte sowie Flüchtlinge gibt es zudem verschiedene Angebote der rechtlichen und finanziellen Unterstützung. Am besten, Sie erkundigen sich in einer Schwangerenberatungsstelle vor Ort. Eine Adresse in Ihrer Umgebung finden Sie unter www.familienplanung.de/beratung.

Infos für werdende Väter

In den ersten Wochen kann es sein, dass es in Ihrer Partnerschaft ein wenig drunter und drüber geht. Auch wenn Sie sich beide ein Kind gewünscht haben, so muss sich doch jeder erst einmal an die neue Situation gewöhnen und dabei in neue Aufgaben hineinwachsen. Und wenn das Baby nicht geplant war, dann erst recht. Für Sie als werdender Vater stehen jetzt vor allem zwei Fragen an:

■ Wie kommen Sie mit Ihrer neuen Lebensperspektive als zukünftiger Vater zurecht?

■ Wie wollen Sie Ihre Partnerin während der Schwangerschaft begleiten? Denn das macht jeder werdende Vater auf seine Art.

Zu beiden Fragen finden Sie Informationen im achten Kapitel (siehe Seite 194 „Mein Umgang mit der Schwangerschaft").

Wichtig ist jetzt vor allem eins: Versuchen Sie, möglichst offen für die neue Situation in Ihrer Partnerschaft zu sein. Vergessen Sie am besten alles, was Sie bis jetzt in Kinofilmen oder in der Werbung über Schwangerschaft und schwangere Frauen sowie werdende Väter gehört, gesehen oder gelesen haben – und stellen Sie sich stattdessen auf die Frau an Ihrer Seite ein. Finden Sie heraus, wie es ihr geht und was sie von Ihnen erwartet oder sich von Ihnen wünscht.

Top Ten: Was Sie in der Frühschwangerschaft bedenken sollten

Hier ist noch einmal eine kleine Checkliste mit den wichtigsten Stichwörtern für den Alltag.

Erstens: Behandlungs-Check

Wahrscheinlich haben Sie bereits einen Termin in einer gynäkologischen Praxis oder bei einer Hebamme wahrgenommen, damit die Schwangerschaft offiziell festgestellt wird. Dies ist auch ein guter Anlass, um noch einmal zu prüfen, ob man sich bei der betreffenden Ärztin oder dem betreffenden Arzt gut aufgehoben und behandelt fühlt.

Denn: In der nächsten Zeit werden Sie aufgrund der monatlichen Vorsorgeuntersuchungen häufiger dorthin gehen als gewöhnlich.

Zweitens: Hebammenbetreuung

Überlegen Sie, wenn Sie sich zur Vorsorge in einer ärztlichen Praxis angemeldet haben, ob Sie ergänzend auch eine Hebammenbetreuung in Anspruch nehmen wollen. Das steht Ihnen während der gesamten Schwangerschaft zu. Der Vorteil einer Hebammenbetreuung von Anfang an besteht vor allem darin, dass man sich im Verlauf der Schwangerschaft und Geburtsvorbereitung gut kennenlernt und viele praktische Tipps bekommt. Ebenso wie die Gynäkologin kann auch eine Hebamme die gesamte Schwangerenvorsorge alleinverantwortlich durchführen. Sie können sich entscheiden, ob Sie zur Ärztin oder zur Hebamme gehen oder zu beiden Professionen im Wechsel.

Drittens: Medikamente

Als Schwangere sollten Sie möglichst auf Medikamente und auch auf pflanzliche Arzneimittel aller Art verzichten. Falls Sie bestimmte Arzneimittel regelmäßig einnehmen müssen, sollten Sie das so schnell wie möglich mit Ihrem behandelnden Arzt besprechen.

Viertens: Medizinische Untersuchungen

Bei anstehenden medizinischen und therapeutischen Untersuchungen oder Behandlungen ist es sinnvoll, die bestehende Schwangerschaft anzusprechen. Manche Untersuchungen – wie zum Beispiel das Röntgen – können das Ungeborene schä-

BILD 1 Der Ausdruck der ersten Ultraschalluntersuchung – jetzt haben Sie es schwarz auf weiß: Da ist tatsächlich ein Baby unterwegs.
BILD 2 Wichtig ist gerade in der Frühschwangerschaft, dass Ihr Körper jetzt ausreichend mit Folsäure versorgt wird. Die steckt zum Beispiel in Rosenkohl, aber sicherheitshalber sollten Sie ein Zusatzpräparat einnehmen.

digen. Die behandelnden Fachleute werden Sie umsichtig beraten und stehen unter Schweigepflicht.

Fünftens: Schwangerschafts-BH

Sind Ihre Brüste sehr empfindlich oder spürbar größer geworden? Dann macht es oftmals Sinn, sich schon jetzt einen unterstützenden Schwangerschafts-BH zu kaufen. Vielleicht lassen Sie sich einfach mal in einem Kaufhaus oder Fachgeschäft beraten?

Sechstens: Genussmittel

Da sich gerade in den ersten Schwangerschaftsmonaten Herz, Gehirn, Nervensystem und viele andere wichtige Organe des Ungeborenen entwickeln, sollten Sie auf Alkohol und Zigaretten sowie Passivrauchen weiterhin verzichten. Koffeinhaltige Getränke wie Kaffee, Tee oder Cola sind dagegen in Maßen von zwei bis drei Tassen pro Tag durchaus erlaubt.

Siebtens: Folsäure

In den nächsten Wochen und Monaten tun Sie sich und Ihrem Kind einen unglaublich großen Gefallen, wenn sie auf eine ausgewogene und gesunde Ernährung achten. Fangen Sie jetzt bitte keine Diät an, Ihr Kind erhält dann vielleicht nicht alle Vitamine, Nähr- und Aufbaustoffe, die es dringend braucht. Wichtig ist auch, dass Ihr Körper jetzt ausreichend mit Folsäure versorgt wird – am besten mit einem Zusatzpräparat (siehe Seite 110).

Achtens: Bekanntmachung

In diesen Wochen werden Sie auch entscheiden, wer schon von Ihrer Schwangerschaft wissen darf und wer nicht. Ob Familie, Freunde, Kollegen oder Arbeitgeber: Tauschen Sie sich mit Ihrem Partner aus und überlegen Sie gemeinsam, wer es wann und von wem erfahren soll. Manche Paare geben ihre Schwangerschaft zum Beispiel erst dann bekannt, wenn sie stabil ist – also nach etwa drei Monaten.

Neuntens: Job-Strategien

Auch den Arbeitgeber müssen Sie nicht sofort informieren. In manchen Situationen ist es vielleicht sinnvoll, die Mitteilung der Schwangerschaft noch eine Zeitlang zurückzuhalten. Falls Sie im Beruf mit giftigen Werkstoffen arbeiten, schwere Lasten tragen oder andere Tätigkeiten ausführen, die den Embryo gefährden können, ist es aber aus Schutzgründen angesagt, möglichst früh mit dem Arbeitgeber zu sprechen – vor allem, um die Sicherheit am Arbeitsplatz durch das Mutterschutzgesetz zu genießen. Das heißt zu diesem Zeitpunkt auch insbesondere Kündigungsschutz.

Zehntens: Krankenkasse

Falls Sie es nicht ohnehin schon wissen: Rufen Sie auch bei Ihrer Krankenkasse an (egal, ob gesetzlich oder privat) und finden Sie heraus, wie Sie als Schwangere versichert sind und welche genauen vertraglichen Leistungen und Zusatzleistungen die Kasse rund um Schwangerschaft und Geburt bietet: von der Vorsorge über Geburtsvorbereitung und Geburt bis hin zur Nachsorge sowie Rückbildungsgymnastik.

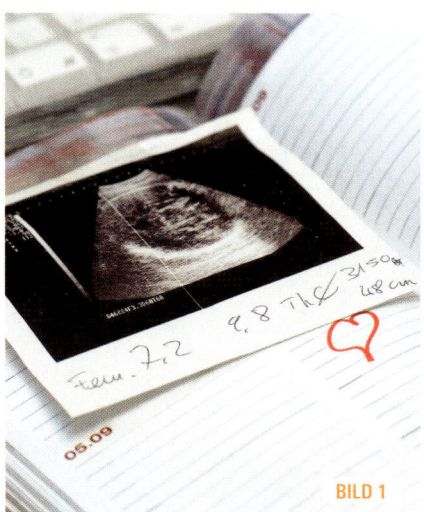

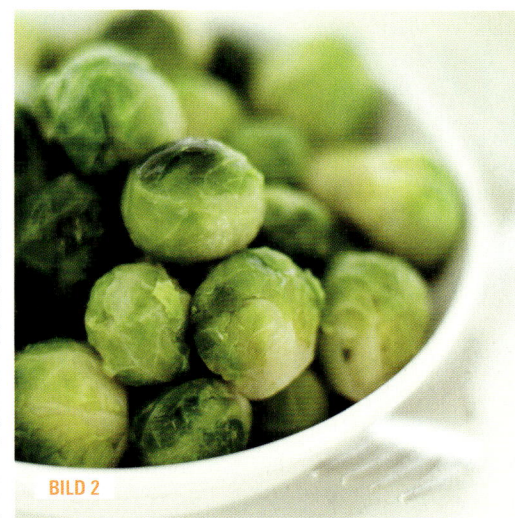

BILD 1   BILD 2

TERMINE UND FRISTEN

Was steht im zweiten Monat an?
Hier ein kleiner Überblick:

- 4.- 8. Woche: Feststellung der Schwangerschaft durch einen Test

- 8. Woche: erster Vorsorgecheck für werdende Mütter
- auf Wunsch Ausstellung einer Schwangerschaftsbescheinigung für den Arbeitgeber und/oder die Krankenkasse.

Wenn's zwei oder mehr sind

Sprechen Sie mit ihrer Ärztin möglichst frühzeitig über die zusätzliche Einnahme von Folsäure, Jod, Eisen und Magnesium. Denn im Gegensatz zu Schwangeren, die ein Baby erwarten, kann es bei Zwillings- oder Mehrlingsschwangerschaften trotz einer ausgewogenen Ernährung relativ schnell zu einer Unterversorgung oder sogar einem Mangel an bestimmten Nährstoffen wie zum Beispiel Folsäure, Eisen oder Magnesium kommen.

Stellen Sie sich außerdem darauf ein, dass die Vorsorgetermine für Zwillinge und Mehrlinge – je nachdem, wie es Ihnen und den Kindern geht – öfter vorgesehen sind als einmal pro Monat. Nehmen Sie sich dazu die Zeit, die Sie brauchen, um ohne Hektik und Stress diese Termine wahrzunehmen. Zukünftige Zwillingsmütter werden zum Beispiel in der Regel alle zwei Wochen untersucht, in den letzten zehn Schwangerschaftswochen jede Woche.

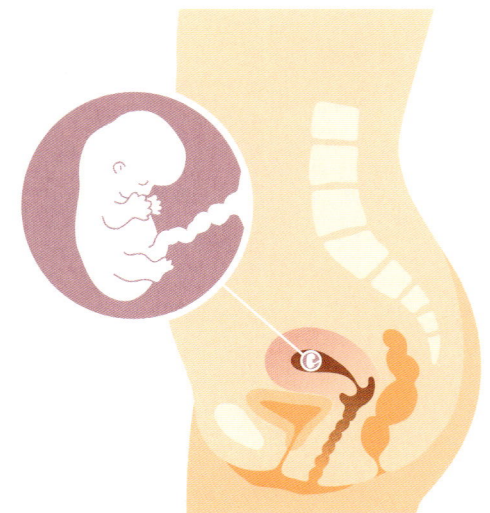

DER DRITTE MONAT: 9. BIS 12. WOCHE

Der kleine Steckbrief

Zu Beginn dieses Monats ist der Embryo etwa 2,5 Zentimeter groß, gegen Ende der 12. Woche ist er auf etwa 5 Zentimeter gewachsen. Die Länge des Embryos wird übrigens in den ersten Wochen immer per Ultraschall vom Scheitel bis zum Steiß gemessen.

Wie sich der Embryo entwickelt

In diesem Monat entwickelt sich das Gesicht mit Augen, Ohren, Nase, Lippen und Zunge. Das heißt: Für die Ausbildung des Seh- und Hörvermögens sind diese Wochen eine sensible Phase. Außerdem kann der Embryo jetzt auch schon Arme und Beine sehr gut bewegen, da Nerven und Muskeln bereits problemlos zusammenarbeiten.

Die winzigen Finger haben sogar schon ein Nagelbett. Außerdem bilden sich in der 10. Woche die Hand-, Finger und Fußlinien. Der spätere individuelle Fingerabdruck wird bereits jetzt im Mutterleib festgelegt.

Auch die Anlagen für die späteren Milchzähne beginnen sich zu entwickeln.

Der Kopf erscheint im Vergleich zum Rest des Körpers noch recht groß, was

damit zusammenhängt, dass sich das Gehirn gerade zu Anfang des dritten Monats rasant entwickelt. Im Durchschnitt werden während einer Schwangerschaft pro Minute 250 000 Nervenzellen gebildet. Ein kleines Wunder!

Der Tast- und Gleichgewichtssinn entwickelt sich jetzt ebenfalls. Durch die Bewegungen, Drehungen und Wendungen in der Fruchtblase macht der Embryo erste Lernerfahrungen, die sein Gehirn stimulieren und strukturieren. Gleichzeitig entstehen jetzt auch die inneren Organe: Magen, Leber und Nieren, wobei der Magen die ersten Verdauungssäfte bildet und die Nieren Urin ausscheiden.

Wie sich der Körper der Schwangeren verändert

Verschiedenste Prozesse sorgen jetzt dafür, dass der Embryo die bestmöglichen Wachstumsbedingungen hat. So wird die Gebärmutter weicher, runder und dehnt sich langsam in Richtung Blase aus – vielleicht merken Sie es daran, dass Sie jetzt öfter zur Toilette gehen müssen. Manche Frauen können nun die Gebärmutter sogar wie eine kleine Beule über ihrem Schambein ertasten.

Die Plazenta wächst weiter – gegen Ende dieses Monats ist sie etwa so groß wie eine Faust – und produziert zunehmend Hormone. Gleichzeitig übernimmt die Plazenta aus dem Blut der werdenden Mutter Sauerstoff sowie wichtige Nährstoffe, mit denen sie das Ungeborene versorgt. Dazu bildet sie ein feines Kapillarsystem, das sich in den nächsten Wochen und Monaten immer weiter verzweigen wird. Jetzt ist die Schwangerschaft noch einmal etwas anfälliger für Störungen – deshalb ist es gut, auf Signale des Körpers zu achten und sich zwischendurch auch mal auszuruhen, wenn einem danach ist.

Die Blutmenge im Körper der Frau erhöht sich im Verlauf der Schwangerschaft von etwa 5 auf 6,5 Liter, damit der Embryo gut mit Sauerstoff und Nährstoffen versorgt wird. Um die höhere Blutmenge aufzunehmen, erweitern sich die Gefäße, die Mund- und Nasenschleimhäute werden empfindlicher, manchmal kann sich die Nase deshalb leicht verstopft anfühlen. Das Herz stellt sich auf die wachsenden Anforderungen ein, indem es Schlagzahl und Pumpleistung erhöht.

Falls Ihnen morgens oder auch tagsüber weiterhin übel ist oder Sie sich nach wie vor abgeschlagen und müde fühlen, können Sie sich damit trösten, dass diese körperlichen Anpassungsschwierigkeiten vermutlich nur noch diesen Monat andauern. Denn viele Frauen berichten, dass Unwohlsein und Müdigkeit mit dem Ende des dritten beziehungsweise Anfang des vierten Monats vorbei sind.

Sind Sie schon etwas runder geworden?

Vielleicht haben Sie schon ein oder zwei Pfund zugenommen und Ihre Taille sowie Hüften sind runder geworden. Die Brust kann ebenfalls an Unterbrustweite und Körbchengröße zunehmen, vielleicht werden die Brustwarzen deutlich dunkler.

Manche Frauen bemerken auch, dass die Scheidenflüssigkeit dicker, weißer und etwas klebriger wird, um so das Eindringen schädlicher Bakterien zu verhindern. Gleichzeitig wird das Vaginagewebe viel besser durchblutet als vor der Schwangerschaft. Die meisten Frauen empfinden das als anregend. Die bessere Durchblutung macht Lust auf Sex und kann den Genuss daran spürbar steigern – gute Zeiten für die Liebe.

Bedürfnisse werden intensiver

Psychologisch gesehen stellen alle diese Veränderungen eine spannende Herausforderung dar. Ob Lust auf den Liebsten, plötzliche Müdigkeit oder totaler Hunger: Die meisten Bedürfnisse spürt man als werdende Mutter viel intensiver. Viele Frauen machen auch die Erfahrung, dass die Befriedigung im Gegensatz zu früher oft nur wenig oder gar keinen Aufschub duldet. Mit anderen Worten: Wenn sie zum Beispiel hungrig sind und auf der Stelle nichts zu essen bekommen, können sie richtig ungemütlich und ungeduldig werden.

Schlimm? Gar nicht! Die neue Intensität der Erfahrungen ist eine Art Schutz vor der eigenen Überforderung. Sie hilft

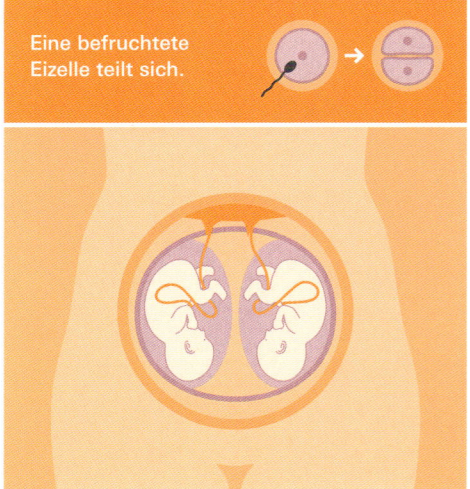

Eine befruchtete Eizelle teilt sich.

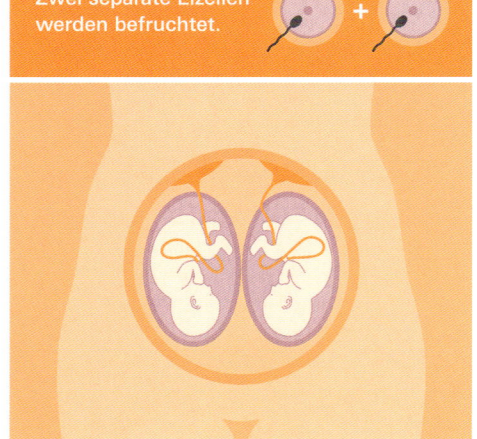

Zwei separate Eizellen werden befruchtet.

schwangeren Frauen, ihre körperlichen Bedürfnisse ernst zu nehmen und sich um die Erfüllung dieser zu kümmern, statt einfach darüber hinwegzugehen, wie es sonst im Alltag häufig üblich ist.

Infos für werdende Väter

In diesem Monat stehen für Ihre Partnerin der erste Ultraschall und die ersten Untersuchungen im Rahmen der Schwangerenvorsorge an. Da diese Untersuchungen in den im Mutterpass festgelegten Richtlinien vorgeschrieben sind, sind sie für Ihre Partnerin unweigerlich ein Thema. Die Frage an Sie als werdender Vater dabei ist: Welchen Standpunkt wollen Sie zu den Untersuchungen einnehmen? Wie viel möchten Sie darüber wissen? Möchten Sie Ihrer Partnerin bei allen Fragen rund um dieses Thema ein kompetenter oder ein ahnungsloser Gesprächspartner sein? Wollen und können Sie Ihre Partnerin zum ersten Ultraschall begleiten? Oder gehen Sie lieber zu einem späteren Ultraschall rund um die 20. Woche mit, wenn man das Baby schon richtig gut erkennen kann? Als werdender Vater können Sie Ihre Partnerin aktiv unterstützen, indem Sie sich für das Thema Vorsorge und vorge-

burtliche Untersuchungen interessieren, mit ihr darüber sprechen und Sie beide einen gemeinsamen Standpunkt dazu finden. Hilfreiche Gedanken dazu finden Sie im Kapitel 3 sowie auf Seite 195.

Tipps für den Alltag

■ Je nachdem, wo Sie wohnen, kann es schon jetzt vorteilhaft sein, sich um Geburtsvorbereitungskurse, eventuell auch um eine Beleghebamme zu kümmern. Das ist eine Hebamme, die im Krankenhaus nach Absprachen Geburten begleitet. Viele Kurse und besonders Beleghebammen sind oft frühzeitig ausgebucht.

■ Nehmen Sie sich im Alltag genug Zeit zum Ausruhen und Entspannen. Und sorgen Sie dafür, dass Sie genug Raum finden, um persönlichen Bedürfnissen nachgeben zu können. Damit schaffen Sie sich selbst Ruhezonen – und eine solide Grundlage für die nächsten Monate als Schwangere sowie später als frischgebackene Mutter.

■ Starten Sie, wenn Sie Lust darauf haben, mit täglichen kleinen Ritualen oder auch Fitnessübungen, verschiedene Anregungen und Ideen dazu finden Sie im Kapitel 5 ab Seite 118.

Wenn sich Zwillinge wie ein Ei dem anderen gleichen, sind sie aus einer Eizelle gewachsen (links). Pärchen aus zwei Eizellen (rechts) können auch ein Junge und ein Mädchen sein.

TERMINE UND FRISTEN

Jetzt stehen die ersten Vorsorge- untersuchungen an, laut Mutterpass der Ultraschall in der 9. – 12. Woche. Darüber hinaus können auf Wunsch weitere vorge- burtliche Untersuchungen stattfinden. Viele dieser Untersuchungen sind aber im Ergebnis häufig nicht so eindeutig, wie man das von medizinischen Untersuchun- gen vielleicht zunächst erwartet. Deshalb soll an dieser Stelle allen werdenden Müt- tern und Vätern dringend ans Herz gelegt werden, sich gründlich über die Vor- und Nachteile der jeweiligen Methoden zu informieren (siehe dazu die Tabellen ab Seite 82). Folgende vorgeburtliche Unter- suchungen sind jetzt möglich:

- 10. – 12. Woche: Chorionzottenbiopsie (siehe Seite 77),
- 10. – 14. Woche: Nackenfaltenmes- sung (siehe Seite 74),
- 11. – 13. Woche: Trimester-Test (siehe Seite 74).

In der Arbeitswelt hat der dritte Monat ebenfalls Gewicht. Bestimmte Tätigkeiten sind nun für Schwangere tabu. Dazu ge- hören Nacht- und Sonntagsarbeit nach 20 Uhr, Akkord- oder Fließbandarbeit, die Ar- beit mit giftigen oder radioaktiven Stoffen, mit Krankheitserregern oder regelmäßiges Heben und Tragen von Lasten. Außerdem dürfen Schwangere ab dem dritten Monat nicht mehr als Stewardessen arbeiten, ge- nauso wenig in Bussen und Taxis – ganz gleich, ob als Fahrerin oder Kontrolleurin.

Wenn's zwei oder mehr sind

Wenn Sie Zwillinge – und be- sonders, wenn Sie Mehrlinge – erwar- ten, ist es sinnvoll, sich eine Ärztin und vor allem eine Hebamme zu suchen, die erfahren und sicher in der Beglei- tung sowie Betreuung von Mehrlings- schwangerschaften sind. Erstens fühlt man sich selbst dann automatisch auch etwas sicherer. Und zweitens können Ärztin oder Hebamme vielleicht auch einen Kontakt zu frischgebackenen Zwillings- oder Mehrlingseltern herstel- len und Sie können dort hilfreiche Tipps für den Alltag bekommen.

Medizinisch interessant für den weite- ren Schwangerschaftsverlauf sowie für die Entwicklung der Babys ist, ob jedes eine eigene Fruchthöhle und eine eige- ne Plazenta hat oder ob sich mehrere Kinder eine Plazenta teilen (siehe Abbil- dung links). Man hat festgestellt, dass das Risiko für Komplikationen steigt, je mehr Kinder sich eine Fruchthöhle und/ oder eine Plazenta teilen. Dann kann es sinnvoll sein, Wachstum und Herztöne der Kinder öfter als üblich zu untersu- chen. Gut, wenn das eine erfahrene Ex- pertin macht.

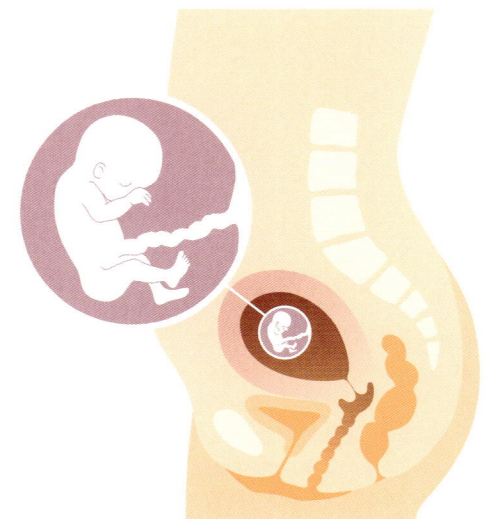

DER VIERTE MONAT: 13. BIS 16. WOCHE

Der kleine Steckbrief

Jetzt ist das Ungeborene mit etwa 12 Zentimetern schon so lang, dass der Arzt es gegen Ende dieses Monats gar nicht mehr vom Kopf bis zu den Füßen mit dem Ultraschall messen kann.

Wie sich der Fetus entwickelt

Das Ungeborene wächst in rasantem Tempo weiter, das kleine Herz schlägt jetzt etwa 120- bis 160-mal pro Minute. Man kann es jetzt auch mit dem Dopton hören! Das ist die elektronische Variante des guten alten Hörrohrs.

Arme, Hände, Finger, Beine, Füße und Zehen sowie die Ohren sind in ihren Anlagen nahezu vollständig entwickelt, müssen aber natürlich noch viel größer werden. Der Fetus kann sogar schon mit den Beinchen strampeln, die Ellbogen beugen oder die Hände zu einer kleinen Faust ballen und dreht und bewegt sich in der Fruchtblase munter hin und her – auch, wenn die werdende Mutter davon noch nicht viel spürt. Das zentrale Nervensystem beginnt, Gleichgewicht, Reflexe und Bewegungen zu steuern und manche Reflexe wie der Schluckreflex funktionieren bereits hervorragend.

Über den gesamten Körper zieht sich ein feiner Haarflaum (das ist die sogenannte Lanugobehaarung), die aber zum Ende der Schwangerschaft wieder verschwinden wird. Die Härchen sorgen dafür, die wasserundurchlässige und schützende Käseschmiere besser am Körper zu halten. Die wiederum hat den Zweck, die empfindliche Haut zu schützen.

Nach wie vor ist der Kopf unverhältnismäßig groß, doch jetzt ist auch der Nacken gut sichtbar und der Fetus kann den Kopf aufrecht halten.

Im Rachen bilden sich die Stimmbänder aus. Im Mund wachsen die ersten Geschmacksknospen.

Auch die Sexualorgane entwickeln sich weiter, die äußeren Geschlechtsorgane sind nun schon so weit entwickelt, dass man mit einem Ultraschallgerät die Scheide oder den Penis erkennen kann, wenn der Fetus gerade günstig liegt.

Wie sich der Körper der Schwangeren verändert

Gratulation: Die ersten drei aufregenden Schwangerschaftsmonate liegen schon hinter Ihnen – die wichtigsten körperlichen Anpassungsprozesse an die neue Situation haben stattgefunden und falls Ihnen in den letzten Wochen häufiger übel war, werden Sie mit diesem Monat die kritische Phase überwinden. Ihre gewohnte Kraft und Energie kehren langsam zurück und es kann gut sein, dass auch der Appetit wächst.

Nachdem die meisten Schwangeren im Verlauf der ersten drei Monate kaum sichtbar zunehmen (vielleicht ein bis drei Pfund), so kann es mit dem Gewicht ab dem vierten Monat deutlich bergauf gehen. Als Faustregel, an der man sich orientieren kann, gilt: Etwa ein bis eineinhalb Kilo pro Monat dürfen werdende Mütter ab jetzt zunehmen, insgesamt gelten zwischen 10 und 15 Kilo Gewichtszunahme in der Schwangerschaft als normal.

Gelegentlich kann es sein, dass es mit der Verdauung nicht mehr so gut funktioniert wie gewohnt. Aber auch das ist normal, denn die Schwangerschaftshormone sorgen dafür, dass der Darm etwas träger wird. Manche Frauen schwitzen jetzt auch mehr als üblich, was mit der verstärkten Durchblutung und der erhöhten Leistung zu tun hat, die der Körper erbringen muss.

Die Gebärmutter hat sich deutlich vergrößert, bis zum Ende der Schwangerschaft wird ihre Muskelmasse auf etwa 1000 bis 1500 Gramm anwachsen.

Die Plazenta ist nun voll ausgebildet und produziert exakt die Menge an verschiedenen Schwangerschaftshormonen, die nötig ist, damit sich das Kind in den kommenden Monaten gesund und normal weiterentwickelt.

Infos für werdende Väter

Langsam, aber sicher lassen Sie und Ihre Partnerin die ersten aufregenden gemeinsamen Wochen hinter sich, vielleicht hat sich sogar schon eine Art neuer Alltag eingependelt – ohne das gemeinsame Gläschen Wein oder Bier am Abend, aber dafür öfter mal mit einem leckeren Fruchtcocktail oder einem entspannenden Abendspaziergang?

Als fürsorglicher Schwangerschaftsbegleiter haben Sie nach wie vor die Aufgabe, sich um das Wohlbefinden Ihrer Partnerin zu kümmern und sie im Alltag so gut wie möglich bei einer gesunden Lebensweise zu unterstützen.

Das heißt natürlich nicht, dass Sie dabei Ihre eigenen Interessen hintenanstellen müssen. Im Gegenteil: Es ist als werdendes Elternpaar auch wichtig, dass jeder weiterhin seine eigenen Freundschaften und Interessen pflegt und nicht das gesamte Leben im neuen gemeinsamen „Wir" aufgeht.

Versuchen Sie bewusst, eine Balance zwischen dem Beruf, der Partnerschaft und Ihren eigenen Interessen zu finden, mit der Sie sich möglichst wohl fühlen. Vielleicht müssen Sie dafür neue Wege ausprobieren, Ihre Arbeits- und Freizeit anders aufteilen als bisher.

Aber trauen Sie sich ruhig – das ist bereits eine gute Vorbereitung auf das kommende Familienleben. Für werdende Väter ist es mitunter ganz wichtig, sich ab und an mit anderen Männern über ihre Situation auszutauschen.

Tipps für den Alltag

■ Nehmen Sie sich Zeit für eine gesunde und ausgewogene Ernährung mit frischem Obst und Gemüse – lassen Sie sich beim Einkaufen am besten von einem Saison-Kalender beraten.

■ Trinken Sie möglichst sechs bis acht Gläser Wasser, Saftschorle oder Kräutertee pro Tag. Wie man das gut schaffen kann, lesen Sie auf der Seite 107.

■ Ein kleines Bewegungsprogramm kann guttun. Schon jeden Tag 10 bis 30 Minuten sorgen für eine ganzheitliche sowie solide Geburtsvorbereitung (siehe dazu die Übungen ab Seite 123).

■ Falls Sie beruflich oder privat gerade besonders gefordert sind, gönnen Sie sich trotzdem regelmäßig Pausen. Ihr Körper und das Baby in Ihrem Bauch sind dafür bestimmt sehr dankbar. Es reicht vollkommen, private wie berufliche Herausforderungen und Aufgaben gut zu erledigen –

werdende Mütter müssen nicht perfekt sein! Werdende Väter übrigens auch nicht.

TERMINE UND FRISTEN

Neben der monatlichen Schwangerschaftsvorsorge werden Ihnen jetzt wahrscheinlich weitere vorgeburtliche Untersuchungen vorgeschlagen – informieren Sie sich sorgfältig über deren Vor- und Nachteile sowie über mögliche Konsequenzen, bevor Sie einer Untersuchung zustimmen (siehe Tabellen ab Seite 82).

■ 16. Woche: Triple-Test (siehe Seite 77)

■ 14. – 20. Woche: Fruchtwasseruntersuchung (siehe Seite 77).

Als Bezieherin von ALG II (umgangssprachlich bekannt als „Hartz IV") kann man im 3./4. Monat (ab der 12. Woche) einen Antrag auf Mehrbedarf für Schwangere und Schwangerschaftsbekleidung stellen (siehe Seite 304).

Wenn's zwei oder mehr sind

Körper und Kreislauf werdender Zwillings- und erst recht werdender Mehrlingsmütter laufen auf Hochtouren. Noch können Ihnen die Mitmenschen nicht ansehen, was in Ihnen heranwächst. Deshalb ist es wichtig, dass Sie mitteilen, wenn Sie angestrengt sind oder sich überfordert fühlen. Achten Sie möglichst aufmerksam auf Ihren Körper und versuchen Sie, Signale,

die er Ihnen gibt, richtig zu deuten. Machen Sie Pausen, wenn Sie sich erschöpft fühlen. Treten Sie im Beruf kürzer, wenn Ihnen die Belastung zu groß wird. Es kann eventuell sinnvoll sein, mit Ihrem Arzt rechtzeitig über die Möglichkeiten einer Krankschreibung zu sprechen, damit körperliche Überanstrengungen oder Stress Ihre Schwangerschaft nicht verkürzen.

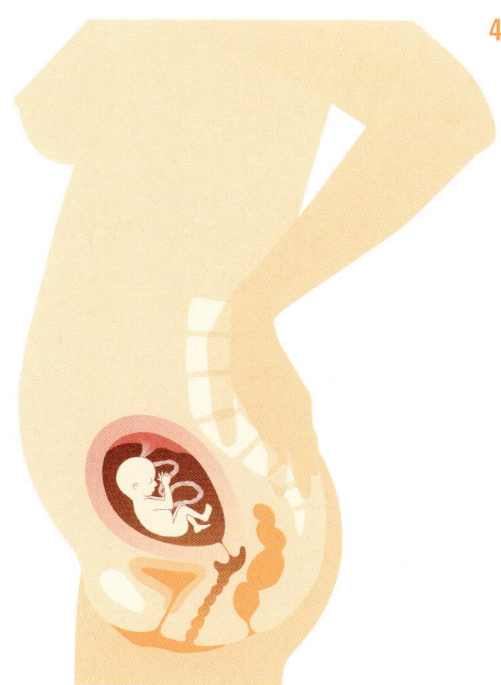

DER FÜNFTE MONAT: 17. BIS 20. WOCHE

Der kleine Steckbrief

Halbzeit! Ende dieses Monats ist die Hälfte der Schwangerschaft vorbei und das Ungeborene schon etwa 25 Zentimeter groß und 400 Gramm schwer.

Wie sich der Fetus entwickelt

In der Fruchtblase ist das Fruchtwasser deutlich mehr geworden, sodass das Baby gut geschützt und abgepuffert in der Schwerelosigkeit herumturnen kann. Es ist jetzt schon so groß, dass manche Schwangere gegen Ende des fünften Monats die ersten zarten Kindsbewegungen spüren können – zunächst meist flatterhaft, doch mit zunehmendem Wachstum und Training des Babys wird das Gefühl immer deutlicher. Kein Wunder, denn in diesem Monat startet eine Phase besonderen Längen- und Größenwachstums.

Dabei wird die Haut mit ersten feinen Fettschichten unterpolstert, die später dafür sorgen werden, dass der kleine Körper direkt nach der Geburt seine Kerntemperatur von 37 Grad halten kann.

Dank der unermüdlichen Bewegungen werden die Muskeln, Knochen und der Gleichgewichtssinn des Babys trainiert. Auf dem Köpfchen wachsen nun die ersten Haare, um die Augen entwickeln sich Wimpern und Augenbrauen, die das Ungeborene sogar schon hochziehen kann. Außerdem kann es seine Lippen bewegen und bereits am Daumen lutschen. Der Geschmackssinn entwickelt sich ebenfalls Ende des fünften Monats: Im Mutterleib hat das Ungeborene zehnmal mehr Geschmacksknospen im Mund als nach seiner Geburt.

Auch andere Sinne funktionieren bereits: So hört der Fetus seine Eltern zum Beispiel nicht nur lachen oder diskutieren, sondern er hört auch mit, wenn sie Fernsehen oder Musik einschalten.

Wie sich der Körper der Schwangeren verändert

Dass das Baby im fünften Monat deutlich an Größe und Gewicht zulegt, merken jetzt auch die meisten Mütter, wenn sie zu Hause oder während des Vorsorgetermins auf die Waage steigen. Sogar Gewichtszunahmen von bis zu einem Pfund pro Woche sind möglich – im Idealfall sollten Schwangere aber bis zur 30. Woche insgesamt nicht zu sehr an Gewicht zulegen. Wenn Sie sich bewusst und gesund er-

BILD 1 Die Gebärmutter dehnt sich immer weiter aus – die obere Kante heißt Fundusstand. Die Zahlen geben die Schwangerschaftswochen an.
BILD 2 Musik macht gute Laune!
BILD 3 Spätestens im fünften Monat brauchen die meisten Schwangeren bequemere Kleidung.

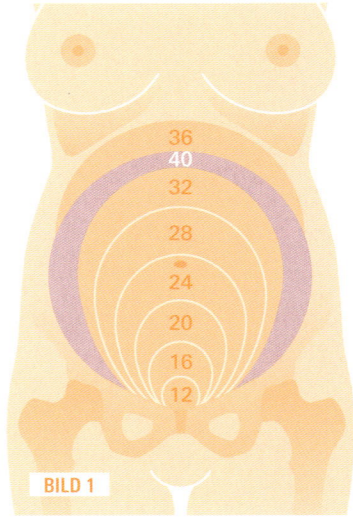

BILD 1

nähren, brauchen Sie sich wegen des Zunehmens meist keine Sorgen zu machen (siehe Seite 120). Falls Sie in puncto Gewichtszunahme aber doch unsicher werden, sprechen Sie am besten Ihre Hebamme oder Ihre Ärztin an, da bei der Einschätzung natürlich auch Ihre Größe und Ihr Ausgangsgewicht eine Rolle spielen. Mit dem Baby wächst und dehnt sich auch die Gebärmutter immer weiter vom Schambein in Richtung Nabel aus – auch wenn bis zum Erreichen der Nabelhöhe noch einige Zentimeter fehlen. Das Fachwort für die obere Kante der Gebärmutter heißt Fundusstand (siehe Abbildung).

Manche Frauen bemerken jetzt, dass ihre Haut juckt und spannt. Kein Wunder – die Haut muss während der Schwangerschaft enorm dehnbar sein.

Langsam, aber sicher wird alles weicher ...

In der Plazenta werden jetzt unter anderem Hormone produziert, welche die Gelenke und Muskeln weicher und elastischer machen. So bereiten sie den Körper der werdenden Mutter ganz langsam, aber stetig auf die Geburt vor. Auch die Gefäßmuskulatur wird weicher – bedingt durch höhere Progesteronwerte – und die

Venen weiten sich leicht. Ihre Beine freuen sich deshalb umso mehr, wenn Sie ihnen zwischendurch ab und zu eine kleine Gymnastikpause gönnen oder sie einfach mal in Ruhe hochlegen. Anregungen und Ideen für Übungen finden Sie in Kapitel 5.

Vielleicht bemerken Sie auch, dass Sie ab und zu ganz schön vergesslich oder zerstreut sind. Keine Sorge, das geht vielen Schwangeren so und hängt ebenfalls mit der hormonellen Umstellung zusammen. Versuchen Sie nicht, dagegen anzukämpfen, denn das kostet einfach zu viel Energie. Besser: Alles in Ruhe machen und nicht zu viel auf einmal.

Infos für werdende Väter

Halbzeit – mit diesem Monat lassen Sie die ersten zwanzig Wochen hinter sich und bereiten sich gleichzeitig auf die zweite Halbzeit vor. Und was machen Männer so in der Halbzeit? Im Sport zumindest schauen sie sich meist noch einmal die Highlights der ersten Spielhälfte an und legen daraufhin die optimale Strategie für die zweite Spielhälfte fest. Und genau das können Sie gemeinsam mit Ihrer Partnerin auch einmal versuchen, wenn Sie mögen. Lassen Sie die ersten fünf Monate ge-

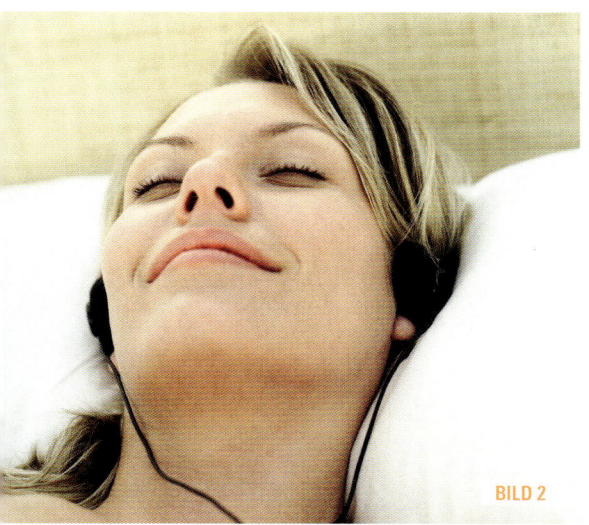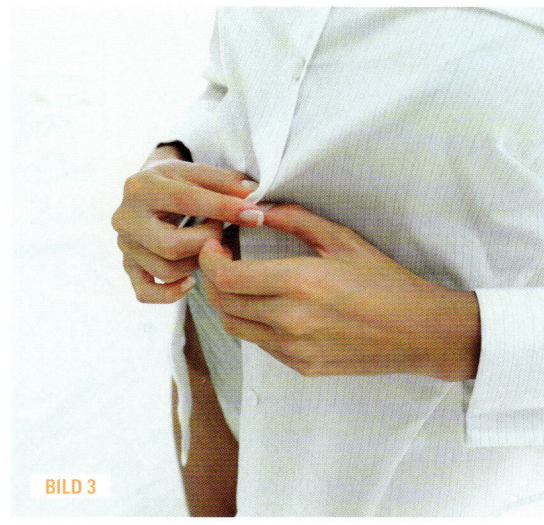

BILD 2   **BILD 3**

meinsam Revue passieren: Was hat jedem besonders gefallen? Was war vielleicht schwierig? Welche gemeinsamen Erfahrungen sind wertvoll, positiv, unterstützend und sollen auf jeden Fall in die zweite Halbzeit mit übernommen werden? Und gibt es eventuell auch Vorkommnisse, auf die beide in Zukunft lieber verzichten möchten?

Auch wenn Sie vielleicht nicht immer in allem einer Meinung sind – suchen Sie das gemeinsame Gespräch, tauschen Sie sich aus, schmieden Sie zusammen kleine oder auch größere Zukunftspläne. Denn das ist eine gute Vorbereitung auf Ihre kommende Zeit als Familie. Anregungen und Ideen dazu finden Sie ab Seite 180.

Tipps für den Alltag

- Achten Sie weiterhin auf eine gesunde Ernährung und trinken Sie möglichst viel Wasser, Saftschorlen oder Kräutertees.
- Achten Sie beim Autofahren darauf, dass der Sicherheitsgurt weder Ihre Brust noch Ihren Bauch zu stark abklemmt.
- Planen Sie nach Möglichkeit jeden Tag etwas Zeit ein, um sich bewusst auszuruhen und die Beine hochzulegen. Das tut Ihnen und dem Kind gut.

- Sanfte Gymnastik sorgt dafür, dass Sie sich fit fühlen und beweglich bleiben. In vielen Städten gibt es offene Angebote wie Schwangerenyoga zum Ausprobieren.
- Wahrscheinlich steht jetzt auch ein deutlicher Wechsel Ihrer Garderobe an: Tragen Sie möglichst bequeme Kleidung.
- Falls Sie sich schon mit verschiedenen Möglichkeiten der Geburt beschäftigen oder Grübeleien und Sorgen Sie plagen, zögern Sie nicht, sich Rat und Unterstützung zu holen – etwa von einer Hebamme, einer Frauenärztin oder in einer Beratungsstelle für Schwangere. Sie verfügen alle über einen großen Erfahrungsschatz.

✓ TERMINE UND FRISTEN

In puncto monatlicher Vorsorge steht laut Mutterpass der zweite Ultraschall an.

Berufstätige sollten jetzt Urlaubsansprüche klären. Selbst wenn Sie die Wochen rund um die Geburt aufgrund des Mutterschutzes nicht mehr arbeiten – Ihr Urlaubsanspruch gilt bis zum Ende der Mutterschutzfrist. Und: Alten Urlaub können Mütter sogar bis zum Ende der Elternzeit aufheben. Der sonst übliche Stichtag, also 31. März, gilt in diesem Fall nicht.

Wenn's zwei oder mehr sind

In diesem Monat kann es sein, dass Sie die doppelte oder dreifache Belastung plötzlich viel deutlicher spüren. Kein Wunder, denn Wirbelsäule und Beine haben mehr Gewicht zu tragen als bei einem einzigen Baby und auch Gebärmutter und Beckenboden müssen mit größeren Belastungen fertig werden. Schonen Sie sich deshalb so oft es geht.

Massieren Sie Ihren Bauch, den Busen und die Hüften mit einem Körperöl. Während des Massierens Ihres Bauches sollten Sie allerdings vorsichtig sein: die Gebärmutter darf nicht zu fest gerieben werden – das kann Wehen auslösen, insbesondere bei Mehrlingsschwangerschaften.

Stellen Sie sich auch darauf ein, dass die Vorsorgetermine zur Überwachung der Babys – je nachdem, wie es Ihnen und den Kindern geht – engmaschiger sein können als üblicherweise. Das kostet viel Zeit und Geduld. Nehmen und gönnen Sie sich diese Zeit.

In Bezug auf die medizinische Begleitung von Mehrlingsschwangerschaften weist der ABC-Club (siehe Adressen auf Seite 320) noch einmal explizit darauf hin, wie wichtig es ist, sich dazu in die Obhut einer mehrlingserfahrenen Gynäkologin zu begeben. Denn sowohl die Herz-Kreislauf-Systeme als auch die Blutwerte unterscheiden sich zum Teil ganz erheblich von denen einer normalen Schwangerschaft oder Zwillingsschwangerschaft.

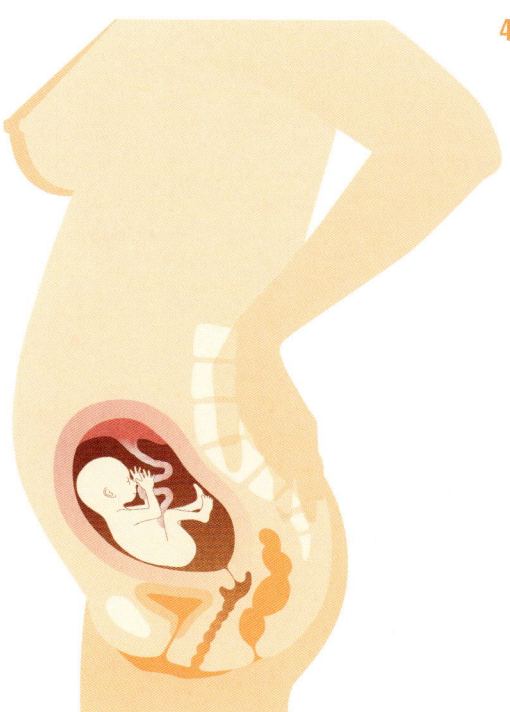

DER SECHSTE MONAT: 21. BIS 24. WOCHE

Der kleine Steckbrief

Ab der 20. Woche nimmt das Baby jede Woche rund 100 Gramm zu. Am Ende dieses Monats wiegt es zwischen 600 und 800 Gramm und ist etwa 30 Zentimeter groß.

Wie sich das Baby entwickelt

In der zweiten Schwangerschaftshälfte wird das Ungeborene deutlich aktiver – es bewegt Arme, Beine und scheint die Bewegungsfreiheit zu genießen, denn noch hat es in der Gebärmutter viel Platz. Seine Augenlider sind zwar nach wie vor geschlossen. Doch schon Ende dieses Monats produzieren die Tränendrüsen die erste Tränenflüssigkeit. Außerdem kann das Baby jetzt schon riechen und schmecken. Es lutscht am Daumen oder spielt mit der Nabelschnur.

Sein Körper ist mit einer käsigen Schmiere überzogen, welche die empfindliche, faltige Haut vor dem Fruchtwasser schützt. Noch scheint die Haut zu groß. Doch sie wird langsam, aber sicher immer weiter von einer kleinen Fettschicht gefüllt, die nach der Geburt den kleinen Körper warmhält. Bei weiblichen Feten lagern in den winzigen Eierstöcken schon mehrere Millionen Eier.

Und was kaum vorstellbar ist: Ab der 22. Woche trinkt das Baby schon täglich 400 Millimeter Fruchtwasser.

Wie sich der Körper der Schwangeren verändert

Im sechsten Monat kann man die Bewegungen des Ungeborenen schon recht gut spüren. Die Gebärmutter ist ebenfalls wieder ein ganzes Stück mitgewachsen und reicht jetzt mit ihrem oberen Rand etwa bis zum Nabel der Mutter oder sogar darüber. Durch die deutlicher wahrnehmbaren Kindsbewegungen spürt man vielleicht schon, wann das Baby aktiv ist, wann es schläft, Schluckauf hat oder sich erschreckt. Dabei wird man feststellen, dass das Baby – so winzig und ungeboren, wie es ist – bereits einen eigenen Aktivitätsrhythmus entwickelt.

Baby schlägt Purzelbäume

Gleichzeitig machen werdende Mütter nun die Erfahrung, dass dieser Rhythmus nicht immer unbedingt im Einklang mit den eigenen Aktivitäts- und Ruhephasen schwingt. Sprich: Wenn man sich gerade

BILD 1 Trinken Sie möglichst viel Wasser, Fruchtsaftschorlen oder Kräutertees – das tut Ihrem Körper
gut.
BILD 2 Sorgen Sie mit sanften gymnastischen
Übungen dafür, dass Sie sich rundum
wohl fühlen.

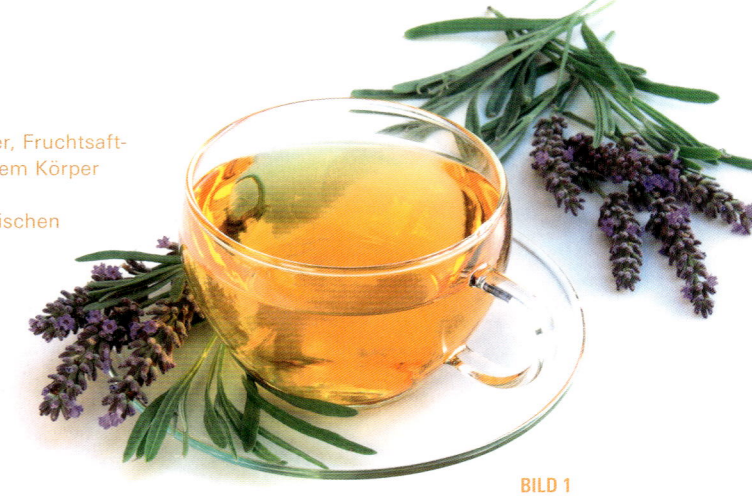

BILD 1

hingelegt hat, um sich eine kleine Pause zu gönnen, fängt das Ungeborene an, Purzelbäume zu schlagen.

Im sechsten Monat kann es sein, dass auch die Brüste der werdenden Mutter noch einmal größer und weicher werden – manchmal sieht man dabei die Adern deutlicher als vorher. Einige Frauen bemerken auch, dass aus ihren Brustwarzen bereits eine Flüssigkeit kommt. Das ist Kolostrum (frühe Milch) und vollkommen normal.

Dank der hormonellen Umstellungen, die nun stattfinden, bekommen viele Frauen ein weicheres und sinnlicheres Aussehen sowie dichteres Haar, weil es nicht mehr ausfällt. Falls Sie bemerken, dass Ihre Finger und Füße schneller anschwellen als früher, wundern Sie sich nicht. Das geht vielen schwangeren Frauen so und hängt damit zusammen, dass der Körper das Gewebe nun vermehrt als Flüssigkeitsspeicher nutzt.

Neben der spürbaren Freude über das wachsende Leben in Ihrem Bauch kann es auch in der zweiten Schwangerschaftshälfte immer mal wieder passieren, dass Sie einen Schreck bekommen und sich plötzlich fragen, wie Sie das alles schaffen sollen, was da auf Sie zukommt. Aber keine Sorge: Ängste und Zweifel während der Schwangerschaft sind Teil eines psychologischen Prozesses, den alle werdenden Eltern durchlaufen. Themen wie Verantwortung oder Zukunftsplanung bekommen mit der Erwartung eines Kindes eine neue Dimension – und daran muss man sich erst gewöhnen.

Infos für werdende Väter

Langsam wird die Zahl der gemeinsamen Schwangerschaftsmonate, die hinter Ihnen liegen, immer größer – und die Zahl der Monate, die bis zur Geburt bleiben, dafür umso kleiner. Zeit, sich auch als werdender Vater Gedanken darüber zu machen, was rund um die Geburt alles auf Ihre Partnerin und Sie als deren Begleiter zukommt und wie Sie persönlich damit umgehen möchten. Wollen auch Sie sich auf die Geburt vorbereiten? Und wenn ja, wie? Wo soll Ihr gemeinsames Kind zur Welt kommen? Auch hier gilt es wieder, einen eigenen Standpunkt zu finden. Einen Standpunkt, mit dem vor allem Sie und Ihre Partnerin sich wohl fühlen – egal, was Freunde, Verwandte oder andere Mitmenschen dazu sagen.

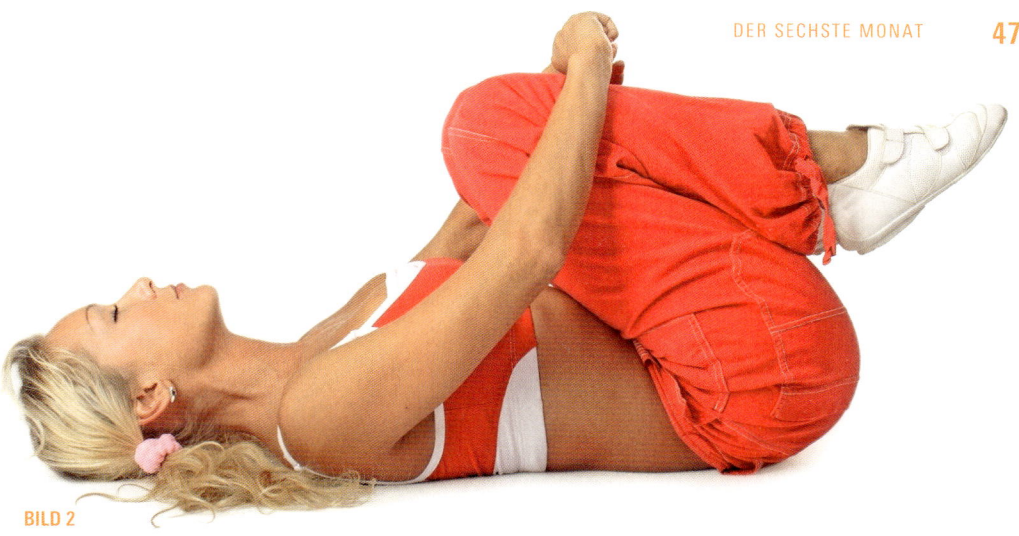

BILD 2

Tipps für den Alltag

- Achten Sie weiterhin auf eine gesunde und ausgewogene Ernährung und trinken Sie möglichst viel Wasser, Fruchtsaftschorlen oder Kräutertees.
- Achten Sie beim Autofahren darauf, dass der Sicherheitsgurt weder Ihre Brust noch Ihren Bauch zu stark abklemmt.
- Planen Sie nach Möglichkeit jeden Tag eine viertel bis halbe Stunde Zeit ein, um sich bewusst auszuruhen – am besten, indem Sie sich entspannt auf die Seite legen. Das tut Ihnen und dem Kind gut.
- Sorgen Sie mit sanften gymnastischen Übungen dafür, dass Sie sich fit fühlen und beweglich bleiben.

✓ TERMINE UND FRISTEN

Neben der monatlichen Vorsorge-untersuchung können Sie sich ganz langsam mit der Frage beschäftigen, wo Ihr Kind zur Welt kommen soll. Es gibt verschiedene Geburtsorte: Möchten Sie in eine Klinik gehen? Oder würden Sie sich auch gern mal ein Geburtshaus anschau-en? Vielleicht kommt ja sogar eine Hausgeburt infrage? Informieren Sie sich in aller Ruhe und nehmen Sie sich für die Entscheidung dieser wichtigen Frage genug Zeit. Manchmal tut es gut, Informationen, die man bekommt, einfach erst einmal ein paar Tage sacken zu lassen.

Wenn's zwei oder mehr sind

Für Zwillings- und Mehrlingseltern ist es sinnvoll, früher in die Geburtsvorbereitung einzusteigen. So liegt das Ende einer Drillingsschwangerschaft im Durchschnitt zwischen der 33. und 34. Woche, bei Zwillingen beträgt die mittlere Schwangerschaftsdauer etwa 37 Wochen. Am besten besprechen Sie mit Arzt oder Ärztin und der Hebamme vor Ort, wann, wie und wo ein Geburtsvorbereitungskurs angeboten wird, der für Sie geeignet ist.

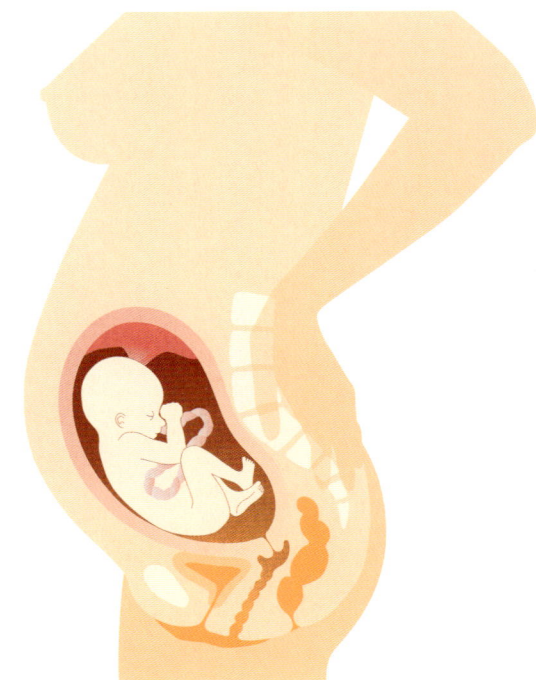

DER SIEBTE MONAT: 25. BIS 28. WOCHE

Der kleine Steckbrief

In der 28. Woche ist das Baby schon etwa 35 Zentimeter groß und wiegt rund 1000 Gramm – mit einer intensivmedizinischen Betreuung hätte es jetzt auch schon außerhalb des Mutterleibes gute Überlebenschancen.

Wie sich das Baby entwickelt

Obwohl das Ungeborene unermüdlich weiter wächst, scheint seine Haut immer noch zu groß und faltig. In diesem Monat bekommt man manchmal schon als „Außenstehender" – durch die Bauchdecke der Mutter – die eine oder andere Aktivität des Babys mit. Vielleicht kann man einen kleinen Fuß, Arm oder Po ahnen oder tasten? Ein tolles Erlebnis, von dem wahrscheinlich auch das Ungeborene etwas mitbekommt. Denn es reagiert jetzt auf Berührungen des mütterlichen Bauches oder auf Geräusche, indem es sich zum Beispiel ganz ruhig verhält – oder bewegt.

Das Baby bereitet sich weiter auf das Leben außerhalb der Fruchtblase vor. Seine Finger- und Zehennägel werden jetzt fester, das Skelett stabiler und härter. Dadurch kann es deutlich spürbarer zutreten. Um die 28. Woche herum öffnet es auch die Augen und ist in der Lage, Lichtunterschiede wahrzunehmen. Das kleine Gesicht ist nun vollständig ausgebildet und das Gehirn sehr aktiv. Vielleicht kann das Baby sogar träumen – immerhin bewegen sich die Augen im Schlaf.

Wie sich der Körper der Schwangeren verändert

Busen, Bauch, Hüften und Po werden weiterhin weicher und runder. Die Gebärmutter reicht jetzt schon über den Nabel hinaus und die inneren Organe können sich dadurch in ihrer Lage verschieben (siehe Seite 42). Hormone sorgen dafür, dass der Körper auf alle diese Veränderungen flexibel reagiert – manchmal geschieht das mit der einen oder anderen Nebenwirkung. Das Hormon Progesteron zum Beispiel macht die Speiseröhre nachgiebiger, manche Frauen reagieren darauf bei zunehmender Ausdehnung der Gebärmutter mit Sodbrennen.

Gesunder Appetit, gute Durchblutung ...

In dieser Phase der Schwangerschaft haben die meisten werdenden Mütter einen gesunden Appetit und nehmen im Durchschnitt pro Monat weiter um ein bis zwei Pfund zu. Ihre Haut ist – wie der ganze Körper – gut durchblutet und hat einen sanften Schimmer. Jetzt kann die Lust auf Liebe noch einmal extra intensiv sein. Oder auch nachlassen. Manchmal wechselt das auch von Woche zu Woche. Das ist bei jeder Frau anders und so, wie es gerade ist, auch vollkommen in Ordnung.

Die meisten Frauen fühlen sich mit dem Kind in ihrem Bauch umso mehr verbunden, je größer es wird. Voller Freude und mit vielen positiven Gefühlen, aber manchmal auch voller Sorge. So macht man sich vielleicht immer wieder einmal Gedanken darüber, was noch alles während der Schwangerschaft passieren oder unter der Geburt schiefgehen könnte. Das kann beunruhigend sein, aber solche Gedanken sind ganz normal und wurden schon von vielen werdenden Müttern und Vätern beschrieben.

Infos für werdende Väter

Bestimmt haben Sie auch schon darüber nachgedacht, ob Sie zwei Monate der Elternzeit übernehmen wollen oder können und falls ja, wann dazu der ideale Zeitpunkt wäre. Je nachdem, in welcher Position und in welcher Branche Sie arbeiten, ist das sicher eine schnell oder aber gar nicht so schnell zu beantwortende Frage. Denn obwohl die väterliche Betreuung familienpolitisch sehr erwünscht und gefördert wird, ist sie in vielen Betrieben und Unternehmen noch längst nicht selbstverständlich. Auch Beratungsstellen haben in den seltensten Fällen männliche Berater, sodass sich viele werdende Väter mit ihren praktischen Fragen zum Thema Vaterschaft alleingelassen fühlen. Dabei kann kann Mann moralische Unterstützung teilweise gut gebrauchen, denn die auf junge Väter zukommenden Veränderungen und Belastungen werden in der Arbeitswelt nach wie vor kaum oder gar nicht beachtet. Da hilft nur eins: den Kontakt zu anderen Vätern suchen – ob im Freundes- und Familienkreis, unter Kollegen oder in einem Väternetzwerk (siehe Seite 193).

Tipps für den Alltag

- Achten Sie auch weiterhin auf eine gesunde Ernährung, genügend Flüssigkeit und regelmäßige sanfte Bewegung.
- Planen Sie nach Möglichkeit jeden Tag etwas Zeit ein, um sich bewusst auszuruhen – am besten, indem Sie sich entspannt auf die Seite legen. Besonders gut ist es für Sie und Ihr Kind, wenn Sie sich auf die linke Seite legen, das unterstützt den Blutfluss und damit die Versorgung.
- Ein oder mehrere kleine Kissen – unter den Bauch oder die Beine gelegt – machen das Liegen und Schlafen angenehmer. Vielleicht wollen Sie auch jetzt schon ein Stillkissen kaufen? Stillkissen sind sehr bequem, groß und flexibel, sodass Sie viele verschiedene Liege- und Schlafpositionen damit ausprobieren können.
- Vermeiden Sie möglichst die Rückenlage, denn die größer werdende Gebärmutter kann dabei auf die Hohlvene drücken (siehe Vena-Cava-Syndrom, Seite 155).

Viele Frauen spüren das durch Unwohlsein oder Blutdruckabfall. Beim Kind können dabei die Herztöne abfallen. Die Beschwerden bilden sich zurück, wenn Sie sich nur ein wenig in Seitenlage drehen oder sich aufstellen und den Bauch nach vorne aushängen lassen, während Sie sich mit den Händen auf einer Tischplatte oder Stuhllehne abstützen.

TERMINE UND FRISTEN

Falls Sie noch nicht entschieden haben, wo Sie Ihr Kind zur Welt bringen möchten, sollten Sie nun beginnen, sich damit zu beschäftigen.
24. – 28. Woche: Jetzt können Sie Ihren Blutzucker unter Belastung testen lassen – manche Krankenkassen übernehmen auch die Kosten dafür (siehe Seite 103).

Wenn's zwei oder mehr sind

Kämen Ihre Kinder jetzt schon zur Welt, so wäre das zwar sehr früh, doch hätten sie mit entsprechender medizinischer Versorgung durchaus Überlebenschancen: Die Lungen sind schon weit entwickelt. Allerdings benötigen die meisten Frühgeborenen bis mindestens zur 28. Woche Medikamente zur Lungenreifung sowie Unterstützung beim Atmen.
Nach Angaben des ABC-Clubs kommen Drillinge oder Vierlinge üblicherweise nach einer beschwerlichen Schwangerschaft meist vorzeitig per Kaiserschnitt auf die Welt und müssen intensivmedizinisch versorgt werden. Viele brauchen im Anschluss daran besondere Therapien, um das Defizit ihrer zu frühen Geburt aufzuholen.

Zu Hause beginnt für die Eltern dann eine anstrengende Zeit: Für die Nahrungszubereitung, das Füttern der Babys, Windelwechseln und Baden sind viele Stunden täglich nötig – da ist es gerade zu Anfang wichtig, rechtzeitig zusätzliche Unterstützung von außen zu organisieren.
Bereiten Sie sich gut vor, indem Sie sich rechtzeitig eine geeignete Geburtsklinik aussuchen sowie sich um eine erfahrene Hebamme zur Nachbetreuung kümmern.
Hilfreich kann auch sein, sich schon mal eine Frühgeborenenstation in einer Kinderklinik anzuschauen – dann kennen Sie sich dort bereits ein wenig aus, wenn Ihre eigenen Kinder auf die Welt kommen.

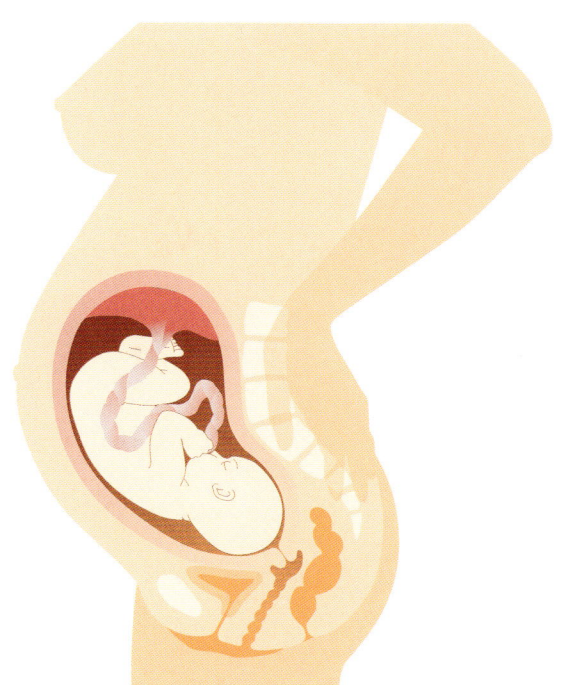

DER ACHTE MONAT: 29. BIS 32. WOCHE

Der kleine Steckbrief

Das Baby ist nun schon ungefähr 40 Zentimeter lang und 1100 bis 1400 Gramm schwer, die Menge des Fruchtwassers ist jetzt je nach Größe des Babys und der Gebärmutter auf etwa 1 bis 1,5 Liter angestiegen.

Wie sich das Baby entwickelt

Gehirn und Nervensystem reifen im Eiltempo weiter und alle inneren Organe bis auf die Lunge sind nun beinahe vollständig entwickelt. Im Prinzip sieht das Baby gegen Ende dieses Monats schon fast so aus wie bei der Geburt – nur größer und etwas dicker muss es noch werden. Immerhin: Bis zum Ende der 32. Woche hat es sein Gewicht schon von 1000 auf 2000 Gramm verdoppelt, ist also noch einmal deutlich kräftiger geworden. Bis zum durchschnittlichen Geburtsgewicht von rund 3000 bis 3500 Gramm fehlen also nur noch runde 1000. Bis zur Geburt startet nun die Phase der größten Wachstums- und Gewichtszunahme.

Schon jetzt hat das Kind nicht mehr ganz so viel Platz zum Bewegen wie vorher. Doch die meisten Babys können sich bis zur 36. Woche immer noch gut hin- und herdrehen, ihre Lage verändern, kleine Tritte verteilen oder sich genüsslich strecken. Wenn das Baby jetzt turnt, bewegt sich meistens der ganze Bauch mit und das kann für Außenstehende sehr lustig aussehen.

Wie sich der Körper der Schwangeren verändert

Der Bauch nimmt immer weiter an Umfang zu und die Gebärmutter wandert nun ebenfalls hoch bis zu den Rippen. Gleich unter den Rippen parken die meisten Babys auch ihren Po. Für die Schwangere fühlt sich das oft ähnlich hart an wie ein Ellenbogen und hat mitunter auch zur Folge, dass sie kurzatmig wird, wenn das Kleine gerade besonders ungünstig liegt oder den einen oder anderen Tritt verteilt.

Will man sich jetzt zur Ruhe legen und schlafen, kann es passieren, dass das Baby im Bauch kräftig zu strampeln anfängt. Und meistens tut es das auch ausgerechnet dann, wenn man selbst müde wird. Das hängt damit zusammen, dass sich das Kind gemütlich von den Bewegungen seiner Mutter schaukeln lässt, solange diese noch auf den Beinen ist. Setzt oder legt sie sich dagegen hin und das Animationsprogramm ist vorbei, so wird das Baby selbst aktiv. Es bekommt nun also einiges mit. Ist man gereizt oder nervös, so spürt das Baby dieses ebenfalls und reagiert mit kleinen Tritten oder heftigem Strampeln, aber das ist kein Grund zur Beunruhigung.

Es kann gut sein, dass Sie nun noch einmal das eine oder andere Extrapfund zulegen und vielleicht auch merken, dass Sie nicht mehr ganz so flink sind wie gewöhnlich.

Manche Frauen werden jetzt wieder schneller müde, andere fühlen sich bei bestimmten Bewegungen ziemlich unbeholfen – zum Beispiel, wenn sie bei der Geburtsvorbereitung oder Schwangerengymnastik auf dem Boden gelegen haben und wieder aufstehen möchten oder sich die Sportschuhe zuschnüren wollen.

Infos für werdende Väter

Die Frau an Ihrer Seite ist jetzt unübersehbar schwanger. Das heißt: Sie beide werden zunehmend als werdendes Elternpaar wahrgenommen – ob im Freundeskreis oder beim Einkaufen gemeinsamer Anschaffungen für das Baby. Wieder eine neue Erfahrung!

Vielleicht werden jetzt auch noch Umbauarbeiten in Ihrer Wohnung anstehen: „Passt die Wiege in unser Schlafzimmer? Wo soll das Kleine gewickelt werden? Was brauchen wir alles für das neue Zusammenleben zu dritt?" Wichtige Fragen, die Sie möglichst gemeinsam mit Ihrer

Partnerin entscheiden sollten. Mit Sicherheit werden Sie ihr einen großen Gefallen tun, wenn Sie sich dafür genug Zeit nehmen. Zeit, um sich gemeinsam über Anschaffungen zu informieren, um sich verschiedene Dinge anzuschauen – auch ohne sie vielleicht gleich zu kaufen. Zeit, um die Wohnung aufzuräumen, umzuräumen, das Babyzimmer einzuräumen und dann noch mal umzuräumen, wenn sie mit dem Ergebnis immer noch nicht zufrieden ist.

Wichtig dabei: Akzeptieren Sie, wenn Ihre Partnerin dabei ungeduldiger sein sollte als Sie selbst, und fangen Sie deshalb möglichst keinen Streit mit ihr an. Wahrscheinlich ist es ihr ein großes Bedürfnis, alles so herzurichten, dass sie sich gut und sicher in den eigenen vier Wänden fühlt, wenn Sie dort demnächst mit einem Neugeborenen leben werden.

Tipps für den Alltag

■ Genießen Sie eine gesunde ausgewogene Ernährung und trinken Sie möglichst viel, da der Flüssigkeitsbedarf schwangerer Frauen besonders groß ist.

■ Planen Sie nach Möglichkeit jeden Tag eine viertel bis halbe Stunde Zeit ein, um sich bewusst auszuruhen – am besten, indem Sie sich entspannt auf die Seite legen. Besonders gut ist es für Sie und Ihr Kind, wenn Sie sich dazu gemütlich auf die linke Seite legen, das unterstützt nämlich die Blutzirkulation.

■ Sorgen Sie mit sanften gymnastischen Übungen dafür, dass Sie weiterhin in Bewegung bleiben.

- In den letzten Wochen können Sie das Dammgewebe zwischen Scheide und After auf die Geburt vorbereiten, indem Sie es regelmäßig mit einem milden Massageöl wie zum Beispiel Mandelöl massieren (siehe Seite 131 im Kapitel 5).
- Hängen Sie wichtige Telefonnummern von Ärztin, Hebamme oder Taxi an eine Pinnwand oder den Kühlschrank – dann müssen Sie bei Bedarf nicht lange suchen.

TERMINE UND FRISTEN

Im Rahmen der Schwangerschaftsvorsorge ist jetzt der dritte Ultraschall vorgesehen.
Einen Antrag auf Erziehungsgeld können Sie schon vor der Geburt bei der zuständigen Stelle anfordern – dann haben Sie in der ersten Zeit mit Baby den Rücken frei und müssen sich nicht um bürokratische Fragen kümmern.

Wenn's zwei oder mehr sind

Zwillinge und erst recht Mehrlinge haben es manchmal sehr eilig, auf die Welt zu kommen. Mehr als die Hälfte aller Zwillingskinder kommen vor der vollendeten 37. Woche zur Welt, die Hälfte davon wiederum sogar vor der 32. Woche. Sie können dennoch gelassen bleiben: Denn etwa die Hälfte aller Zwillingsschwangerschaften verläuft auch ohne große Komplikationen. Ob die Pärchen auf natürlichem Weg entbunden werden können oder per Kaiserschnitt geholt werden, hängt unter anderem von der Lage der Kinder im Bauch ab. Liegen beide oder eins von beiden Kindern mit dem Kopf zum Becken, so ist eine normale Geburt möglich. Liegen dagegen eins oder beide Kinder quer, so ist ein Kaiserschnitt nötig – und auch, wenn beide Kinder mit dem Po in Richtung Becken im Bauch der Mutter sitzen.

Die meisten Kinder, die zu früh kommen, werden sofort nach ihrer Geburt und Erstversorgung auf eine Neugeborenen-Intensivstation gebracht. Das gilt auch – fast ohne Ausnahme – für alle Mehrlingskinder, die im Durchschnitt zwischen der 33. und 34. Woche auf die Welt kommen.
Werdende Mehrlingseltern sollten deshalb für die Geburt sowie die weitere Betreuung ihrer Kinder eine Klinik aussuchen, die sich mit Frühgeborenen auskennt und sowohl die notwendige geburtshilfliche als auch intensivmedizinische Versorgung leisten kann. Und: Eltern sollten möglichst ein Perinatalzentrum aussuchen, in dem sie nicht von ihren Neugeborenen getrennt werden (weitere Informationen zu Leistungen sowie Adressen siehe ab Seite 308).

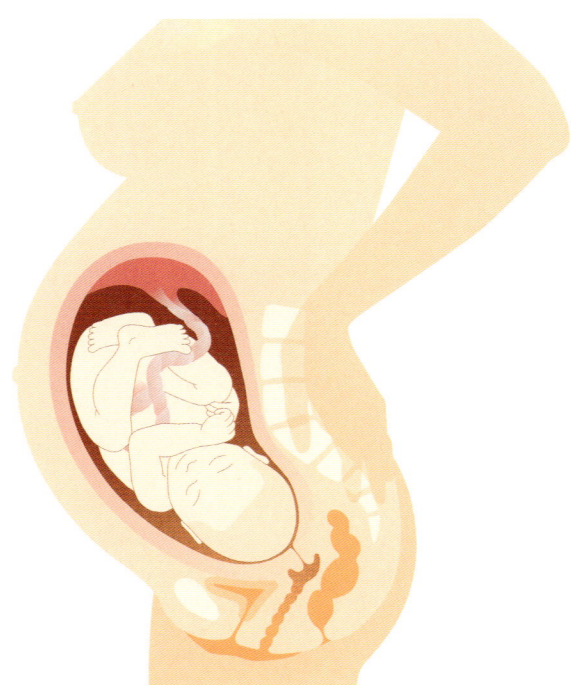

DER NEUNTE MONAT: 33. BIS 36. WOCHE

Der kleine Steckbrief

Ende des neunten Monats ist das Ungeborene etwa 45 Zentimeter lang und 2 500 bis 2 800 Gramm schwer.

Wie sich das Baby entwickelt

Im neunten Monat legt das Baby rund 900 Gramm an Gewicht zu. Alle körperlichen Funktionen und Organe sind noch weiter gereift. Um größer und widerstandsfähiger zu werden, speichert es weiterhin kräftig Körperfett: im Durchschnitt rund 200 Gramm pro Woche. Außerdem trinkt es weiter unermüdlich Fruchtwasser, das es auch wieder ausscheidet – ein gutes Training für Magen, Niere und Blase.

Die Laguno-Behaarung entwickelt sich nun langsam zurück. Und das Baby bewegt sich schon ein wenig Richtung Becken und Geburtsposition. Die Gebärmutterwand umschließt seinen kleinen Körper immer enger, beim Strampeln und Bewegen hat das eine Art Massageeffekt. Körperoberfläche sowie Muskeln werden dadurch schon einmal sanft auf den Druck bei der Geburt vorbereitet.

Die meisten Kinder – etwa 95 Prozent – liegen jetzt mit dem Kopf nach unten in der Gebärmutter und rutschen dadurch tiefer in das mütterliche Becken hinein. In den kindlichen Lungen entwickelt sich nun ein oberflächenaktiver Stoff, der dafür sorgt, dass sich die Lungenbläschen bei Neugeborenen ganz schnell vollständig entfalten und das Kind atmen kann.

Wie sich der Körper der Schwangeren verändert

In diesen Wochen erreicht die Gebärmutter ihren höchsten Punkt, hat also den höchsten Fundusstand (siehe Seite 42). Dabei stößt sie sogar von unten an die Rippen und drängt Organe wie Magen, Lunge oder das Zwerchfell zur Seite. Das kann bei bestimmten Bewegungen oder körperlichen Anstrengungen unangenehm werden, auch wenn Sie länger sitzen oder liegen müssen. Manche Schwangeren schwitzen jetzt schneller oder reagieren auf die innere Enge mit Kurzatmigkeit, Herzklopfen oder Sodbrennen.

Tröstlich ist, dass dieser Zustand, der körperlich gesehen vielleicht der unbequemste ist, nicht mehr lange anhält. Denn ungefähr vier bis fünf Wochen vor der Geburt spüren die meisten Schwangeren erste Übungswehen. Sie machen sich als Ziehen bemerkbar und sorgen dafür, dass der Kopf des Kindes langsam in das mütterliche Becken rutscht. Dadurch fällt das Atmen, falls es beschwerlich war, wieder leichter. Der Druck auf Herz, Magen und alle anderen inneren Organe wird spürbar schwächer. Allerdings kann der Druck auf die Blase durch den gesenkten Kopf des Kindes stärker werden und man muss vielleicht noch öfter zur Toilette.

Um optimal für die Geburt gerüstet zu sein, lockert sich zudem das Gewebe im Geburtskanal, die Scheidenflüssigkeit nimmt zu und die Gelenke werden nachgiebiger. Auch die Bänder, die das Becken zusammenhalten, lockern sich schon, damit das Becken für die Geburt des Kindes flexibel ist und sich besser öffnen kann. Manche Frauen bekommen in dieser Zeit einen leicht schaukelnden Gang. Durch die Bauchwand sind nun schon einzelne Körperteile des Babys zu spüren.

Infos für werdende Väter

Irgendwann rund um die Geburt ist es dran: das Auseinandersetzen mit bürokratischen und organisatorischen Fragen. In der Firma können Sie sich erkundigen, ob es dort einen Sonderurlaub für familiäre Ereignisse gibt. Außerdem sollten Sie klären, ob, wann und wie lange Sie rund um die Geburt Urlaub nehmen können und ob Ihnen dabei eine gewisse Flexibilität zugebilligt wird, da ja die wenigsten Babys genau an dem errechneten Tag auf die Welt kommen. Vielleicht nehmen Sie auch Kontakt zu anderen jungen Vätern in der Firma auf, um zu herauszufinden, wie sie diese Fragen geregelt haben.

Und hier noch ein paar ganz praktische Hinweise: Unverheiratete Väter können die Vaterschaft bereits vor der Geburt beim Standes- oder Jugendamt anerkennen (die Antragsstelle ist von Bundesland zu Bundesland verschieden). Das gemeinsame Sorgerecht kann ebenfalls schon beim Jugendamt beantragt werden. Auch die Anträge für Kinder- und Elterngeld können Sie frühzeitig anfordern. Das Kindergeld wird bei der Familienkasse der Bundesagentur für Arbeit beantragt, Erziehungsgeld bei den jeweiligen Erziehungsgeldstellen (siehe ab Seite 303).

Tipps für den Alltag

- Achten Sie weiterhin auf eine gesunde und ausgewogene Ernährung, trinken Sie möglichst viel und sorgen Sie mit sanfter Gymnastik für regelmäßige Bewegung.
- Planen Sie nach Möglichkeit jeden Tag etwas Zeit ein, um sich bewusst auszuruhen – am besten auf der linken Seite liegend, das unterstützt die Blutzirkulation.
- Wenn Sie Lust und Zeit haben, können Sie nun die ersten Sachen für den Klinik-Koffer besorgen (siehe Seite 238).

TERMINE UND FRISTEN
34. Woche: Der Mutterschutz beginnt (siehe Seite 304). Wie wollen Sie den vorläufigen Abschied von Ihren Kollegen und der Firma gestalten? Bereits ab der 30. Woche finden die Vorsorgetermine alle zwei Wochen statt.

Auch um die Vorbereitung und Organisation des Wochenbetts können Sie sich langsam kümmern.

Krankenkasse und Arbeitgeber benötigen frühestens sieben Wochen vor der Geburt eine ärztliche Bescheinigung über den voraussichtlichen Entbindungstermin, damit Mutterschaftsgeld und der Differenzbetrag vom Arbeitgeber fristgerecht gezahlt werden können.

Die Höhe des Mutterschaftsgeldes hängt im Allgemeinen davon ab, wie und wo Sie krankenversichert sind (siehe Kapitel 14, ab Seite 304).

Wenn's zwei oder mehr sind

Eine gute Nachricht für Zwillingsmütter: Etwa die Hälfte aller Zwillingsschwangerschaften verläuft unkompliziert und die Geburten finden zeitgerecht und spontan statt. Zwillingsgeburten kündigen sich meist ebenso an wie Einlingsgeburten: Die werdende Mutter spürt zunächst ein Ziehen im Bauch, die Wehen, vielleicht platzt auch die Fruchtblase. In dem Fall sollten Sie sich sofort liegend in die Klinik bringen lassen. Oft sind Zwillingskinder recht „ungeduldig" und kommen auf die Welt, wenn ihre Eltern noch nicht unbedingt damit rechnen. So starten viele mit einem Gewicht unter 2500 Gramm ins Leben, die Geburtsgewichte von Drillingen liegen meist unter 2000 Gramm. Wenn nötig, werden die zu früh geborenen Babys auf der Neugeborenen-Intensivstation versorgt. Auch wenn der erste Anblick der Kabel und Beatmungsschläuche ziemlich erschreckend sein kann, gewöhnen sich die meisten Eltern doch recht schnell daran, ihre Kinder dort regelmäßig zu besuchen und liebevoll zu begleiten.

Ferner werden Sie auf den meisten Stationen auch in Betreuung und Pflege der Kleinen einbezogen, da man heute weiß, wie wichtig der Körperkontakt

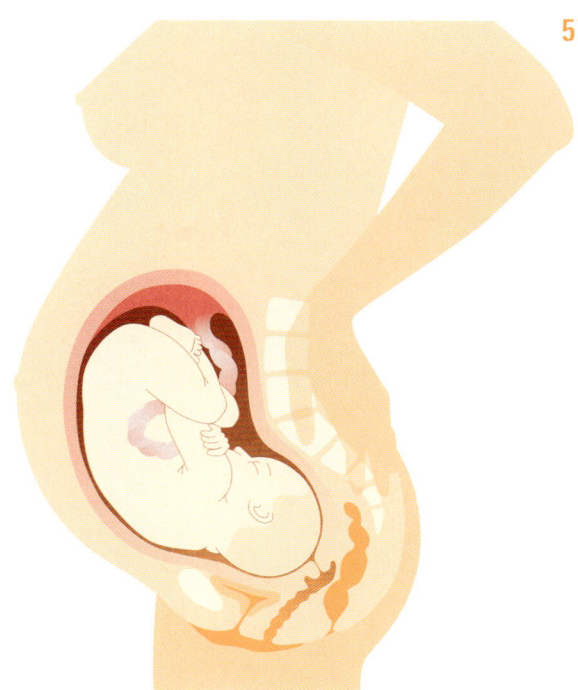

DER ZEHNTE MONAT:
37. BIS 40. WOCHE

Der kleine Steckbrief

Das Baby wächst noch einige Zentimeter und nimmt dabei um die 900 Gramm zu. Zur Geburt wiegen Babys in Deutschland heute durchschnittlich 3 000 bis 3 500 Gramm.

Wie sich das Baby entwickelt

In den letzten vier Wochen gibt die werdende Mutter ihrem Baby noch wichtige Nährstoffe und Antikörper mit auf seinen Weg ins Leben. Damit ist es vor Erkältungen oder Infektionen geschützt, aber auch vor allen Krankheiten, gegen die sie selbst bereits immun ist.

Das Baby hat nun immer weniger Platz zum Strampeln. Die meisten Kinder drehen sich in dieser Phase vor allem von einer auf die andere Seite, strecken und dehnen sich, soweit das möglich ist, und trainieren ihre Saug- und Schluckreflexe. Dies geschieht, indem sie immer wieder an den Fingern nuckeln und Fruchtwasser schlucken.

Jetzt ist das Kind zur Geburt bereit: Es hat eine kleine Fettschicht aufgebaut, damit sein Körper außerhalb der beschützenden Gebärmutter nicht zu schnell auskühlt. Seine Lungen sind ausgereift und vorbereitet auf den ersten Atemzug. Es kann saugen, schlucken und Urin produzieren. Nun sind also alle Weichen dafür gestellt, dass es sich außerhalb des Mutterleibes eigenständig weiterentwickeln und wachsen kann.

Wie sich der Körper der Schwangeren verändert

Wahrscheinlich hätten Sie es nicht für möglich gehalten, dass Ihr Bauch so groß und rund werden kann? Sie fragen sich, wie lange es noch dauert bis zur Geburt? Und ob auch wirklich alles gut gehen wird? Willkommen im letzten Monat Ihrer Schwangerschaft – die vielen Fragen und Gedanken sind typisch für die letzte verbleibende Zeit bis zur Geburt. Momente gefühlsmäßiger Anspannung wechseln sich ab mit ruhigen Stunden – vielleicht, weil die meisten Vorbereitungen schon getroffen sind oder weil eine Ruhepause zwischendurch einfach so gut tut.

Falls Sie sich Sorgen darüber machen, ob Sie alles schaffen werden, was nun auf Sie zukommt, machen Sie sich selbst Mut: „Ja, ich werde das schaffen, so wie Millionen anderer Frauen auf der ganzen

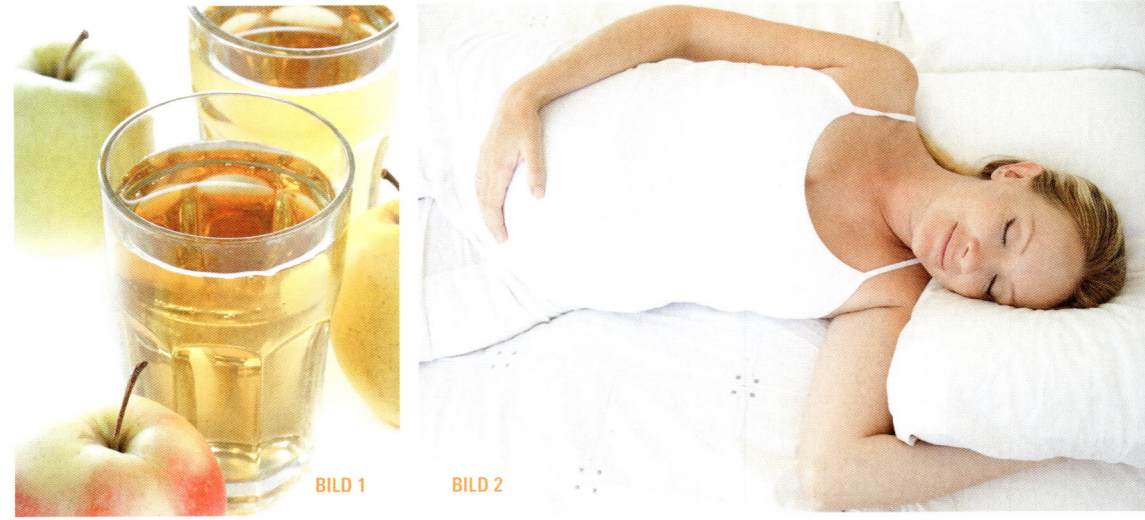

BILD 1   BILD 2

Welt auch!" Vertrauen Sie darauf! Und denken Sie daran: Die Gebärmutter ist der größte Muskel des weiblichen Körpers! Zusammen mit Ihrer Kraft wird sie das Baby auf die Welt schieben. Außerdem können Sie davon ausgehen, dass auch Ihr Kind gern auf die Welt kommen möchte und Sie auf seinem Weg durch den Geburtskanal bei der Geburt ebenfalls unterstützt – Ihre erste Teamarbeit.

Der dicke runde Bauch sieht jetzt manchmal ganz schief aus – je nachdem, wo und wie sich das Baby gerade hingelegt hat. Die Bewegungen fühlen sich etwas anders an als in den vergangenen Monaten, weil es viel weniger Platz hat. Das zusätzliche Gewicht des Babys und die letzten Geburtsvorbereitungen können der Grund dafür sein, dass Sie wieder schneller müde werden, vielleicht ist Ihnen auch mal leicht schwindelig.

Womöglich spüren Sie einen Druck im Becken oder ein Ziehen in der Leiste oder in den Schamlippen, wenn sich das Baby Richtung Geburtskanal senkt. Dass Ihr körperlicher Zustand langsam anfängt, Sie zu nerven, ist vermutlich ebenfalls ein geschickter Schachzug der Natur. Die meisten Frauen (auch wenn sie die Schwangerschaft genossen haben) mögen jetzt einfach nicht mehr länger warten und sind bereit für die Geburt.

Infos für werdende Väter

Jetzt rückt die Geburt immer näher. Vielleicht haben Sie sich schon entschieden, ob Sie Ihre Partnerin begleiten möchten. Vielleicht zögern Sie aber auch noch. Beides ist vollkommen in Ordnung. Wichtig ist, dass Sie und Ihre Partnerin möglichst offen und ehrlich darüber sprechen, wie Sie beide sich die Geburt vorstellen und was Sie voneinander erwarten.

Während der Geburt kann es sein, dass eine Situation entsteht, in der Sie sich plötzlich unwohl oder fehl am Platz fühlen. Für den Fall ist es gut, sich schon vorher gegenseitig die Erlaubnis zu geben, im Kreißsaal die eigene Intimsphäre sowie die der werdenden Mutter zu respektieren und zu schützen. Mehr zu diesem Thema finden Sie im Interview auf Seite 201.

Tipps für den Alltag

■ Achten Sie weiterhin auf eine gesunde Ernährung und trinken Sie viel.
■ Planen Sie möglichst jeden Tag etwas Zeit ein, um sich bewusst auszuruhen.

BILD 1 Achten Sie weiterhin auf eine gesunde Ernährung und trinken Sie viel.
BILD 2 Ruhen Sie sich bewusst aus. Am besten Sie legen sich auf die linke
Seite, das unterstützt die Blutzirkulation.

Am besten Sie legen sich auf die linke Seite, das unterstützt die Blutzirkulation.

- Sorgen Sie mit Spaziergängen und sanfter Bewegung für Ihr Wohlbefinden.
- Spätestens jetzt sollten Sie auch die Sachen für den Klinik-Koffer zurechtlegen (siehe Seite 238) und sich um die Planung des Wochenbettes kümmern.

TERMINE UND FRISTEN

Die letzten Vorsorgetermine vor der Geburt finden alle zwei Wochen statt. Ist der errechnete Geburtstermin bereits verstrichen (siehe Interview Seite 15 sowie „Warten auf den großen Tag" Seite 237), werden Schwangere sicherheitshalber alle zwei bis drei Tage untersucht.

Wenn's zwei oder mehr sind

Die erste Zeit zu Hause ist für alle jungen Eltern anstrengend – erst recht, wenn zwei oder mehr kleine hungrige Mäuler auf einmal versorgt werden wollen. Deshalb ist es gut, sich so viel Unterstützung wie möglich zu organisieren: von der nachbetreuenden Hebamme, vielleicht einer Haushaltshilfe (siehe Seite 269) sowie von hilfsbereiten Familienangehörigen und Freunden. In Kliniken gibt es einen sozialen Dienst, der oft auch junge Eltern bei der Organisation berät und unterstützt. Gerade für Zwillings- und Mehrlingsmütter ist es wichtig, nach der anstrengenden Schwangerschaft und Geburt auch an sich selbst zu denken und dafür zu sorgen, dass sie genug Schlaf und Ruhe bekommen.
Hier einige organisatorische Hinweise zur Mutterschutzfrist:

- Die Mutterschutzfrist beginnt bei Mehrlingsschwangerschaften (Zwillingen, Drillingen usw.) ebenfalls sechs Wochen vor der Entbindung. Sie endet bei medizinischen Frühgeburten und Mehrlingsgeburten aber erst zwölf Wochen nach der Entbindung. Für die Feststellung, dass eine Frühgeburt im medizinischen Sinne vorliegt, ist ein ärztliches Attest notwendig. Das betrifft in Sachen Schutzfrist auch Mütter, die „nur" mit einem Kind schwanger sind.
- Wurde die Mutterschutzfrist vor der Geburt nicht in voller Höhe in Anspruch genommen, verlängert sie sich danach um die nicht in Anspruch genommenen Tage. Üblicherweise wird für diese Zeit Mutterschaftsgeld sowie der Arbeitgeberzuschuss zum Mutterschaftsgeld gezahlt (siehe dazu auch Seite 304).

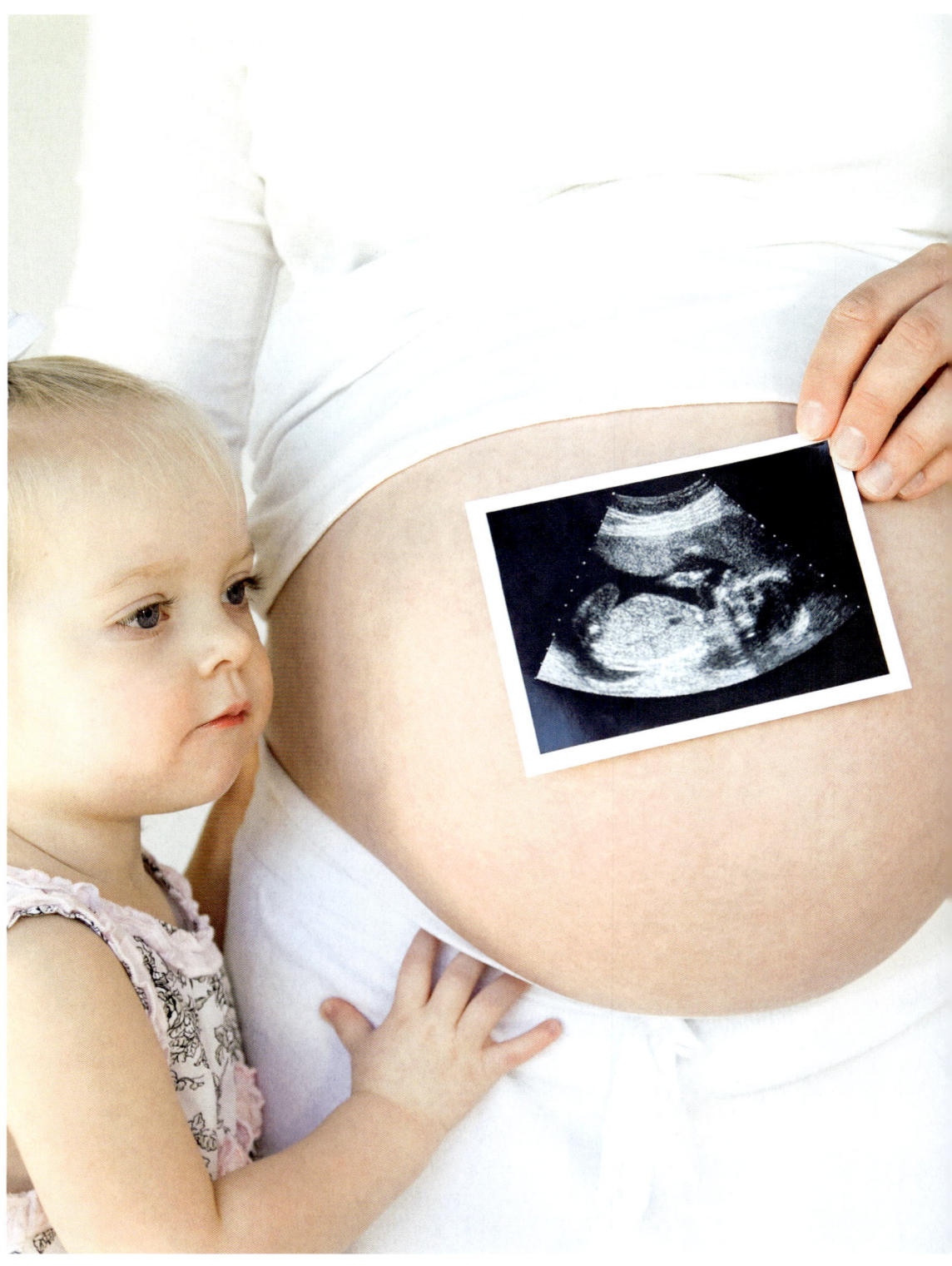

VORSORGE FÜR SCHWANGERE

Jede schwangere Frau hat einen gesetzlichen Anspruch auf zehn Vorsorgeuntersuchungen. Zu Beginn der Schwangerschaft ist die Untersuchung einmal pro Monat vorgesehen, später alle zwei Wochen. Als werdende Mutter steht man jetzt unter anderem vor der Entscheidung, wer sich um die Vorsorge kümmern soll: ein Arzt, die Hebamme oder vielleicht beide?

RUNDUM GUT BEGLEITET

Gesunde Mütter, gesunde Kinder – das sind kurz und knapp gesagt die Ziele der Schwangerenvorsorge, bei der im Verlauf der Schwangerschaft verschiedene Untersuchungen auf dem Programm stehen. Die Untersuchungsergebnisse werden in dem extra dafür vorgesehenen Mutterpass festgehalten und dokumentiert.

Basis-Vorsorge und IGe-Leistungen

Neben dieser Basis-Vorsorge gibt es aber noch teilweise unüberschaubare Angebote weiterer Vorsorgeleistungen: verschiedene pränataldiagnostische (PND) Methoden oder sogenannte Individuelle Gesundheitsleistungen (IGeL), die man privat bezahlen muss. Auf den Seiten 82 bis 97 finden Sie dazu mehrere ausführliche Tabellen.

In diesem Kapitel werden der Mutterpass, alle wichtigen Vorsorgeleistungen und Untersuchungen sowie medizinische Fachbegriffe vorgestellt und erklärt. Außerdem erfahren Sie, auf welche Besonderheiten sich junge Schwangere einstellen sollten und was für schwangere Frauen ab 35 Jahre wichtig ist.

SIE STEHEN IM MITTELPUNKT!

Bei den vielen sachlichen und medizinischen Fakten sollte vor allem eins bedacht werden: Sie sind die Hauptperson, um die sich die Vorsorge dreht. Versuchen Sie, eine persönliche Position gegenüber allen diesen Angeboten zu finden, mit der Sie sich rundum wohlfühlen. Der folgende Text möchte Sie dabei gerne unterstützen.

VORSORGE: HEBAMMEN UND ÄRZTE IM TEAM

Im Rahmen der Schwangerenvorsorge kann jede Frau selbst entscheiden, wer die im Mutterpass vorgesehenen Untersuchungen durchführen soll: die Hebamme, ein Arzt – oder beide.

Mutterpass: Ihr neuer Begleiter

Mit der Feststellung der Schwangerschaft bekommen Sie von Ihrem behandelnden Arzt oder der betreuenden Hebamme einen Mutterpass. Darin werden alle Vorsorge- und Untersuchungsbefunde zur Schwangerschaft oder zu möglichen Besonderheiten und Risiken eingetragen. Der Pass enthält detaillierte Angaben zur Gesundheit der Mutter sowie zur Entwicklung des Babys. So können Ärzte und Hebammen den Verlauf der Schwangerschaft sowie mögliche Risiken schnell erfassen. Die medizinischen Angaben, die im Pass eingetragen werden, richten sich also nicht in erster Linie an die werdende Mutter, sondern vor allem an das medizinische Fachpersonal.

In der Schwangerschaft sollten Sie Ihren Mutterpass möglichst immer dabeihaben. Bei der Geburt liefert er wichtige Informationen. Und nach der Geburt sollten Sie ihn aufheben, weil alle Angaben im Mutterpass für weitere Schwangerschaften eine wichtige Rolle spielen.

Die im Mutterpass vorgesehenen Untersuchungen dienen der Gesundheit von Mutter und Kind und die meisten entsprechen jahrzehntelanger geburtshilflicher Erfahrung sowie modernen medizinischen Erkenntnissen. Allerdings soll an dieser Stelle auch gesagt sein, dass nicht alle laut Mutterpass vorgesehenen Untersuchungen nach heutigen streng wissenschaftlichen Kriterien geprüft wurden. Einige sind deshalb auch nicht ganz so sinnvoll und nützlich wie andere. Unter anderem deshalb wird der Mutterpass – in den 1950er Jahren entstanden – auch regelmäßig aktualisiert. Zuletzt wurden Fragen der Ernährungsberatung, der Zahngesundheit sowie zum HIV-Antikörpertest neu aufgenommen, ebenso der Urintest zum Nachweis einer bakteriellen Chlamydien-Infektion.

Eine ausführliche Beschreibung aller 16 Seiten des Mutterpasses findet man unter www.familienplanung.de, einem Angebot der Bundeszentrale für gesundheitliche Aufklärung (BZgA) – einfach den Suchbegriff Mutterpass eingeben, dann kommt man zu einer Übersicht mit Links und ausführlichen Erklärungen.

Der Mutterpass ist ein persönliches Dokument, in dem alle während der Schwangerschaft erhobenen wichtigen Befunde stehen. Die Schwangere allein entscheidet darüber, wem er zugänglich gemacht wird. Behörden, Arbeitgeber oder andere Personen oder Organisationen dürfen weder die Einsichtnahme verlangen noch diese erzwingen.

Im Mutterpass sind übrigens auch die Kriterien und Befunde vermerkt, anhand derer eine Schwangerschaft als Risiko-schwangerschaft eingestuft wird oder nicht. Abgefragt werden mögliche Risiken gemäß einem standardisierten Katalog von über 50 Fragen: 26 davon beziehen sich auf den allgemeinen Gesundheitszustand der Schwangeren, 26 klären Komplikationen ab, die im Verlauf der Schwangerschaft auftreten können. Im Vergleich mit anderen Ländern ist der deutsche Risikokatalog sehr umfangreich und teilweise streng – ist man zum Beispiel während der Schwangerschaft jünger als 18 Jahre oder älter als 35 Jahre, so wird das bereits als ein Risiko gewertet. Auf dieses Thema wird im Laufe des Kapitels noch genau eingegangen (siehe Seite 69).

Grundsätzlich hat jede Schwangere einen gesetzlichen Anspruch auf zehn Vorsorgeuntersuchungen. Diese Untersuchungen sind eine Art monatlicher Routinecheck, der zu Beginn der Schwangerschaft einmal im Monat und ab der 32.

Schwangerschaftswoche alle zwei Wochen durchgeführt wird. Die Kosten dafür trägt die Krankenversicherung, egal, ob man gesetzlich oder privat versichert ist. Bedürftige, nicht erwerbsfähige Schwangere, die weder privat noch gesetzlich krankenversichert oder mitversichert sind, erhalten die Mutterschaftsleistungen über die Sozialhilfe.

 IHRE ANSPRÜCHE AUF MUTTER-SCHAFTSLEISTUNGEN

Jede Schwangere hat Anspruch auf ärztliche Betreuung und Hebammenhilfe. Vorsorgeuntersuchungen sind von der Praxisgebühr befreit. Für zusätzliche Untersuchungen, die nicht Bestandteil der Mutterschaftsrichtlinien sind, wird die Praxisgebühr allerdings fällig.
Und: Berufstätige Schwangere müssen für sämtliche Vorsorgeuntersuchungen von der Arbeit freigestellt werden, ohne dass ein Verdienstausfall entsteht.

TIPP **Interessant zu wissen**

Alle Untersuchungen laut Mutterpass, die im nächsten Abschnitt genauer beschrieben werden, wie zum Beispiel Untersuchungen des Blutes oder Urins, können sowohl von Hebammen als auch von Ärzten durchgeführt und im Mutterpass eingetragen werden. Einzige Ausnahme dieser Regelung sind die Ultraschall-Untersuchungen,

die insgesamt drei Mal auf dem Vorsorgeprogramm stehen:
- In der 9. bis 12. SSW,
- In der 19. bis 22. SSW und
- In der 29. bis 32. SSW (Schwangerschaftswoche).
Diese Untersuchungen (siehe Seite 66) können nur in einer gynäkologischen Praxis durchgeführt werden.

BILD 1 + 2 Die ersten „Babyfotos": Im Verlauf einer Schwangerschaft übernehmen die Krankenkassen auch insgesamt drei Ultraschalluntersuchungen.

Medizinische Betreuung, ganzheitliche Beratung

Während sich Gynäkologen und Gynäkologinnen in ihrem Praxisalltag vor allem auf die medizinische Betreuung schwangerer Frauen konzentrieren, nehmen sich Hebammen häufig einer eher ganzheitlichen Beratung an. In den ersten Schwangerschaftswochen wissen sie Antworten auf alle Fragen zur Umstellung des Körpers. Sie geben Ratschläge zur Lebensweise sowie Ernährung und können als erfahrene Gesprächspartnerinnen zur Seite stehen, wenn es um die Frage geht, ob und inwieweit man selbst pränatale diagnostische Methoden in Anspruch nehmen möchte. Auch Fragen zur Sexualität kann man oft gut mit der Hebamme besprechen und bei allen Schwangerschaftsbeschwerden kennt sie bewährte praktische Tipps. Natürlich können Sie alle diese Fragen auch mit einer Ärztin oder einem Arzt Ihres Vertrauens besprechen.

Risikoschwangerschaften sollten möglichst von einer Ärztin oder einem Arzt und einer Hebamme gemeinsam betreut werden. Falls im Verlauf einer Schwangerschaft nicht nur Risiken, sondern auch pathologische, also abweichende, Vorgänge festgestellt werden, müssen Hebammen die Schwangere in eine ärztliche Behandlung überweisen.

Ganz gleich, ob Sie sich für die Vorsorge einer Hebamme oder einer Ärztin anvertrauen: Wichtig ist, dass Sie sich dort gut behandelt und begleitet fühlen. Viele Schwangere lassen sich im Rahmen der Schwangerenvorsorge sowohl von einer Hebamme als auch einer Ärztin betreuen. In fast allen Städten gibt es mittlerweile auch Gemeinschaftspraxen, in denen sich Ärztinnen und Hebammen gemeinsam um die Schwangerenvorsorge kümmern.

Die verschiedenen Vorsorgeuntersuchungen

Monatliche Routinechecks

Bei den monatlichen Vorsorgeterminen sind regelmäßig folgende Untersuchungen vorgesehen:

- Die kindlichen Herztöne werden gehört.
- Der mütterliche Blutdruck wird gemessen. Denn ein möglicher Bluthochdruck könnte die Gesundheit von Mutter und ungeborenem Kind gefährden.
- Das Gewicht wird festgestellt, um die Zunahme während der Schwangerschaft zu dokumentieren.
- Der Urin wird untersucht, um eine Zuckerkrankheit oder Nierenprobleme auszuschließen (siehe dazu auch Seite 103).
- Es wird Blut abgenommen, um einen möglichen Eisenmangel frühzeitig zu erkennen.
- Der Unterleib wird abgetastet, um die Größe und Höhe der Gebärmutter festzustellen sowie die aktuelle Lage des Kindes zu ermitteln.
- Es wird überprüft, ob die Schwangere möglicherweise Wassereinlagerungen (siehe Seite 157) oder Krampfadern (siehe auch Seite 150) hat.

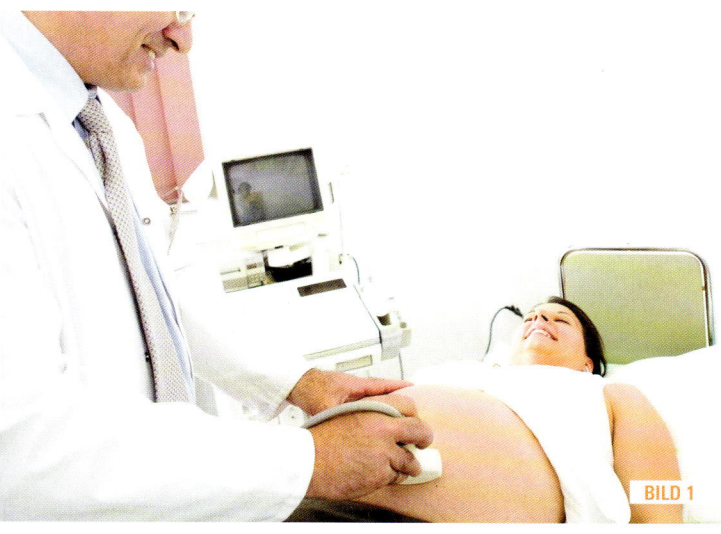
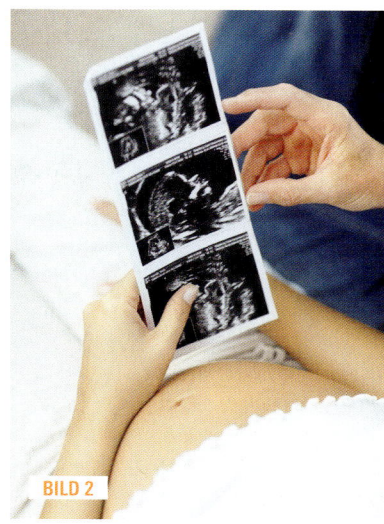

BILD 1

BILD 2

Alle Ergebnisse werden im Mutterpass festgehalten.

In den letzten Schwangerschaftswochen werden häufig mit einem Herzton-Wehen-Schreiber – in der Fachsprache Cardiotokograph (CTG) – die kindlichen Herztöne aufgezeichnet (siehe Tabelle Seite 90/91). Die Messung und Aufzeichnung übernehmen ein kleiner Ultraschallkopf und ein Wehendruckmesser. Beide werden am Bauch der Schwangeren befestigt und können so die Herztöne des Kindes und eine mögliche Wehenbereitschaft der Gebärmutter überwachen. Die Befunde werden im Mutterpass vermerkt.

Wichtige Labor-Untersuchungen
Mit weiteren Abstrichen, Bluttests und Laboruntersuchungen werden außerdem zu Beginn der Schwangerschaft verschiedene Infektionskrankheiten abgeklärt. Einige dieser Untersuchungen sind im Rahmen der Schwangerenvorsorge vorgesehen und kostenlos. Andere sind Individuelle Gesundheitsleistungen (IGeL), die medizinisch nicht unbedingt nötig sind und deshalb aus eigener Tasche bezahlt werden müssen (mehr dazu lesen Sie in den Tabellen ab Seite 82/83).

Kostenlos untersucht werden Schwangere auf Rötelnimmunität, auf Chlamydien, Hepatitis B und Lues (Syphilis), denn diese Krankheiten (Infektionskrankheiten siehe Seite 167 ff.) bleiben manchmal unbemerkt und könnten auf das Kind übertragen werden. Auch einen HIV-Test kann man kostenlos durchführen lassen. Gut zu wissen: Beim Lues-Test wird nur die Durchführung im Mutterpass vermerkt, nicht das Ergebnis. Zum HIV-Test findet nur eine mündliche Beratung und kein schriftlicher Eintrag mehr statt.

Vorgesehene Ultraschalluntersuchungen – aller guten Dinge sind drei?
Im Verlauf einer Schwangerschaft bezahlen die Krankenkassen auch Ultraschalluntersuchungen. Viele Ärzte machen gern mehr als die drei vorgesehenen Untersuchungen. Falls Sie das als unnötig oder störend empfinden, sprechen Sie es ruhig an, denn notwendig ist es nicht. Genau genommen, bringen sechs Ultraschalluntersuchungen gegenüber den drei vorgesehenen keinen medizinischen Vorteil, sondern kosten nur unnötig Geld.

Psychosomatisch denkende Ärztinnen und Ärzte weisen zudem darauf hin, dass das gehäufte Baby-Fernsehen auch gewisse Nebenwirkungen hat. So tritt dabei die medizinisch exakte Diagnostik in den Hintergrund, wodurch sich wiederum das Risiko für falsch positive oder falsch negative Befunde erhöhen kann. Ein anderer Nebeneffekt ist, dass werdende Eltern durch den Ultraschall sehr auf die visuelle Wahrnehmung ihres Kindes konzentriert sind. Wichtige Sinne und Fähigkeiten wie das Tasten, Fühlen und Spüren können dabei schnell zurückbleiben. Sie sind aber wichtig für die Wahrnehmung von Störungen in der Schwangerschaft. Und erst recht sind Eltern mit allen ihren Sinnen gefragt, wenn das Baby auf der Welt ist, um immer wieder neue Situationen einschätzen und bewältigen zu können.

Hier die drei vorgesehenen Untersuchungen im Kurzüberblick:

Erste Untersuchung (9.-12. Schwangerschaftswoche): Beim ersten Ultraschalltermin untersucht der Arzt, ob einer oder mehrere Embryos in der Gebärmutter liegen und ob der Herzschlag erkennbar ist. Bei Mehrlingen bestimmt er die Anzahl der Fruchtblasen. Und er errechnet anhand der Größe des Embryos den voraussichtlichen Geburtstermin des Kindes (siehe dazu Interview Seite 15).

Sollten bei dieser Untersuchung mögliche Hinweise auf eine Erkrankung oder Schädigung des Kindes entdeckt werden, so müssen die werdenden Eltern entscheiden, ob sie weitere pränataldiagnostische Untersuchungen in Anspruch nehmen wollen.

Zweite Untersuchung (19.-22. Schwangerschaftswoche): Beim zweiten Termin wird untersucht, ob sich alle Organe normal entwickeln – besonders Kopf, Brustkorb und Bauch sowie Arme und Beine werden vermessen. Und es wird überprüft, ob sie dem Schwangerschaftsalter entsprechen und proportioniert sind. Außerdem sind bei dieser Untersuchung bereits viele Organsysteme darstellbar: die Wirbelsäule, das Herz, Magen und Darm, Blase und Nieren, Leber und Lunge.

Dritte Untersuchung (29.-32. Schwangerschaftswoche): Wachstum und Entwicklung des Babys werden nochmals kontrolliert. Außerdem werden die inneren Organe und die Lage des Kindes sowie der Plazenta untersucht und die Fruchtwassermenge bestimmt.

Mögliche weitere Ultraschalluntersuchungen: Bei auffälligen Befunden wird Ihnen die Ärztin wahrscheinlich weitere Ultraschalluntersuchungen empfehlen. Eine davon ist zum Beispiel die Dopplersonografie. Sie kommt zum Einsatz, wenn der Verdacht besteht, dass das ungeborene Kind nicht ausreichend mit Nährstoffen oder Sauerstoff versorgt wird oder wenn es bestimmte Risiken gibt (etwa bei Bluthochdruck). Dabei wird die Fließgeschwindigkeit des Blutes in den mütterlichen Blutgefäßen, welche die Gebärmutter versorgen, in der Nabelschnur und/oder im kindlichen Gehirn gemessen. Um einen Herzfehler auszuschließen, kann auch der Blutfluss im kindlichen Herz überprüft werden.

Baby-Fernsehen: Der 3-D- und 4-D-Ultraschall-

Die nach dem Mutterpass durchgeführten Ultraschalluntersuchungen liefern zweidimensionale Bilder. Sie zeigen die Länge und Breite des Embryos. Dreidimensionale Bilder erfassen auch die Tiefe, sodass zum Beispiel das Volumen eines Organs erkennbar wird. Bei vierdimensionalen Aufnahmen lässt sich sogar verfolgen, wie sich das Baby bewegt. Das Verfahren liefert also „laufende" Bilder.

Medizinisch kann man das 3-D-Verfahren genau wie das 2-D-Verfahren nutzen, um die Schwangerschaftsdauer zu ermitteln oder Wachstumsstörungen aufzuspüren. Da diese 3-D-Methode jedoch erheblich aufwendiger ist als der gewöhnliche Ultraschall, ohne einen zusätzlichen medizinischen Nutzen zu bieten, werden die Messungen weiterhin mit dem gewöhnlichen Ultraschall durchgeführt.

Drei- oder vierdimensionale Ultraschalluntersuchungen werden daher meist nicht aus rein medizinischen Gründen gemacht (einzige Ausnahme: der Verdacht auf eine Lippen-Kiefer-Gaumen-Spalte), sondern als ärztliche Zusatzbeziehungsweise IGe-Leistung angeboten (mehr dazu Seite 70), um den Eltern ein möglichst anschauliches Bild oder eine Videoaufnahme ihres Kindes auszuhändigen.

Ein Tipp: Manche Eltern erschrecken sich, wenn sie zum ersten Mal 3-D-oder 4-D-Bilder sehen. Lassen Sie daher einen 3-D-/4-D-Ultraschall am besten erst ab der 30. Woche machen – da hat das Baby schon ausreichend Fettgewebe und ist deutlich „fotogener".

Vorsorge für junge Schwangere unter 20 Jahre

Manche junge Frauen gehen noch zur Schule, haben gerade einen Ausbildungsplatz gefunden oder sind noch auf der Suche nach einem. Und weil in dieser Zeit meist auch Herzensangelegenheiten ganz, ganz wichtig sind – und Verhütungspannen immer wieder passieren können – sind sie plötzlich schwanger. Damit stehen gerade sehr junge Frauen vor völlig neuen Herausforderungen. Denn neben dem Lernen und der Schwangerschaft sind sie nicht nur doppelt, sondern eigentlich dreifach belastet: Meist durchleben sie gerade noch ihre Pubertät – mit all den körperlichen Veränderungen – oder haben sie vor Kurzem erst hinter sich gelassen. Und nun verändert sich der Körper während der Schwangerschaft aufs Neue.

Das alles macht das Erwachsenwerden noch komplizierter: Die junge Schwangere und der meist auch junge werdende Vater wollen nun beide schon sehr früh die Verantwortung für ein eigenes Kind übernehmen. Das ist eine echte Belastungsprobe.

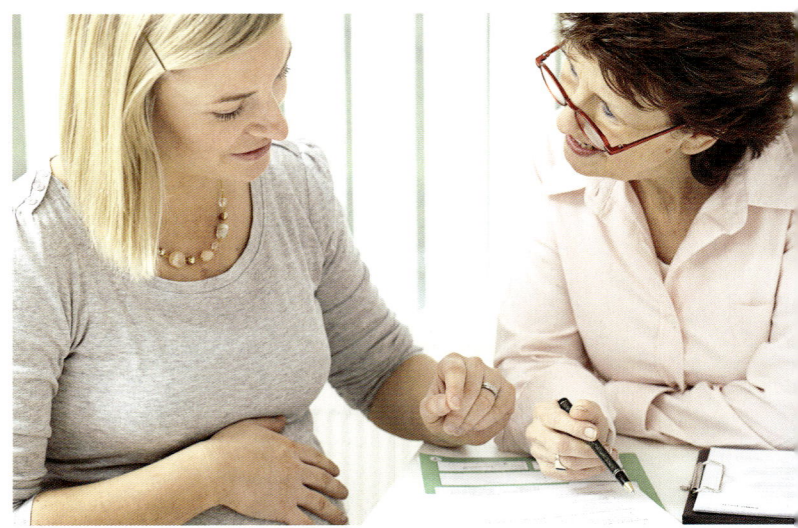

Auch die jeweiligen Großeltern in spe sind jetzt unter Umständen gefragt: Denn sind ihre Kinder noch minderjährig, tragen sie rechtlich gesehen die Verantwortung.

Familienhebammen unterstützen gern
Für junge Schwangere ist es wichtig und außerdem entlastend, wenn sich die Vorsorge nicht nur auf die nötigen medizinischen Untersuchungen beschränkt, sondern auch die vielen sozialen und psychologischen Aspekte einbezieht. Medizinisch gesehen werden junge Schwangere unter 18 Jahren aufgrund ihres Alters zwar als Risikoschwangerschaft eingestuft – Komplikationen in der Schwangerschaft sind aber eher selten. Hilfreich ist die Unterstützung durch eine Hebamme, die bei der Auswahl einer Klinik beraten kann und auch bei bürokratischen Herausforderungen gute Tipps kennt. Und wenn man sich alleingelassen fühlt, kann es guttun, noch jemanden außerhalb der Familie oder des Freundeskreises zu haben, an den man sich wenden kann. Eine Besonderheit sind Familienhebammen. Je nach Bundesland oder Träger betreuen sie junge Schwangere und ihre Babys, bis sie ein Jahr alt, bei besonderem Bedarf auch, bis sie drei Jahre alt sind. Zur Unterstützung gehen sie auch mit in die Kinderarztpraxis oder zu einem Amt. Adressen von Familienhebammen kennen die Schwangerenberatungsstellen und das Gesundheits- oder Jugendamt – im Internet findet man sie auch unter www.familienhebamme.de/adressliste.html.

SURFTIPP
Auf www.schwanger-unter-20.de gibt es persönliche Erfahrungsberichte, ein Schwangerschafts-Lexikon speziell für junge Frauen, praktische Checklisten und Planer für Schülerinnen, Azubis, Studentinnen und werdende junge Väter (damit alle Anträge zur rechten Zeit gestellt werden). Ebenso findet man Antworten auf rechtliche oder finanzielle Fragen.

Vorsorge für schwangere Frauen ab 35 Jahre
Auch wenn es komisch klingt und die meisten sich nicht so fühlen: Medizinisch betrachtet zählen junge Frauen ab 35 Jahren zu den Spätgebärenden – und die Zahl der werdenden Mütter in dieser Altersgruppe steigt seit den 1990er Jahren beständig an. Ein Grund dafür ist einerseits

Für manche Leistungen in der Schwangerschaft müssen Anträge
gestellt werden – clever, wer sich dabei gut beraten lässt.

die berufliche Situation vieler Frauen, die
sich erst einmal eine möglichst sichere
Position an ihrem Arbeitsplatz erobern
wollen, bevor sie schwanger werden.
Aber auch private und persönliche Gründe
spielen eine Rolle: Schließlich muss auch
erst mal der Mann gefunden sein, mit
dem man sich eine Familie vorstellen
kann.

Gute Nachricht: Das Alter allein ist kein Risiko

Laut Mutterpass-Richtlinien werden
Schwangere über 35 – wie auch junge
Frauen unter 18 Jahre – grundsätzlich als
Risikoschwangere eingestuft. Das ist aber
vor allem eine statistisch-medizinische
Einstufung, denn bei genauer Betrachtung
steigen die tatsächlichen Risiken für Mutter und Kind nur leicht. Leicht erhöht ist
zum Beispiel die Wahrscheinlichkeit, ein

Kind mit Down-Syndrom zu bekommen.
Sie beträgt bei einer 30-jährigen Schwangeren 0,1 Prozent (1 von 1 000 Kindern),
bei einer 35-jährigen 0,3 Prozent (3 von
1 000) und bei einer 40-jährigen Schwangeren 1 Prozent (10 von 1 000). Auch die
Zahlen für Komplikationen in der Schwangerschaft sind leicht erhöht.

Tatsächlich stellt aber eine Studie der
Bundeszentrale für Gesundheitliche Aufklärung zum Schwangerschaftserleben
bei schwangeren Frauen ab 35 Jahre fest,
dass das Alter nur in seltensten Fällen allein einen Einfluss darauf hat, ob eine
Schwangerschaft mit Risiken verläuft oder
nicht. Positiv auf den Verlauf der Schwangerschaft wirkt sich aus, dass viele Frauen
über 35 Jahre in festen Partnerschaften leben, sich körperlich fit halten und gesundheitsbewusst ernähren.

INFO   Lassen Sie sich nicht zu sehr irritieren!

Ab und zu kann man als Schwangere
schon mal denken, die eigene Schwangerschaft stecke voller Risiken. In diesem Fall sollte man sich die Kriterien
oder Befunde und ihre möglichen Folgen in Ruhe erklären und sich von diesem Gefühl nicht zu sehr vereinnah-
men lassen, sondern lieber auf unter-
stützende Fakten konzentrieren:
- Nur, weil man die Kriterien einer Risikoschwangerschaft erfüllt, bedeutet
das nicht, dass bestimmte Komplikatio-

nen auch tatsächlich auftreten werden.
Die Einstufung ist statistisch erfolgt.
- Sie bedeutet vor allem, dass die
Schwangerschaft sorgfältig überwacht
wird, um, falls notwendig, rechtzeitig
weitere Untersuchungen oder Behandlungen durchzuführen.
- Sie können Ihre Gesundheit stärken!
Geeignete Vorbeugemaßnahmen sind
eine positive Einstellung, Bewegung
und ein gesunder Lebensstil. Dazu
mehr ab Seite 117.

ÄRZTLICHE ZUSATZ- BEZIEHUNGSWEISE IGE-LEISTUNGEN

Was verbirgt sich eigentlich genau hinter Zusatz- oder IGe-Leistungen? Individuelle Gesundheitsleistungen sind ärztliche Leistungsangebote außerhalb der gesetzlichen Krankenversicherung, die über die von den Krankenkassen als notwendig erachtete Basisversorgung hinausgehen. In der Schwangerschaft können das zusätzliche 3-D- oder 4-D-Ultraschalluntersuchungen sein (Seite 67) oder auch der Toxoplasmose-Suchtest, mit dem die Immunität gegen eine Toxoplasmose-Infektion geklärt wird (Seite 82). Auch der Blutzuckerbelastungstest (Seite 103) gehört teilweise dazu, aber einige gesetzliche Krankenkassen übernehmen die Kosten dafür.

Gynäkologen – Meister im IGeLn

Gesetzlich versicherte Patientinnen müssen individuelle Gesundheitsleistungen extra zahlen, bei den Preisen gibt es laut ärztlicher Gebührenordnung einen großen Spielraum. Unter allen Ärzten in Deutschland sind die Gynäkologinnen und Gynäkologen übrigens die Meister im IGeLn, zu ihren häufigsten Angeboten gehört unter anderem die erweiterte Schwangerenvorsorge, an der Spitze aller IGe-Leistungen liegen die zusätzlichen Ultraschalluntersuchungen.

Hier ein paar Tipps, die Ihnen vielleicht bei einer Einschätzung und Entscheidung helfen können, falls Sie beim nächsten Gynäkologenbesuch auf bestimmte Zusatzleistungen angesprochen werden:

■ Fragen Sie Ihren Arzt, welchen persönlichen Nutzen Sie von der angebotenen Untersuchung haben und ob mit Risiken zu rechnen ist.

■ Sind Sie unsicher, ob überhaupt und wenn ja, welche Untersuchungen genau Sie durchführen lassen wollen, so können Sie sich auch an eine Schwangerschaftsberatungsstelle wenden.

■ Manche Praxen haben auch bestimmte IGeL-Schwerpunkte.

■ Erkundigen Sie sich bereits im Vorfeld, wie es nach einem auffälligen Testergebnis weitergeht, welche zusätzlichen Untersuchungen gemacht werden und mit welchen Risiken diese verbunden sind.

■ Denken Sie in Ruhe über Ihre Entscheidung nach. Fragen Sie dazu auch bei Ihrer Krankenkasse nach, ob die Leistung vielleicht doch übernommen wird oder warum nicht.

■ Vor Beginn der privat zu zahlenden Untersuchung sollten die gewünschten Leistungen und ein Kostenvoranschlag schriftlich vereinbart werden.

SURFTIPP

Der Arbeitskreis Frauengesundheit (AKF) hat als Entscheidungshilfe zum Thema IGeL in der Frauenarztpraxis den Flyer „Aus eigener Tasche – Wahlleistungen in der gynäkologischen Praxis" veröffentlicht. Dieser steht im Internet unter www.akf-info.de kostenlos als Download zur Verfügung.

INFO **Häufige Irrtümer über IGe-Leistungen**

Irrtum Nr. 1: Die Leistung ist nicht im Katalog der gesetzlichen Krankenkassen enthalten und wird nicht bezahlt. Diese Aussage ist vielfach im Zusammenhang mit Früherkennungsangeboten zu finden und insofern unzutreffend, als die betreffende Leistung bei einem konkreten medizinischen Verdacht auf eine Erkrankung meistens sehr wohl eine Leistung der gesetzlichen Krankenversicherung ist.

Irrtum Nr. 2: Die Leistung ist immer eine wirksame wissenschaftlich und schulmedizinisch abgesicherte Behandlungsmethode.
Versicherte können davon ausgehen, dass eine solche Leistung dann bereits im Katalog der gesetzlichen Krankenversicherung wäre. Da sie es noch nicht ist, ist die Information unter Umständen nicht ganz zutreffend oder nur die halbe Wahrheit.

UND WAS BRINGT DIE PRÄNATALDIAGNOSTIK?

Im Rahmen der Früherkennung gibt es eine Reihe weiterer Untersuchungen, um nach Störungen oder Fehlbildungen beim Ungeborenen zu fahnden. Der Fachbegriff dafür ist Pränataldiagnostik (PND) oder auch vorgeburtliche Diagnostik. Aber die meisten Verfahren können Ihr Kind leider nicht vor Behinderungen schützen oder bewahren, sondern Behinderungen lediglich ausschließen oder feststellen – beides allerdings auch nur mit einer gewissen Wahrscheinlichkeit. Lediglich genetische Untersuchungen wie die Chromosomenanalyse aus kindlichen Zellen haben eine hohe Treffsicherheit.

Die meisten werdenden Eltern erwarten von der vorgeburtlichen Diagnostik, dass sie ihnen Auskunft darüber geben kann, ob mit ihrem Baby alles in Ordnung ist. Aber in vielen Fällen ist die Auskunft nicht so klar, wie man sich das wünschen würde. Manchmal führen bestimmte Untersuchungsergebnisse zu weiteren Untersuchungen und zu großer Unsicherheit. Dann werden aus der gewünschten und eigentlich gut gemeinten Schwangerenvorsorge vor allem Schwangeren „sorgen", die von den Betroffenen als sehr belastend empfunden werden.

Es empfiehlt sich also, vorher gut zu überlegen, ob und welche vorgeburtlichen (pränatalen) Untersuchungen in der Schwangerschaft durchgeführt werden sollen und auf welche man vielleicht aus guten Gründen lieber verzichten möchte. Neben der Kenntnis der einzelnen Untersuchungsmethoden sowie ihrer Möglichkeiten und Grenzen ist es gut, dazu ein paar grundlegende Fakten zu kennen.

Fast alle Kinder kommen gesund zur Welt!

Studien und Statistiken zeigen, dass rund 97 Prozent aller Kinder in Deutschland gesund auf die Welt kommen. Allerdings sollte man auch berücksichtigen, dass etwa 10 Prozent aller Neugeborenen in eine Kinderklinik verlegt werden, weil sie zum Beispiel Anpassungsstörungen haben. Dennoch zeigen diese Zahlen: Die wenigsten Behinderungen sind angeboren, der weitaus größere Teil wird erst im Lauf des Lebens erworben. Von den wenigen Behinderungen, die von Anfang an da sind, ist wiederum nur ein kleiner Teil vor der Geburt zu erkennen – und davon wiederum nur ein sehr geringer Teil vorgeburtlich therapierbar. Und über die schwersten Fehlbildungen Ungeborener entscheidet die Natur häufig selbst durch Fehlgeburten.

Wichtige Gedanken für werdende Eltern

Hat Ihre Ärztin ein auffälliges Ultraschallergebnis entdeckt? Besteht Verdacht auf eine Stoffwechselerkrankung des Ungeborenen? Oder soll im Rahmen einer genetischen Beratung nach einer vererbbaren Krankheit oder Behinderung gesucht werden? Das alles sind beispielsweise Gründe, die für eine vorgeburtliche Spezialuntersuchung sprechen können. Manche Frauen entscheiden sich dafür, weil sie unter keinen Umständen ein behindertes Kind haben möchten.

Allerdings gibt es auch Gründe, die gegen diese Untersuchungen sprechen: So bergen sie ein gewisses Fehlgeburtsrisiko und falls ein beunruhigender Befund entdeckt wird, stellt sich meist die Frage nach einem Schwangerschaftsabbruch. Oft ist aber nicht genau voraussagbar, ob und wie schwer ein Kind wirklich betroffen sein wird. Schwierig ist auch, dass die meisten Untersuchungen erst nach der 12. Woche oder sogar noch später durchgeführt werden, wenn viele Schwangere und ihre Partner schon eine Beziehung zu dem ungeborenen Kind aufgebaut haben.

Eine neue Verantwortung

Auf einen besonderen Aspekt der vorgeburtlichen Diagnostik macht die Humangenetikerin und Philosophin Sigrid Graumann aufmerksam. Sie weist darauf hin, dass (werdende) Eltern sowohl biologisch als auch gesellschaftlich gesehen bisher vor allem die Aufgabe hatten und haben, das eigene Kind bedingungslos anzunehmen und zu schützen. Durch die vorgeburtliche Diagnostik kommen Eltern nun in die Situation, diese bedingungslose Annahme von genetischen Untersuchungen abhängig zu machen. Dadurch wird ihnen aber im Grunde genommen auch eine neue gesellschaftliche Verantwortung zugewiesen: Eltern – ebenso wie die, sie be-

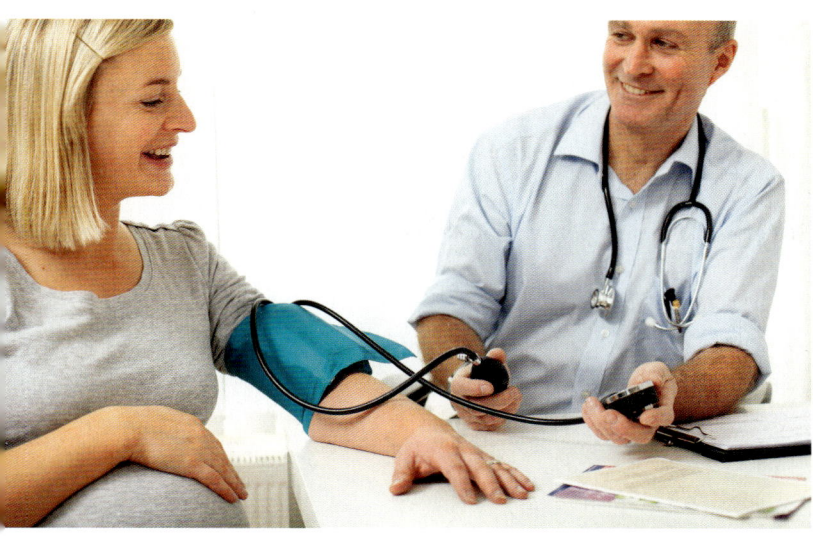

handelnden Ärzte – sind plötzlich verantwortlich für die Gene beziehungsweise den genetischen Code ihrer Kinder und damit auch die genetische Beschaffenheit unserer Gesellschaft. Aber können und wollen Eltern diese Verantwortung übernehmen?

Welche Untersuchungen sind sinnvoll?

Nicht alle heute möglichen und angebotenen Untersuchungsmethoden zur vorgeburtlichen Diagnostik beziehungsweise Früherkennung sind immer wirklich sinnvoll. Viele Untersuchungen sind den Nachweis ihres Nutzens bisher schuldig geblieben, andere mit Risiken behaftet. Außerdem dienen sie den unterschiedlichsten Zwecken: Es gibt Untersuchungen, um anlagebedingte Störungen festzustellen, Untersuchungen auf bestimmte Krankheitserreger, die das Ungeborene schädigen könnten, wenn es sich mit den Erregern ebenfalls anstecken sollte, und es gibt Untersuchungen zum Schwangerschaftsverlauf und zur Entwicklung des Kindes. Einen Überblick, welche Tests und Untersuchungen zu welchem Zeitpunkt angeboten und durchgeführt werden und

warum, können Sie den Tabellen ab Seite 82/83 entnehmen. Dort finden Sie auch jeweils eine kurze Expertinnen-Bewertung der Stiftung Warentest.

DAS NEUE GENDIAGNOSTIKGESETZ

Weil auch der Gesetzgeber erkannt hat, wie heikel vorgeburtliche genetische Untersuchungen sein können, werden wichtige Fragen im neuen Gendiagnostikgesetz geregelt. Es ist seit dem 1. Februar 2010 in Kraft und soll die mit der Untersuchung menschlicher genetischer Eigenschaften verbundenen möglichen Gefahren sowie genetische Diskriminierung verhindern. Gleichzeitig sollen aber auch die Chancen des Einsatzes genetischer Untersuchungen für den Einzelnen gewahrt bleiben. Zu den Grundprinzipien des Gesetzes gehören z.B. das Recht auf medizinische und psychosoziale Aufklärung und Beratung ebenso wie das Recht auf Wissen oder auch Nichtwissen.

Ein hilfreiches Internet-Portal

Um werdenden Eltern einen Überblick über die verschiedenen Untersuchungen zu verschaffen, hat die Stiftung Warentest ihr Internet-Portal „Früherkennung in der

Schwangerschaft" eingerichtet (www.
test.de/themen/gesundheit-kosmetik/
schwangerschaft/). Es zeigt für über fünf-
zig verschiedene Verfahren, welchen Nutzen die Untersuchungen bringen, aber
auch, mit welchen Risiken Schwangere
rechnen müssen.

Zudem informiert es darüber, welche
medizinische Behandlung bei auffälligen
Untersuchungsergebnissen möglich ist –
sowohl für die werdende Mutter als auch
für das noch ungeborene Kind.

Für mehr als die Hälfte der vorgestell-
ten Untersuchungen spricht das Portal
konkrete Bewertungen aus. So sind viele
der Verfahren nur wenig oder gar nicht
geeignet. Mit diesen Informationen können sich Schwangere und ihre Partner gezielt überlegen, ob tatsächlich alle Untersuchungen notwendig sind. Denn was
viele nicht wissen können: Schwangere
sind keinesfalls verpflichtet, sämtliche
Früherkennungsuntersuchungen wahrzunehmen. Das gilt selbst für diejenigen, die
im Mutterpass aufgeführt sind. Das Portal
möchte werdende Eltern daher dafür sen-
sibilisieren, dass es wichtig ist, sich so
früh wie möglich zu entscheiden, wie viel
sie vor der Geburt tatsächlich über das heranwachsende Kind wissen möchten.

Deshalb sollten Sie sich erkundigen,
was Ihnen eine aufwendige Untersuchung
bringt. Manche haben nur den Zweck, etwas genauer über die Beschwerden beziehungsweise Symptome Bescheid zu wissen – aber sie haben keinerlei Einfluss auf
die Behandlung.

Methoden zur Risikoeinschätzung

Ergänzend zum Ultraschall gibt es verschiedene Verfahren zur Risikoeinschätzung von Fehlbildungen. Oft dienen sie als
Entscheidungsgrundlage für weitere Spe-
zialuntersuchungen. Hier ein Überblick:

Die Nackenfaltenmessung (11.-14.
Woche) kann auf Wunsch der Schwangeren im Rahmen des ersten Routine-Ultra-
schalls oder bei einem zusätzlichen Ultraschall durchgeführt werden. Dabei wird
mit dem Ultraschall die Nackenfalte des
Ungeborenen gemessen: eine Wasseran-
sammlung im Nackenbereich, die nur in
einer bestimmten Zeit der Schwangerschaft zu sehen ist. Aufgrund dieses
Messwertes erfolgt die statistische Risiko-
abschätzung (über ein mögliches Down-
Syndrom oder einen Herzfehler) mithilfe
eines Computerprogramms – je nach Ergebnis kann das die Vorstellung bei einem
Spezialisten zur Folge haben. Ein unauffäl-
liger Wert kann ängstliche Frauen beruhigen, aber ein auffälliger Wert kann sehr
belastend sein – und muss nicht immer
bedeuten, dass tatsächlich eine Fehlbildung vorliegt. Zur weiteren Abklärung
wird dann meist eine Fruchtwasseruntersuchung (siehe Seite 77) vorgenommen.

Beim Erst-Trimester-Test (11.-13. Woche) werden das Alter der Schwangeren,
die Ergebnisse ihrer Blutuntersuchung
(Hormon- und Eiweißwerte) sowie die Nackenfaltenmessung in ein Computerpro-
gramm gegeben – das Ergebnis ist ein
statistischer Risikowert, der beruhigen
oder je nach Ergebnis auch belasten kann.

INFO **Die wichtigsten Fachbegriffe kurz erklärt**

Früherkennung bedeutet eine ungezielte Untersuchung bei Gesunden auf mögliche Risiken. So hat die Erfindung des Ultraschalls hat den Zeitpunkt, zu dem man etwas über das Kind erfahren kann, immer weiter nach vorn verlegt. Mit ihm kann man das Ungeborene, das früher bis zu seiner Geburt vor der Umwelt verborgen war, von Anfang an in seiner Existenz betrachten und beurteilen. Mit speziellen Verfahren kann man auch die Chromosomen und Gene des Kindes untersuchen. Diese neuen Möglichkeiten suggerieren, man könne Fehlentwicklungen früh erkennen und behandeln – vor allem Letzteres ist aber leider nur in seltensten Fällen möglich.

Genetische Diagnostik Das sind invasive Untersuchungsmethoden, mit denen das genetische Material des Kindes untersucht wird. Invasiv bedeutet: eindringend und bezeichnet Untersuchungen, die in den Körper der Frau eindringen und dadurch auch mit gewissen Risiken behaftet sind.

Invasive Methoden Damit wird das genetische Material des Kindes untersucht, um das Vorhandensein bestimmter erblich bedingter Erkrankungen wie Chromosomenabweichungen, Neuralrohrdefekte (offener Rücken) und Muskel- oder Stoffwechselerkran-

kungen festzustellen. Sehr verbreitet sind die Chorionzottenbiopsie (Untersuchung von Gewebe, aus dem sich später der Mutterkuchen bildet) und die Amniozentese (die Untersuchung von kindlichen Zellen aus dem Fruchtwasser). Beide Untersuchungen ermöglichen eine Chromosomenanalyse und werden durch die Bauchdecke der Mutter durchgeführt. Sie sind immer mit einem gewissen Fehlgeburtsrisiko verbunden. Bei der Chorionzottenbiopsie wird dieses Risiko mit 1 bis 5 Prozent (10 bis 50 von 1 000 Geburten) angegeben, bei der Amniozentese (Fruchtwasserentnahme) mit 0,5 bis 1 Prozent (5 bis 10 von 1 000 Geburten).

Pränataldiagnostik (PND) Dies sind verschiedene vorgeburtliche Untersuchungen des Babys. Sie kann bestimmte Fehlbildungen oder Erkrankungen nur ausschließen oder diagnostizieren. Sie kann aber nichts oder nur sehr begrenzt etwas über den Ausprägungsgrad der jeweiligen Erkrankung sagen und kann kaum heilend eingreifen.

Risikoberechnung Dazu werden je nach Art der Berechnung verschiedene Daten in statistische Computerprogramme eingegeben, um Wahrscheinlichkeiten zu berechnen, mit denen eine bestimmte Fehlbildung möglich sein könnte oder nicht. Risikoberechnungen sind Teil verschiedener sogenannter Screening-Verfahren. Zu bedenken ist bei allen Berechnungen, dass dabei häufig falsch-positive Aussagen vorkommen können. In diesem Fall wird man mit der Entscheidung über weitere Diagnostik mit Fehlgeburtsrisiko konfrontiert, obwohl das Ungeborene eigentlich vollkommen gesund ist. Ebenso gibt es falsch-negative Aussagen. Das bedeutet, es liegt ein Befund vor, der nicht erkannt wurde. Das kann zu einer falschen Sicherheit führen.

Schwangerenvorsorge Dazu gehören verschiedene Routinechecks, Blutuntersuchungen und drei Ultraschalluntersuchungen. Sie sollen der Sicherung der Gesundheit von Mutter und Kind dienen. Der Ultraschall dient darüber hinaus auch der Suche nach Entwicklungsauffälligkeiten des Babys – und ist gleichzeitig in den meisten Fällen ein spannendes Baby-Fernsehen für die werdenden Eltern. Was Sie bedenken sollten: Bei einem auffälligen Befund werden meistens weitere Untersuchungen empfohlen – oft sind das invasive Methoden. Sie können vorher mit Ihrer Ärztin oder Ihrem Arzt besprechen, wonach geschaut werden soll.

Screening-Verfahren In Kombination mit dem Ultraschall gibt es eine Reihe von Screening-Verfahren – diagnostische Methoden, die nach Hinweisen für bestimmte Fehlbildungen suchen. Dazu werden bestimmte Daten aus der Ultraschalluntersuchung mit weiteren Angaben kombiniert (Alter der Mutter, genaue Schwangerschaftswoche und Werte aus dem mütterlichen Blut) und auf dieser Grundlage wird dann per Computer eine Risikoberechnung durchgeführt. Meistens geht es dabei um das Risiko, ein Kind mit Down-Syndrom zu bekommen. Die bekanntesten Screening-Verfahren sind die Messung der Nackenfalte, der Erst-Trimester-Test (Nackenfaltenmessung plus Blutuntersuchungen) und der Triple-Test (nur Blutuntersuchungen), Letzterer wird von führenden Pränataldiagnostikern nicht mehr empfohlen. Das Ergebnis der Screening-Untersuchungen sagt nichts über die tatsächliche Gesundheit Ihres Kindes aus, sondern ist lediglich eine theoretische Risikoangabe.

Ultraschall Damit können Aussagen über die Schwangerschaft (genaues Alter, Geburtstermin, Versorgung des Kindes, Mutterkuchen) und auch über die äußere Gestalt und die Organe des Kindes gemacht werden. Die Genauigkeit der Angaben ist abhängig von der Erfahrung des Untersuchenden, der Qualität der Geräte und von den Untersuchungsbedingungen seitens der Frau.

Mit dem Triple-Test (um die 16. Woche) wird ebenfalls eine Risikoeinschätzung vorgenommen. Dabei werden drei Werte im Blut der Mutter untersucht: Alphafetoprotein (AFP), Östriol und HCG. Ein erhöhter Wert kann auf eine Fehlbildung hinweisen. Dieser Test beinhaltet ebenso wie die beiden anderen die statistische Risikoeinschätzung für ein Down-Syndrom, andere Chromosomenabweichungen und für einen offenen Rücken (AFP). Ergänzt wird der Test mittlerweile häufig durch einen weiteren Wert, das PAPP-A, und dann kombiniert mit der Nackenfaltenmessung. Der Triple-Test allein ist relativ ungenau und gibt viele falsch-positive Aussagen (Befunde, die nicht zutreffen). Er wird deshalb heute nicht mehr empfohlen.

Spezielle (invasive) Untersuchungsmethoden

Bei der Chorionzottenbiopsie (10.-12. Woche) wird mit einer Hohlnadel durch die Bauchdecke in den sich bildenden Mutterkuchen gestochen und Chorionzottengewebe entnommen, aus dem sich später der Mutterkuchen bildet. Die gewonnenen Zellen werden im Labor auf ihren Chromosomensatz hin untersucht – so können Abweichungen oder auch vererbbare Krankheiten festgestellt werden. Die Ergebnisse liegen in der Regel nach ein bis acht Tagen vor, bei unklarem Befund manchmal auch erst nach zwei Wochen.

Bei der Fruchtwasseruntersuchung (14.-20. Woche) oder auch Amniozentese, ebenfalls mit einer Hohlnadel durch die Bauchdecke durchgeführt, wird eine kleine Menge Fruchtwasser entnommen und untersucht. Ergebnisse wie zum Beispiel Chromosomenabweichungen oder ein Hinweis auf eine vererbbare Krankheit liegen nach etwa zwei Wochen vor.

Ein Schnelltest, der Fish-Test, kann schon nach einem Tag Ergebnisse zu den häufigsten Chromosomenabweichungen bringen. Diese sollten aber immer überprüft werden, was etwa zwei Wochen dauert.

Bei der Nabelschnurpunktion (ab 16. Woche) wird durch die Bauchdecke der Frau kindliches Blut aus der Nabelschnur entnommen und untersucht, zum Beispiel bei einer Rhesusunverträglichkeit oder um unklare Befunde nach einer Fruchtwasseruntersuchung zu überprüfen oder beim Verdacht auf kindliche Infektionen zum Beispiel mit Röteln.

LESETIPP

Das Faltblatt „Pränataldiagnostik – Beratung, Methoden und Hilfen" der Bundeszentrale für gesundheitliche Aufklärung (BZgA) stellt weitere Informationen zum Thema bereit. Sie können es kostenlos bestellen oder aus dem Internet herunterladen unter www.schwanger-info.de. Ferner ist bei der BZgA die Broschüre erschienen: „Informationsmaterial für Schwangere nach einem auffälligen Befund in der Pränataldiagnostik". Auch sie kann kostenfrei bestellt oder aus dem Internet heruntergeladen werden: www.bzga.de (Rubrik Infomaterialien).

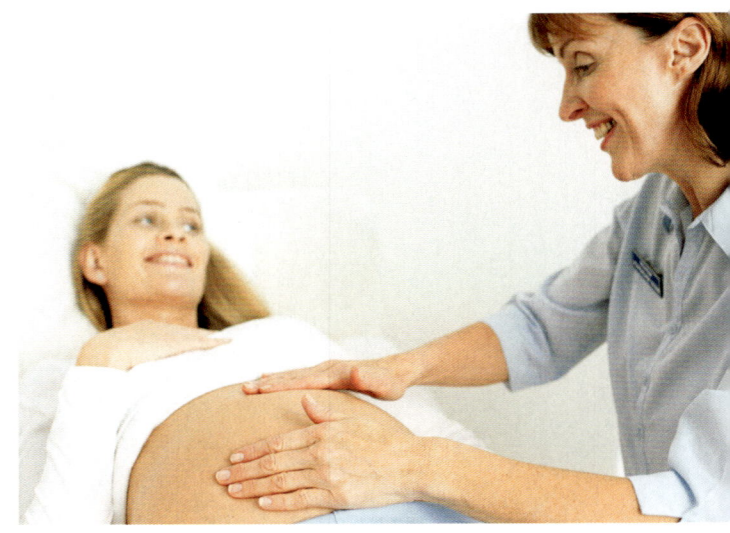

„Was wollen wir wissen?" Den eigenen Standpunkt finden

Da also die Ergebnisse der Pränataldiagnostik nicht nur beruhigen und bestätigen,
sondern auch verunsichern und Krisen
auslösen können, ist es wichtig, dass Sie
auf die folgenden Fragen die für Sie pas-
senden persönlichen Antworten finden:
- Möchte ich eine vorgeburtliche Untersuchung, und wenn ja, welche?
- Welche Erwartungen habe ich an diese
Untersuchungen?
- Bin ich bereit, das Risiko einer Fehlgeburt einzugehen?
- Wie gehe ich damit um, wenn bei meinem Kind eine Normabweichung oder
Fehlbildung festgestellt wird?
- Kann ich mir vorstellen, die Schwangerschaft abzubrechen?
- Welche Einstellung habe ich zu Behin-
derung?
- Will ich wirklich alles, was über das un-
geborene Kind zu erfahren ist, wissen?

Es gibt ein Recht auf Wissen
– und Nichtwissen

Manche schwangere Frauen fühlen sich
sicherer, wenn sie ein unauffälliges Ergebnis bekommen haben. Besonders Frauen,

die vielleicht schon ein Kind verloren haben oder in deren Familie eine genetische
Erkrankung bekannt ist, können durch
vorgeburtliche Untersuchungen beruhigt
werden.

Andere Frauen fühlen sich durch mögliche Entscheidungen, die auf sie zukommen können, belastet. Dazu kann die
Angst vor einer Fehlgeburt kommen.

Informieren Sie sich also in Ruhe, holen
Sie sich gegebenenfalls Unterstützung
und Beratung von einer Hebamme oder in
einer Schwangerenberatungsstelle, bevor
Sie bestimmte Untersuchungen in Anspruch nehmen.

Schön ist, wenn Sie alle diese Fragen
und Aspekte zusammen mit Ihrem Partner
oder einer Vertrauensperson durchgehen
und besprechen können, denn eine gemeinsam getragene Entscheidung kann
stärken und unterstützen. Wenn Partner
manchmal unterschiedliche Gefühle und
Einstellungen haben, kann auch ein gemeinsam in Anspruch genommenes Beratungsgespräch sehr hilfreich sein.

Gefühlssache: Der Bauch wird abgetastet, um die Größe und Höhe der Gebärmutter festzustellen sowie die aktuelle Lage des Kindes zu ermitteln.

INTERVIEW   Vorsorge – bringen mehr Untersuchungen mehr Entlastung?

Oder verursachen sie eher Stress und Unruhe? Ein Interview mit der Frauenärztin und Psychotherapeutin Dr. Maria Beckermann.

Wie viele Labor- und Normwerte gibt es eigentlich für Schwangere und ihre Babys?
Ich würde mal schätzen, dass ungefähr 10 Werte bei jeder Untersuchung geprüft werden, 10 bis 20 zusätzlich zu verschiedenen Schwangerschaftszeitpunkten und außerdem bei jeder Ultraschalluntersuchung 10 bis 20 Einzelmessungen. Falls Komplikationen auftreten, kommt es schnell zu einem Vielfachen dieser Messwerte. Aber nicht jede schwangere Frau bekommt es ja mit allen Werten zu tun.

Wieso nicht?
Gleich zu Beginn der Schwangerschaft stellt die Hebamme oder Ärztin anhand des Fragenkatalogs im Mutterpass fest, wie viele Risikokriterien auf die werdende Mutter zutreffen. Davon hängt im Weiteren ab, wie viele Untersuchungen durchgeführt werden müssen.

Machen sich schwangere Frauen und ihre behandelnden Ärzte heutzutage zu viele Sorgen um die Vorsorge?
Sagen wir es mal so: Je mehr Untersuchungen gemacht werden, desto größer können die Unsicherheit und die damit verbundenen Sorgen werden. Denn jede Untersuchung hat ihre eigenen Normen und Laborwerte. Diese werden jeweils für einen bestimmten Bereich definiert. Sind die Normwerte zu eng gesetzt, kann es schon mal sein, dass ein neues Risiko oder eine neue Krankheit geschaffen wird.

Aber wie kann ich als Schwangere wissen, ob meine Verunsicherung berechtigt ist – oder nur eine Folge zu strenger Laborwerte?
Zunächst einmal ist es ganz normal, dass man verunsichert ist, wenn man bei einer Untersuchung tatsächlich aus dem Normbereich fällt. Aber Ergebnisse können auch relativiert werden. Wenn eine Ärztin viel Erfahrung hat, ist sie wahrscheinlich gelassener und kennt mögliche Gründe, warum ein Wert so ist, wie er ist. Oder sie veranlasst eine weitere Untersuchung, die dann Entwarnung gibt. Es ist für Ärztinnen und Ärzte heute nicht so einfach, eine gute Balance zu finden zwischen Entlastung der Patientin auf der einen und Entlastung von eigener Verantwortung im Hinblick auf juristische Probleme auf der anderen Seite. Die meisten Ärztinnen und Ärzte haben heute mehr Angst, etwas zu übersehen, als zu viel zu entdecken und damit ihre Patientinnen unnötig zu beunruhigen.

Könnte man salopp sagen: Nicht überall, wo Risiko draufsteht, ist auch Risiko drin?
Da ist etwas dran – man sollte zum Beispiel wissen, dass unter der Risikodiagnose in der gynäkologischen Praxis auch mehr Untersuchungen durchgeführt werden können und das wiederum wirkt sich dann positiv in den finanziellen Abrechnungen aus.

Was raten Sie Schwangeren, die aufgrund von Untersuchungen verunsichert sind?
Tief durchatmen und dann genau nachfragen, wie das Untersuchungsergebnis zu verstehen ist. So lange, bis alle Fragen und Zweifel ausgeräumt sind. Werdende Mütter, die von sich selbst wissen, dass sie eher ängstlich und leicht zu verunsichern sind, können überlegen, ob sie sich für die Vorsorge nicht bewusst an Frauenärztinnen oder -ärzte mit der Zusatzbezeichnung Psychotherapie wenden wollen.

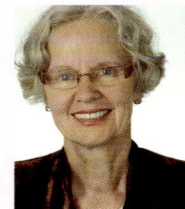

Dr. Maria Beckermann, Gynäkologin und Psychotherapeutin in Köln

BERATUNG UND VORSORGE FÜR KÖRPER UND SEELE

Manchmal ist man allein oder auch als Paar mit einem bestimmten Problem oder auch einer bestimmten Lebenssituation überfordert. Man weiß nicht weiter. Dann ist es eine große Hilfe, sich Unterstützung und Rat von außen stehenden Menschen zu holen. Das können gute Freunde oder Familienangehörige sein. Auch Mitmenschen, die in einer Selbsthilfegruppe organisiert sind und ähnliche Erfahrungen gemacht haben, sind sehr oft hilfreiche Ansprechpartner.

Zu allen Problemen und Lebensfragen können schwangere Frauen sich zudem von verschiedenen Experten beraten lassen. In Schwangerschaftsberatungsstellen bekommt man zum Beispiel kostenlos Beratungen zur vorgeburtlichen Diagnostik, zu allen persönlichen oder partnerschaftlichen Problemen, aber auch Informationen zum Mutterschutz am Arbeitsplatz, zum Unterhaltsrecht oder sogar Unterstützung beim Umgang mit Behörden.

Alleinstehende oder minderjährige schwangere Frauen bekommen Hilfe, wenn die Vaterschaft unklar oder der Unterhalt des Kindes nicht gesichert ist.

Unterstützung bei Schwangerschaftskonflikten

Auch bei Schwangerschaftskonflikten – wenn die Schwangere oder das Paar eine Abtreibung erwägen – helfen Beratungsstellen weiter. Nach einer Konfliktberatung stellen sie gegebenenfalls auch eine Bescheinigung aus, damit die Schwangerschaft innerhalb von zwölf Wochen nach der Empfängnis abgebrochen werden kann. In seltenen Fällen kann auch ein Schwangerschaftsabbruch nach der 12. Woche zur Diskussion stehen.

In dieser Situation stehen werdende Eltern vor einer sehr schweren Entscheidung. Sie sollten sich in diesem Fall – auch, wenn das sehr belastend ist – Zeit zum Informieren und Bedenken rund um diese Entscheidung nehmen und dabei unbedingt eine kompetente medizinische und psychosoziale Beratung einholen.

Wichtig: Niemand, auch nicht der Ehemann, kann eine Schwangere zu einer Entscheidung zwingen – und alle Beratungsstellen unterliegen der Schweigepflicht. Adressen verschiedener Beratungsorganisationen und Anlaufstellen finden Sie auf Seite 320.

SURFTIPP

Wie umfangreich das Beratungsnetz für werdende Mütter und Väter in Deutschland aufgestellt ist, können Sie unter www.familienplanung.de/beratung nachschauen. Dort finden Sie auch eine bundesweite Beratungsstellensuche und viele weitere Informationen zu Beratungsarten oder verschiedenen Beratungsthemen.

Wenn Ihnen allein oder auch als Paar etwas auf der Seele oder dem Herzen liegt, dann zögern Sie bitte nicht, einen Termin zu vereinbaren – das ist ein verantwortungsvoller Schritt und das Beste, was Sie für Ihr Kind und Ihre zukünftige Familie tun können.

Welche Tests und Untersuchungen zu welcher Zeit?

Auf den folgenden Seiten finden Sie klare Übersichten mit Untersuchungen und Tests, die nach dem Mutterpass durchgeführt werden, und die zusätzlich von Ärzten angeboten werden.

Mithilfe einer kurzen Expertinnen-Bewertung können Sie im Gespräch mit dem Arzt leichter entscheiden, welche Untersuchung Sie vornehmen lassen wollen und welche nicht.

Die Tests sind danach geordnet, in welcher Schwangerschaftswoche (SSW) sie durchgeführt werden. Außerdem wird dargestellt, wie und warum überhaupt getestet wird und ob die Leistung eine Kassen- oder eine Wahlleistung ist.

Ausführlichere Informationen finden Sie im Onlineangebot „Früherkennung für Schwangere" unter www.test.de/themen/gesundheit-kosmetik/schwangerschaft/ (siehe auch Seite 73).

Zur Beurteilung des Nutzens wurden verschiedene wissenschaftliche Quellen und Studien ausgewertet und auf ihre Zuverlässigkeit geprüft.

TESTS IM ERSTEN SCHWANGERSCHAFTSDRITTEL

Wann wird der Test angeboten/durchgeführt?	Worauf wird getestet?	Womit wird getestet?	Kassenleistung oder Wahl-/IGe-Leistung?
Möglichst früh	Blutgruppenunverträglichkeit	Blutuntersuchung	Kassenleistung / Untersuchung laut Mutterpass
	Ringelröteln	Blutuntersuchung	Kassenleistung nach erfolgtem Kontakt zu an Ringelröteln Erkrankten bei unbekannter Immunitätslage
	Röteln	Blutuntersuchung	Kassenleistung / Untersuchung laut Mutterpass; sowohl vor als auch in der Schwangerschaft; auch die Impfung ist eine Kassenleistung
	Lues (Syphilis)	Blutuntersuchung	Kassenleistung / Untersuchung laut Mutterpass
	Toxoplasmose	Blutuntersuchung	Kassenleistung nur, wenn Verdacht auf Toxoplasmose besteht, sonst IGe-Leistung
	Zytomegalie	Blutuntersuchung	Kassenleistung nur bei Symptomen, die auf eine Infektion der Mutter hindeuten
Früh	Chlamydien	Urinprobe (Ersturin)	Kassenleistung / Untersuchung laut Mutterpass; zu Beginn der Schwangerschaft

Warum wird getestet?	Kurze Expertinnen-Bewertung der Stiftung Warentest
Um bei Unverträglichkeit eine Erkrankung des Babys im Mutterleib in den folgenden Schwangerschaften zu vermeiden.	Sinnvoll
Immunität feststellen; falls keine Immunität vorliegt, möglichst Kontakt mit Erkrankten vermeiden. Ringelrötelnerkrankung der Mutter kann auch zu einer Erkrankung des Kindes führen.	Nur bei sehr hohem Risiko (z.B. Erzieherinnen) sinnvoll
Immunität möglichst vor der Schwangerschaft feststellen lassen und impfen, falls Immunität nicht vorhanden ist. Eine Rötelnerkrankung der Mutter kann besonders in den ersten 4 Monaten zu Fehlbildungen führen (Rötelnembryopathie).	Sinnvoll
Um eine unbekannte oder nicht ausgeheilte Lues festzustellen. Eine Erkrankung des Kindes kann durch eine Penizillinbehandlung verhindert werden.	Heute selten geworden. Da die Behandlung aber sehr effektiv ist, durchaus noch sinnvoll.
Immunität feststellen. Nur eine Erstinfektion der Mutter ist für das Kind in der Gebärmutter gefährlich. Eine Infektion wird sofort antibiotisch behandelt. Dadurch soll die Infektion des Kindes verhindert oder abgemildert werden.	Umstritten. Die Tests sind sehr schwer interpretierbar, deshalb ist von einer großen Zahl falsch-positiver Befunde auszugehen – Frauen werden dann (unnötig) mit bestimmten Antibiotika behandelt. Allerdings sind kindliche Toxoplasmose-Erkrankungen in Österreich deutlich rückläufig, seit routinemäßig getestet wird.
Zytomegalie wird durch einen Virus aus der Herpesgruppe ausgelöst und kann zu einer kindlichen Infektion mit Hirnhautentzündung führen. Es gibt neuerdings Immunglobuline (Antikörper), die den Erkrankungsverlauf abmildern sollen. Die Wirksamkeit ist aber (noch) nicht bewiesen.	Als IGe-Leistung nicht sinnvoll, vor allem nicht zu Beginn der Schwangerschaft. Sinnvoller ist, bei unklaren Infekten auch an Zytomegalie-Viren zu denken und sie dann abzuklären.
Eine Chlamydieninfektion der Frau verläuft oft symptomarm. Bei der Geburt kann ein Neugeborenes sich infizieren und dann Bindehautentzündung und Lungenentzündung bekommen. Das ist vermeidbar.	Vermutlich sinnvoll

TESTS IM ERSTEN SCHWANGERSCHAFTSDRITTEL (FORTSETZUNG)

Wann wird der Test angeboten/durchgeführt?	Worauf wird getestet?	Womit wird getestet?	Kassenleistung oder Wahl-/IGe-Leistung?
6. – 9. SSW	Schwangerschaft außerhalb der Gebärmutter	Ultraschall	Kassenleistung bei Symptomen wie Blutungen, Schmerzen, Kreislaufproblemen; meist auch bei Frauen mit Risikofaktoren (nach Unterleibentzündungen, Endometriose, Sterilitätsbehandlung). Viele Ärzte machen sie auch routinemäßig als Kassenleistung, aber einen Anspruch darauf gibt es nicht.
9. – 12. SSW	Dauer der Schwangerschaft Fehlbildungen Mehrlinge Wachstumsstörungen	Ultraschall	Kassenleistung / Untersuchung laut Mutterpass
10. – 14. SSW	Chromosomenstörungen	▪ Ultraschall: Nackentransparenz Nasenbein ▪ Blutuntersuchung: HCG, E3 und Alphafetoprotein PAPP-A	Keine Kassenleistung, da die Methoden (bis auf Chorionzottenbiopsie) nicht sicher sind, sondern nur Wahrscheinlichkeiten berechnen können
		Chorionzottenbiopsie	Kassenleistung, wenn die Frau ein erhöhtes Risiko hat

Warum wird getestet?	Kurze Expertinnen-Bewertung der Stiftung Warentest
Wenn die Schwangerschaft in der Gebärmutter nachgewiesen wird, bedeutet dies, dass eine Eileiterschwangerschaft ausgeschlossen ist. Eine Eileiterschwangerschaft kann lebensgefährlich werden: Platzt der Eileiter, kann die Frau verbluten.	Für Frauen ohne Risiken und ohne Symptome ist diese Untersuchung nicht unbedingt sinnvoll, weil sie zu Verunsicherungen führen kann. Zum Beispiel, wenn noch kein Fruchtsack sichtbar ist oder wenn der Fruchtsack nicht so groß ist wie er sein sollte. Daher besser erst nach der 8. Woche (oder 9./10. Woche) untersuchen lassen, da gibt es weniger Fehlermöglichkeiten, die verunsichern.
Beurteilung der Schwangerschaftsdauer und Beurteilung des Kindes oder der Kinder	Sinnvoll
Es wird nur getestet, wenn die Eltern auf Chromosomenstörungen testen lassen wollen – entweder, um die Schwangerschaft dann abzubrechen, oder, um sich auf das Leben mit einem gesundheitlich beeinträchtigten Kind einzustellen.	Sinnvoll sind die Berechnungen z. B. für Frauen, die schon älter sind und damit ein erhöhtes Risiko haben. Für diese bedeutet ein günstiges Ergebnis, dass sie nach eigener Einschätzung auf einen invasiven Eingriff (Chorionzottenbiopsie oder Amniozentese) verzichten können, um die Schwangerschaft nicht zu gefährden. Bei Frauen, die kein erhöhtes Risiko haben, z. B. bei jüngeren Frauen, ist die Wahrscheinlichkeit zu hoch, dass ihnen fälschlicherweise ein erhöhtes Risiko berechnet wird (falsch-positives Ergebnis).
Zum Nachweis von Chromosomenstörungen	Die Chorionzottenbiopsie hat ein höheres Fehlgeburtenrisiko als die Amniozentese. Sie ist also nur sinnvoll, wenn es Gründe gibt, die Diagnose möglichst früh wissen zu wollen.

TESTS IM ERSTEN SCHWANGERSCHAFTSDRITTEL (FORTSETZUNG)

Wann wird der Test angeboten/durchgeführt?	Worauf wird getestet?	Womit wird getestet?	Kassenleistung oder Wahl-/IGe-Leistung?
Ab 10. – 14. SSW	Mukoviszidose	Chorionzotten-biopsie	Kassenleistung bei erhöhtem genetischen Risiko
Ab 12. – 13. SSW	Herztätigkeit des Kindes	Stethoskop/Hand-doppler-Ultraschall	Kassenleistung / Untersuchung laut Mutterpass

TESTS IM ZWEITEN SCHWANGERSCHAFTSDRITTEL

Wann wird der Test angeboten/durchgeführt?	Worauf wird getestet?	Womit wird getestet?	Kassenleistung oder Wahl-/IGe-Leistung?
15. – 24. SSW	Neuralrohrdefekte (MU - im Rahmen des 2. Ultraschalls 19.-22.SSW, ohne Blutuntersuchung)	Ultraschall, Blutentnahme bei der Mutter auf Alphafetoprotein; Fruchtwasserentnahme zur Bestimmung des Alphafetoproteins (AFP) im Fruchtwasser.	Ultraschall zur Untersuchung der Wirbelsäule ist eine Kassenleistung / Untersuchung laut Mutterpass (im Rahmen des 2. Ultraschalls 19. - 22. SSW); ohne Blutuntersuchung. Eine ergänzende Fruchtwasseruntersuchung ist nur bei dem Verdacht auf einen offenen Rücken eine Kassenleistung.
16. – 18. SSW (ggf. als Frühamniozentese in der 13. – 15. SSW)	Chromosomenstörungen	Fruchtwasserentnahme (Amniozentese)	Kassenleistung für Frauen über 35 Jahre oder mit anderen Risikofaktoren (z. B., wenn sie schon ein Kind mit Chromosomenanomalie haben)
16. – 18. SSW	Chromosomenstörungen	Blutuntersuchung (z.B. Triple-Test)	Keine Kassenleistung

Warum wird getestet?	Kurze Expertinnen-Bewertung der Stiftung Warentest
Gentest, der nur gemacht wird, wenn in der Familie ein erhöhtes Risiko für Mukoviszidose besteht.	Bei erhöhtem genetischen Risiko kann es für die Eltern sinnvoll sein. Etwa, wenn sie bereits ein Mukoviszidose-krankes Kind haben und sich einem zweiten kranken Kind nicht gewachsen fühlen.
Um zu wissen, ob das Kind (noch) lebt – vor allem, solange die Frau es nicht selbst spüren kann.	Sinnvoll

Warum wird getestet?	Kurze Expertinnen-Bewertung der Stiftung Warentest
Bestimmte Neuralrohrdefekte erfordern spezifische Versorgungsformen: Manchmal kann eine Entbindung per Kaiserschnitt nötig sein, ein offener Rücken erfordert die sofortige Behandlung durch einen Kinderchirurgen.	Der Ultraschall ist sinnvoll. Die Blutuntersuchung auf Alphafetoprotein ist nicht genau genug. Die ergänzende Fruchtwasseruntersuchung kann als Begleitdiagnostik durchgeführt werden, da sie aber mit einem Fehlgeburtenrisiko verbunden ist, ist sie nur für Frauen mit erhöhtem Risiko sinnvoll (z .B. wenn bereits ein Kind mit offenem Rücken geboren wurde).
Wenn Eltern auf Chromosomenstörungen testen lassen wollen – entweder, um die Schwangerschaft dann abzubrechen, oder, um sich auf das Leben mit einem gesundheitlich beeinträchtigten Kind einzustellen.	Da die Methode mit einem Fehlgeburtenrisiko verbunden ist, ist sie nur für Frauen mit erhöhtem Risiko sinnvoll (z. B. Altersrisiko).
Wenn Eltern auf Chromosomenstörungen testen lassen wollen – entweder, um die Schwangerschaft dann abzubrechen, oder, um sich auf das Leben mit einem gesundheitlich beeinträchtigten Kind einzustellen.	Der Triple-Test ist nur eine Wahrscheinlichkeitsberechnung, das Ergebnis gibt keine Sicherheit.

TESTS IM ZWEITEN SCHWANGERSCHAFTSDRITTEL (FORTSETZUNG)

Wann wird der Test angeboten/durchgeführt?	Worauf wird getestet?	Womit wird getestet?	Kassenleistung oder Wahl-/IGe-Leistung?
19. – 22. SSW	Fehlbildungen	Ultraschall	Alle drei Untersuchungen sind eine Kassenleistung / Untersuchung laut Mutterpass
	Lage der Plazenta		
	Wachstums-störungen		
20. – 24. SSW	Funktion der Plazenta	Dopplersonografie	Kassenleistung bei Risikofaktoren oder auffälligen Befunden (wenn das Kind z. B. zu klein ist)
24. SSW	Muttermund-schwäche	Manuelle Untersuchung	Kassenleistung bei vorliegenden Beschwerden
		Ultraschall	
24. – 27. SSW	Blutgruppenun-verträglichkeit (Kontrolle)	Blutuntersuchung	Kassenleistung / Untersuchung laut Mutterpass
24. – 28. SSW	Schwangerschafts-diabetes	Blutuntersuchung nüchtern	Kassenleistung nur bei Verdacht auf Diabetes
			Der Test ist (noch) keine Kassenleistung, das könnte sich aber bald ändern. Inzwischen zahlen viele Kassen den Test im Erstattungsverfahren.
25. – 26. SSW	Toxoplamose (Kontrolle)	Blutuntersuchung	Kassenleistung nur bei Verdacht auf Toxoplasmose, sonst IGe-Leistung

Warum wird getestet?	Kurze Expertinnen-Bewertung der Stiftung Warentest
Beurteilung des Kindes Ausschluss einer Placenta Praevia (siehe Seite 173) Beurteilung des Kindes	Die Diagnostik einer Placenta praevia ist beim letzten Ultraschall (siehe Seite 90) in der 29.-32. Schwangerschaftswoche zuverlässiger.
Bei Risikofaktoren (z. B. hoher Blutdruck der Mutter) kann die Versorgung des Kindes beurteilt werden.	Sinnvoll bei Risikofaktoren oder auffälligen Befunden. Überflüssig bei gesunden Schwangeren mit unauffälligen Verläufen.
Mit Ultraschall untersucht wird nur bei Beschwerden, z. B. bei vorzeitigen Wehen, Bauchschmerzen, tief liegendem Kind. Der Ultraschall ist sinnvoll zur Verlaufskontrolle, da er aussagekräftiger ist als der Tastbefund allein.	Sinnvoll bei vorliegenden Beschwerden
Es wird untersucht, ob sich im Verlauf der Schwangerschaft Antikörper gegen Blutgruppeneigenschaften entwickelt haben.	Sinnvoll, denn wenn Unverträglichkeiten auftreten (das kommt aber selten vor), ist bereits im Mutterleib eine Bluttransfusion möglich.
Durch die Untersuchungen sollen Frauen mit Diabetesneigung entdeckt werden. Diese sollten dann Diät halten und/oder mit Insulin behandelt werden, damit das Kind durch die Zuckerschwemme nicht zu groß wird und es dadurch zu Geburtskomplikationen kommt. Der „Nüchternblutzucker" ist nicht so zuverlässig wie der „Zuckertest", es gibt verschiedene Varianten.	Die Behandlung von Schwangerschaftsdiabetes kann die Rate der Geburtskomplikationen senken. Es ist aber noch nicht geklärt, ob es besser ist, den Test bei allen Frauen zu machen (mit dem Risiko einer hohen Falsch-positiv-Rate) oder ob nur die Frauen mit einem erhöhten Risiko (z. B. Diabetes in der Familie, Übergewicht, älter als 35) profitieren. Näheres dazu siehe Seite 103.
Um festzustellen, ob es während der Schwangerschaft zu einer Toxoplasmose-Infektion gekommen ist, die man jetzt noch behandeln könnte.	Umstritten. Die Tests sind sehr schwer interpretierbar, deshalb ist von einer großen Zahl falsch-positiver Befunde auszugehen — Frauen werden dann (unnötig) mit bestimmten Antibiotika behandelt. Die Kontrolle ist sogar noch eher verzichtbar als die Erstuntersuchung (siehe Seite 82).

TESTS IM LETZTEN SCHWANGERSCHAFTSDRITTEL

Wann wird der Test an-geboten/durchgeführt?	Worauf wird getestet?	Womit wird getestet?	Kassenleistung oder Wahl-/IGe-Leistung?
Ab 26. SSW	Herztätigkeit des Kindes	Abhören mit Stethoskop	Kassenleistung / Untersuchung laut Mutterpass
		Cardiotokografie (CTG)	Keine Kassenleistung nach den Mutterschaftsrichtlinien während einer normalen Schwangerschaft. Das CTG wird aber trotzdem häufig gemacht – meist als Kassenleistung.
28. – 30. SSW	Blutgruppenunverträglichkeit (Kontrolle)	Anti-D-Spritze	Kassenleistung / Untersuchung laut Mutterpass
28. – 32. SSW	Funktion der Plazenta	Dopplersonografie	Kassenleistung bei Risikofaktoren oder auffälligen Befunden (wenn das Kind z. B. zu klein ist)
	Muttermundschwäche	Manuelle Untersuchung	Kassenleistung
		Ultraschall	Kassenleistung bei vorliegenden Beschwerden
29. – 32. SSW	Fehlbildungen	Ultraschall	Kassenleistung / Untersuchung laut Mutterpass
	Lage der Plazenta		
	Wachstumsstörungen		

Warum wird getestet?	Kurze Expertinnen-Bewertung der Stiftung Warentest
Zum einen Lebensnachweis, zum anderen Beurteilung der Herzfrequenz	Es gibt keine Untersuchungen, ob das sinnvoll ist.
	Sinnvoll bei Risikofaktoren und Komplikationen (z.B. hoher Blutdruck, zu kleines Kind oder Gestationsd iabetes). Wird das CTG ohne vorliegende Risiken gemacht, kann es durch Fehlalarm zu unnötiger Beunruhigung kommen (je früher damit begonnen wird, desto häufiger).
Die Kontrolle wird zwischen der 24. und 27. SSW gemacht (siehe Tabelle Seite 88). Ist der Test in Ordnung, bekommen Frauen, die Rhesus-negativ sind, eine Spritze mit Antikörpern gegen den Rhesusfaktor D. Dadurch wird verhindert, dass im Körper selbst Antikörper gebildet werden, die in einer folgenden Schwangerschaft zu Unverträglichkeiten führen könnten.	Sinnvoll. Noch wichtiger ist aber die Anti-D-Spritze direkt nach der Geburt bei Rhesus-negativen Frauen, die ein Rhesus-positives Kind geboren haben.
Bei Risikofaktoren (z. B. hoher Blutdruck der Mutter) kann die Versorgung des Kindes beurteilt werden.	Sinnvoll nur bei Risikofaktoren oder auffälligen Befunden.
Um Frühgeburten zu vermeiden sowie bei Beschwerden, z. B. bei vorzeitigen Wehen, Bauchschmerzen, tief liegendem Kind. Der Ultraschall ist sinnvoll zur Verlaufskontrolle.	Zu diesem Zeitpunkt ist eine manuelle Untersuchung schon mal sinnvoll, denn nicht jede Muttermundschwäche kündigt sich durch Wehen an. Die Untersuchung per Ultraschall ist aber genauer. Sie ist nur angezeigt bei Beschwerden, oder wenn der manuelle Befund nicht eindeutig ist.
Beurteilung des Kindes, Ausschluss Plazenta praevia. Bei einer Plazenta Praevia könnte keine normale Geburt stattfinden, sondern es wäre ein Kaiserschnitt nötig, damit die Frau nicht verblutet.	Sinnvoll

TESTS IM LETZTEN SCHWANGERSCHAFTSDRITTEL (FORTSETZUNG)

Wann wird der Test angeboten/durchgeführt?	Worauf wird getestet?	Womit wird getestet?	Kassenleistung oder Wahl-/IGe-Leistung?
Ab 32. SSW	Hepatitis B	Blutuntersuchung	Kassenleistung / Untersuchung laut Mutterpass
35. – 37. SSW	Herpes	Abstrich aus Herpes-Bläscheninhalt oder Antikörperbestimmung mittels Blutuntersuchung	Untersuchung unnötig, wird daher heute nicht mehr durchgeführt
	Streptokokken	Abstrich von Scheide und Enddarm	Kassenleistung nur bei besonderen Risikofaktoren
	Tripper	Abstrich von Gebärmutterhals und Harnröhre	Kassenleistung bei Verdacht auf Tripper
Ab 36. SSW	Lage des Kindes	Abtasten des Bauches	Kassenleistung – die Lagebestimmung (ob mit den Händen oder per Ultraschall) ist Teil der Schwangerenbetreuung / Untersuchung laut Mutterpass
		Ultraschall	

Warum wird getestet?	Kurze Expertinnen-Bewertung der Stiftung Warentest
Frauen, die eine Hepatitis B haben, können ihr Kind anstecken. Durch einen Kaiserschnitt und Vorsichtsmaßnahmen kann man die Ansteckung vermeiden. Und das Kind kann sofort nach der Geburt geimpft werden.	Sinnvoll, da es Frauen gibt, die sich unbemerkt mit Hepatitis B angesteckt haben. Es kann auch sein, dass eine Hepatitis B nicht vollständig ausgeheilt ist.
Unnötig, da die Diagnose meist ohne eine solche Untersuchung eindeutig gestellt werden kann. Es gibt ohnehin keine Impfung. Die Viren bleiben nach der Erstinfektion ein Leben lang im Körper. Eine Behandlung kann Symptome lindern, verhindert aber nicht die Übertragung der Herpesviren auf das Kind, wenn es mit den Viren in Berührung kommt (siehe Seite 167).	Überflüssig
Streptokokken können für Neugeborene gefährlich sein und Infektionen auslösen (siehe Seite 168). Manche Krankenhäuser verlangen einen Streptokokken-Abstrich.	Tendenziell eher sinnvoll. Aber man nimmt damit viele falsch-positive Befunde und Behandlungen mit Antibiotika während der Geburt in Kauf – selbst bei Frauen, deren Baby sich gar nicht angesteckt hätte (das sind die meisten). Frauen sollten selbst entscheiden, ob sie diese Sicherheitsmaßnahme brauchen/wollen oder nicht.
Wenn Tripper ausgeschlossen ist, kann auf eine Behandlung des Babys nach der Geburt mit Silbernitrat-Augentropfen verzichtet werden.	Sinnvoll nur für Frauen, die sich aktuell infiziert haben könnten. Ist eine Ansteckungsmöglichkeit nahezu ausgeschlossen und besteht eine saure Scheidenflora, kann auch ohne Test auf die Augentropfen beim Baby verzichtet werden.
Es ist wichtig für die Geburtsleitung, zu wissen, wie das Kind liegt. Das Abtasten des Bauches ist nicht immer zuverlässig, auch nicht durch erfahrene Hebammen, Ärztinnen oder Ärzte. Deshalb wird bei Unklarheit immer ein Ultraschall gemacht.	Sinnvoll

ZEITLICH NICHT FESTGELEGTE TESTS

Wann wird der Test an-geboten/durchgeführt?	Worauf wird getestet?	Womit wird getestet?	Kassenleistung oder Wahl-/IGe-Leistung?
Vor der Schwanger-schaft sinnvoll	HIV-Infektion	Blutuntersuchung	Kassenleistung / Untersuchung laut Mutterpass
	Ringelröteln	Blutuntersuchung	Kassenleistung nur während der Schwangerschaft bei begründetem Verdacht auf eine Infektion
	Röteln	Blutuntersuchung	Kassenleistung / Untersuchung laut Mutterpass; sowohl vor als auch in der Schwangerschaft; auch die Imp-fung ist eine Kassenleistung
	Windpocken, Gürtelrose (Varizella zoster)	Blutuntersuchung	Keine Kassenleistung, da die Unter-suchung nicht zur regulären Vorsor-ge gehört. Wird als IGe-Leistung an-geboten.
Alle 4 Wochen	Eisenmangel	Blutuntersuchung	Kassenleistung / Untersuchung laut Mutterpass
Regelmäßig	Bakterien im Urin	Urinprobe	Kassenleistung / Untersuchung laut Mutterpass (alle 3 Tests)
	Schwangerschafts-diabetes	Urinprobe	
	Schwangerschafts-gestose	Blutdruckmessung/ Urinprobe	

Warum wird getestet?	Kurze Expertinnen-Bewertung der Stiftung Warentest
In der Schwangerschaft gibt es wirksame Maßnahmen, eine HIV-Übertragung auf das Kind zu verhindern.	Der Test ist sinnvoll, aber natürlich kann und muss jede Frau selbst entscheiden, ob sie den Test durchführen lassen möchte oder nicht.
Der Ringelröteln-Test vor der Schwangerschaft bringt nicht viel, da es keine Impfung gibt.	Vor der Schwangerschaft ist die Untersuchung überflüssig.
Röteln- und Varizellen-Test vor der Schwangerschaft sind sinnvoll, denn Frauen, die nicht immun sind, können sich impfen lassen. Gürtelrose ist eine abgeschwächte Form von Windpocken, wenn der Immunschutz teilweise nachgelassen hat.	Beide Tests sind sinnvoll.
Untersucht wird der Hämoglobingehalt, das heißt, der rote Blutfarbstoff, der Eisen enthält. Ein niedriger Hämoglobingehalt deutet auf Eisenmangel hin.	Für Frauen, die sich vollwertig ernähren, wäre die Untersuchung nicht unbedingt alle 4 Wochen nötig. Für Vegetarierinnen und vor allem für Veganerinnen ist sie sehr wichtig, denn sie müssen meist Eisentabletten nehmen.
Laut Mutterschaftsrichtlinien wird auf Eiweiß und Zucker untersucht. Eiweiß im Urin kann auf eine Nierenkrankheit oder eine Gestose (siehe Seite 174) hinweisen. Zuckerausscheidungen sind nicht sehr aussagefähig, da sie in der Schwangerschaft auch normal sein können. Meist wird auch zusätzlich auf Nitrit untersucht (Hinweis auf eine Harnwegentzündung). Auch Blut im Urin wird untersucht (Hinweis auf Blasen-/Nierenprobleme); manchmal auch Leukozyten (weiße Blutkörperchen), deren Anzahl bei Entzündungen ebenfalls erhöht ist.	Die Teststreifen ergeben häufig falsch-positive Befunde, denn Spuren von Eiweiß und Blut sind in der Schwangerschaft oft im Urin, ebenso wie Zucker. Größere Mengen Eiweiß oder Blut sind dagegen ernstzunehmende Hinweise auf Nierenprobleme. Nitrit und Leukozyten werden mittels einer Bakterienkultur abgeklärt. Alle Tests sind sinnvoll, wenn ihre Aussagekraft nicht überbewertet wird. Nähere Informationen und weitere Tests auf Schwangerschaftsgestose finden Sie auf Seite 174.

ZEITLICH NICHT FESTGELEGTE TESTS (FORTSETZUNG)

Wann wird der Test an-geboten/durchgeführt?	Worauf wird getestet?	Womit wird getestet?	Kassenleistung oder Wahl-/IGe-Leistung?
Jederzeit	Bakterien in der Scheide	Abstrich oder Selbst-test	Die Untersuchung der Scheidenflora ist eine Kassenleistung / Untersu-chung laut Mutterpass, wenn Be-schwerden bestehen, z. B. Ausfluss. In der Schwangerschaft hat fast jede Frau Ausfluss, sodass Frauenärztin-nen und -ärzte die Scheidenflora ge-legentlich überprüfen.
	Hepatitis C	Blutuntersuchung	Kassenleistung bei begründetem Verdacht auf eine Infektion
	Listerien	Blutuntersuchung	Kassenleistung bei begründetem Verdacht auf eine Infektion
	3-D-/4-D-Ultraschall	Ultraschall	Keine Kassenleistung, wird als IGe-Leistung angeboten

Warum wird getestet?	Kurze Expertinnen-Bewertung der Stiftung Warentest
Eine Scheideninfektion mit Bakterien ist mit einem höheren Risiko von Blasensprung und Frühgeburt verbunden. Im Selbsttest wird der pH-Wert gemessen. Bei gesunder Scheidenflora ist dieser sauer, bei bakteriellen Infektionen alkalisch.	Die gelegentliche Untersuchung der Scheidenflora ist ebenso wie der Selbsttest sinnvoll. Der Selbsttest (in Form von einem Handschuh mit pH-Messung) wird von einigen Kassen direkt an die Frauen ausgegeben.
Hepatitis C wird nur bei Verdacht oder Risikofaktoren überprüft, auch um das Übertragungsrisiko auf das Kind zu reduzieren. Anders als bei Hepatitis B gibt es noch keine Impfung gegen Hepatitis C.	Der Test auf Hepatitis C ist nur bei Verdacht oder vorliegenden Risikofaktoren (z. B. Drogenkonsum, Prostitution) sinnvoll.
Die Untersuchung wird durchgeführt, wenn Symptome auf eine Infektion hindeuten, z. B. Durchfall. Listerien werden durch verunreinigte Rohmilchprodukte übertragen (siehe Seite 105).	Nur sinnvoll bei Symptomen. Als vorsorgliche Maßnahme bringt der Test nichts.
3-D-/4-D-Ultraschall bringt keine medizinischen Zusatzinformationen – bis auf die Diagnose einer Lippen-Kiefer-Gaumen-Spalte.	3-D- und 4-D-Ultraschalluntersuchungen sind nicht geeignet, die Dauer der Schwangerschaft zu bestimmen oder Wachstumsstörungen des Fetus festzustellen und daher medizinisch nicht sinnvoll.

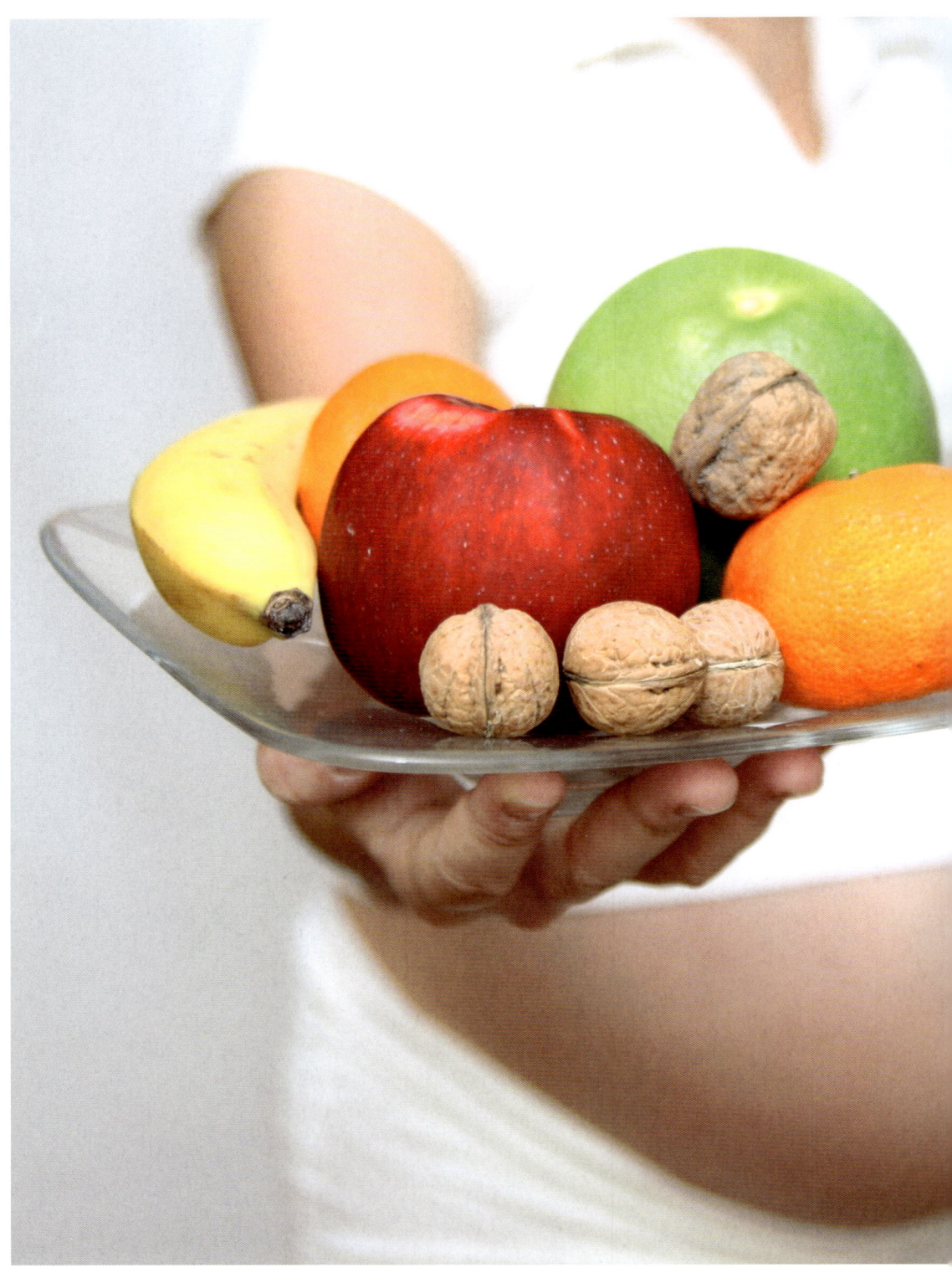

EINE GESUNDE ERNÄHRUNG

Wer möchte sich nicht gern ausgewogen und bewusst ernähren? Doch nicht immer schafft man es, alle guten Tipps umzusetzen. In der Schwangerschaft gibt es allerdings einen zusätzlichen Motivationsschub: das kleine Wesen, das in Ihrem Bauch heranwächst und das von Anfang an gut versorgt werden will.

MIT SPASS UND MOTIVATION DABEI

„Was tut mir gut und schmeckt?", „Wann lohnt es sich, Bio-Lebensmittel zu kaufen?", „Wie wichtig sind für mich und mein Kind Vitamine, Mikronährstoffe und Spurenelemente?", „Und welche Getränke sind geeignet?"

Antworten auf all Ihre Fragen rund um den Einkauf, die Zubereitung und den Verzehr verschiedenster Lebensmittel finden Sie in diesem Kapitel.

So oder so: Das Baby trinkt und isst wie die Mutter

Deshalb haben wir in diesem Kapitel noch einmal die Basics einer gesunden Ernährung zusammengestellt. Für werdende Mütter, die sich vegetarisch oder vegan ernähren ebenso wie für Allergikerinnen und Diabetikerinnen gibt es Hinweise und Tipps, die sie während der Schwangerschaft und Stillzeit beherzigen sollten.

Genießen ohne Risiko

Vorsicht und Verzicht sind in der Schwangerschaft vor allem bei Genussmitteln wie Alkohol und Nikotin geboten, denn sie können die Gesundheit des Kindes nachhaltig gefährden. Auch einige wenige Lebensmittel bergen gewisse Risiken (siehe Seite 104).

VERTRAUEN AUF DEN KÖRPER

Doch alles in allem besteht auch beim Thema Ernährung kein Grund zur Beunruhigung. Sie können und dürfen sich ruhig auf Ihren Appetit und die Signale Ihres Körpers verlassen. Meistens weiß der intuitiv ganz genau, was gut für Sie ist.

WAS GUTTUT UND SCHMECKT!

Ein schöner rotbackiger Apfel, eine Scheibe duftendes Vollkornbrot mit Quark oder ein Kartoffelgratin frisch aus dem Ofen: Gute Lebensmittel einzukaufen, sich gesund und abwechslungsreich zu ernähren – das ist ein sinnliches Vergnügen! Und gleichzeitig eine Möglichkeit, sich und dem Baby etwas Gutes zu tun. Denn vielen Schwangerschaftsbeschwerden kann man mit einer vielfältigen und bewussten Ernährung vorbeugend entgegenwirken. Und gleichzeitig schaffen Sie damit schon mal eine solide Basis für eine gesunde Lebensweise Ihrer zukünftigen Familie.

Die Schwangerschaft ist eine Zeit des Übergangs, in der sich der gesamte Stoffwechsel verändert und im Körper sowie im Leben der Schwangeren viel in Bewegung ist. Eine gute Zeit, um sich mit den Ernährungsgewohnheiten zu beschäftigen, sie vielleicht auch auf den Prüfstand zu stellen und falls erforderlich neue Wege im Einkaufsverhalten sowie bei der Zubereitung zu gehen.

Gesundes Essen und Trinken soll vor allem Spaß machen!

In der Schwangerschaft kann die Lust auf bestimmte Nahrungsmittel schwanken. Vielleicht ist Ihnen in den ersten Monaten öfter übel und Sie haben plötzlich eine tiefe Abneigung gegen gerade die Lebensmittel oder Getränke, die Ihnen sonst immer so gut geschmeckt haben und die besonders gesund sind. Und stattdessen probieren Sie völlig neue, manchmal sogar ungewöhnliche Speisekombinationen aus. Dagegen ist nichts einzuwenden. Verlassen Sie sich ruhig auf Ihren Körper – schwangere Frauen haben oft ein klares Bedürfnis nach Lebensmitteln, die genau die Vitamine oder Mineralstoffe enthalten, die ihnen gerade fehlen.

Forscher haben auch herausgefunden, dass Lebensmittel, die wir in positiven Stimmungen zu uns nehmen, über chemische Prozesse im Gehirn unsere Gemütslage beeinflussen können. Mood Food nennen sie solche Lebensmittel. Vielleicht wissen Sie ja auf Anhieb, welche Speisen oder Getränke Ihnen gute Laune machen? Für manche ist ein duftender frischer Kaffee, für andere eine eisgekühlte Cola oder leckere Schokolade Balsam für die Seele.

Und es gilt: Das Auge isst mit! Wenn auf dem Tisch ein kleiner Korb mit frischen Äpfeln oder Birnen steht, greift man eher zu, als wenn sie in einer Plastiktüte sind. Und Pfefferminztee schmeckt mit ein paar frischen Minzeblättern zusätzlich gleich noch mal so gut. Wenn Sie Spaß daran haben, dann machen Sie Ihre Ernährung ab und zu zum kleinen Fest!

Basics einer gesunden Ernährung

Die Regeln sind nicht schwer, sondern lassen sich auf einen simplen Ratschlag reduzieren: Essen Sie über den Tag verteilt fünf Portionen Gemüse und Obst – insgesamt etwa 650 Gramm.

Äpfel, Birnen, Bananen, Weintrauben, Orangen, Pfirsiche … Zucchini, Tomaten, Fenchel, Blumenkohl, Brokkoli … Versorgen Sie sich am besten täglich mit frischem Obst zu den Zwischenmahlzeiten und mit einer Portion Salat und/oder Gemüse zum Hauptgericht, dann nehmen Sie schon alle lebenswichtigen Vitamine, Mineral- und Ballast- sowie sekundäre Pflanzenstoffe zu sich. Dabei gilt als eine Portion, was in eine Hand passt, zum Beispiel ein Apfel. Bei zerkleinertem Gemüse oder Salat entspricht eine Portion dem, was in zwei Hände passt. Auch ein Glas Gemüse- oder Fruchtsaft zählt als Portion. Frisches Gemüse und Obst hat die meisten gesunden Inhaltsstoffe. Tiefkühlprodukte sind gut geeignet, da sie, frisch geerntet eingefroren, ihren Vitamingehalt kaum verlieren. Und Konserven sind auch in Ordnung. Wichtig: Von den 650 Gramm sollte der größte Teil möglichst Gemüse sein (etwa 400 Gramm). Das ist auch günstig für die Zuckerbilanz.

Lassen Sie sich nicht vom Kurs abbringen

Legen Sie einen Schwerpunkt Ihrer Ernährung auf viel frisches Obst und Gemüse, dann machen Sie schon fast alles richtig. Natürlich dürfen Sie sich trotzdem ab und zu ein dickes Stück Torte gönnen, Pommes Frites essen oder auch mal mit Süßigkeiten über die Stränge schlagen.

Wichtig ist nur, dass Sie sich im Großen und Ganzen nicht von Ihrem gesunden Ernährungskurs abbringen lassen und immer wieder zu Obst und Gemüse zurückkehren.

Keine Chance den Übeltätern: So können Sie Zucker und Fett sparen

Zu viel Zucker und zu viel Fett sind die zwei Hauptübeltäter ungesunder Ernährung. Gehen Sie deshalb sparsam mit Zucker und Süßigkeiten um, lassen Sie fettes Fastfood und Softdrinks im Alltag am besten links liegen. Und ersetzen Sie einfache Kohlenhydrate, die zum Beispiel in Zucker und Limonaden oder Süßigkeiten

INFO **Baby schmeckt mit …**

Wissenschaftler haben herausgefunden, dass Babys ihre ersten Geschmackseindrücke bereits im Mutterleib sammeln. Aromen wie Vanille, aber auch Aromen aus anderen süßen oder herzhaften Speisen werden in das Fruchtwasser abgegeben und dort vom Fetus geschluckt. Ist das Kind geboren, zieht es später Lebensmittel mit Geschmacksstoffen vor, die es bereits kennt. Wenn sich also werdende Mütter gesund und vielseitig, mit viel aromatischem Obst und geschmacksintensivem Gemüse ernähren, geben sie diese gesunde Lebensweise auch direkt an ihren Nachwuchs weiter.

stecken, durch komplexe Kohlenhydrate aus Vollwertprodukten wie Vollkorn- oder Knäckebrot, Müsli oder Haferflocken, (Pell-)Kartoffeln, Naturreis, Vollkornnudeln oder Hülsenfrüchten.

Fett können Sie sparen, indem Sie vor allem fettarme Milch oder Milchprodukte wie Quark, Joghurt und Käse kaufen. Die versorgen Sie ausreichend mit Kalzium und wichtigen Spurenelementen. Butter oder Sahne sollten Sie möglichst sparsam verwenden – halten Sie sich beim Fett an gesunde Pflanzenöle wie zum Beispiel natives Olivenöl. Noch reicher an gesunden Fettsäuren ist Rapsöl, das darf sogar raffiniert sein, schmeckt neutral und ist preiswert.

Die Sache mit dem Zucker

Bei Appetitattacken auf sehr süße und kalorienreiche Lebensmittel sollten Sie möglichst nicht allzu oft schwach werden, denn nach neuesten Studien stellen Sie mit Ihrer Ernährung die Weichen für die Gesundheit des Kindes bis ins Erwachsenenalter. Auffällig oft gebären Frauen, die während der Schwangerschaft extrem stark zugenommen haben, besonders große Babys. Die Kleinen haben dann später ein erhöhtes Risiko, selbst übergewichtig zu werden. Auch die Entstehung und den Verlauf von Allergien oder Asthma können Sie als Schwangere mit Ihren Ernährungsgewohnheiten und Ihrer Lebensweise positiv beeinflussen, ebenso wie ein zukünftiges Leben Ihres Kindes ohne Sucht (etwa Alkohol, Drogen oder Nikotin).

Tipp: Wenn die Grundlagen einer gesunden Ernährung für Sie noch recht neu und ungewohnt sind, kann es etwas dauern, bis Sie sich daran gewöhnt haben. Natürlich kann es auch sein, dass Sie an manchen Tagen an liebgewonnenen Gewohnheiten festhalten und ordentlich zuschlagen. Machen Sie sich deshalb keine Vorwürfe – Sie sind ja ein Mensch und keine Maschine. Denken Sie lieber nach vorn und an sich und Ihr Baby. Versuchen Sie jeden Tag von Neuem, die Regeln einer gesunden Ernährung zu beherzigen. Mit der Zeit wird Ihre Lust auf üppige Gelage immer weniger und Ihr Spaß an gesundem Essen immer größer.

HEISSHUNGER

In der Schwangerschaft fällt der Blutzuckerspiegel schneller ab – und schon ist er da, der plötzliche Heißhunger! Gut, wenn Sie etwas Kleines zum Essen dabeihaben wie einen Apfel, Knäckebrot, Trockenfrüchte oder Nüsse.

Flexibel sein und Geschmack neu entdecken

Bauen Sie, wenn möglich, in Ihren Tagesablauf mehrere kleinere Mahlzeiten ein. Dann haben Sie seltener Heißhungerattacken und können Ihren Speiseplan abwechslungsreicher gestalten.

Gönnen Sie sich ruhig alles, was Ihnen schmeckt, aber bedenken Sie, dass Sie nicht für zwei zu essen brauchen – und dass Geschmack viel mit Gewohnheiten zu tun hat. Gewöhnen Sie sich zum Beispiel schrittweise an weniger Zucker, pro-

INFO Früherkennung Schwangerschaftsdiabetes – welche Tests sind sinnvoll?

Um einen möglichen Schwangerschaftsdiabetes frühzeitig zu erkennen, gibt es drei verschiedene Tests:

- **Streifentests auf Zucker im Urin**

Im Rahmen der Vorsorge wird der Urin der Schwangeren regelmäßig per Teststreifen untersucht (siehe auch Seite 64). Die Streifen ergeben allerdings häufig falsch-positive Befunde, denn Spuren von Eiweiß und Blut sind in der Schwangerschaft oft im Urin, ebenso wie Zucker. Dennoch ist der Test sinnvoll, wenn seine Aussagekraft nicht überbewertet wird.

- **Der Nüchternblutzuckertest**

Zur Bestimmung des Nüchternblutzuckers wird der Frau morgens vor dem Frühstück Blut abgenommen. Allerdings ist bei Schwangerschaftsdiabetes vor allem die frühe Insulinausschüttung nach einer Mahlzeit unzureichend und die wird durch den Nüchternblutzuckertest nicht erfasst. Sinnvolle Alternative: der Zuckerbelastungstest.

- **Zuckerbelastungstest (orale Glukosebelastungstests)**

Beim 50-Gramm-Zuckertest (kleiner Zuckertest) und dem 75-Gramm-Zuckertest (großer Zuckertest) bekommt die Frau eine Flüssigkeit zu trinken, aus der im Körper eine genau bemessene Menge Zucker entsteht. Der Zuckergehalt des Blutes wird dann nach einer bestimmten Zeit ermittelt.

Trifft einer der Risikofaktoren für einen Schwangerschaftsdiabetes auf Sie zu?

- Übergewicht (ab einem Body-Mass-Index von 27, siehe Seite 120).
- Diabetes bei Eltern/Geschwistern.
- Diabetes während einer vorausgegangenen Schwangerschaft.
- Bereits ein Kind mit einem Geburtsgewicht von 4000 Gramm oder höher.

Falls ja, sollten Sie in der 12.–16. SSW einen Blutzuckertest machen lassen. Besorgte Frauen, die ihr Risiko nicht einschätzen können, kann die Blutzuckerbestimmung beruhigen – am besten in der 24.–28. SSW (siehe Seite 88).

Entscheidungshilfe: Welcher Test?

Der Streifentest auf Zucker ist eine Kassenleistung, aber nicht sehr zuverlässig, der Nüchternblutzuckertest (IGe-Leistung) nicht so aussagekräftig. Der 75-Gramm-Zuckertest ist am zuverlässigsten, aber zeitaufwendig und viele Frauen empfinden Abscheu ob der sehr süßen Testlösung. Bleibt der 50-Gramm-Zuckertest, der nicht so zeitaufwendig und weniger süß ist. Beide Zuckerbelastungstests sind IGe-Leistungen, werden aber mittlerweile von einigen Krankenkassen übernommen. Letzteres gilt auch, wenn bei der Frau Risikofaktoren für einen Schwangerschaftsdiabetes vorliegen.

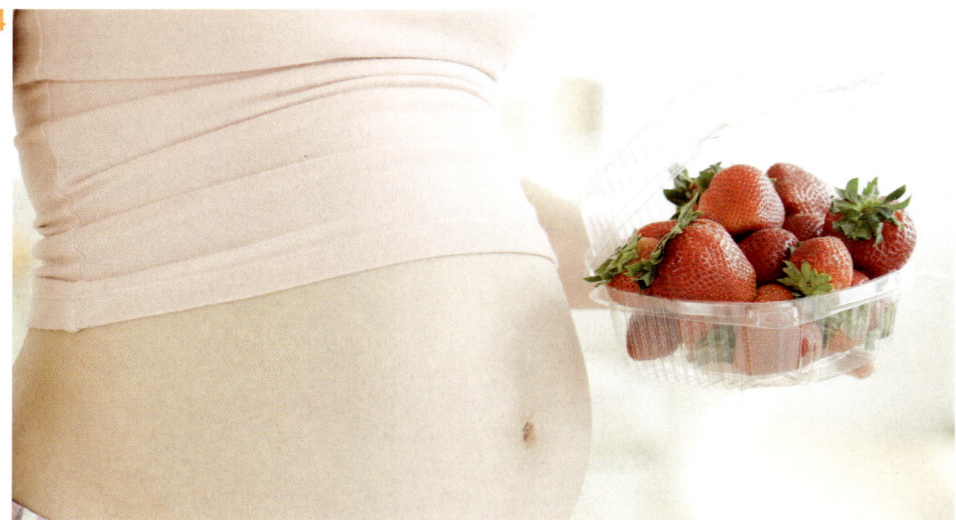

bieren Sie den Tee oder Kaffee einfach mal mit der Hälfte der üblichen Menge. Haben Sie das ein paar Mal getan, dann nehmen Sie alle süßen Dinge auch wieder differenzierter wahr. Und entdecken vielleicht, dass die Nahrungsmittel meist besser schmecken, wenn sie nicht so stark gesüßt sind.

Unterstützung von der Lebensmittel-Ampel

Bei einer bewussteren Auswahl Ihrer Lebensmittel kann der Ampelcheck der Verbraucherzentralen helfen: Die Nährwertkennzeichnung weist in Rot-Gelb-Grün die wichtigsten Zusammensetzungen gängiger Lebensmittel aus, unterteilt nach Fett, gesättigten Fettsäuren, Zucker und Salz. So erfahren Sie, wie viel Zucker in Ihren Lieblings-Cornflakes ist oder welche Tiefkühlpizza wenig Fett enthält.

EIN GUTER EINKAUFSBEGLEITER

Die kostenlose Ampelcheckkarte der Verbraucherzentrale, weitere Infos und einen praktischen Ampelrechner finden Sie unter www.verbraucherzentrale-ampelcheck.de.

Diese Lebensmittel sind riskant!

Es gibt einige wenige Lebensmittel, auf die Schwangere verzichten sollten. Dazu gehört auch Leber (siehe Seite 111).

■ **Produkte aus rohem Fleisch und Fisch** Rohes Fleisch sollten Sie während der Schwangerschaft nicht zu sich nehmen. Verboten sind also Tartar, Mett sowie streichfähige Rohwurst wie Tee- oder Zwiebelmettwurst. Sie können Erreger enthalten, die Toxoplasmose auslösen – eine Parasitenerkrankung, die das Ungeborene gefährden kann (siehe Seite 169). Ebenso sollte auf rohen Fisch verzichtet werden, der krank machende Keime enthalten kann. Dazu zählen Sushi, Sashimi, kaltgeräucherter Lachs und graved Lachs.

■ **Produkte aus Rohmilch** Nichtpasteurisierte (Roh-)milch vom Bauern und Rohmilchkäse sind tabu, u. a. wegen der Gefahr einer Listerien-Infektion, die im schlimmsten Fall eine gefährliche Listeriose auslösen kann (siehe Seite 168). Am besten lesen Sie auf den Verpackungen nach oder fragen Sie, ob die Produkte aus unbedenklicher pasteurisierter Milch hergestellt sind.

7

37

Lecker, Obst! Ihre ersten Geschmackseindrücke sammeln Babys schon im Bauch.

RISIKEN DURCH ERNÄHRUNG – TOXOPLASMOSE UND LISTERIOSE

Keine Sorge: Mit ein paar einfachen Regeln haben Sie das Risiko gut im Griff.

Infektionsgefahr beim Verzehr von Produkten aus rohem Fleisch

Toxoplasmose	Toxoplasmose wird vor allem durch Katzenkot und rohes Fleisch übertragen. Nichtschwangere machen meist eine harmlose Infektion durch und bilden dann Antikörper. In der Schwangerschaft können grippeähnliche Beschwerden oder ein Anschwellen der Lymphknoten Anzeichen für eine erstmalige Erkrankung sein.
Verhaltenstipps	■ Kein rohes Fleisch und keine rohe Wurst essen. ■ Fleisch immer gut durchgaren: bei 70 Grad mindestens 20 Minuten, bei höheren Temperaturen kürzere Zeit. Diese Vorsichtsmaßnahme empfiehlt sich ohnehin, weil mit ihr auch andere Krankheitserreger, wie zum Beispiel Salmonellen, abgetötet werden. ■ Rohes Obst und Gemüse vor dem Essen waschen oder schälen. ■ Nach Arbeiten mit Erde, dem Besuch eines Sandspielplatzes und nach dem Zubereiten von rohem Fleisch unbedingt die Hände mit Seife bürsten. ■ Weil Katzen Toxoplasmose übertragen können, ist das kein Grund, sie wegzugeben. Füttern Sie nur Dosen- und Trockenfutter und lassen Sie das Katzenklo von jemand anderem reinigen, und zwar mit heißem Wasser.

Infektionsgefahr beim Verzehr von Produkten aus Rohmilch

Listeriose	Listeriose ist eine bakterielle Infektion, die durch bestimmte Lebensmittel vor allem aus Rohmilch übertragen werden kann. Beim Ungeborenen kann sie unter anderem eine Blutvergiftung oder Hirnhautentzündung auslösen.
Verhaltenstipps	■ Keine Produkte aus Rohmilch essen. Anfällig für Listerien sind alle weichen Käse, vor allem solche mit einer Auflage aus rotem oder weißem Schimmel. ■ Auf Softeis verzichten. ■ Alle Arten von Salat – auch fertig verpackte – vor dem Verzehr sorgfältig waschen.

WANN SICH BIO LOHNT ...

Biokost gibt es längst nicht mehr nur im Reformhaus oder Bioladen, sondern zunehmend auch in Supermärkten, Drogeriemärkten oder Discountern. Eine gute Sache, denn gegenüber herkömmlichen Lebensmitteln bieten gerade Bioprodukte zwei enorme Vorteile: Käufer von Biolebensmitteln können gezielt die Unternehmen unterstützen, die soziale, ethische und ökologische Verantwortung übernehmen – und damit nicht nur an den Profit von heute denken, sondern auch an das Leben von morgen und an die Zukunft aller Kinder. Außerdem sind Rückstände von Pflanzenschutzmitteln (Pestizide) in Bioware noch seltener zu finden als in konventioneller Ware.

Die Stiftung Warentest hat zwischen 2002 und 2010 insgesamt 85 große Tests verschiedenster Lebensmittel durchgeführt und dabei auch in Sachen Qualität eine Bilanz gezogen. Das Ergebnis: Nach den Qualitätsurteilen sind Biolebensmittel nicht besser als herkömmliche Produkte, aber auch nicht schlechter. Auf beiden Seiten gibt es „sehr gute", aber auch „mangelhafte" Produkte, geprüft wurden unter anderem Schadstoffgehalt, Keime, Geruch und Geschmack.

Einkaufs- und Haushaltstipps

Wahrscheinlich kaufen auch Sie bereits ab und zu oder sogar regelmäßig Bioprodukte. Insgesamt haben Verbraucher in Deutschland im Jahr 2009 etwa 60 Pro-

zent dieser Produkte in Supermärkten oder Discountern gekauft – erkennen kann man sie am grünen EU-Bio-Logo in Blattform mit Sternchen, am Deutschen Bio-Zeichen oder an vielen verschiedenen Biosiegeln unterschiedlicher deutscher Anbauverbände. Das EU-Bio-Logo bedeutet, dass die Zutaten zu 95 Prozent Bio sind und auf chemisch-synthetische Pflanzenschutzmittel, mineralischen Stickstoffdünger und Gentechnik verzichtet wird. Die Tiere werden außerdem artgerecht gehalten.

Wenn's doch konventionell ist ...

Wer beim Kauf konventionell angebauter Obst- und Gemüsesorten regional und im Einklang mit den Jahreszeiten einkauft, verhält sich ebenfalls umweltbewusst. Die Produkte haben keine langen Transportwege hinter sich, ihre Herstellung stärkt die Region ökonomisch.

Noch ein paar Tipps: Wechseln Sie beim Einkaufen öfter mal die Sorten. Das macht Ihren Speiseplan nicht nur abwechslungsreich, sondern senkt auch die Gefahr einer regelmäßigen Schadstoffbelastung, falls sie denn da wäre.

Waschen Sie Obst und Gemüse grundsätzlich mit lauwarmem Wasser ab, dann sind zumindest die Schadstoffe an der Oberfläche verschwunden. Schälen hilft zwar auch – dabei können allerdings wertvolle Nährstoffe aus der Schale verloren gehen.

KLEINE GETRÄNKEKUNDE

In der Schwangerschaft ist es besonders wichtig, regelmäßig zu trinken. Trinken Sie möglichst viel Wasser, Saftschorle oder ungesüßte Kräuter- und Früchtetees: unter anderem zur Steigerung des Blutvolumens, zur Verdünnung des Blutes (um Thrombosen vorzubeugen) sowie zum Austausch des Fruchtwassers.

Außerdem können Sie mit ausreichend Flüssigkeitszufuhr typischen Schwangerschaftsbeschwerden wie Müdigkeit, schweren Beinen, Wassereinlagerungen oder Verdauungsproblemen vorbeugen. Möglichst 1,5 bis 2 Liter sollten es täglich sein, bei großer Hitze auch gern mehr. Am besten mithilfe eines Trinkplanes und abwechslungsreichen Getränken. Und wenn's schwerfällt? Dann denken Sie an den kleinen Knirps in Ihrem Bauch, denn Ihr Baby trinkt schon im 6. Monat täglich 400 Milliliter Fruchtwasser – das sind zwei große Becher voll.

Wasser – welches ist am besten?

Wussten Sie schon, dass Trinkwasser hierzulande das am besten und häufigsten kontrollierte Lebensmittel ist? Klar und frisch sprudelt das Wasser aus der Leitung – doch viele zweifeln an der Qualität und greifen lieber zum teuren Mineralwasser. Bei den örtlichen Wasserwerken können Sie sich über die Zusammensetzung Ihres Wassers und über den Nitratgehalt informieren. Damit Sie nicht das abgestandene Wasser aus der Leitung trinken, lassen Sie es kurz ablaufen.

Falls Sie Zweifel an der Qualität Ihres Trinkwassers haben, können Sie auch eine Probe bei der Stiftung Warentest einschicken und prüfen lassen. Gründe für mögliches Misstrauen können Schwermetalle im Trinkwasser sein – hervorgerufen durch zum Beispiel alte Bleileitungen, verzinkte Stahlrohre oder einen alten Kupferkessel. Mit einer Analyse des Wassers auf Blei,

---

TIPP **Ihr Tagesplan – trinken, trinken, trinken …**

Diese Mengen tun einfach gut!

- **Direkt nach dem Aufstehen** Ein großes Glas Wasser (200 ml).
- **Zum Frühstück** Einen großen Becher Tee oder Kaffee (200 ml).
- **Vormittags** Eine kleine Kanne Früchte- oder Kräutertee oder Wasser (200 bis 500 ml).

- **Zum Mittag** Ein Glas Saftschorle (200 ml).
- **Nachmittags** Zwei Gläser Wasser oder zwei Becher Tee (400 ml).
- **Zum Abendessen** Ein Glas Wasser oder Tee (200 ml).
- **Vor dem Schlafengehen** Eine Tasse Tee oder warmes Wasser (200 ml).

Kadmium, Kupfer und Zink sind Sie auf der sicheren Seite – auch für die Zeit nach der Geburt, wenn Sie Säuglings- und Kleinkindnahrung zubereiten.

SURFTIPP TRINKWASSER-ANALYSE

Die Trinkwasser-Analyse finden Sie unter www.test.de im Bereich Umwelt + Energie unter Analysen. Gehen Sie auf „Teilnahmekupon speichern", um weitere kostenlose Infos zur Wasserqualität in Deutschland sowie zu der Analyse zu bekommen. Die Kosten für das Einschicken und die Prüfung: 28 Euro.

Säfte, Tees und Wellnessdrinks

Immer nur Wasser wird allerdings irgendwann auch langweilig. Gut, dass es Säfte und Tees aller Art gibt. Achten Sie bei fertigen Apfelschorlen auf die Zutatenliste, oft kommt der Geschmack aus Aromen. Und schauen Sie bei fertigen Tees und Eistee, wie viel Zucker oder Süßstoffe sie enthalten. Die gesunde Alternative: Kräuter- und Früchte-Tees selbst kochen und kalt stellen. Im Winter kann man heiße Früchtetees auch einfach zaubern, indem man zum Beispiel Apfelsaft mit kochendem Wasser mischt.

Hier die wichtigsten Infos im Überblick:
Wasser macht's möglich, den Durst ohne Kalorien und Zusatzstoffe zu löschen. Im Prinzip reicht Leitungswasser. Wer natürliches Mineralwasser bevorzugt, bekommt Mineralstoffe mitgeliefert – achten Sie beim Einkauf darauf, dass es mindestes 150 mg Kalzium pro Liter enthält.
Saftschorlen Mit Mineralwasser halb und halb gemixt, werden Säfte aus Äpfeln oder Orangen zu idealen Durstlöschern. Die Gesamtkalorien sinken und es kommen Mineralstoffe hinzu. Das gilt natürlich auch für alle anderen Säfte. **Eistee** hatte früher genauso viel Zucker wie Limonade oder Fruchtsaft: etwa 100 Gramm pro Liter. Heute sind es bei führenden Herstellern etwa 70 Gramm Zucker pro Liter, also immer noch reichlich. Einige Anbieter haben den Zucker durch Süßstoffe wie Aspartam oder Cyclamat ersetzt, die aber in der Schwangerschaft nicht empfehlenswert sind. Der Tee hat dann zwar kaum noch Kalorien, schmeckt deswegen aber nicht weniger süß.
Wellnessgetränke geben sich gesund und kalorienarm. Meist sind sie aber wenig na-

INFO   Smoothies – so gut wie Obst?

Frisches Obst bleibt unschlagbar. Smoothies sollten höchstens eine von fünf empfohlenen Obst- und Gemüseportionen am Tag ersetzen. Grund: In Smoothies wandern meistens geschältes Obst und Gemüse. Dazu wird der Fruchtbrei erhitzt, um ihn haltbar zu machen. Vitamine, sekundäre Pflanzenstoffe und Ballaststoffe gehen so verloren. Außerdem steckt in ihnen verhältnismäßig viel Fruchtzucker und der hat genauso viele Kalorien wie Haushaltszucker.

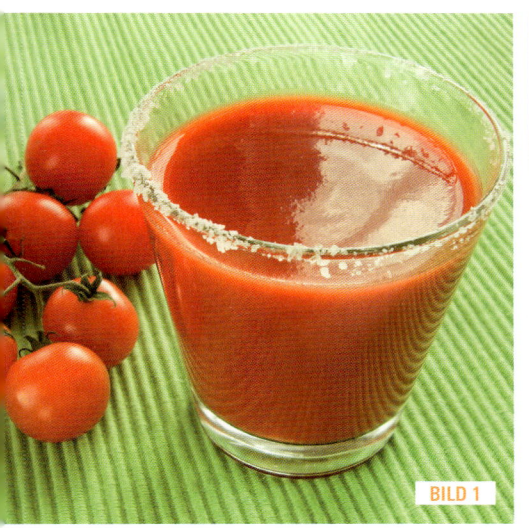

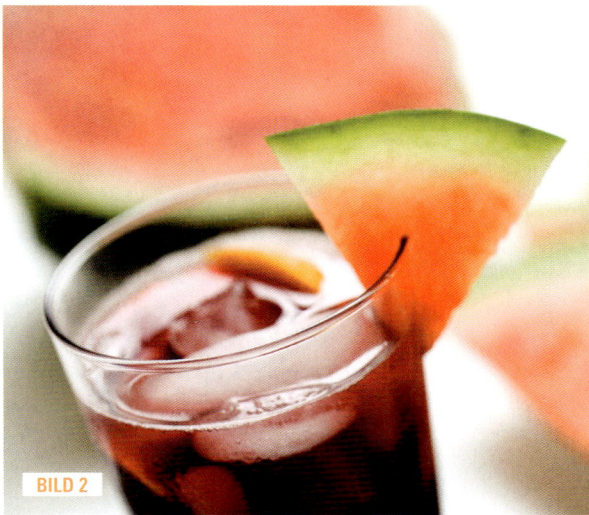

BILD 1

BILD 2

türlich und teuer. Es werden ganz unterschiedliche Wirkungen versprochen. Zum Beispiel „Balance für Körper und Geist" oder „Antistress". Eine tatsächliche Wirkung dürfen Sie aber nicht erwarten. Typischerweise werden sie mit Aromaextrakten aus Guarana, Lemongras oder Malve aufgepeppt. Allerdings nur in geringen Mengen, die dem Geschmack dienen. Auf Getränke mit Zusätzen von Vitaminen sollten Sie auch verzichten, da eine unkontrollierte Zufuhr von Vitaminen zu viel des Guten sein kann und manche Vitamine wie A oder D nicht so gut für Schwangere geeignet sind (siehe nächste Seite). Schwangere sollten täglich nicht mehr als 5 000 Einheiten Vitamin A zu sich nehmen. Tagesdosen über 10 000 Einheiten können zu kindlichen Fehlbildungen führen. Vitamin D kann über die Plazenta auf das Ungeborene übergehen und dadurch zu einem Überschuss an Kalzium und bei extremen Überdosierungen zu körperlichen und geistigen Fehlbildungen führen.

Kaffee, Cola, Tee: Koffein in Maßen

Wenn Sie morgens ohne Ihren Kaffee, grünen oder schwarzen Tee nicht „unter den Lebenden weilen", können Sie ganz beruhigt sein – laut der Deutschen Gesellschaft für Ernährung (DGE) ist Koffein in Maßen erlaubt. Gegen den Genuss von täglich gut zwei Tassen Kaffee oder Tee ist nichts einzuwenden. Kaffee sollte aber wegen seiner anregenden Wirkung auf Herz und Kreislauf nicht literweise oder zum Durstlöschen getrunken werden. Zukünftig werden koffeinhaltige Lebensmittel und Getränke EU-weit mit einem gesonderten Warnhinweis für Schwangere und Kinder versehen. In Deutschland beispielsweise mit dem Aufdruck „Nicht zu empfehlen für Kinder oder Schwangere".

Alkohol? Nein danke!

Wenn Sie etwas Alkoholisches zu sich nehmen, gelangt der Alkohol direkt über die Plazenta in das kindliche Blut. Ihr Baby hat also stets den gleichen Alkoholspiegel wie Sie. Mit einem gravierenden Unterschied: Der kindliche Organismus kann ihn viel schwerer abbauen. Man geht heute davon aus, dass es Tage während der Schwangerschaft gibt, an denen selbst ein geringer Alkoholkonsum kritische Folgen für das Kind haben kann, und andere Tage, an denen die Auswirkungen nicht so massiv sind. Da sich diese Zeitfenster jedoch nicht vorhersagen lassen, sollten Sie komplett auf Alkohol verzichten.

Bei vermehrtem Alkoholkonsum kann Ihr Kind mit schweren Fehlbildungen im Gesicht oder Kopfbereich, mit Wachstumsverzögerungen oder Minderbegabung zur Welt kommen. Auch die Entwicklung seines Gehirns kann empfindlich gestört werden.

Gesunde alkoholfreie Alternativen

Auf einen leckeren Drink oder Cocktail brauchen Sie aber auch als Schwangere nicht zu verzichten. Mittlerweile gibt es in allen Läden und Restaurants eine große Auswahl an Obst- oder Gemüsesäften oder alkoholfreie Cocktails.

Auch leckere Joghurt- oder Milchgetränke oder selbst gemixte Buttermilchshakes mit frischem Orangensaft, Erdbeeren, Himbeeren oder Bananen können eine feine und gesunde Alternative sein. Tipp: Bereiten Sie sich Ihre Getränke mit Liebe zu – in einem schönen Glas, mit Zitronenscheiben, schwimmenden Weintrauben oder Minzeblättern drin.

VITAMINE UND CO.

Vitamine, Mineralstoffe und Spurenelemente sind lebenswichtige Nahrungsbestandteile. Der Körper selbst kann sie nicht produzieren. Diese Nährstoffe sorgen nicht nur für optimale Stoffwechselabläufe, sondern dienen auch als Bausubstanz für manche Körperzellen. Deshalb haben Schwangere auch einen erhöhten Bedarf an Vitaminen und Mineralstoffen, insbesondere an Folsäure und Jod sowie Kalzium und Eisen.
Gut zu wissen: Eine ausgewogene, gesunde Mischkost versorgt Sie normalerweise mit allen wichtigen Nährstoffen. Und die Versorgung des Körpers mit Eisen wird regelmäßig in den Vorsorgeuntersuchungen gecheckt und im Mutterpass festgehalten.

Was ist von Anfang an wichtig?

Folsäure

Ihr Körper braucht jetzt vermehrt Folsäure und Folate: Diese B-Vitamine sind wichtig für die Blutbildung sowie alle Zellteilungs- und Wachstumsprozesse.
Wo sind sie drin? In Blattsalaten und Gemüse – vor allem Brokkoli, Rosenkohl, Wirsing, Spargel und Vollkornprodukten.
Tipp: Empfehlenswert ist die zusätzliche Einnahme von 400 Mikrogramm Folsäure, um das Risiko eines Neuralrohrdefektes zu verringern – möglichst bereits vier Wochen vor der Empfängnis bis hin zur 12. Schwangerschaftswoche. Die Kosten dafür werden von den gesetzlichen Krankenkassen nicht übernommen.

Jod

Jod ist wichtig für die Entwicklung der kindlichen Schilddrüse. Eine Über- oder Unterfunktion der vorgeburtlichen Schilddrüse kann zu schweren körperlichen und geistigen Beeinträchtigungen führen. Jod trägt zur Stoffwechselsteuerung, zur kindlichen Körperreifung der Organe und Muskulatur sowie zur Entwicklung des Nervensystems und Gehirns bei.

Wo ist es drin? Es ist vor allem in jodiertem Speisesalz, Milchprodukten und Seefischen enthalten.

Tipp: Verwenden Sie konsequent jodiertes Speisesalz und bevorzugen Sie beim Einkauf auch andere Lebensmittel, die mit Jodsalz hergestellt sind. Wenn Sie außerdem ein- bis zweimal pro Woche Seefisch essen, sind Sie und Ihr Baby ausreichend versorgt. Falls Sie Fisch nicht mögen oder sich vegetarisch oder vegan ernähren, sollten Sie mit Ihrem Arzt besprechen, ob es sinnvoll für Sie ist, zusätzliches Jod (100 Mikrogramm sind ausreichend) in Tablettenform einzunehmen.

Kalzium

Kalzium ist der wichtigste Baustein für Knochen und Zähne, außerdem ist es notwendig für den Blutkreislauf, die Nerven und das Gewebe von Mutter und ungeborenem Kind.

Wo ist es drin? In Milch und Milchprodukten sowie Mineralwasser. Meist reicht eine ausgewogene Ernährung, den Tagesbedarf von etwa 1 000 Milligramm zu de-

---

INFO **In der Sonderrolle: Vitamin A – nicht überdosieren!**

Vitamin A Es ist wichtig für das allgemeine Wachstum, vor allem für die Entwicklung der Lungen. Vitamin A kommt nur in tierischen Nahrungsmitteln vor, aber mit einer ausgewogenen Ernährung nimmt man ausreichend davon zu sich. Viele Pflanzen enthalten zudem Beta-Karotin, eine Vorstufe von Vitamin A, die der menschliche Darm zu Vitamin A umbauen kann.

Wo ist es drin? In Fleisch, Innereien, Milchprodukten und Eiern sowie Obst und Gemüse – vor allem in gelben und orangefarbenen Sorten sowie in dunkelgrünen Blattgemüsen wie Mangold und Spinat.

Tipp Wichtig bei Vitamin A ist, es nicht überzudosieren, das heißt nicht mehr als 5 000 Einheiten täglich zu sich zu nehmen. Deshalb sollten schwangere Frauen keine Vitamine aus Kombipräparaten zu sich nehmen und auf Leber sowie Lebertran verzichten. In hohen Mengen vor allem im ersten Drittel der Schwangerschaft kann zu viel davon das Ungeborene schädigen.

Nüsse sind pflanzliche Proteinträger, Vitamin C – zum Beispiel in Mandarinen enthalten – hilft dem Körper, das darin enthaltene pflanzliche Eisen aufzunehmen.

cken – das Tagessoll hat man zum Beispiel schon mit einem Glas fettarmer Milch, einem Becher Joghurt, einer Scheibe magerem Käse, etwas Magerquark (50 Gramm) sowie einer Portion Brokkoli erreicht.
Tipp Bevorzugen Sie Mineralwasser, das mindestes 150 mg Kalzium pro Liter enthält. Falls Sie unter einer Milchzuckerunverträglichkeit oder einer Milcheiweißallergie leiden, lassen Sie sich am besten von Ihrem Arzt beraten.

Magnesium

Magnesium stärkt Herz und Muskeln, ist Bestandteil von Knochen und Zähnen und unterstützt die einwandfreie Funktion des Nervensystems.
Wo ist es drin? In Orangen, Bananen, allen Produkten aus Vollkorngetreide, Gemüse, Kartoffeln, Sojabohnen, Beerenobst, Geflügel und Fisch.
Tipp Magnesiummangel kann sich in Form von Muskelkrämpfen bemerkbar

machen. Dann sollten Sie eine magnesiumhaltige Kost bevorzugen.

Eisen

Eisen spielt eine wichtige Rolle beim Sauerstofftransport des Blutes. Weil die Blutmenge in der Schwangerschaft zunimmt und sich das Kind selbst auch mit Eisen versorgen muss, brauchen Mutter und Baby jetzt deutlich mehr davon.
Wo ist es drin? In Fleisch und Wurst, allen Produkten aus Vollkorngetreide, in Hülsenfrüchten, Spinat sowie Mangold. Und: Es gibt Lebensmittel, welche die Aufnahme von Eisen im Körper hemmen wie zum Beispiel Gerbsäuren in schwarzem Tee und Kaffee.
Tipp Frucht- und Milchsäure sowie Vitamin C helfen dem Körper, das Eisen aufzunehmen. Deshalb Fleisch oder Salatdressings mit etwas Zitronensaft beträufeln, ins Müsli frische Früchte geben.

SPEZIELLE ERNÄHRUNGSTIPPS

Vielleicht machen Sie sich Sorgen, weil Sie wenig Appetit haben oder bestimmte empfohlene Lebensmittel nicht essen mögen oder nicht vertragen, weil Sie eine Allergie haben.
Aber Sie können beruhigt sein: Für alle Ernährungs-Spezialfälle gibt es sinnvolle Verhaltensempfehlungen!

Vitamin-Kombipräparate

Kann man den Bedarf an Vitaminen und Co. nicht mit einem Multivitaminpräparat abdecken? Im Handel gibt es spezielle Präparate für Frauen vor, während und nach der Schwangerschaft, manche ärztliche Praxen bieten sie zum Verkauf an. Experten raten aus zwei Gründen ab:

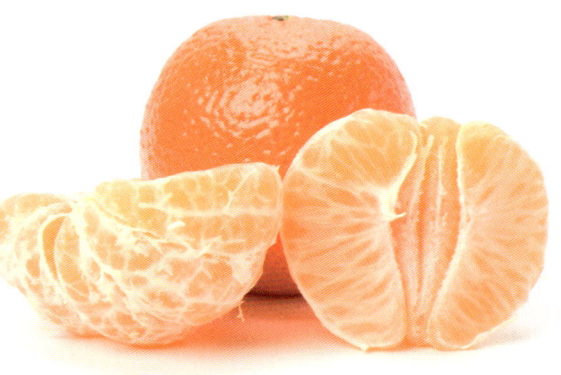
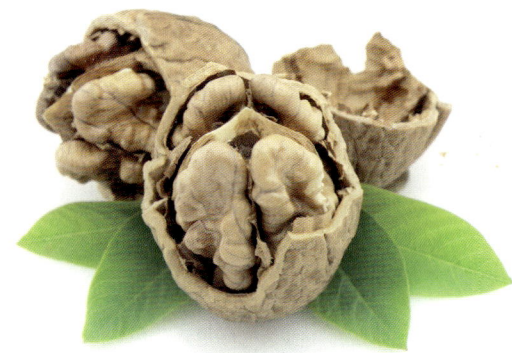

- Die meisten Vitamine und Mineralstoffe nimmt man bei einer ausgewogenen Ernährung ohnehin zu sich.
- Nimmt man zusätzlich ein Kombipräparat, ist die Gefahr groß, dabei zu viel Vitamin A (siehe Seite 111) aufzunehmen.

Gegen spezielle Kombipräparate spricht auch, dass sie teilweise ziemlich teuer sind. Es ist viel sinnvoller, fehlende Nährstoffe in der Schwangerschaft – wie Folsäure, Eisen oder Jod – gezielt in der empfohlenen Dosis sowie in Absprache mit Arzt oder Hebamme einzunehmen, anstatt das Risiko von Überdosierungen einzugehen.

Für Vegetarierinnen

Werdende Mütter, die sich vegetarisch ernähren, brauchen sich keine Sorgen machen, dass ihr Körper nicht ausreichend mit Nährstoffen versorgt wird – solange sie sich abwechslungsreich mit viel Obst, Gemüse sowie Vollkornprodukten, Eiern, Milch und Milchprodukten ernähren und weder zu viel Zucker noch zu viel Fett zu sich nehmen.

Allerdings können schwangere Vegetarierinnen schneller unter einem Eisenmangel leiden. Warum kann das passieren? Der menschliche Organismus kann Eisen aus Fleisch und Wurstprodukten leichter und besser verwerten als aus Pflanzen. Pflanzliches Eisen ist vor allem in Vollkorn-

Haferflocken, Hirse, Kartoffeln, Hülsenfrüchten wie Linsen und Bohnen sowie Roter Bete, Aprikosen, Nüssen und Leinsamen enthalten.

Zur Beruhigung: Im Rahmen der Vorsorge werden Ihre Eisenwerte regelmäßig untersucht. Sind sie zu niedrig, wird Ihnen der Arzt ein Eisenpräparat empfehlen. Tipp: Vielleicht mögen Sie Fruchtsaft aus roten Trauben? Das ist zum Beispiel ein guter Eisenlieferant. Schonen können Sie Ihren Eisenhaushalt auch, indem Sie weniger Kaffee oder schwarzen Tee trinken. Beide enthalten Gerbsäuren, welche die Aufnahme von Eisen hemmen.

Für Veganerinnen

Wie Sie sicher wissen, können Sie durch den Verzicht auf sämtliche tierischen Erzeugnisse Ihren Eisen- und Eiweißbedarf nur decken, indem Sie viele Hülsenfrüchte, Haferflocken, Hirse und andere pflanzliche Proteinträger wie Nüsse, Keime, Getreide, Soja, Tofu und Kartoffeln zu sich nehmen. Außerdem ist es wichtig, dass Sie die verschiedenen Eiweißlieferanten so kombinieren, dass sich ihre biologische Wertigkeit erhöht. Dennoch kann es – insbesondere durch den Verzicht von Milch und Milchprodukten – passieren, dass die Versorgung Ihres Körpers mit einigen wichtigen Vitaminen und Nährstoffen kritisch werden kann.

BILD 1 Getreideflocken enthalten Ballaststoffe, die den Cholesterinspiegel senken.
BILD 2 Kleine Mahlzeiten verhindern Heißhungerattacken.

Da eine gelungene vegane Ernährung in der Schwangerschaft noch mehr Disziplin, Geschick und besondere Kenntnisse voraussetzt als es diese Ernährungsform ohnehin schon tut, raten die meisten Experten in Deutschland entschieden von einer veganen Ernährung in Schwangerschaft und Stillzeit ab. Ihre Begründung: Sie birgt zu viele Risiken in Bezug auf eine ausreichende Nährstoffversorgung.

Da Vitamin B12 ausschließlich in tierischen Lebensmitteln vorkommt, müssen Sie unbedingt (!) darauf achten, Ihre Versorgung mit diesem Vitamin konstant zu gewährleisten. Manche Frühstückscerealien oder für Veganer hergestellte Lebensmittel sind mit Vitamin B12 angereichert, auch gibt es Vitamin B12 als Tropfen, Tabletten oder Trinkampullen. Der tägliche Bedarf beträgt etwa 0,003 mg.

Ebenso sind Vitamin D und seine Vorstufen vor allem in tierischen Lebensmitteln enthalten. Wird Ihre Haut aber genügend mit Sonnenlicht versorgt (ca. 30 Minuten pro Tag), bildet sie selbst ausreichende Mengen an Vitamin D. Sorgfältig zu beobachten ist auch die Versorgung Ihres Körpers mit Eisen. Da die Werte aber im Rahmen der Vorsorge regelmäßig kontrolliert werden, wird Ihr Arzt oder Ihre Ärztin falls erforderlich ein zusätzliches Eisenpräparat verordnen.

Sinnvoll ist es, Ärztin und Hebamme (später auch den Kinderarzt) darüber zu informieren, dass Sie sich vegan ernähren. Außerdem können Sie auch eine spezialisierte Ernährungsberaterin befragen.

Für Allergikerinnen

Allergien der Haut und Atemwege können sich in der Schwangerschaft verbessern oder verschlechtern.

Plagt Sie oder der Vater Ihres Kindes eine Allergie, so besteht für Ihr Baby ebenfalls ein gewisses Allergierisiko. Grundsätzlich gilt: Auch wenn Eltern alles richtig machen, gibt es keine Garantie dafür, dass ihr Kind allergiefrei bleibt. Vor allem dann, wenn die Familie erblich vorbelastet ist.

Aber Allergieexperten weisen darauf hin, dass Eltern mit drei einfachen Maßnahmen das Allergierisiko für ihr Kind senken, das Aufkommen einer Allergie verzögern und damit einhergehende Beschwerden mildern können.

■ Schwangere und stillende Mütter sollten sich ausgewogen und abwechslungsreich ernähren. Dabei können sie meist alles essen und trinken, was ihnen schmeckt und sie gut vertragen. Ausnahme: Alkohol, auf den sie in der Schwangerschaft verzichten sollten.

■ Rauchen gehört zu den größten Allergierisiken. Schwangere und Stillende sollten nicht rauchen. Ihre Partner sollten keinesfalls in der Wohnung rauchen, damit das Kind in einer rauchfreien Umgebung lebt.

■ Studien belegen: Stillen hilft, Kinder vor Allergien zu schützen. Mütter sollten ihr Kind möglichst die ersten vier bis sechs Monate ausschließlich stillen. Alternativ dazu können allergiegefährdete Babys hypoallergene Nahrung bekommen.

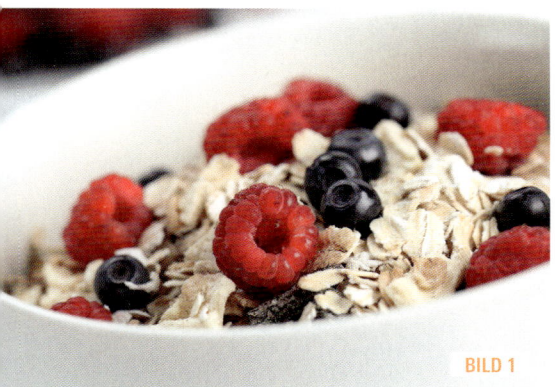
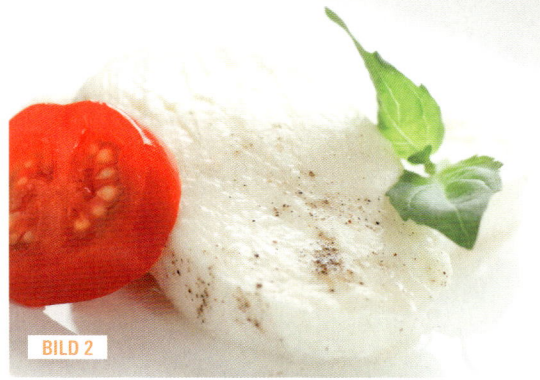

BILD 1   BILD 2

Für Diabetikerinnen

Erhöhte Blutzuckerwerte können die Entwicklung des Ungeborenen beeinträchtigen, gut eingestellte Blutzuckerwerte die Risiken erheblich verringern. Frauen mit einem Typ-2-Diabetes wird daher empfohlen, vor der Schwangerschaft auf Insulin zu wechseln (siehe Seite 164).

Wurde bei Ihnen ein Schwangerschaftsdiabetes (siehe Seite 174) festgestellt, ist es wichtig, dass sich Ihre Blutzuckerwerte bald wieder normalisieren. Hilfreich ist bewusste Ernährung und gut, wenn Sie den Unterschied zwischen einfachen und komplexen Kohlehydraten kennen – Letztere sollten Sie in Ihrer Ernährung bevorzugen.

Einfache Kohlenhydrate lassen den Blutzuckerspiegel relativ schnell ansteigen. Sie sind vorwiegend in Zucker, Süßigkeiten, Honig und einigen Früchten wie Ananas zu finden.

Komplexe Kohlenhydrate sättigen länger, halten den Blutzuckerspiegel relativ stabil und schützen vor Heißhungerattacken. Sie finden sich in Gemüse, Getreide, Kartoffeln, Hülsenfrüchten, Vollkornprodukten. Sie enthalten große Mengen Ballaststoffe, die den Cholesterinspiegel senken.

Tipps zur Ernährung kann Ihnen auch eine Ernährungsberaterin geben.

Starke Blutzuckerschwankung vermeiden

- Bereiten Sie Mahlzeiten regelmäßig mit Gemüse, Obst oder Hülsenfrüchten zu.
- Kombinieren Sie Kohlenhydrate mit Eiweißträgern wie fettarmer Milch und Milchprodukten, Fleisch, Fisch und Eiern.
- Bevorzugen Sie Brot, Nudeln und Reis aus vollem Korn und streichen Sie möglichst Produkte aus weißem Mehl (Baguette, Weißbrot usw.) vom Speiseplan.
- Verzichten Sie auf Süßigkeiten, Kuchen, mischen Sie gezuckerte Limonaden oder Fruchtsäfte mit Mineralwasser.
- Bewegung kann ebenfalls helfen, optimale Blutzuckerwerte zu erreichen.

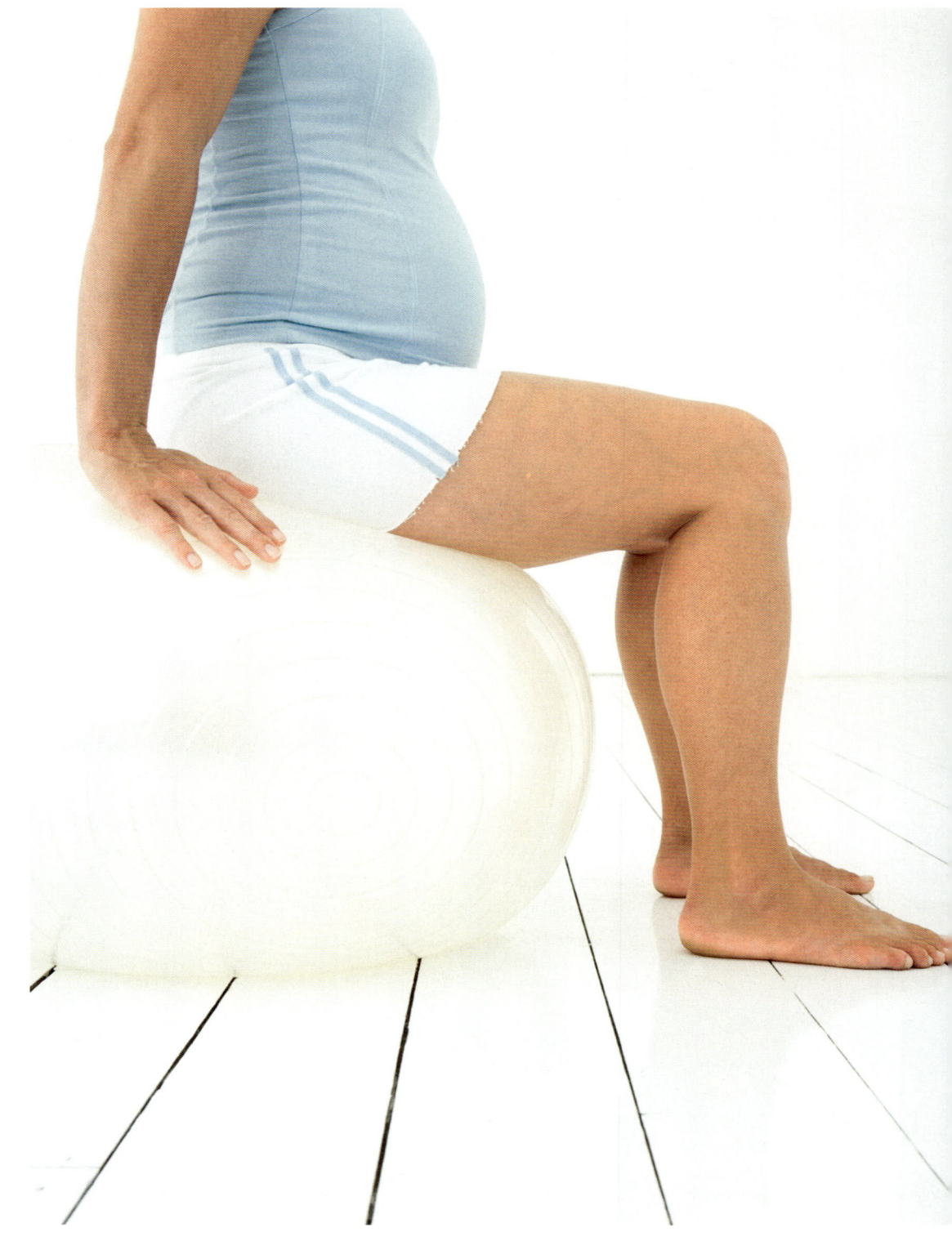

FITNESS UND LIFESTYLE

In der Schwangerschaft achten viele Frauen besonders aufmerksam auf Ihren Körper: Was verändert sich jetzt alles? Wie geht es mir damit? Wie sehe ich aus? Sport und Bewegung fördern genau wie Wellness oder gezielte Entspannung das persönliche Körperbewusstsein – und sie haben sehr positive Auswirkungen auf den Verlauf der Schwangerschaft sowie die Geburt.

FÜR SPORTFANS – UND FÜR SPORTMUFFEL

Sind Sie ein sportlicher Typ? Gehören Fitness und Bewegung als wichtige Bestandteile zu Ihrem Alltag? Oder zählen Sie, wenn Sie mal ganz ehrlich sind, doch eher zu den Sportmuffeln? Vielleicht, weil im Alltag einfach zu wenig Zeit bleibt. Oder weil es andere Dinge gibt in Ihrem Leben, die Ihnen wichtiger sind.

Wie viel Belastung darf sein und welche Bewegung tut gut?

Wie dem auch sei: In diesem Kapitel finden schwangere Sportfans wichtige Informationen – zum Beispiel, wie viel Belastung sein darf. Oder was man bei Sportarten wie Skifahren, Reiten oder Kampfsport bedenken sollte.

Und für alle, die sich – aus welchen Gründen auch immer – gerade nicht so

fit und wohl fühlen, gibt es ein behutsames Bewegungs- und Gymnastik-Programm, um sanft, aber wirkungsvoll in Form zu kommen. Dazu erwarten Sie Tipps rund um Schönheit, Kosmetik und Wellness.

GUT FÜR SICH SORGEN

Manchmal ist das Leben als Schwangere allerdings auch besonders anstrengend und mühsam – bei Stress im Job, wenn man schon eine Familie mit Kindern hat und nur wenig Zeit für sich selbst bleibt oder wenn es Probleme in der Partnerschaft gibt. Dann heißt es: tief durchatmen – und so gut es geht entspannen (mehr dazu im Interview auf den Seiten 142 und 143). Auch das können Sie lernen!

Entspannend und gut für die Atmung: Der ideale
Sport für Schwangere ist Schwimmen.

BEWEGUNG UND SPORT

Neben einer gesunden und ausgewogenen Ernährung sind Bewegung sowie
Sport das Beste, was Sie in der Schwangerschaft für sich und Ihr Kind tun können. Dabei kommt es überhaupt nicht darauf an, dass Sie neue sportliche Schwan-
gerschaftsrekorde aufstellen oder sich zu
einem ehrgeizigen Gymnastikprogramm
zwingen, sondern es geht vor allem darum, dass Sie Ihren Körper fit und beweglich halten und ihn schonend behandeln –
gerade jetzt, wo Rücken und Wirbelsäule
durch den monatlich größer werdenden
Bauch immer mehr belastet werden. Ob
Sie durch Ihr gewohntes Sport- oder Fit-
nessprogramm in Bewegung bleiben oder
eher zu den Frauen gehören, die sich den
Spaß an der Bewegung noch einmal neu
erobern wollen, das werden Sie selbst am
besten wissen. Fest steht: Sportliche und
bewegliche Frauen leiden weniger unter
Schwangerschaftsbeschwerden und
-komplikationen, bekommen seltener Diabetes in der Schwangerschaft und sind
gut auf die Geburt vorbereitet, weil sie
häufig ein besseres Körper- bewusstsein
und ein verringertes Schmerzempfinden
haben.

Wieder in Bewegung kommen

Es ist nur hundert Jahre her, da musste
nahezu jeder Mensch täglich knapp sieb-
zehn Kilometer zur Arbeit laufen. Heute
gehen Berufstätige im Durchschnitt gerade noch 750 Meter, den Großteil ihres Tages verbringen sie sitzend und häufen
über die Monate und Jahre einen giganti-
schen Bewegungsmangel an, wenn sie
nicht für einen Ausgleich sorgen. In der
Schwangerschaft, wenn Kreislauf und
Stoffwechsel durch das wachsende Baby
im Bauch noch einmal extra belastet sind,
ist es besonders wichtig, diesem Bewegungsmangel ein bisschen Abwechslung
entgegenzusetzen. Schon ein kleiner Spaziergang an der frischen Luft schaukelt Ihr
Kind beim Gehen sanft hin und her und
versorgt Sie beide mit einer Extraportion
Sauerstoff. Vielleicht bekommen Sie dabei
sogar ein paar wärmende Sonnenstrahlen
ab. Sie werden sehen: Das macht gute
Laune, denn natürliches Licht – auch
durch die Wolken – sorgt dafür, dass Ihr
Gehirn mehr von dem Glückshormon Se-
rotonin bildet.

Neben Spaziergängen haben Sie vielleicht Lust, einige der sanften Gymnastik-
übungen, die Sie in diesem Kapitel finden,
auszuprobieren. Sie sind einfach nachzu-
machen und ein großer Gewinn für Ihr allgemeines Wohlbefinden und für Ihr Kind –
vor allem, wenn man sie regelmäßig
macht. Gleichzeitig sind die Übungen zur
Kräftigung und Dehnung der Muskulatur
geeignet und bereiten Sie so auch gut auf
die letzten Wochen vor der Geburt und
auf die Geburt vor.

Vielleicht haben Sie auch ein- oder
zweimal pro Woche Lust, an einem Kurs
für Schwangere teilzunehmen: Ob Ent-

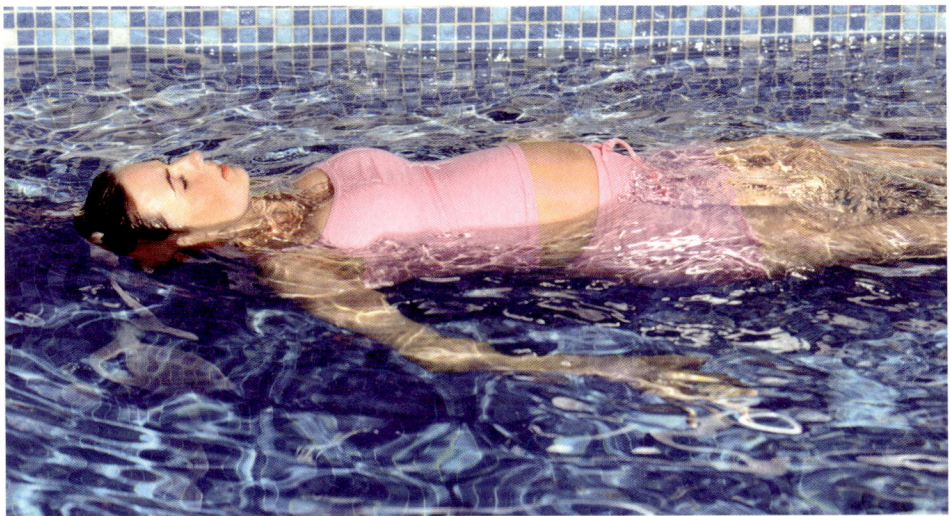

spannung oder Yoga, Aquafitness oder Geburtsvorbereitung – das Angebot ist vielfältig, sodass Sie bestimmt etwas finden werden, das Ihnen Freude bereitet.

Bleiben Sie am Ball

Wenn Sie bereits ein gut trainierter Sportfan sind, dann bleiben Sie in der Schwangerschaft ruhig dabei. Studien zeigen, dass sportliche Schwangere nicht nur seltener an Rückenschmerzen und Krampfadern leiden, sondern auch einen stabileren Kreislauf haben.

Ein paar Tipps zum Training: Bewegen Sie sich am besten nur so schnell oder so intensiv, dass Sie sich dabei weiter gut mit jemandem unterhalten könnten – dann ist die Versorgung mit Sauerstoff für Sie und Ihr Kind optimal. Achten Sie auf die Signale Ihres Körpers: Wie ist die Atmung? Wie fühlen sich Rücken- und Bauchmuskeln an? Wie geht es den Knien, Gelenken und Bändern? Ihr Körper wird Sie rechtzeitig vor Überlastungen warnen.

Welche Sportarten sind okay?

Sie reiten, laufen für Ihr Leben gern Ski oder sind eine leidenschaftliche Kampfsportlerin? Im Prinzip spricht nichts dagegen, dass Sie auch als Schwangere weiter Ihrem Lieblingssport nachgehen. Sinnvoll ist auf jeden Fall, die Trainer und Mitsportler darüber zu informieren, dass Sie ein Kind erwarten. Und vielleicht sollten Sie als Schwangere nicht unbedingt eine neue, als riskant geltende Sportart ausprobieren – aber ansonsten sind Ihrer Bewegungslust keine Grenzen gesetzt. Als erfahrene Sportlerin werden Sie wissen, welche Signale Ihnen Ihr Körper sendet und spüren, wenn Ihnen bestimmte Bewegungsabläufe zu heftig oder intensiv sind. Sprechen Sie bei Unsicherheit Ihre Ärztin oder Hebamme an.

Es gibt ein paar Sportarten, die Ihnen jetzt besonders gut tun, auch als Bewegungs-Einsteigerin: zum Beispiel Aquagymnastik, Spazierengehen, Radfahren und Nordic Walking. Der ideale Sport für für Schwangere ist Schwimmen. Er kann bis zuletzt ohne Gefahr gemacht werden, fördert die Atmung und entspannt. Es gibt auch Geburtsvorbereitungskurse im Wasser. Empfehlenswert ohne Einschränkung sind ferner Joggen, Aerobic sowie Kraft- oder Gerätetraining im Fitnessstudio. Allerdings: Ihre geraden Bauchmuskeln sollten dabei nicht zu sehr angestrengt werden, also die Bauchmuskeln immer in der Diagonalen trainieren.

Worauf Sie in der Schwangerschaft wegen des veränderten Stoffwechsels und größeren Sauerstoffverbrauches besser verzichten sollten, sind Tauchen (es sei denn, Sie bleiben oberhalb der Dekompression) und Trekkingtouren über 2 500 Höhenmeter.

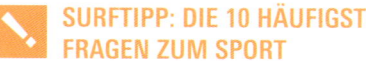

SURFTIPP: DIE 10 HÄUFIGSTEN FRAGEN ZUM SPORT

Das Psychologische Institut der Deutschen Sporthochschule Köln bietet auf seiner Homepage kompakte Antworten auf die häufigsten Fragen und mehr: Schwangere Frauen können sich dort sogar individuell online coachen lassen: www.schwangerschaftundsport.de.

INFO   Wie viel darf ich zunehmen?

Eine Frage, die Sie nicht zu eng sehen sollten. Hier ein paar Anhaltspunkte, die natürlich auch mit Ihrem Ausgangs- und Wohlfühlgewicht zusammenhängen: Eine schlanke Frau darf ruhig rund 18 Kilo zunehmen, eine große, kräftige Frau kann auch nur mit 7 Kilo Gewichtszunahme ein gesundes Baby zur Welt bringen. Die deutsche Gesellschaft für Ernährung (DGE) empfiehlt, sich am Body-Maß-Index (BMI) zu orientieren. Sie können ihn berechnen, indem Sie Ihr Ausgangsgewicht vor der Schwangerschaft durch das Quadrat Ihrer Körpergröße dividieren. Also:

$$\frac{\text{Körpergewicht in kg}}{(\text{Körpergröße in m})^2} = \text{BMI}$$

Dabei gelten folgende Richtwerte in puncto Gewichtszunahme während einer Schwangerschaft:

- BMI unter 19,8: niedriges Gewicht (Zunahme von 12,5 bis 18 Kilogramm)
- BMI 20 bis 26: mittleres Gewicht (Zunahme von 11,5 bis 16 Kilogramm)
- BMI über 26: hohes Gewicht (Zunahme von 7 bis 11,5 Kilogramm)

Allerdings: Auch diese Werte sind nur Zahlen – unberücksichtigt bleibt bei dieser Formel zum Beispiel der Körperbau. Manche Leistungssportler haben einen BMI über 25, sind aber deshalb noch lange nicht übergewichtig. Betrachten Sie die Angaben also als Richtwert, der Ihnen auf keinen Fall Stress oder ein schlechtes Gewissen machen soll. Wichtig ist, dass Sie sich rundum wohlfühlen. Auch die regelmäßigen Gewichtskontrollen im Rahmen der Schwangerenvorsorge werden vor allem aus medizinischen Gründen durchgeführt und nicht, um Sie zu stressen oder zu verunsichern. Sie können wichtige Hinweise darauf geben, ob es Ihnen und dem Kind gut geht.

Kein Stress mit dem Gewicht

Bewegung und Sport, um in der Schwangerschaft gut in Form zu bleiben und eine solide Grundlage an Ausdauer und Kraft für die Geburt zu schaffen? Unbedingt! Bewegung und Sport, um abzunehmen? Lieber nicht!

Mit regelmäßiger Bewegung und gesunder Ernährung werden Sie höchstwahrscheinlich nicht mehr zunehmen als die Kilos, die Ihr Baby und Ihr Körper brauchen, um sich wohlzufühlen. Falls Sie ein paar Kilogramm zu viel auf die Waage bringen, machen Sie jetzt bitte keine Diät, um abzunehmen. Es ist jetzt besonders wichtig, dass Sie und Ihr Kind täglich und regelmäßig mit allen Nähr- und Aufbaustoffen versorgt werden. Auf eine gute Ernährung dürfen Sie aber gern achten.

Darüber hinaus gibt es zwei Anhaltspunkte, an denen Sie sich jetzt in puncto Gewichtszunahme orientieren können:
- Etwa 1 bis 1,5 Kilo pro Monat dürfen Sie ruhig zunehmen.
- Insgesamt gelten zwischen 10 und 15 Kilo Gewichtszunahme in der Schwangerschaft als normal, entscheidend sind aber auch Körpergröße und Wohlfühlgewicht vor der Schwangerschaft (siehe Kasten links).

GUTES FÜR BEINE, RÜCKEN UND BECKENBODEN

Mit Fortschreiten der Schwangerschaft werden Ihre Beine, der Rücken und der Beckenboden immer stärker beansprucht. Schwangere Frauen, die berufstätig sind und dabei viel sitzen müssen, haben darüber hinaus vielleicht noch einen verspannten Hals oder Nacken. Deshalb finden Sie hier ein paar sanfte Bewegungsideen und Übungen, mit denen Sie die neuen körperlichen Belastungen wohltuend ausgleichen können.

Dicker Bauch: Tipps zum Heben und Tragen mit Bauch

Da Rücken und Wirbelsäule durch den wachsenden Bauch ohnehin belastet sind, ist es gut, sich als Schwangere schon gleich zu Anfang an einen rückenschonenden Alltag zu gewöhnen.

Im Folgenden finden Sie ein paar Tipps, die Ihnen das Leben leichter machen. Denn die Körperhaltung, die Sie beim Heben und Tragen einnehmen, macht für den Rücken oftmals einen großen Unterschied.
- Grundsätzlich gilt: Schwangere sollten möglichst gar nichts Schweres heben! Also schauen Sie, dass Sie, wann immer dies möglich ist, entlastet werden! Schwere Einkaufstüten oder Wäschekörbe: Müssen Sie diese Lasten wirklich selbst stemmen? Bestimmt gibt es jeman-

den (zum Beispiel Ihren Partner), der Ihnen helfen kann.

■ Falls Sie trotzdem etwas heben wollen: Gehen Sie dazu in die Hocke und halten Sie Ihre Wirbelsäule möglichst gerade. Wenn Sie die Last mit beiden Händen erfasst haben und sich erheben, soll die Kraft dazu nicht aus dem Rücken kommen, sondern vor allem aus Ihren Beinen – genauer gesagt, den Oberschenkeln. Schließlich ist der Oberschenkelmuskel einer der größten und kräftigsten Muskeln, den Menschen haben. Zum Heben also wie gemacht!

■ Tragen Sie das Gewicht – das gilt später auch für Ihr Baby – so nah wie möglich am Körper und verteilen Sie es möglichst gleichmäßig auf beide Arme.

■ Vermeiden Sie beim Heben und Aufstehen mithilfe der Oberschenkelmuskeln jegliche Drehbewegungen.

■ Atmen Sie aus, während Sie sich erheben – halten Sie gerade bei Anstrengungen nicht die Luft an.

■ Seien Sie auch beim Absetzen vorsichtig. Gehen Sie wieder mithilfe der Oberschenkelmuskeln in die Hocke, anstatt das Gewicht mit gekrümmtem Rücken abzulegen.

■ Wenn Sie während der Schwangerschaft Anschaffungen tätigen, zum Beispiel einen Kinderwagen kaufen oder den Wickelplatz einrichten, dann achten Sie ebenfalls darauf, dass Sie auch Ihren späteren Babyalltag rückenschonend gestalten. Optimal ist, wenn die Höhe des Wickeltischs und des Kinderwagens auf Ihre Größe abgestimmt sind.

Fazit: Je aufrechter Sie Ihre Tätigkeiten verrichten können, desto schonender ist es für die Wirbelsäule, für Ihren Rücken und die gesamte Muskulatur.

TIPP   Aufstehen mit dickem Bauch? So geht's besser!

In den letzten Schwangerschaftswochen kann der Alltag beschwerlich werden – vor allem das Sich-Erheben vom Fußboden, das Verlassen des Sofas oder auch das morgendliche Aufstehen aus dem Bett kann da eines Tages zur echten Herausforderung werden. Das liegt daran, dass die Bauchmuskulatur, vor allem die geraden Bauchmuskeln, durch den dicken Bauch schon arg in ihrer Funktion eingeschränkt sind. Man muss sie also entlasten, indem man sich aus der Seitenlage hochhievt. Dabei die Füße schon über Sofa- oder Bettrand baumeln lassen, dann erst mit dem unten liegenden Unterarm, dann mithilfe der Hand den Oberkörper hochdrücken. Vom Fußboden erhebt man sich am besten, indem man sich aus der Seitenlage zunächst in den Vierfüßlerstand begibt, dann ein Bein aufstellt und sich langsam hochdrückt.

Sanfte Übungen, die jeden Tag guttun

Gut und hilfreich ist, wenn man Bewegung und Sport so in den eigenen Alltag einbauen kann, dass es eine Freude ist, sich zwischendurch ein wenig zu stärken und zu dehnen – und keine lästige Pflicht wird. Deshalb finden Sie hier Übungen und Bewegungsideen, die sich als effiziente Wohltäter bewährt haben und keinerlei Vorbereitung bedürfen. Einfach mal ausprobieren, vielleicht sogar jetzt gleich?

ÜBERSICHT: WELCHE ÜBUNG BEI WELCHEN BESCHWERDEN?

Beschwerden	Übung	Seite
Abgeschlagenheit/Müdigkeit Kreislaufprobleme	▪ Bewusstes Atmen ▪ Kleine Atemübung ▪ Achtsam sein	124 124 135
Hämorrhoiden	▪ Entspannung für das Becken (Knie-Ellenbogen-Lage und Vierfüßlerstand)	131
Kurzatmigkeit	▪ Atemlift	124
Mutterbandschmerzen	▪ Entspannung für das Becken (Knie-Ellenbogen-Lage) ▪ Schmetterling	131 125
Rückenschmerzen allgemein	▪ Armbaumeln ▪ Kleiner Käfer (sanfte Lockerung) ▪ Beweglichkeit plus Kraft ▪ Schaukeln für Venen und Rücken ▪ Rückenschaukel	126 125 127 130 126
Rückenschmerzen unterwegs	▪ Rückenentlastung für unterwegs	127
Schwere Beine	▪ Fußgymnastik ▪ Beingymnastik für Fortgeschrittene	129 129
Verspannungen im Hals- und Nackenbereich	▪ Entspannung für Hals- und Nackenmuskulatur	127
Verspannungen in den Schultern	▪ Entspannung für die Schultern ▪ Schulterlift im Sitzen	128 128
Verspannungen in Hüfte und im unteren Rücken	▪ Schmetterling	125
Wadenkrämpfe	▪ Fußgymnastik	129

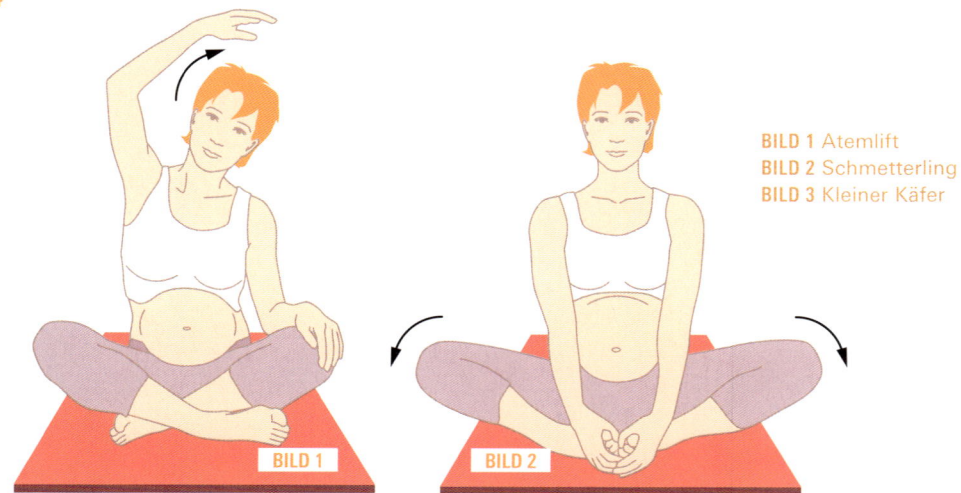

BILD 1
BILD 2

BILD 1 Atemlift
BILD 2 Schmetterling
BILD 3 Kleiner Käfer

Bewusstes Atmen kann manchmal Wunder wirken

Einatmen, ausatmen, einatmen: Der Atem ist eine Körperfunktion, die man jederzeit bewusst beeinflussen kann – bei frischer Luft atmet man zum Beispiel extra tief ein, in einem stickigen Raum lieber ganz flach. Praktisch, oder? Gleichzeitig wird durch jeden Atemzug das Zwerchfell leicht gedehnt und das Baby dabei sanft geschaukelt. Eine schöne Vorstellung. Atem und Wohlbefinden hängen eng miteinander zusammen, Aufregung und Anstrengung bringen uns leicht außer Atem, sind wir erschöpft oder bedrückt, atmen wir unwillkürlich flacher.

Umgekehrt lassen sich aber Aufregung und Anspannung mit bewusstem Atmen auch wieder positiv beeinflussen: Wenn man einmal tief in den Bauch atmet und dann ganz langsam und bewusst wieder ausatmet, fühlt man sich gleich weniger angespannt. Probieren Sie es mal aus.

Eine schöne kleine Atemübung: Stellen Sie sich an der frischen Luft im Garten, auf dem Balkon oder am offenen Fenster mit leicht gegrätschten Beinen aufrecht hin, die Füße sollten etwa hüftbreit ausei-

nander stehen. Atmen Sie dann die Luft tief ein und führen Sie dabei die gestreckten Arme seitlich nach oben über den Kopf, mit dem Ausatmen lassen Sie Ihre Arme locker über die Seiten nach unten schwingen und kreuzen sie entspannt vor dem Bauch. Dann atmen Sie wieder ein, heben die Arme hoch und strecken und dehnen Ihre Arme Richtung Himmel beziehungsweise Raumdecke. Wenn Sie diese Übung dreimal langsam wiederholen, werden Sie sich bestimmt gelöster und munterer als vorher fühlen.

Atemlift: Diese einfache Übung können Sie auf dem Boden sitzend oder auch auf einem Stuhl machen (Abbildung oben links). Sie mildert den Druck des Babys auf die Rippen und kann so das Atmen erleichtern. Dazu zuerst den einen Arm so weit und hoch es geht Richtung Decke strecken und dabei einmal tief ein- und ausatmen, dann den Arm leicht über dem Kopf anwinkeln und nochmals tief ein- und ausatmen. Wenn es Ihnen guttut, können Sie sich dabei mit Minibewegungen von Kopf, Schultern und Oberkörper nach links oder rechts neigen und räkeln – probieren Sie es am besten aus. Machen

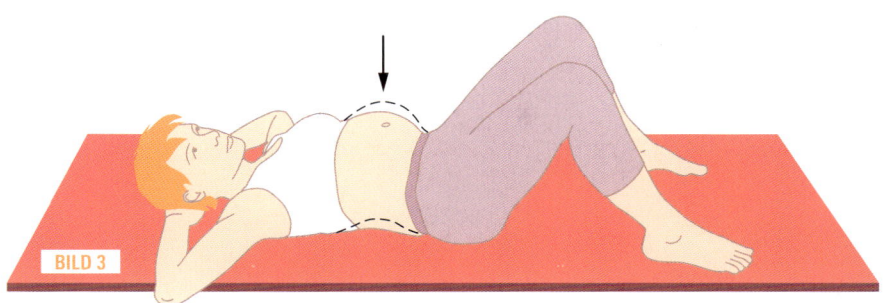

BILD 3

Sie die Übung immer nacheinander mit beiden Armen, damit keine einseitige Belastung entsteht.

Für den Rücken

Schmetterling: Diese Übung liefert Ihren Hüften und auch den unteren Rückenmuskeln ein sanftes Stretching – und gut für die Durchblutung Ihres Körpers ist der Schmetterling auch. Dazu setzen Sie sich mit möglichst geradem Rücken im Schneidersitz auf den Boden (Abbildung Seite 124 rechts). Wenn Sie es schaffen, können sich dabei Ihre Fußsohlen berühren. Atmen Sie ein paar Mal ruhig ein und aus. Ziehen Sie dann beim Einatmen die Füße so weit es geht an Ihren Körper heran, Sie können dazu auch die Fußspitzen mit Ihren Händen umfassen und sanft nachhelfen. Halten Sie währenddessen den Rücken möglichst gerade. Drücken Sie nun, während Sie ausatmen, die Knie Richtung Boden – mit einer leicht wippenden Bewegung geht es besser.

Wichtig: Dehnen und stretchen Sie sich nur so weit, wie es sich auch angenehm anfühlt. Gerade zu Anfang heißt es – nicht übertreiben. Denn Sie können sich ja immer noch von Woche zu Woche steigern.

Zum Entspannen dürfen Sie den Rücken sanft runden. Wiederholen Sie auch diese Übung nur so oft, wie es sich für Sie gut anfühlt.

Kleiner Käfer: Diese Übung dient der sanften Lockerung Ihrer Wirbelsäule. Sie geht ganz einfach. Sie legen sich entspannt auf den Rücken, winkeln die Knie an, stellen die Füße auf den Boden und atmen ein paar Mal ruhig ein und aus. Achten Sie darauf, dass Ihre Schultern, der obere Rücken und der untere gerade und entspannt auf dem Boden liegen – ruckeln Sie sich ein bisschen hin und her, bis Sie ganz gerade liegen. Dann versuchen Sie, den unteren Rücken noch einmal ganz bewusst in Richtung Boden zu drücken, indem Sie Ihre Po- und Bauchmuskeln anspannen (siehe Abbildung oben). Wenn Sie die Muskeln wieder entspannen, werden Sie merken, dass sich der untere Rücken wieder etwas vom Boden erhebt, sodass Sie sogar eine Hand zwischen Rücken und Boden schieben könnten. Wiederholen Sie die Übung mehrmals (bis zu zehnmal). Durch den Wechsel von Anspannung und Entspannung wird Ihre Wirbelsäule sanft bewegt und gelockert.

BILD 1 Rückenentlastung unterwegs
BILD 2 Beweglichkeit plus Kraft

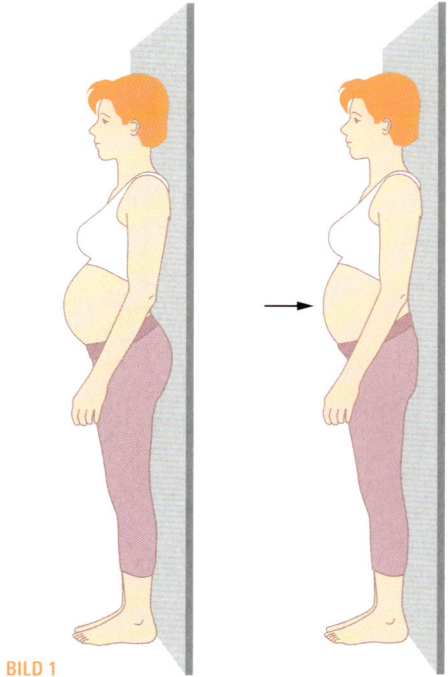

BILD 1

Rückenschaukel: Wenn der Tag besonders anstrengend oder belastend war, hilft am Abend ein kleines Mini-Stretching für den Rücken: Dazu entspannt auf den weichen Boden oder eine warme Decke legen, dann die Knie anziehen und – wenn es möglich und angenehm ist – die Hände sanft um die Knie legen und langsam Richtung Bauch ziehen. Nun genüsslich von der linken auf die rechte Seite rollen und zurück – das sanfte Schaukeln tut Körper und Seele gut. Wichtig: Machen Sie die Übung nur so lange, wie Sie gern und ohne Beschwerden auf dem Rücken liegen können. Für das letzte Schwangerschaftsdrittel ist diese Übung unter Umständen nicht so gut geeignet.

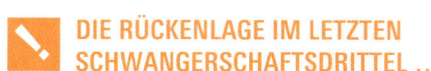 **DIE RÜCKENLAGE IM LETZTEN SCHWANGERSCHAFTSDRITTEL …**

Für einige Frauen kann die Rückenlage etwa ab der 30. Schwangerschaftswoche sehr unangenehm werden, manchen wird sogar übel. Das liegt daran, dass das grö-

ßer werdende Kind mit seinem Gewicht, wenn man auf dem Rücken liegt, auf die große Hohlvene drücken kann (siehe auch Vena-Cava-Syndrom, Seite 155). Manche Frauen haben kaum Probleme damit, anderen wird bereits übel, wenn sie sich gemütlich in einen Sessel legen. Falls Sie sich in der Rückenlage auch nicht wohlfühlen, sollten Sie lieber Übungen im Sitzen, Stehen oder auch in der Seitenlage auswählen.

Armbaumeln: Stellen Sie sich – die Beine etwa hüftbreit auseinander – mit leicht gebeugten Knien auf eine weiche und warme Unterlage und lassen Sie Ihre Arme locker nach unten baumeln. Machen Sie dabei einen runden Rücken und lassen Sie sich von dem Gewicht Ihrer Arme etwas nach unten ziehen. Halten Sie diese Position etwa fünf Sekunden und richten Sie Ihren Rücken dann ganz langsam Wirbel für Wirbel wieder auf. Die Schultern sollten Sie dabei nicht hochziehen.

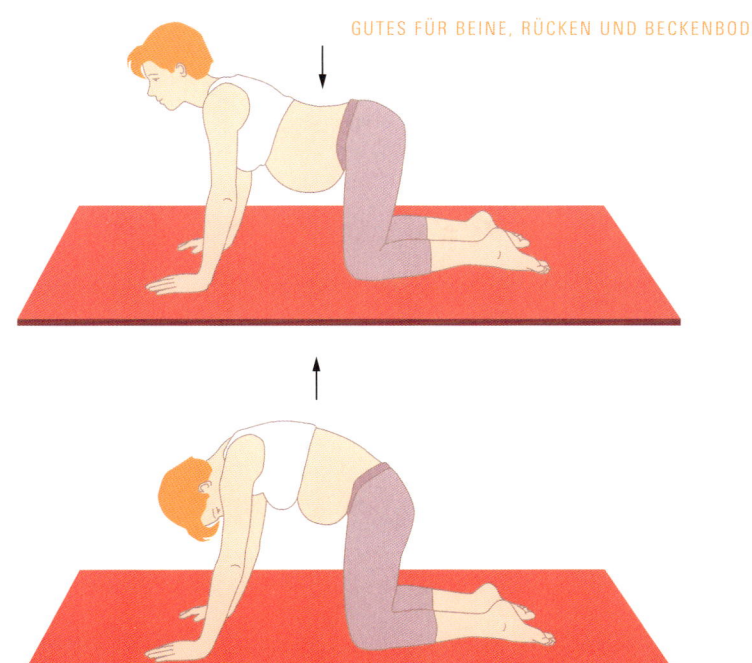

BILD 2

Rückenentlastung unterwegs: Manchmal braucht der Rücken auch Entlastung oder eine Pause, aber es gibt ausgerechnet in diesem Moment keine Möglichkeit, sich irgendwo hinzulegen. Dann hilft diese kleine Übung im Stehen (Abbildung Seite 126), die übrigens auch für alle gut geeignet ist, die einfach nicht so gern auf dem Rücken liegen. Stellen Sie sich gerade mit dem Rücken an eine Wand, die Füße etwa hüftbreit auseinander, die Knie sind entspannt bis leicht gebeugt. Die Schultern sind ebenfalls entspannt, die Arme hängen locker herab. Atmen Sie ein paarmal ruhig ein und aus. Dann drücken Sie den unteren Rücken langsam und bewusst gegen die Wand, indem Sie die Pomuskeln anspannen, und halten diese Position ein paar Sekunden, bevor Sie die Muskeln wieder entspannen und locker lassen. Wenn Sie während dieser Übung einmal die Hände auf Ihre Hüften legen, werden Sie merken, dass das Becken eine winzige Kippbewegung macht. Dabei wird nicht nur Ihr Rücken entlastet, sondern auch Ihr Kind sanft hin- und hergeschaukelt. Je fließender und rhythmischer Sie diese Übung machen, desto schöner ist das Gefühl für Sie und Ihr Baby. Viel Spaß!

Beweglichkeit plus Kraft: Gehen Sie langsam in den Vierfüßlerstand (siehe Abbildung oben). Machen Sie nun im Wechsel einen Pferderücken, bei dem Sie Po und Kopf nach oben strecken, während der Rücken beziehungsweise die Lenden- und Brustwirbel langsam nach unten sinken – und danach einen Katzenbuckel, bei dem Sie den Rücken rund nach oben strecken und den Kopf nach unten bewegen, bis er locker hängt.

Für Nacken und Schultern
Entspannung für die Hals- und Nackenmuskulatur: Setzen Sie sich aufrecht auf einen Stuhl, greifen Sie dann mit dem rechten Arm über Ihren Kopf an Ihr linkes Ohr, und ziehen Sie Ihren Kopf langsam

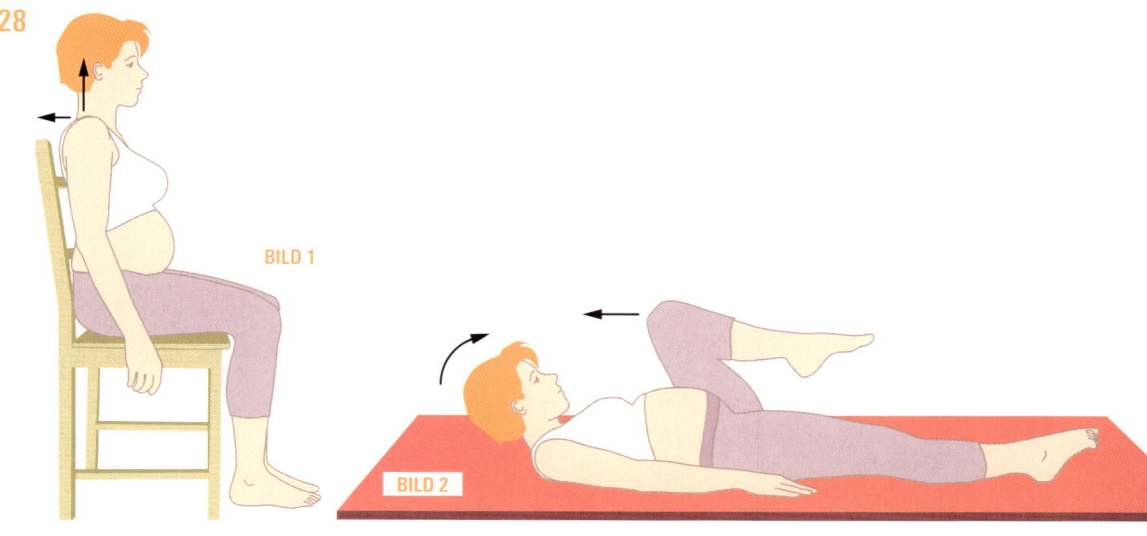

BILD 1

BILD 2

und vorsichtig zur rechten Seite. Halten Sie die Position mit geneigtem Kopf für etwa fünf Sekunden, wiederholen Sie dann die Übung zu der anderen Seite.

Entspannung für die Schultern: Legen Sie sich für diese Übung flach auf den Rücken – am besten auf eine weiche Decke oder Unterlage auf den Boden. Stellen Sie die Beine bequem und locker auf. Strecken Sie nun beide Arme schräg nach oben aus und legen Sie Ihre Handflächen übereinander. Dabei liegt ein Arm oben, sodass der obere Handrücken zur Decke zeigt. Der untere Handrücken zeigt zum Bauch. Schieben Sie nun den oben liegenden Arm auf dem unteren Arm sanft nach vorn und wieder zurück, sodass sich Ihre Schulter locker mitbewegt. Wechseln Sie dann die Position, sodass der andere Arm oben liegt und auch wieder der Handrücken nach oben zeigt. Schieben Sie nun erneut den oberen Arm sanft nach vorn und wieder zurück.

Schulterlift im Sitzen: Machen Sie es sich auf einem nicht zu weich gepolsterten Stuhl gemütlich und setzen Sie sich möglichst gerade und aufrecht hin (siehe Ab-

bildung oben links). Atmen Sie fünfmal in Ruhe tief ein und wieder aus, lassen Sie dabei mit jedem Atemzug Ihre Arme noch etwas lockerer und entspannter herabhängen. Heben Sie dann beide Schultern gleichzeitig an und ziehen Sie die Schultern möglichst weit hoch bis zu den Ohren. Ziehen Sie dann die Schultern zurück Richtung Stuhllehne so weit es geht und Ihnen bequem ist. Entspannen Sie dann den Schulterbereich und den Nacken wieder, indem Sie in die Ausgangsposition zurückkehren und die Schultern und Arme ganz entspannt und locker herabhängen lassen.

Sie können diese Übung ebenfalls drei- bis fünfmal wiederholen, wenn es Ihnen gefällt.

Für Füße und Beine
Während der Schwangerschaft sind Füße und Beine ebenfalls besonders gefordert, denn Sie müssen das zusätzliche Gewicht von morgens bis abends geduldig tragen. Deshalb sollten sie ab und zu auch verwöhnt werden. Die Füße gehören schließlich zu den raffiniertesten Teilen unseres Körpers: insgesamt 52 Knochen, 66 Gelenke, 38 Muskeln und 214 Bänder. Sie

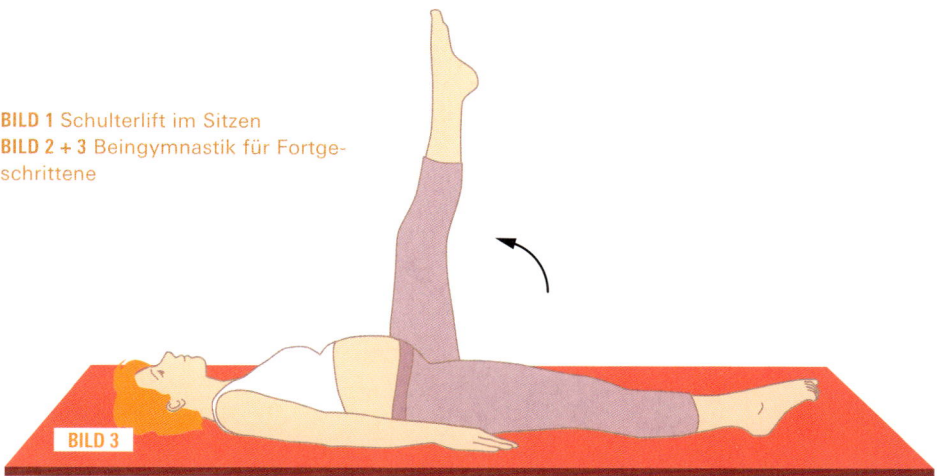

BILD 1 Schulterlift im Sitzen
BILD 2 + 3 Beingymnastik für Fortgeschrittene

BILD 3

lassen uns hüpfen und tanzen, geben
Schwung und erden, denn jeder Fuß ist
auch mit über 7 000 Nervenenden ausgestattet, die beim Gehen und Balancieren
über die unterschiedlichsten Oberflächen
helfen.

Schon Pfarrer Sebastian Kneipp hat
deshalb das Barfußlaufen als wichtiges
Element der Gesundheitsvorsorge empfohlen. Er empfahl zum Beispiel barfuß
laufen über taufrische Wiesen oder im
kühlen Wasser, um den Kreislauf anzuregen und das Immunsystem zu stärken.

Wechselgüsse: Bei schweren, müden
Beinen tun Wechselgüsse mit kaltem und
warmem (nicht heißem!) Wasser gut! Erst
kommt das rechte Bein dran, dann das linke. Beginnen Sie unten erst mit dem einen Fuß und führen Sie den Wasserstrahl
langsam zum Knie hoch. Wichtig: Der erste und der letzte Guss sollten immer kalt
sein.

Fußmassage: Oder Sie gönnen Ihren Zehen, Fußballen und Fußsohlen etwas Gutes, indem Sie mit beiden Händen alle Zehen und Muskeln fest durchkneten – ideal
für eine schnelle Entspannung.

Fußgymnastik: Bringt die Venen in
Schwung und macht kalte Füße warm –
üben können Sie im Sitzen auf dem Boden oder auf einem Stuhl. Zunächst die
Fußgelenke abwechselnd nach links und
rechts kreisen. Danach die Zehen abwechselnd strecken und beugen.

Eine kleine Übung im Stehen: Abwechselnd auf die Zehenspitzen gehen und die
Füße wieder ganz abrollen – das kann
auch mal morgens zwischendurch in der
Küche oder beim Zähneputzen gemacht
werden. Lustig ist – auch als Partner-
übung –, kleine Gegenstände auf dem
Boden einfach mal mit den Zehen zu greifen oder einen Bleistift von Fuß zu Fuß
weiterzureichen.

Beingymnastik für Fortgeschrittene:
Legen Sie sich bequem auf einer weichen
Unterlage auf den Boden, die Beine liegen
ausgestreckt und etwa hüftbreit neben-
einander. Ziehen Sie jetzt das linke Bein
an (Abbildung Seite 128 rechts), indem
Sie das Knie in Richtung Oberkörper bewegen, und strecken Sie das Bein dann
zur Decke (Abbildung oben). Verharren
Sie einen Moment in dieser Position,
winkeln Sie dann das Knie an und legen

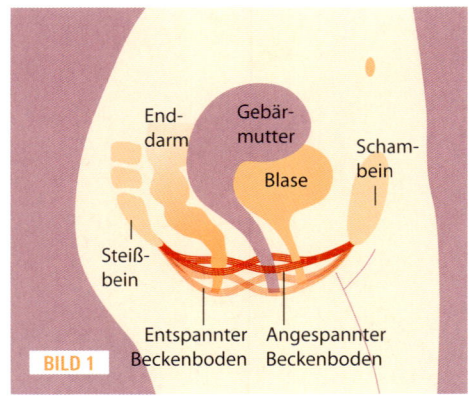

es wieder auf dem Boden ab. Wiederholen Sie die Übung mit dem rechten Bein. Achten Sie darauf, dass während der Übung vor allem Ihr unterer Rücken möglichst flach auf dem Boden liegt – das können Sie erreichen, indem Sie bewusst versuchen, die Rückenmuskeln Richtung Boden zu drücken. Wiederholen Sie die Übung drei- bis fünfmal (höchstens zehnmal), eben so oft, wie Sie sich dabei gut fühlen.

Etwas weniger anstrengend, aber ebenfalls sehr wohltuend und effektiv: auf dem Rücken liegen und dabei nur Kopf beziehungsweise Nase und Knie diagonal aufeinander zubewegen. Auch diese Übung wird abwechselnd mit dem linken und rechten Bein gemacht – so oft es Spaß macht, bis zu zehn Wiederholungen sind erlaubt.

Schaukeln für Venen und Rücken: Legen Sie sich möglichst ganz entspannt auf den Rücken und atmen Sie mehrmals ruhig ein und aus, die Beine legen Sie dabei erhöht auf einen Sessel oder das Sofa. Nun schaukeln Sie die entspannten Beine sanft nach links und rechts. Danach schieben Sie die Beine auf der Sitzfläche langsam nach vorn und ziehen sie wieder zurück – bei der Vorwärtsbewegung heben sich das Becken sowie der untere Rücken leicht an.

Wichtig: Machen Sie die Übung nur so lange, wie Sie gern und ohne Beschwerden auf dem Rücken liegen können. Für das letzte Schwangerschaftsdrittel ist diese Übung möglicherweise nicht so gut geeignet.

Für Becken und Beckenboden
Der Beckenboden besteht aus mehreren nicht sichtbaren Muskelschichten (siehe Abbildung oben) und hat drei wichtige, ganz unterschiedliche Funktionen. Sie alle spielen im Leben einer Frau und besonders in der Schwangerschaft eine zentrale Rolle:
- Stützen – gegen die Schwerkraft und den Druck der Organe von innen
- Schließen – von Anus, Scheide und Harnröhre
- Erweitern – sich verlängern und senken bei Geburten

Da mit wachsendem Bauchumfang und zunehmendem Gewicht des Kindes das Becken immer stärker belastet wird und bei der Geburt ebenfalls wichtige Aufgaben übernimmt, ist es gut, dem Beckenboden sowie dem Becken von Anfang an Aufmerksamkeit zu schenken. Den ersten Schritt dorthin haben Sie ja bereits durch das Lesen dieser Informationen getan. Jetzt brauchen Sie nur noch die eine oder andere kleine Übung in Ihren Alltag einbauen – bestimmt schaffen

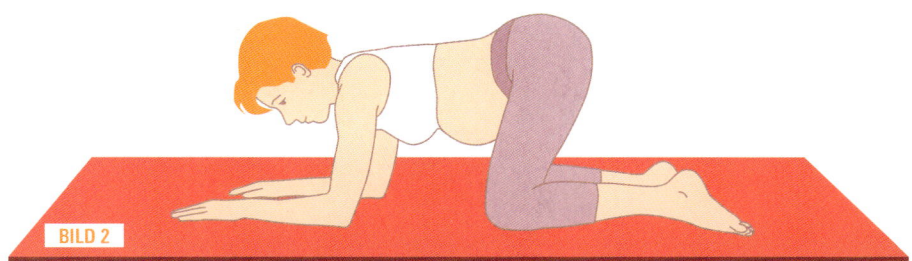

BILD 2

Sie das und gehen damit schon einen kleinen, aber sehr effektiven Schritt in Richtung Geburtsvorbereitung.

Entspannung für das Becken: Die Knie-Ellenbogen-Lage bewirkt eine Entlastung und Entstauung des Beckenbereichs. Dazu gehen Sie erst in den Vierfüßlerstand, öffnen dann die Knie leicht und stützen sich auf den Unterarmen ab (siehe Abbildung oben). Nun wiegen, schwingen oder kreisen Sie das Becken sanft – so wie es Ihnen guttut. Mit ruhiger Musik kann das besonders angenehm und schön sein.

Training für den Beckenboden: Stellen Sie sich in Gedanken ab und zu vor, dass Sie Ihren Scheideneingang zusammen- und dann nach innen hochziehen und bewegen Sie Ihre Muskeln entsprechend – das ist eine simple Übung, die Sie fast überall machen können, die niemand von

außen beobachten kann und die gleichzeitig viel zu einer besseren Elastizität des Beckenbodens beiträgt. Weiterführende Literaturtipps finden Sie auf Seite 320.

Ölmassagen: Vor allem in den letzten Wochen der Schwangerschaft können regelmäßige Ölmassagen des Damms (das ist das Gewebe zwischen Scheide und After) dazu beitragen, dass dieser trotz immer größerer Dehnung elastisch bleibt. Dazu den Damm am besten etwa sechs Wochen vor der Geburt täglich mit einem naturbelassenen Öl in kreisenden Bewegungen massieren. Oder nach dem Duschen oder Baden einen oder mehrere Finger in die Scheide einführen und das Gewebe sanft Richtung After dehnen. Das intensiviert neben der Dehnungsfähigkeit auch Ihr Gefühl für Scheide und Beckenboden und erhöht Ihre Entspannungsfähigkeit während der Geburt.

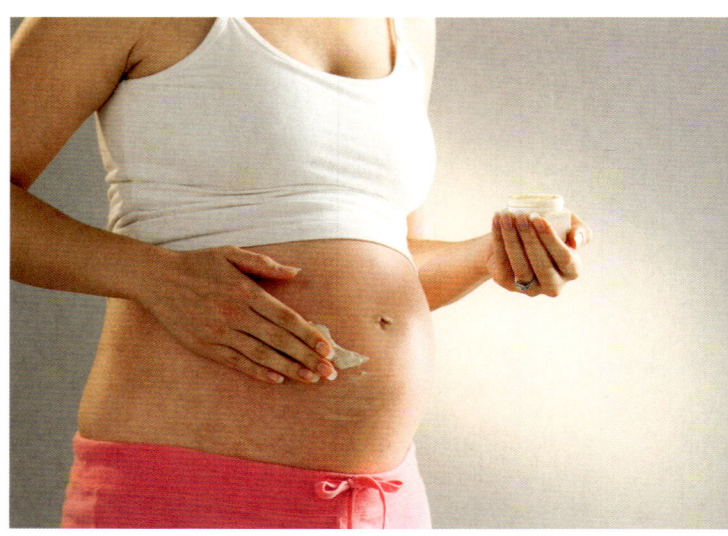

SCHÖNHEIT, KOSMETIK UND WELLNESS

Manche Frauen haben während der Schwangerschaft einen besonders schönen und gut durchbluteten Teint. Andere reagieren auf die veränderte hormonelle Situation mit trockener oder sogar juckender Haut. Der veränderte Östrogenspiegel kann eben auch hier wieder ganz unterschiedliche Auswirkungen haben.

Manche Frauen lagern jetzt mehr Wasser im Gewebe ein, dadurch verschwinden kleinere Fältchen und die Haut sieht schön rosig aus. Bei anderen regen die Hormone die Talg- und Schweißdrüsen zu einer verstärkten Produktion an – Pickel und Mitesser sind die Folge. Doch oft ist es so, dass sich der Körper etwa ab der Mitte der Schwangerschaft mit den Hormonen arrangiert.

Für Sie als Schwangere ist jetzt vor allem wichtig, nicht zu kritisch mit dem eigenen Erscheinungsbild zu sein. Wenn es Tage gibt, an denen Sie sich nicht so schön oder attraktiv finden, denken Sie immer daran: Die vielen Model-Schwangeren und Hollywood-Mütter, die man regelmäßig in Zeitschriften oder auch in der Werbung sieht, haben einen ganzen Schwarm von Stylisten und Visagisten, die sich ausschließlich um das Aussehen der Frauen kümmern. Mit einem solchen Team an Ihrer Seite wären Sie genau so „schön". Und: Sämtliche Fotos, die veröffentlicht werden, sind an allen Ecken und Enden retuschiert und bildbearbeitet!

Machen Sie sich frei von belastenden Klischees

Kein Wunder also, dass man dort nirgendwo auch nur den Ansatz eines Schwangerschaftsstreifens sieht. Im echten Leben ist das anders: Da vergrößert sich der Bauchumfang einer Schwangeren oft um gut 40 Zentimeter – eine Höchstleistung für die Haut und das Gewebe. Die wiederum reagieren auf die starke Dehnung manchmal eben auch mit Dehnungsstreifen – je nachdem, wie das Bindegewebe beschaffen ist. Kann man es verdenken?

Um Haut und Gewebe möglichst elastisch zu halten und Dehnungsstreifen an Bauch, Brust und Oberschenkeln vorzubeugen, können Sie die Durchblutung dieser Hautpartien durch vorsichtige kleine Massagen oder Zupfmassagen fördern.

Gönnen Sie sich und Ihrer Haut hin und wieder ein Verwöhnprogramm.

Es gibt also keine handfesten Gründe, all zu streng mit sich selbst ins Gericht zu gehen. Viel besser: Gönnen Sie sich und Ihrer Haut hin und wieder ein Verwöhnprogramm. Was die Haut in der Schwangerschaft oft besonders gut brauchen kann, sind feuchtigkeitsspendende Cremes mit Urea (Harnstoff) und reichhaltige Körperlotionen. Gute Feuchtigkeitsbinder sind zum Beispiel Aloe Vera, Algenextrakte oder auch Glyzerin. Gesicht, Hals und Dekolleté freuen sich auch über eine pflegende Maske.

Pigmentflecken? Hormonell bedingt!

Zuständig für Pigmentflecke, die Schwangere manchmal bekommen, ist das MSH (Melanozyten stimulierendes Hormon). Es färbt die Brustwarzen, vorhandene Muttermale oder Sommersprossen dunkler. Tipp: Falls Sie dazu neigen, verzichten Sie möglichst auf ausgiebiges Sonnenbaden und benutzen Sie im Sommer, wenn Sie viel draußen sind, Cremes mit extra hohen Lichtschutzfaktoren (LSF 50+).

THEMA HAARE: KÜNSTLICH FÄRBEN – ODER LIEBER NICHT?

Bisher hat keine wissenschaftlich anerkannte Studie gezeigt, dass Färbe- oder auch Dauerwellenmittel die Gesundheit der werdenden Mütter oder die der Babys schädigen. Andererseits hat aber auch keine wissenschaftliche Studie erwiesen, dass Färbemittel nicht schädigen, und es gibt tatsächlich Verdachtsmomente. Deswegen wird empfohlen, in der Schwangerschaft möglichst auf Haarfärbemittel zu verzichten. Das gefällt Ihnen nicht? Hier sind zwei unbedenkliche Alternativen: Lassen Sie Ihre Haare tönen, anstatt sie zu färben. Oder weichen Sie auf Strähnchen aus, denn die enden etwa fünf Millimeter vor dem Haaransatz und kommen so kaum in Kontakt mit der Kopfhaut.

Sauna und Wellness? Aber gern doch!

Sie mögen's gern heiß? In Finnland saunieren 80 bis 90 Prozent der werdenden Mütter – Sie müssen also nicht auf den Saunabesuch verzichten, wenn Sie ihn bisher gut vertragen haben. Einer der Gründe: Anders als beim heißen Baden kann der Körper in der Sauna seine Temperatur besser durchs Schwitzen regulieren. Die Saunagänge sollten nicht länger als zehn Minuten dauern. Am besten bleiben Sie auf den unteren, nicht ganz so heißen Bänken – aber auch hier gilt als Maßstab vor allem Ihr Wohlgefühl! Empfohlen für Schwangere werden auch längere Abkühlungsphasen und zwischendurch etwas Bewegung, damit das Blut nicht in die Beine sackt. Wichtig: ausreichend Wasser trinken. Vom Sprung ins eiskalte Wasser wird aufgrund der Kreislaufbelastung eher abgeraten. Bei Krampfadern sollten Sie nicht saunieren.

Wellness für Schwangere

Wenn Sie Spaß an Wellnessangeboten haben, ist die Schwangerschaft eine gute

BILD 1 Lavendel wird in der Naturheilkunde zur Beruhigung eingesetzt und soll bei Einschlafstörungen helfen.
BILD 2 Pause machen: Die Seele freut sich über Streicheleinheiten
sowie Zeit und Ruhe.

INFO   **Kontaktlinsen oder Brille?**

Während der Schwangerschaft kann es
sein, dass Kontaktlinsen nicht mehr so
gut vertragen werden oder anders sitzen als gewohnt. Zum Beispiel, weil
sich die Zusammensetzung der Tränenflüssigkeit ändert und sich die Augen
deshalb trockener anfühlen. Oder weil
sich die Hornhaut durch den Östrogen-
einfluss verdickt, wodurch sich die
Sehfähigkeit verschlechtern kann.

Was tun? Manchmal hilft künstliche
Tränenflüssigkeit in Form von Augentropfen. Oder man lässt sich vorübergehend neue Wochen- oder Monatslin-
sen anpassen.
Gut zu wissen: Meist ist nach der Geburt wieder alles in Ordnung – und bis
dahin kann es vielleicht auch einfach
angenehm sein, auf eine Brille umzu-
steigen.

Zeit, um sich hin und wieder zu verwöhnen und Körper und Seele besondere Aufmerksamkeit zu schenken (Surftipp Seite
228). Einige Spaß- und Schwimmbäder

bieten ebenfalls extra auf die Bedürfnisse
von Schwangeren abgestimmte Angebote
an – am besten, Sie erkundigen sich in Ihrer Stadt oder Gegend vor Ort.

GUT FÜR DIE SEELE

Nicht nur Ihr Körper kann während der
Schwangerschaft besondere Zuwendung
und Aufmerksamkeit gebrauchen – auch
die Seele freut sich über Streicheleinheiten sowie Zeit und Ruhe, denn damit kann
man ein positives Gegengewicht zu Kum-
mer, Sorgen oder dem einfach nur hektischen Alltag schaffen.
    Es gibt verschiedene Möglichkeiten,
gut für sich zu sorgen: Man kann zum Beispiel bestimmte Gewohnheiten und Rituale pflegen, die in Zeiten großer Veränderungen Sicherheit geben.

Eine andere Möglichkeit besteht darin,
sehr achtsam mit sich selbst und den eigenen Wünschen und Bedürfnissen umzugehen und bestimmte Handlungen
ganz langsam und bewusst auszuführen.
Wenn man etwa einen Apfel voller Achtsamkeit isst, so nimmt man ihn zuerst in
die Hand, fühlt das Gewicht und seine
Form in den Händen, betrachtet die Farbe
und den Glanz der Schale, riecht an der
Frucht, um das Aroma zu erahnen, bevor
man überhaupt das erste Mal in den Apfel
hineinbeißt. Dann kaut man bedächtig

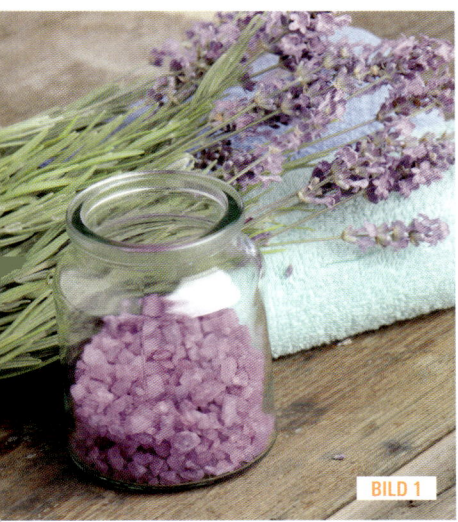

BILD 1

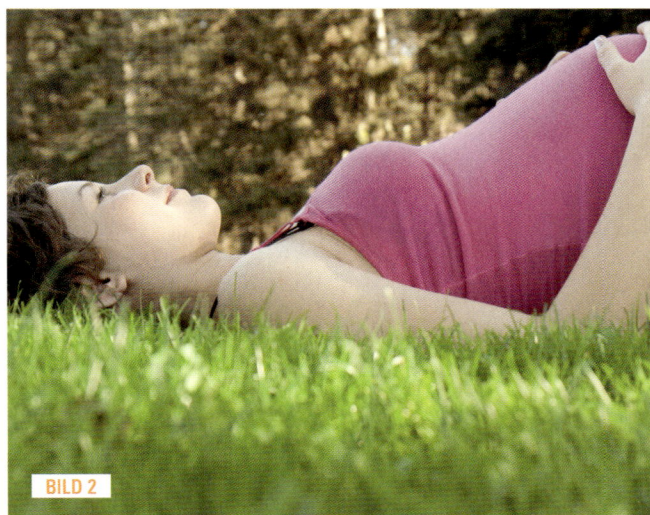

BILD 2

und lässt sich dabei den Geschmack des frischen Apfels auf der Zunge zergehen.

Achtsam sein – ein schönes Geschenk

Eine ähnliche Achtsamkeit kann man auch für andere Dinge des täglichen Lebens entwickeln – zum Beispiel kann man beim Spazierengehen auf die einzelnen Schritte beim Gehen achten oder den Weg, den man schon tausendmal gegangen ist, noch einmal ganz genau betrachten und unter die Lupe nehmen. Man kann auf diese Art und Weise auch durch den eigenen Garten gehen oder ein warmes Wohlfühlbad mit duftenden Zusätzen nehmen.

Wirkung und Zweck der Achtsamkeitsübungen sind vor allem, dass man sich auf die eigene Wahrnehmung sowie die eigenen Sinne konzentriert und dabei durch diese besondere und nicht alltägliche Konzentration alle störenden Gedanken vergisst. Gleichzeitig kann man damit das persönliche Körperbewusstsein schulen und lernt sich selbst sowie die Signale und Impulse des Körpers immer besser kennen. So gesehen ist Achtsamkeit ein schönes Geschenk und eine sehr sanfte Art, es sich einfach gut gehen zu lassen

und damit auch eine positive, sichere Grundlage für die Geburt zu schaffen.

Musik kann beflügeln

Forscher haben herausgefunden, dass Musik für gute Laune und mehr Energie sorgen kann. Es gibt nämlich eine direkte Verbindung zwischen dem Hörnerv und dem Gefühlszentrum – dem Limbischen System: Warum legen Sie also nicht ab und zu mal Ihre Lieblings-CD ein oder rufen Ihren Lieblingssong auf der Playlist ab und tanzen einfach ein bisschen dazu. Das tut der Beweglichkeit von Rücken und Becken ebenfalls gut und lockert alle Muskeln.

Betörende Düfte?

Düfte sollen aufheitern, entspannen und beleben, so das Versprechen der Werbung: Lavendel beruhigt Nerven, Orangenduft vertreibt Sorgen. Wissenschaftlich untermauert sind nur noch wenige dieser Behauptungen. Fakt ist jedoch, dass Gerüche unmittelbar Gefühle wecken können. Doch Achtung: Etliche Duftstoffe gelten als starke Allergene. Schwangere sollten deshalb prinzipiell auf Luftbedufter verzichten.

Tipps für kleine Alltagsrituale

Auch wenn Sie wahrscheinlich nicht so lange schlafen können wie Sie gerne würden: Gönnen Sie sich morgens noch ein paar Extraminuten im Bett, bevor der Tag so richtig losgeht. Wohlig räkeln, gähnen und strecken, die ersten fünf Minuten des Morgens in Ruhe beginnen – damit können Sie die Weichen für den Tag stellen und einen kleinen Guten-Morgen-Gruß an das Kind in Ihrem Bauch schicken.

Manchmal ist es auch angenehm, nach einem anstrengenden Arbeitstag ein kleines Ruheritual einzulegen, bevor man in den Abend startet.

Und ein Nickerchen zwischendurch tut einfach so gut: Sie brauchen dazu einen gemütlichen Stuhl oder Sessel, ein bequemes Kissen, damit Sie den Kopf gut abstützen können – und dann legen Sie die Beine hoch und schließen Ihre Augen. Nun konzentrieren Sie sich auf Ihre Atmung (regelmäßig ein- und ausatmen) und dösen so ein Viertelstündchen vor sich hin – vielleicht bei schöner Entspannungsmusik?

FREIZEIT UND REISEN

Falls Sie einen Urlaub planen, so ist der ideale Zeitraum dafür etwa zwischen der 14. bis 24. Schwangerschaftswoche. Dann liegen größere Anpassungsschwierigkeiten schon hinter Ihnen und gleichzeitig ist der Bauch noch nicht so groß, dass das Reisen beschwerlich werden könnte. Gleich mehrere Argumente sprechen dafür, nicht zu weit weg zu fahren:

▪ Ihr Körper muss sich dann nicht schon wieder umstellen und an ein anderes Klima oder an andere Lebens- und Ernährungsweisen gewöhnen.

▪ Die Anreise dauert nicht zu lange. Ideal sind Reiseziele, die ohne oder mit kurzen Flügen erreichbar sind.

▪ Sie sollten nicht in eine Gegend reisen, in der Malaria oder Dengue-Fieber vor-

kommen, da im Erkrankungsfall und selbst zur Malaria-Vorbeugung keines der dann einzusetzenden Medikamente für die Schwangerschaft risikolos wäre.

▪ Bei Fernreisen gilt es zu bedenken, dass möglicherweise Impfungen notwendig sind. Darauf können Sie in Europa verzichten. Falls Impfungen notwendig sind, klären Sie die Verträglichkeit der Impfstoffe für das Ungeborene unbedingt mit dem Arzt ab.

Gut informieren, sicher reisen, die Zeit genießen

Sicher reisen Sie, wenn es am Urlaubsort gute medizinische Behandlungsmöglichkeiten gibt. Manchmal kann sich das ungewohnte Klima in tropischen Ländern

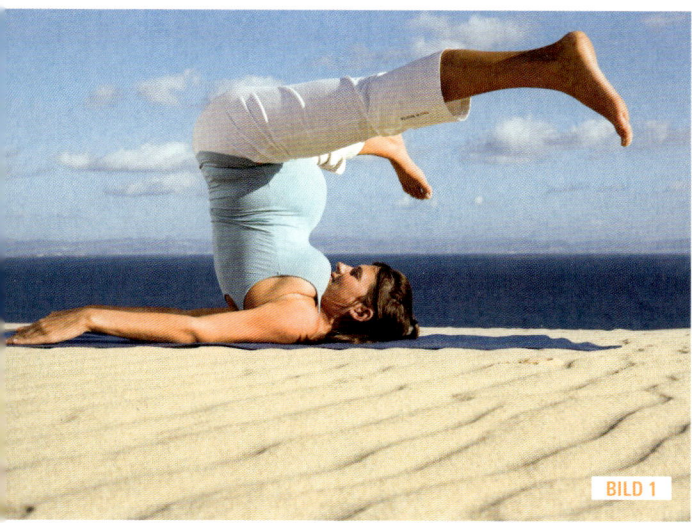

BILD 1

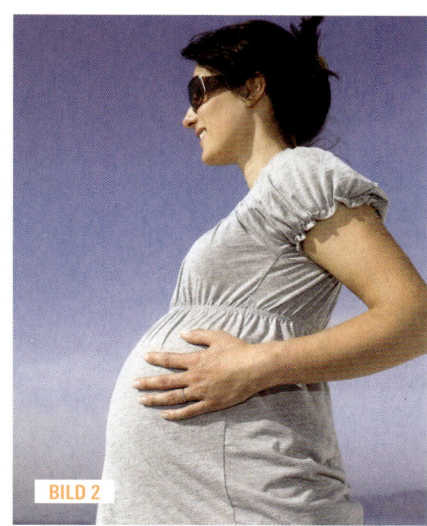

BILD 2

ungünstig auf das Wohlbefinden auswirken. In einigen tropischen Regionen gehen sogar von Gesundheitseinrichtungen Informationen zu Krankheitsrisiken aus. Deshalb sollten Sie, wenn Sie in tropische und entlegene Gebiete fahren möchten oder müssen, Ihre Reise sorgfältig planen – am besten mit einer auslandserfahrenen Hebamme oder Ärztin. Ebenfalls sehr wichtig: eine geeignete Reisekrankenversicherung (siehe Seite 319).

Gut zu wissen: Tauchurlaube und Höhentrekking bergen zusätzliche Risiken – etwa aufgrund einer möglichen eingeschränkten Sauerstoffversorgung. Taucherinnen sollten deshalb oberhalb der Dekompression bleiben, Trekkerinnen nicht höher als 2 500 Meter hinauf reisen. Und außergewöhnliche Anstrengungen sollten möglichst bei jeder Art von Reise in der Schwangerschaft gemieden werden.

Vorsicht beim Sonnenbaden!

Das gilt auch für extremes Sonnenbaden. Auf der sicheren Seite sind Sie, wenn Sie sich an die gute alte Regel „Zwischen elf und drei ist sonnenfrei!" halten – später mit einem kleinen Baby werden Sie das ohnehin tun. In einigen südlichen Ländern

sollte man die Sonnen-Siesta im Hochsommer sogar bis 16 Uhr ausdehnen. Ebenfalls empfehlenswert: Sonnenlotionen oder -cremes mit extrahohen Lichtschutzfaktoren (LSF 50+). Gut für das empfindliche Gesicht und die Augen sind Sonnenhut und Sonnenbrille.

Mit dem Flieger unterwegs

Am besten sollten Sie nur Kurzflüge planen, da bis zum dritten Monat (12. Schwangerschaftswoche) die Höhenstrahlung bei langen, interkontinentalen Flügen Risiken birgt. Andererseits: Wenn private oder familiäre Gründe einen Flug unbedingt notwendig machen, ist dieses Risiko vertretbar. Bei allen längeren Reisen mit dem Flugzeug kann es guttun, stützende Kompressionsstrümpfe aus der Apotheke zu tragen. Längeres Sitzen und Bewegungsmangel behindern den Blutkreislauf, deshalb ist es wichtig, regelmäßig aufzustehen und sich zu bewegen.

Hier noch ein paar Tipps fürs Fliegen:

- Praktisch zum Aufstehen und Bewegen ist ein Platz am Gang.
- Ebenfalls wichtig: Nehmen Sie während des Fluges möglichst viel Flüssigkeit zu sich.

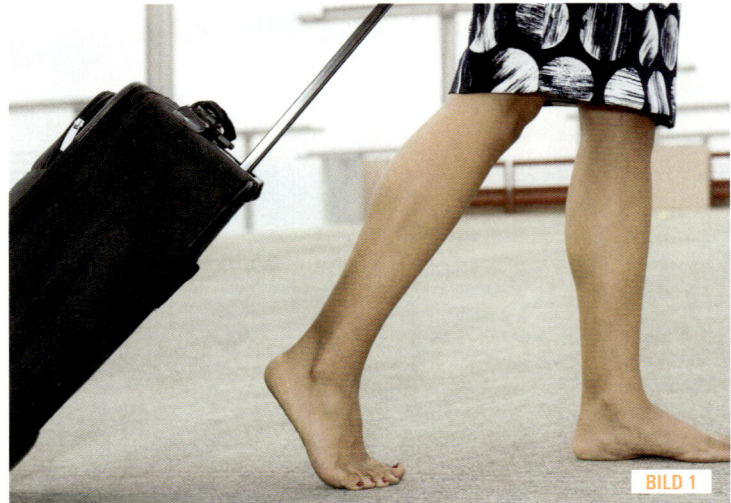

BILD 1

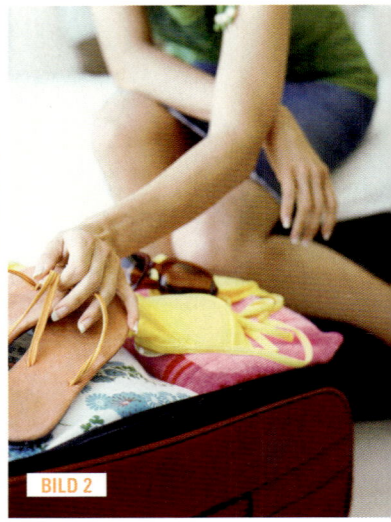

BILD 2

- Die Durchblutung in den Beinen können Sie auch ankurbeln, indem Sie Ihre Zehen hochziehen oder die Füße von den Fersen bis zu den Zehen abrollen und zurück.
- Die Sicherheitskontrollen mit einem Metalldetektor (Magnetstab) stellen keine Gefährdung für Schwangere dar.
- Im mittleren Schwangerschaftsdrittel sind Flugreisen gut möglich. Allerdings ist die Belastung der ionisierenden Strahlen im Flugzeug leicht erhöht – vergleichbar mit der im Hochgebirge.
- Ab der 28. Schwangerschaftswoche verlangen die meisten Airlines ein Attest von der Hebamme, dem Arzt oder der Ärztin, dass die Flugtauglichkeit durch die Schwangerschaft ganz sicher nicht eingeschränkt ist.
- Ab der 34. Schwangerschaftswoche sollten keine Flüge mehr unternommen werden. Schwangere werden regulär ab diesem Zeitpunkt dann auch nicht mehr im Flugzeug mitgenommen.
- Einige Fluglinien verlangen eine Bescheinigung des betreuenden Haus- und Facharztes über den voraussichtlichen Entbindungstermin. Erkundigen Sie sich vor Buchung Ihrer Reise beim Anbieter.

- Das Bodenpersonal darf beim Einchecken auf die Vorlage einer ärztlichen Bescheinigung bestehen.

Auf Tour mit Auto oder Bahn

Autofahren gilt als unbedenklich, solange Sie etwa alle zwei Stunden eine Pause mit leichter Bewegung einplanen und regelmäßig etwas trinken.

Achten Sie darauf, dass Ihr Sicherheitsgurt richtig sitzt, nämlich unterhalb des Bauches und zwischen den Brüsten – so sind das Kind und alle inneren Organe weitgehend geschützt. Den Autositz schieben Sie am besten so weit wie möglich nach hinten, damit der Abstand zum Airbag möglichst groß ist, die Rückenlehne am besten eher steil einstellen.

Bahnreisen können eine entspannte Alternative zum Auto sein. Wann immer Sie sich bewegen möchten, können Sie aufstehen und durch den Zug gehen.

Außerdem haben Studien gezeigt, dass kritische oder gefährliche Verkehrssituationen nicht nur die schwangeren Versuchsteilnehmerinnen belasteten, sondern auch ihre Babys, die beispielsweise mit heftigem Strampeln oder Herzklopfen auf die Simulation reagierten.

BILD 1 Reisen nach dem Lustprinzip – in der Schwangerschaft besonders wichtig.
BILD 2 Wann ist die beste Zeit, den Koffer zu packen? Der ideale Zeitraum für einen
Urlaub liegt etwa zwischen der 14. bis 24. Schwangerschaftswoche.

STRESS ERKENNEN – UND VERMEIDEN

Laut WHO ist Stress die größte Gesund-
heitsgefahr des 21. Jahrhunderts. In einer
Zeit, in der an jeden Einzelnen erhöhte Anforderungen gestellt werden – auch und
manchmal gerade in der Schwangerschaft
–, sind Anspannung, Überforderung und
seelische Belastungen keine Seltenheit.
Dann ist es gut, wenn man herausfinden
kann, woher der Stress kommt. Denn nur
so ist es möglich, die Stressauslöser möglichst klein zu halten. Intuitiv hat jeder
Mensch schon bestimmte Stress-Bewälti-
gungs-Strategien entwickelt, um den Anforderungen des Lebens besser gewachsen zu sein. Nur: Diese Strategien sind
nicht immer optimal.

Kommt Ihnen hier vielleicht etwas bekannt vor?

Doch wie kann man herausfinden, womit
man den eigenen Stress am besten ab-
schüttelt? Indem man herausfindet, wie
der Stress zustande kommt. Vielleicht erkennen Sie sich in einer der folgenden vier
Beschreibungen wieder. Dann können Sie
dort auch nachlesen, welche Entspannungsmethode gut für Sie geeignet ist,
weil sie sich direkt auf Ihr Stressverhalten
bezieht.

Vier verschiedene Stresstypen

Stichwort: Leistung Sie sind ein leis-
tungsorientierter Mensch und machen
gern alles korrekt, gründlich und richtig.
Aufgaben, wenn etwas noch nicht fertig

ist? Sie doch nicht! Je größer die Herausforderungen sind, die an Sie herangetra-
gen werden, desto mehr strengen Sie sich
an – auch in der Schwangerschaft.

Sie können Belastungen am ehesten
vermeiden, indem Sie lernen, in anstrengenden Belastungssituationen einfach mal
loszulassen. Eine Entspannungsmethode,
die dazu sehr gut passt, ist die progressive
Muskelentspannung, die genau auf dem
Prinzip von An- und Entspannung aller
Muskelgruppen basiert.

Stichwort: Hektik Sie fühlen sich im Alltag manchmal so gehetzt, als seien Sie
auf der Flucht. Jagt man Sie auch noch
zusätzlich mit bestimmten Terminen oder
Fristen, dann reagieren Sie mit dem Verhalten, das Ihnen am meisten liegt: Sie
machen lieber alles noch ein bisschen
schneller!

So können Sie Belastungen vermeiden:
Als Gegenwicht zu Ihrer inneren Hektik
brauchen Sie eine Entspannungsstrategie,
mit der Sie ihr eigenes Verhalten steuern
können, statt kopflos zu agieren. Die passende Entspannungsmethode für Sie
könnte das Autogene Training sein, denn
das ist eine Anleitung zu gezielter Selbstbeeinflussung.

Stichwort: Perfektion Eigentlich ganz ge-
schickt, was Sie alles machen und unternehmen, um Stress erst gar nicht aufkommen zu lassen. Sie sind ganz einfach stets
aufs Perfekteste vorbereitet, aber selten
wirklich entspannt dabei.

So können Sie Belastungen vermeiden: Sie brauchen im Alltag mehr Gelassenheit, um Ihren inneren Drang nach Perfektion auch mal hinter sich zu lassen, wenn das nötig ist. Eine passende Entspannungsmethode, mit der Sie Ihr Leben neu ausbalancieren könnten, ist Yoga.

Stichwort: Verantwortung Wenn Sie im Berufs- oder Privatleben in Belastungssituationen geraten, schauen Sie intuitiv auf alles, was links und rechts von Ihnen passiert. Ihr Motto unter Stress: Achte gut auf die anderen! Das Problem dabei: Sie vergessen, gut auf sich selbst zu achten. So können Sie Belastungen vermeiden: Sie brauchen vor allem innere Kraft und Stärke, um mehr bei sich und Ihren Gefühlen bleiben zu können, anstatt auf die anderen zu achten – ideal für Sie ist deshalb Entspannung in Form von sanften Ausdauertrainings wie Schwimmen oder Walken.

Entspannungsmethoden für Schwangere

Loslassen, ruhig werden, die eigene Selbstwahrnehmung stärken: Entspannungsmethoden wirken auf verschiedenen körperlichen und seelischen Ebenen. Einfach mal ausprobieren!

Loslassen: Progressive Muskelentspannung

Mit der von dem amerikanischen Physiologen Edmund Jacobson entwickelten progressiven Muskelentspannung lernt man, den Unterschied zwischen Anspannung und Entspannung deutlich wahrzunehmen. Dieses Gefühl kann einem näm-

lich im anstrengenden Alltag schnell abhandenkommen. Mit den Übungen erzielt man durch aufeinanderfolgendes – also progressives – An- und Entspannen bestimmter Muskelgruppen eine tiefe Entspannung. Man setzt sich zum Beispiel locker auf einen Stuhl, ballt eine Hand zur Faust und drückt sie nach und nach immer fester zusammen. Dabei zählt man langsam bis fünf, dann entspannt man die Faust wieder, lässt sie also los. Auf genau diesem Loslass-Effekt beruht die Muskelentspannung. Man arbeitet sich nach der Anleitung auf einer CD Stück für Stück durch alle Körperteile durch: Oberarme, Gesicht, Brust, Schultern, Rücken, Bauch, Oberschenkel, Po, Beine und Füße.

Ruhig werden: Autogenes Training

„Ich bin ganz ruhig", „Mein rechter Arm ist ganz schwer", „Mein Körper ist angenehm warm" – das autogene Training basiert auf diesen und ähnlichen Übungsformeln, die man anfangs am besten täglich wiederholt. Eine Art Selbstbeeinflussung, die hilft, sich besser auf den eigenen Körper und die eigene Befindlichkeit zu konzentrieren und Stress oder Anspannung abzubauen. Autogenes Training stützt sich auf die Tatsache, dass man das vegetative Nervensystem über konzentrierte Selbstentspannung gezielt beeinflussen kann: Es ist möglich, Stress auch willentlich abzubauen. Die Übungen entspannen nicht nur Muskeln und Gefäße, sondern wirken auch harmonisierend auf die Atem- und Herztätigkeit.

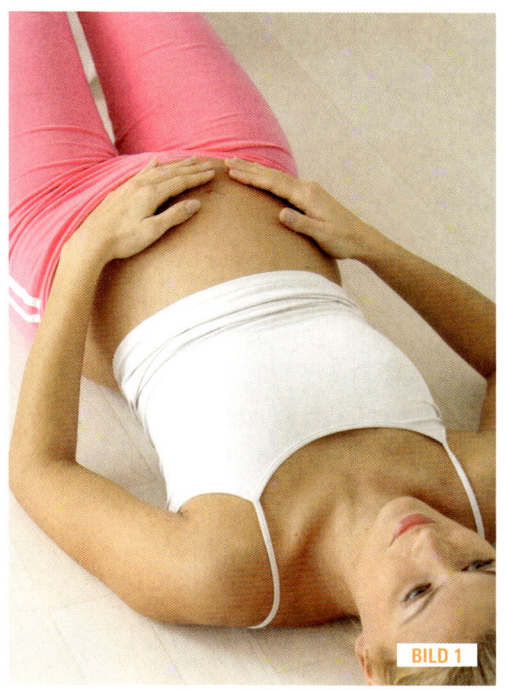
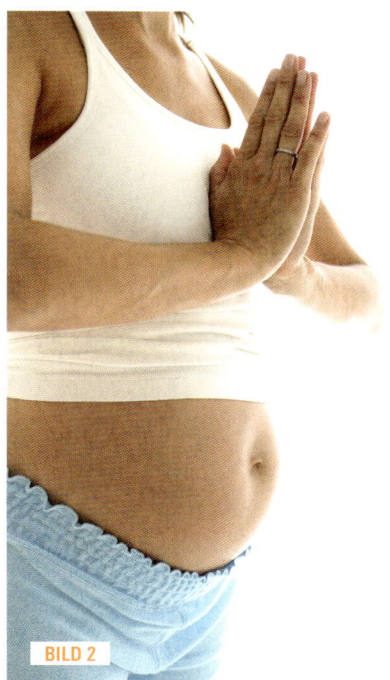

BILD 1
BILD 2

TIPP ZUR ENTSPANNUNG

Falls Sie die Methoden der Muskel-entspannung oder auch des autogenen Trainings gern kennenlernen möchten, gehen Sie doch einfach mal auf www.durch-hoeren-veraendern.de – dort finden Sie verschiedene Entspannungs-CDs im Angebot und können in das Übungspro-gramm hineinhören. So bekommen Sie eine Vorstellung davon, ob Ihnen die Methode gefallen könnte. Kurse zu beiden Methoden bieten die Volkshochschulen sowie manche Fitness- und Gesundheits-center oder Sportvereine an. Fragen Sie bei Ihrer Krankenkasse nach. Manche bezuschussen die Kurse auch im Rahmen von Anti-Stress-Programmen (oft unter dem Stichwort Stress-Prävention).

Yoga-Übungen für Schwangere

Yoga setzt gleich auf drei Ebenen an. Kör-perübungen sorgen für Dehnung, Beweg-lichkeit und entspannen die Muskulatur. Bewusste Atemübungen beruhigen und vertiefen die Atmung. Und meditative An-teile beruhigen und erhöhen die Sensibili-tät für das eigene Befinden.

In der westlichen Welt wird Yoga vor allem als eine Art Körperarbeit gelehrt, im alten Indien galt es als der Weg zur Selbstverwirklichung. So entwickelten sich über die Jahrhunderte viele Metho-den und Techniken, Körper und Geist zu schulen. Hierzulande hat sich vor allem die körperbetonte Form des Hatha Yoga etabliert. Im Yoga-Unterricht für Schwan-gere lernen Frauen bestimmte Bewe-gungsabfolgen und Körperhaltungen, die gut tun können. Auch für Yoga und für Schwangeren-Yoga gibt es ein breites Angebot an Büchern und CDs. Jedoch eignet sich Yoga nicht ganz so gut zum eigenständigen Ausprobieren und Üben.

Besser – vor allem für Anfängerinnen: ein Yoga-Kurs für Schwangere. Fragen Sie bei den Yoga-Schulen vor Ort. Oft bieten auch Volkshochschulen solche Kurse an.

INTERVIEW Stress in der Schwangerschaft – was tun?

**Ist Stress denn wirklich so schlimm?
Ein Interview mit der Frauenärztin und
Psychotherapeutin Dr. Maria Beckermann.**

**Stress in der Schwangerschaft – sind davon
viele Frauen betroffen?**
Ja, sehr viele. Weil auf den Frauen –
überhaupt auf jungen Paaren – heute
eine unglaubliche Verantwortung las-
tet. Sie sollen ein gesundes und möglichst unkompliziertes Baby produzieren. Das allein macht schon Stress.

Woran merkt man das?
Ich denke, einerseits ist der Druck
durch die Möglichkeiten der Geburten-
kontrolle und Pränataldiagnostik gestiegen. Wir haben heute die Illusion, wir
könnten genau bestimmen, wie viele
Kinder wir wann bekommen, und da
die meisten Paare sich heute nur für
ein oder zwei Kinder entscheiden, sollen diese dann auch den Wünschen
der Eltern, aber auch den gesellschaftlichen Vorstellungen entsprechen. Andererseits ist es doch so: Schreit ein
Baby viel oder ist ein Kleinkind sehr
aktiv, dann wird sofort gefragt und von
allen Seiten signalisiert: Was hat die
Mutter falsch gemacht?

Das alles ist ja auch schon wieder Stress …
Richtig. Das Leben an sich ist nie

stressfrei, auch nicht in der Schwangerschaft. So eine entspannte, wunderbare, sorgenfreie Zeit, wie sie uns in der
Werbung vorgetäuscht wird – das ist
doch eine Illusion. Natürlich gibt es
Schwangere, die sind weniger gestresst. Und andere dafür mehr. Aber
ich finde, Menschen sind so, wie sie
sind. Wenn ich nun mal eine bin, die
eher schnell gestresst ist, dann muss
ich mir deshalb doch jetzt nicht auch
noch zusätzlichen Stress machen, weil
ich nicht so relaxt und entspannt bin
wie in der Werbung, oder?

**Aber ist der Stress nicht schädlich für
das Kind?**
Es ist für das Baby auch wichtig, Stress
zu erleben. Es kann ruhig ein bisschen
Adrenalin und Kortisol abbekommen.
Es soll ja schließlich lebenstüchtig
werden.

**Was kann eine Schwangerschaft Ihrer
Erfahrung nach noch stressig machen?**
Werdende Mütter stehen unter einer
unglaublichen gesellschaftlichen Kontrolle. Sie sollen sich perfekt verhalten
und rund um die Uhr alles richtig
machen. Aber wer schafft das denn
schon? Als Schwangere selbst ist es
wichtig, da nicht genauso überperfekt
und streng mit sich selbst umzugehen.

Man kann und darf dieser Überkontrolle und den vielen hohen Erwartungen ruhig etwas entgegensetzen.

Aber wie kann man das tun?
Indem man sich vor allem auf die eigenen Gefühle und Bedürfnisse verlässt, anstatt zu versuchen, Dinge zu erfüllen, die andere von einem erwarten. Schwangerschaft kann ein Anlass sein, aufmerksam für sich zu sorgen. Zu überlegen: Was tut mir gut? Wo und mit wem fühle ich mich wohl? Und was ist mir vielleicht zu viel? Ob beruflich oder privat: Wenn einem bestimmte Dinge zu viel sind, sollte man das wirklich sagen. Dafür haben fast alle Mitmenschen Verständnis. Viele Frauen machen in der Schwangerschaft die positive Erfahrung, dass nein sagen gar nicht so schwer ist – und gleichzeitig ein großer Gewinn an Ruhe für sich selbst und das Baby.

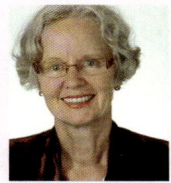

Dr. Maria Beckermann, Gynäkologin und Psychotherapeutin in Köln

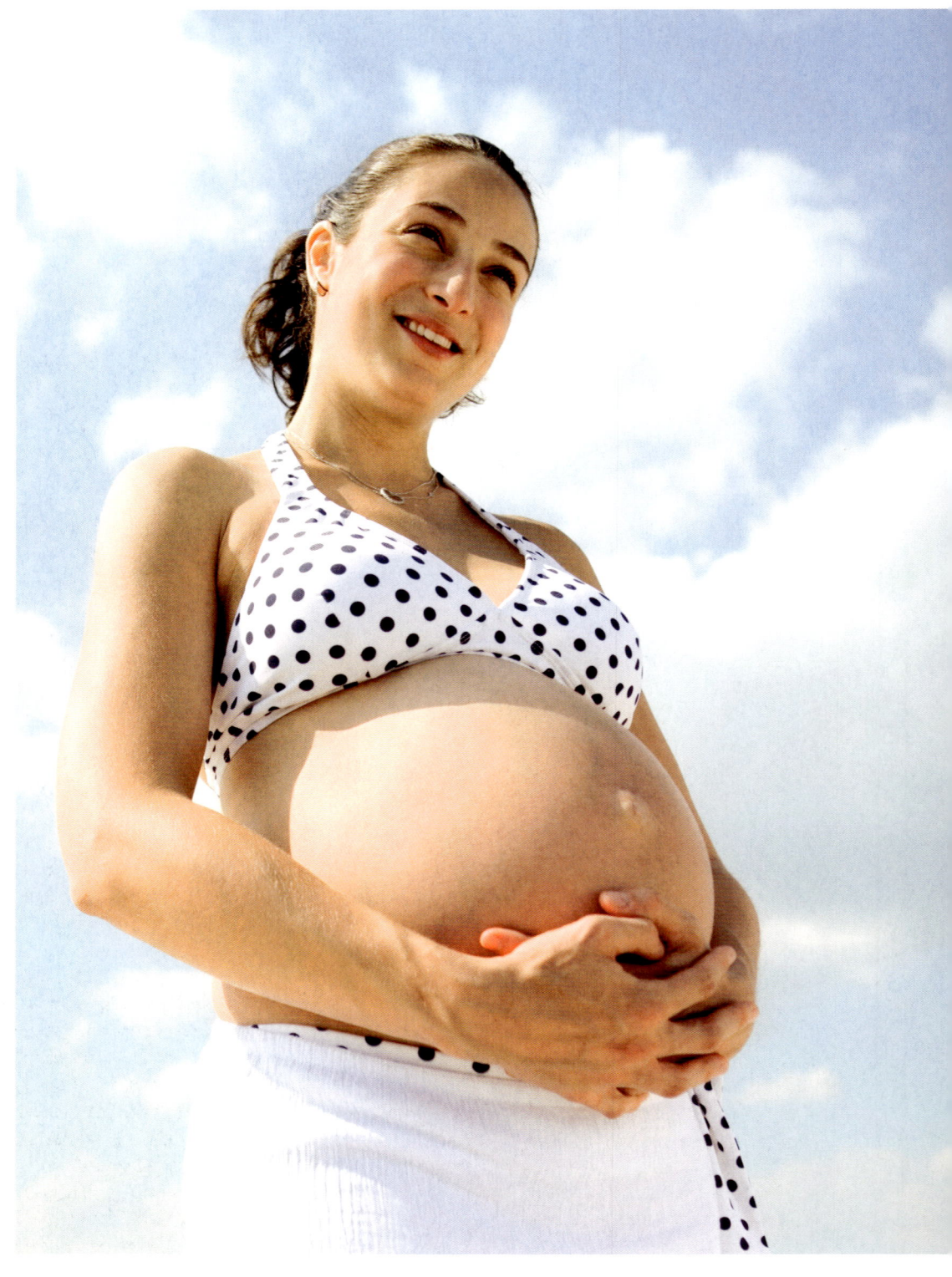

WICHTIGE GESUNDHEITSFRAGEN

Es ist schön, wenn sich werdende Mütter während ihrer gesamten Schwangerschaft wohl und gesund fühlen. Bei den allermeisten Frauen ist das auch so. Trotzdem kann es natürlich sein, dass man sich erkältet, phasenweise unter bestimmten Schwangerschafts-beschwerden leidet oder aus anderen Gründen krank ist oder wird. Deswegen finden Sie hier ausführliche Informationen zu den wichtigsten Gesundheitsfragen rund um die Schwangerschaft.

HILFREICHE TIPPS FÜR ALLE FÄLLE

Ob Sodbrennen oder nächtliche Waden-krämpfe, Schlaf- oder Kreislaufprobleme: Die meisten Schwangerschaftsbeschwer-den können einem phasenweise zwar den Alltag verleiden – gefährlich sind sie aber nicht.

Hausmittel, alternative Heilmetho-den und Medikamente

In diesem Ratgeberkapitel finden Sie die häufigsten Beschwerden plus Tipps, was Sie tun können, damit es Ihnen wieder besser geht.

Darüber hinaus enthält dieser Abschnitt eine Zusammenstellung möglicher Kom-plikationen während der Schwangerschaft sowie einen Überblick über Infektions-krankheiten, die das Ungeborene gefähr-den können.

Behandlungsmethoden in Kurzform

Dazu werden in Kurzform die jeweiligen Behandlungsmethoden beschrieben. Alle Beschwerden und Krankheiten sind je-weils nach dem Alphabet geordnet.

UND NOCH EIN WOHLFÜHLTIPP

Benutzen Sie dieses Kapitel wie ein Lexikon zum Nachschlagen, falls Sie wäh-rend Ihrer Schwangerschaft mit Be-schwerden oder Komplikationen in Berüh-rung kommen – und lassen Sie sich an-sonsten nicht von den vielen möglichen Krankheiten ängstigen oder verunsichern. Mit innerer Ruhe und dem Gefühl von Si-cherheit können Sie Ihre Gesundheit un-terstützen!

BILD 1 Warm-kühle Wechselduschen sind angenehm, entlasten die Beine und fördern die Durchblutung.
BILD 2 Viele Frauen haben während der Schwangerschaft eine besonders lichtempfindliche oder auch trockene Haut.

SCHWANGERSCHAFTSBESCHWERDEN – WAS HILFT?

Bei den vielen Umstellungs- und Anpassungsprozessen, die Ihr Körper während der Schwangerschaft bewältigen muss, wäre es doch seltsam, wenn das alles ohne das eine oder andere Wehwehchen geschehen würde. Die im Folgenden beschriebenen Beschwerden sind so gesehen fast normal – auch wenn Sie Ihnen das Leben im Alltag manchmal ganz schön schwer machen können.

Aber: Sie müssen die Beschwerden nicht hilflos ertragen. Es gibt verschiedene Möglichkeiten, darauf zu reagieren: mit bewährten Verhaltenstipps, wirksamen Körperübungen, Hausmitteln – oder auch Medikamenten, wenn die Beschwerden anders nicht zu lindern sind. Probieren Sie selbst, was Ihnen am besten hilft. Denn jeder Körper reagiert anders und in der Bewertung der Beschwerden spielt die Psyche auch immer eine Rolle.

Abgeschlagenheit und Müdigkeit

In den ersten drei Monaten fühlen sich Schwangere oft müde. Ursache dafür ist die Umstellung des Hormon- und Immunsystems sowie des Stoffwechsels. Manche Stoffe, die in diesem Zusammenhang gebildet werden, lösen Müdigkeit aus.
Verhaltenstipps Ruhen Sie sich aus, wenn Sie erschöpft sind. Am besten, indem Sie die Beine hochlegen. Versuchen Sie, nicht alles perfekt machen zu müssen – auch das spart wertvolle Kraft und Energie. Die Müdigkeit ist eine Schutzfunktion und ein Signal, dass Ihr Körper Ruhe braucht für die Arbeit, die er jetzt leisten muss. Geben Sie der Müdigkeit nach, wann immer es möglich ist. Schlafen Sie so viel und so lange Sie können und mögen. Bei ganz extremer Müdigkeit dürfen Sie auch ruhig mal einen Tag der Arbeit fernbleiben und ihn im Bett verbringen, denn Sie können sich darauf verlassen, dass dieser Zustand nur vorübergehend und spätestens nach drei Monaten vorbei ist.

Blähungen

Blähungen können vor allem zu Beginn der Schwangerschaft auftreten. Eine der Ursachen: der erhöhte Progesteronspiegel, der aber wiederum entspannend auf die inneren Organe wie zum Beispiel die Blase oder auch den Darm wirkt.
Verhaltenstipps Langsames Essen und bewusstes Kauen wirken vorbeugend. Wurzelgemüse wie Karotten, Fenchel und auch Tomaten tun jetzt gut. Auch regelmäßige Bewegung und viel Trinken helfen. Die Getränke sollten möglichst wenig Kohlensäure enthalten. Und wenn es geht: Geben Sie den Winden freien Lauf.
Hausmittel Fenchel-, Pfefferminz-, Kümmel- oder Anistee in kleinen Schlucken wirken wohltuend. Auch eine Wärmflasche oder eine sanfte Bauchmassage können helfen.
Medikamente Die Wirkstoffe Dimeticon oder Simeticon können Sie während der Schwangerschaft anwenden.

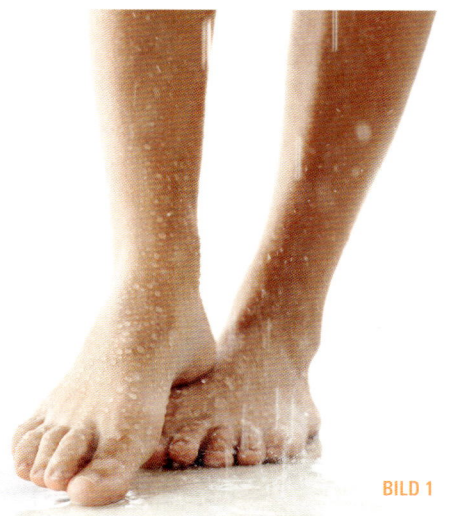

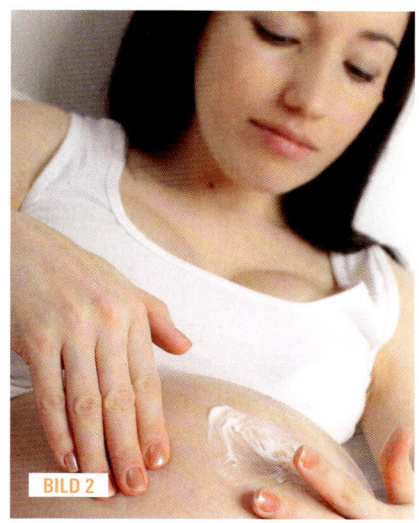

BILD 1   BILD 2

Brustspannen/-schmerzen

Das Wachsen des Busens kann sich durch ein unangenehmes Spannungsgefühl und besondere Empfindsamkeit bemerkbar machen, besonders in den ersten drei Schwangerschaftsmonaten. Wenn Sie zu trockener Haut neigen, kann es außerdem sein, dass die Brustwarzen jucken.

Verhaltenstipps Manchen Frauen hilft das vorübergehende oder ständige Tragen eines gut stützenden BHs. Er sollte dehnungsfähig sein und auf keinen Fall Druckstellen verursachen. Vielleicht lassen Sie sich von einer Fachverkäuferin bei der Anprobe beraten?

Hausmittel Sanfte Massagen mit Körperöl können lindernd wirken. Wenn das Spannungsgefühl sehr unangenehm wird, probieren Sie es mal mit warmen Lavendelumschlägen oder einem warmen Lavendelbad.

Geruchsempfindlichkeit

Im Restaurant riechen Sie den Alkohol, der in einem einfachen Glas Wein enthalten ist, auf zwei Meter Entfernung? Oder den Rauch von Zigaretten finden Sie unerträglich? Empfindlichkeit für Gerüche aller Art macht werdenden Müttern vor allem im ersten Schwangerschaftsdrittel manchmal das Leben schwer. Aber das Ganze hat eine schützende Funktion: So werden Sie bestimmt keine Dinge essen oder trinken, die Ihnen nicht guttun.

Verhaltenstipps Erste Hilfe bei Übelkeit durch Gerüche kann sein, an einer aufgeschnittenen Zitrone oder Zitronenöl zu riechen. Sie können auch ein Taschentuch bei sich tragen, das nach Ihrem Lieblingsparfüm duftet.

Hautveränderungen/Schwangerschaftsstreifen

In der Schwangerschaft erhöht sich der Melatoninspiegel – Folgen davon sind eine verstärkte Hautpigmentierung der Brustwarzen sowie des Genital- und Analbereiches, außerdem reagiert Ihre Haut jetzt unter Umständen viel empfindlicher auf Sonnenlicht (siehe auch ab Seite 133). Und: Viele Frauen haben während der Schwangerschaft eine besonders trockene Haut.

Neben der Haut wird auch das Gewebe direkt unter der Haut vor allem an Bauch, Brust und Oberschenkeln stärker als üblicherweise beansprucht, der Bauchumfang vergrößert sich in der Schwangerschaft nicht selten um etwa 40 Zentimeter. Bei

BILD 1 Ruhen Sie sich aus, wenn Sie erschöpft sind – am besten, indem Sie die Beine hochlegen.
BILD 2 Speziell den Schließmuskel können Sie entlasten, indem Sie zu Hause öfter mal in den Vierfüßlerstand gehen.

einigen Frauen entstehen dadurch bläulich schimmernde Dehnungsstreifen, die nach der Geburt als feine, meist aber nur noch schwach sichtbare Linien oder Narben zurückbleiben.

Verhaltenstipps Unterstützen Sie die Dehnungsfähigkeit Ihrer Haut mit gezielten Zupf- und Knetmassagen – gern mit pflanzlichen Ölen, wie Mandel- oder Jojobaöl. Hilfreich ist auch, wenn Sie darauf achten, nicht zu viel Gewicht auf einmal zuzunehmen und wenn Sie regelmäßig viel trinken. Aber machen Sie sich keine Vorwürfe, wenn Sie trotzdem Dehnungsstreifen bekommen. Die Konsistenz Ihres Bindegewebes können Sie in der Schwangerschaft nicht wirklich beeinflussen.

Körperübungen Gymnastik, Schwimmen und Wechselduschen fördern die Durchblutung und damit die Elastizität der Haut.

PILZ-SCHEIDENINFEKTIONEN

Hormonelle Veränderungen, vor allem der erhöhte Östrogenspiegel, können das Entstehen einer Pilzinfektion in der Schwangerschaft begünstigen. Anzeichen sind meist Juckreiz, ein brennendes Gefühl, Ausfluss und weiße Beläge im Vulvabereich.

Eine Pilzinfektion ist zwar unangenehm, wird aber nicht auf das Ungeborene übertragen. Während der Geburt kann der Pilz jedoch auf die Schleimhäute des Neugeborenen wandern. Pilzinfektionen lassen sich mit Vaginalcremes oder Zäpfchen behandeln. Clotrimazol ist der bevorzugte Wirkstoff. Eine Sechs-Tage-Therapie nied-

rig dosiert ist während der Schwangerschaft eher zu empfehlen als eine Kurzbehandlung. Am besten führen Sie die Vaginaltabletten mit dem Finger ein und gehen bei Cremes mit dem Applikator vorsichtig um. Auch der Partner sollte mitbehandelt werden.

Hämorrhoiden

Hämorrhoiden können sich oft gegen Ende der Schwangerschaft entwickeln, wenn Baby und Gebärmutter immer stärker auf den Enddarm drücken. Dadurch werden die Venen im Becken gestaut und es kann zu schmerzhaften sowie juckenden Krampfadern am Darmausgang kommen. Auch kann die hormonell bedingte Darmträgheit, die oft mit Verstopfung einhergeht, Hämorrhoiden begünstigen. Beruhigend: Gewöhnlich bilden sich die Hämorrhoiden kurz nach der Geburt zurück.

Verhaltenstipps Essen Sie ballaststoffreich und trinken Sie viel. Wenn Sie sich ausruhen, legen Sie die Beine hoch – das entlastet die gestauten Venen. Wenn Hämorrhoiden-Knoten sich vor den After wölben, sollten sie nach dem Stuhlgang möglichst in den Analkanal zurück gedrückt werden.

Körperübungen Speziell den Schließmuskel können Sie entlasten, indem Sie zu Hause öfter im Vierfüßlerstand das Becken nach oben strecken. Dadurch rutscht das Kind in Richtung Bauchmitte und das Blut kann wieder besser zirkulieren.

Hausmittel Lindern können Auflagen aus Ringelblumensalbe oder Hamamelis-Ex-

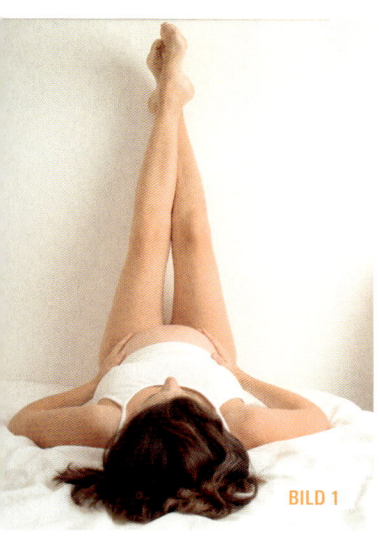

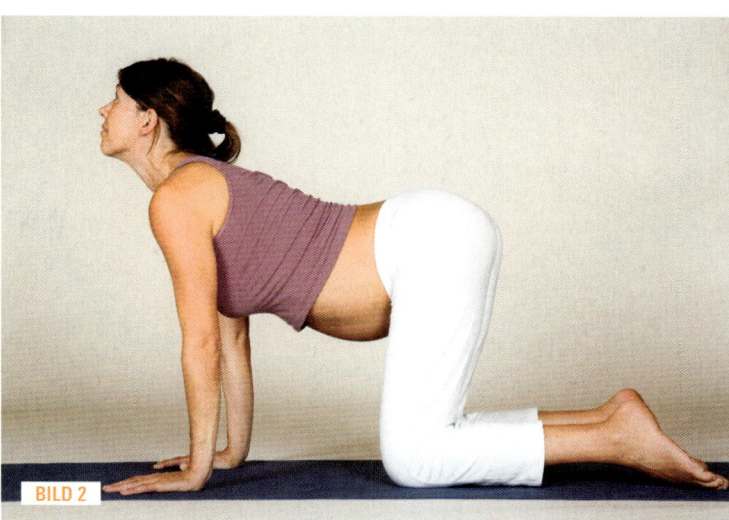

BILD 1   BILD 2

trakt. Und Eiswürfel, die, in einen kleinen Baumwolllappen eingewickelt, kühlend auf die Hämorrhoiden gelegt werden und abschwellend wirken.

Medikamente Um Schmerzen und Juckreiz im Zusammenhang mit Hämorrhoiden zu lindern, sind Hämorrhoidensalben oder Zäpfchen geeignet, die das Lokalbetäubungsmittel Lidokain enthalten. Sprechen Sie Ihre Hebamme oder Ärztin an.

Heißhunger

In der ersten Schwangerschaftshälfte bekommen viele Schwangere Appetit auf ganz bestimmte, manchmal auch kuriose Sachen: saure Gurken oder Rollmops, Schokolade oder Weingummibärchen. Welche Delikatessen zählen gerade zu Ihren Favoriten? Nicht wundern, das ist ebenfalls eine Folge der veränderten hormonellen Situation. Normalerweise regelt das Hormon Insulin den Zuckergehalt des Blutes. Durch die gesteigerte Insulinproduktion in der Schwangerschaft kommt es schneller zu einem Abfall des Blutzuckerspiegels. Deshalb kann es manchmal zu plötzlich auftretenden Heißhungergefühlen kommen, die gelegentlich sogar von einem Zittern begleitet werden.

Verhaltenstipps Wenn es nicht gerade rohes Fleisch, Rohmilchkäse oder roher Fisch wie Sushi sind (siehe Seite 105), auf die Sie ungebremste Lust haben, müssen Sie sich nicht zusammenreißen. Essen Sie ruhig, wonach Ihnen der Sinn steht. Achten Sie aber auf die Mengen, versuchen Sie, Maß zu halten. Denn: Allzu üppige Gelage belasten den Blutzuckerspiegel überdurchschnittlich – und Ihren Körper durch zusätzliche Gewichtszunahme ebenfalls.

Am besten haben Sie immer etwas zum Essen dabei, zum Beispiel einen Apfel, Knäckebrot, Trockenfrüchte oder Nüsse. Grundsätzlich ist es sinnvoll, mehrere kleine Mahlzeiten über den Tag verteilt zu essen. Mit Süßem und Lebensmitteln aus weißem Mehl sollten Sie eher knausern. Diese Kohlenhydrate sind chemisch gesehen Ein- und Zweifachzucker, die schnell vom Körper abgebaut werden. Die nächste Heißhungerattacke wird nicht lang auf sich warten lassen. Komplexe Kohlenhydrate wie zum Beispiel in Kartoffeln oder im Vollkornbrot werden dagegen nach und nach verdaut. Sie sättigen nachhaltig und lassen Heißhungerattacken weniger oder gar nicht mehr auftreten.

In der zweiten Schwangerschaftshälfte dehnt sich die Gebärmutter immer mehr aus und drückt dabei auf die anderen inneren Organe.

Krampfadern

Vermehrte Blutflüssigkeit belastet die Venen, die zusätzlich durch Schwangerschaftshormone geweitet sind. Das kann die Ventile in den Adern überfordern, die das Blut zum Herzen zurücktransportieren und Besenreiser (kleine bläuliche Äderchen unter der Haut) oder Krampfadern können entstehen. Sie kommen vor allem an den Beinen, seltener auch im Schamlippenbereich vor. Die Beschwerden in den Beinen gehen sehr oft mit einem Schweregefühl einher.

Verhaltenstipps Achten Sie darauf, dass Sie tagsüber nicht zu lange stehen und tragen Sie flache und bequeme Schuhe. Wann immer Sie eine Pause machen, lagern Sie Ihre Beine möglichst hoch. Bei ausgeprägten Krampfadern können Stützstrümpfe eine wunderbare Erleichterung sein.

Und: Meiden Sie große Temperaturschwankungen wie zum Beispiel in der Sauna oder ausgedehnte Sonnenbäder. Gut für die Nacht: Die Beine mit einer kühlenden Lotion sanft eincremen und leicht erhöht auf einem Kissen lagern.

Körperübungen Hilfreich sind durchblutungsfördernde Fuß- und Beingymnastik (siehe Seite 129). Ebenfalls zur Anregung des Blutkreislaufes geeignet: leichte Bewegungen wie Radfahren, Tanzen oder Schwimmen.

Hausmittel Warm-kühle Wechselduschen sind angenehm und entlasten die Beine – man beginnt die Beindusche mit warmem Wasser und endet mit kaltem Wasser. Spezielle Bein-Cremes oder Gele tun Beinen und Füßen allenfalls durch den Massageeffekt beim Einreiben oder durch die kühlende Wirkung der Gele wohl. Das lässt sich ebenso gut mit im Kühlschrank gelagerten Körperölen oder Feuchtigkeitslotionen erreichen.

Kreislaufprobleme (Schwindel/Ohnmacht)

Durch die vielen körperlichen Umstellungen haben Schwangere vor allem in den ersten drei Monaten oft einen zu niedrigen Blutzuckerspiegel und niedrigen Blutdruck. Die Folgen können Schwindel, in selteneren Fällen auch Ohnmacht sein.

Andererseits kann Schwindel auch auf Bluthochdruck hinweisen. Falls er in der zweiten Schwangerschaftshälfte vermehrt auftritt, sollten Sie die Hebamme oder den Arzt informieren. Im letzten Schwangerschaftsdrittel kann der Schwindel auch mit dem sogenannten Vena-Cava-Syndrom (siehe Seite 155) zusammenhängen.

Verhaltenstipps Wenn Sie irgendwo sitzen oder liegen, stehen Sie stets langsam auf und bewegen Sie vor dem Aufstehen Ihre Hände und Füße. So hat das Blut auch etwas Zeit, um zum Kopf zu fließen. Nehmen Sie viel und regelmäßig Flüssigkeit zu sich.

Um einem niedrigen Blutzuckerspiegel vorzubeugen, essen Sie am besten regelmäßig Nahrungsmittel aus komplexen Kohlenhydraten wie Vollkornbrot und Reis (siehe Seite 115).

Körperübungen Bewegung und Wechselduschen halten den Kreislauf in Schwung

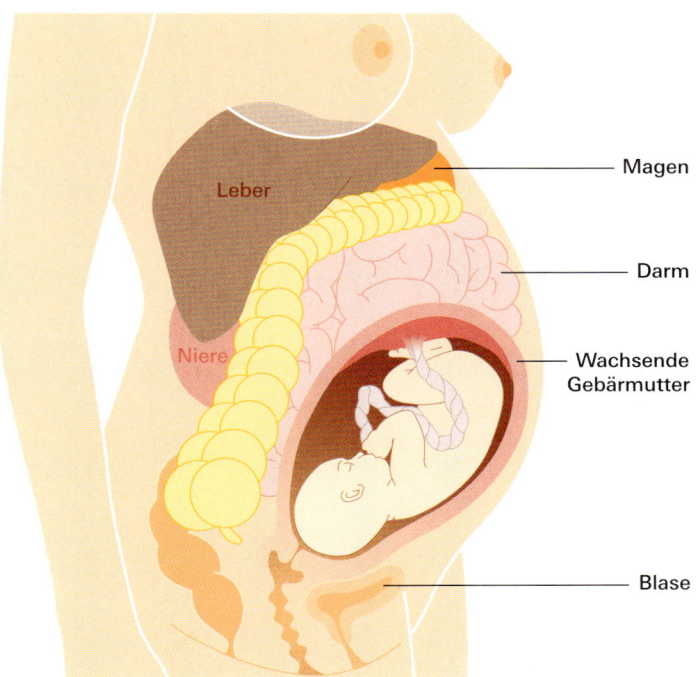

Magen

Leber

Darm

Niere

Wachsende
Gebärmutter

Blase

– oder Sie probieren es mit regelmäßigen Atemübungen (siehe Seite 124).

Kurzatmigkeit

Vor allem in der zweiten Schwangerschaftshälfte dehnt sich die Gebärmutter immer weiter in den Bauchraum aus (siehe Abbildung oben) und drückt dabei andere Organe wie beispielsweise das Zwerchfell hoch und damit die Lungen zusammen – das Atmen wird schwieriger und anstrengender.

Verhaltenstipps Lassen Sie sich im Alltag möglichst nicht hetzen, nehmen Sie sich die Zeit, die Sie brauchen.

Körperübungen Probieren Sie zur Entlastung den Atemlift auf Seite 124 aus. Sie müssen sich dazu nicht auf den Boden setzen, Sie können die Übung auch im Sitzen auf einem Stuhl machen.

Mutterbandschmerzen

Um die 20. Schwangerschaftswoche herum können die Mutterbänder durch das unaufhörliche Wachsen der Gebärmutter stark gedehnt werden – diese Bänder halten die Gebärmutter im Becken und Kreuzbein. Die dumpfen, manchmal aber auch stechenden Schmerzen spüren Schwangere vor allem im Unterbauch, in der Leistengegend sowie im unteren Rückenbereich.

Verhaltenstipps Achten Sie besonders darauf, dass Sie sich jetzt nicht überanstrengen. Machen Sie regelmäßig Pausen und legen Sie im Sitzen Ihre Beine hoch. Hilfreich sind auch flache und bequeme Schuhe.

Körperübungen Erleichterung kann Ihnen vielleicht die Knie-Ellenbogen-Lage verschaffen (siehe Seite 131) oder die Übung „Schaukeln für Venen und Rücken" (siehe Seite 130). Auch eine möglichst tiefe Bauchatmung führt zu einer sanften Dehnung der Mutterbänder. Beim Ausatmen können die Bänder dann wieder entspannen. Das können Sie einfach mal ausprobieren.

Nasenbluten

Ihre Schleimhäute sind jetzt besser durchblutet und empfindlicher, deshalb kann manchmal schon durch kräftiges Putzen Ihre Nase anfangen zu bluten. Das sieht meistens viel bedrohlicher aus, als es ist, denn der Blutverlust ist minimal. Sollte das Bluten allerdings länger als zwanzig Minuten andauern oder öfter auftreten, wenden Sie sich an Ihren Arzt.

Verhaltenstipps Beugen Sie sich leicht nach vorn und drücken Sie die Nasenflügel zwischen Zeigefinger und Daumen einige Minuten lang fest zusammen. Wohltuend und hilfreich: ein kaltes Tuch auf die Nasenwurzel legen. Nach dem Nasenbluten sollte man beim nächsten Schnäuzen erst mal sehr vorsichtig sein, damit sich der getrocknete Schorf in der Nase nicht gleich wieder löst und die Nase erneut zu bluten beginnt.

Vorbeugend hilft es, viel zu trinken und die Nasenschleimhaut möglichst feucht zu halten – zum Beispiel mit Salzwasserspülungen oder einem Nasenspray mit Meerwasser oder isotonischer Kochsalzlösung.

Rückenschmerzen

Mit wachsendem Bauchumfang und hormonell bedingter Lockerung der Bänder verlagert sich der Körperschwerpunkt in der Schwangerschaft – dadurch können Fehlhaltungen wie ein runder Rücken oder ein Hohlkreuz entstehen, die wiederum Rückenschmerzen zur Folge haben.

Falls die Rückenschmerzen einseitig und länger anhaltend sind, kann ein Nie-renstau die Ursache sein. Außerdem können sich hinter Rückenschmerzen in der zweiten Schwangerschaftshälfte auch vorzeitige Wehen verbergen. Wenn Sie diesen Verdacht haben, wenden Sie sich an Ihre Ärztin.

Verhaltenstipps Tragen Sie bequeme Schuhe und laufen Sie möglichst oft barfuß. Auch ein warmes Bad oder regelmäßiges Bewegen im warmen Wasser tut jetzt gut. Rückenschwimmen entlastet besonders und kann helfen, die Körpermitte wiederzufinden. Manchmal leisten auch eine warme oder kalte Wärmflasche oder ein Kirschkernkissen gute Dienste – je nachdem, was Ihnen angenehmer ist. Grundsätzlich empfiehlt es sich bei Rückenschmerzen trotz der Beschwerden aktiv zu bleiben, denn kleine Aktivitäten und Bewegung tun dem Rücken gut.

Körperübungen Achten Sie immer wieder bewusst auf Ihre Körperhaltung und bewegen Sie sich möglichst rückenschonend durch den Alltag, indem Sie weder schwer tragen und heben noch lange stehen (siehe Seite 121). Durch die Verlagerung des Körperschwerpunktes nach vorne gehen schwangere Frauen automatisch mehr ins Hohlkreuz. Bei Rückenschmerzen sollten Sie sich immer wieder darum bemühen, das Hohlkreuz auszugleichen. Das geht besonders gut im Stehen, indem Sie das Becken kippen und die Wirbelsäule nach hinten drücken. Im Liegen ziehen Sie das Kreuzbein gegen den Boden, sodass keine Hand mehr darunter passt. Im Vierfüßlerstand versuchen Sie den Rücken wie bei einem Katzenbuckel so weit wie möglich nach oben zu schieben. Ein kräftiger und beweglicher Beckenboden unterstützt die Rückenmuskulatur. Die eben kurz beschriebenen Übungen für Rücken und Becken finden Sie ab Seite 125.

Medikamente Beeinträchtigen Rückenschmerzen trotz der allgemeinen Maßnahmen das Wohlbefinden sehr, können Sie in Absprache mit dem Arzt nur für kurze Zeit Parazetamol oder in den ersten sechs Monaten der Schwangerschaft auch Ibuprofen einnehmen.

Schlafstörungen

Ob ein bisschen innere Aufregung oder das Vermissen liebgewonnener Einschlafpositionen: In der Schwangerschaft kann es auch immer mal sein, dass Sie nicht so gut schlafen – vor allem in den letzten Wochen, wenn Sie vielleicht schon gar nicht mehr wissen, wie Sie sich lagern sollen. Dazu kommt womöglich noch, dass Sie nun schon die Schlaf-Wach-Phasen Ihres Kindes mitbekommen, wobei die Wachphasen meist immer genau dann beginnen, wenn Sie selbst kurz vorm Einschlafen sind.

Verhaltenstipps Je nachdem, welche Ursache Ihre Schlafstörungen haben, gibt es unterschiedliche Möglichkeiten, darauf zu reagieren. Bei Nervosität oder Aufregung kann ein kleines Schwangerschafts-Tagebuch ein netter Begleiter sein, dem man seine nächtlichen Gedanken oder Sorgen anvertraut. Hilfreich kann manchmal auch schon ein Blatt mit Stift neben dem Bett sein, auf dem Sie alles notieren, was Sie erledigen wollen oder was Ihnen durch den Kopf geht. Dadurch wird Ihr Kopf wieder frei und Sie kommen besser zur Ruhe.

Wenn Sie ungemütlich liegen, kann ein anpassungsfähiges Stillkissen auch schon vor der Geburt des Babys hilfreiche Dienste leisten – ob zur Abstützung des Bauches oder in Seitenlage unter dem höherliegenden Bein. Fragen Sie Ihre Hebamme, bestimmt kennt sie zusätzliche Tipps zur bequemen Lagerung.

Körperübungen Entspannend kann eine kleine Kopfmassage sein: Bewegen Sie dazu Ihre Hände mit sanftem Druck auf der Kopfhaut – ähnlich wie beim Haarewaschen. Entspannen können Sie sich auch mithilfe des autogenen Trainings oder der Muskelentspannung nach Jacobsen (siehe Seite 140).

Hausmittel Tees aus Pflanzen wie Hopfen, Baldrian, Melisse, Passionsblume oder Lavendel können helfen – sie sind alte Mittel der Volksheilkunde. Oder Sie legen kleine Kissen mit Füllungen aus diesen Kräutern neben Ihr Kopfkissen. In der Schwangerschaft ist – wenn Sie zuvor mit Ihrem Arzt oder Ihrer Ärztin darüber gesprochen haben – eine Anwendung von Baldrian als Schlafhilfe bei Bedarf vertretbar. Nehmen Sie etwa eine halbe Stunde vor dem Schlafengehen die Anzahl der Tabletten (auch Baldrian-Dragees) ein, die 2–3 Gramm getrockneter Baldrianwurzel entsprechen. Das sind je nach Produkt etwa 300–600 Milligramm Trockenextrakt.

BILD 1 Bei Sodbrennen: Milch zu trinken ist nicht ratsam, weil sie den Magen anregt, vermehrt Säure zu produzieren.
BILD 2 Bei Übelkeit: Manchmal können angenehme Düfte helfen, zum Beispiel von einer aufgeschnittenen Orange oder Zitrone.

Sodbrennen

Weil einerseits die größer werdende Gebärmutter auf den Magen drückt und andererseits der Magenschließmuskel hormonell bedingt entspannter ist als üblich, kann Magensäure in die Speiseröhre gelangen und dort Sodbrennen verursachen – insbesondere im Liegen.

Verhaltenstipps Sie können ausprobieren, ob sich die Beschwerden bessern, wenn Sie Kräutertee (zum Beispiel Kamille, Malve oder Eibisch), ein Glas stilles Mineralwasser oder rohen Kartoffelsaft trinken. Auch der beim Kauen von Kaugummi vermehrt gebildete Speichel kann die Magensäure verdünnen und Sodbrennen lindern. Milch zu trinken ist nicht ratsam, weil sie den Magen anregt, vermehrt Säure zu produzieren. Milde breiige Speisen wie zum Beispiel Karotten-, Kartoffel-, Grieß- und Reisbrei binden die Magensäure und können auf diese Weise Sodbrennen bessern. Manchmal hilft es auch, bestimmte Speisen und Getränke, die leicht Sodbrennen auslösen (zum Beispiel Schokolade, Tomatensoße, Wein, Obstsaft), zu meiden.

Wichtig ist vor allem, dass Sie nachts mit etwas erhöhtem Kopfteil schlafen (ein dickes Kissen, einen Keil unter die Matratze legen) und sich zum Einschlafen auf die linke Seite drehen. Schlafen Sie nämlich auf der rechten Seite, kann der Mageninhalt – anatomisch bedingt – leichter in die Speiseröhre zurückfließen.

Medikamente In hartnäckigen Fällen oder wenn Sie sehr unter dem Sodbrennen leiden, können Sie für eine kurze Zeit und in niedriger Dosierung ein Antazidum einnehmen. Bei andauernden Beschwerden sollten Sie Ihre Ärztin befragen.

Taubheitsgefühle (Karpaltunnelsyndrom)

Taubheitsgefühle in den Fingern, Händen und Armen hängen meistens mit starken Wassereinlagerungen zusammen. Dabei schwillt der am Handgelenk liegende Karpaltunnel an und kann auf dort vorbeiführende Nerven drücken. Das kann zwar recht unangenehm werden, ist aber harmlos. Häufiges Fahrradfahren oder andere Anstrengungen der Arme und Hände können die Beschwerden verschlimmern.

Verhaltenstipps Halten Sie Ihre Hände und Unterarme in kaltes Wasser und danach hoch, oberhalb der Herzebene. Besonders nachts sollten Sie sich eine Haltung suchen, in der die Hände oberhalb der Herzebene liegen.

Körperübungen Hilfreich ist Händekreisen; die Hände auszuschütteln oder zu massieren kann ebenfalls lindern.

Hausmittel Vielleicht versuchen Sie es auch mit lauwarmen oder kalten Wassergüssen – bei den Fingern beginnend bis zum Ellbogen.

Übelkeit/Erbrechen

Vor allem im ersten Schwangerschaftsdrittel werden manche Frauen von Übelkeit und Erbrechen geplagt – eine Folge der hormonellen Umstellung. Das ist unangenehm, aber dem Baby macht das meistens nichts aus. Im letzten Schwan-

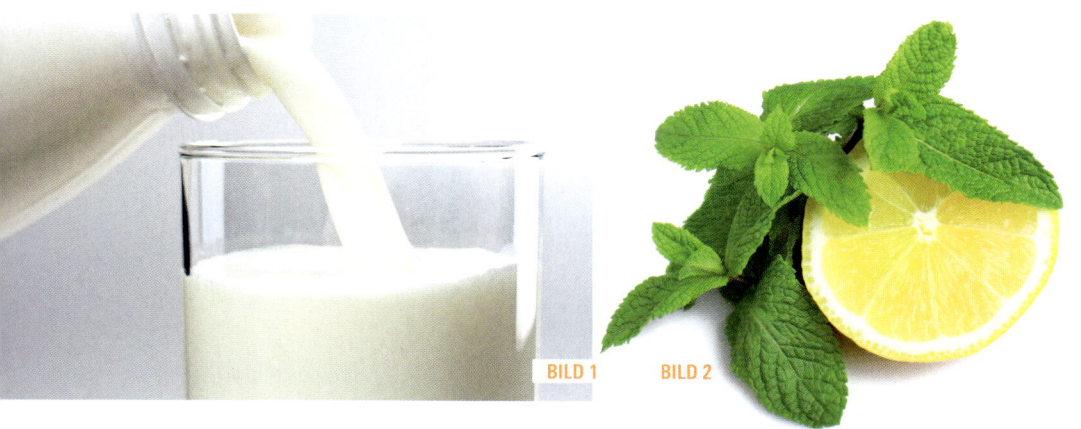

BILD 1   BILD 2

gerschaftsdrittel kann Übelkeit unter Umständen auch ein Hinweis auf andere sich ankündigende Krankheiten sein. Deshalb sollten Sie sicherheitshalber Ihre Hebamme oder die Ärztin darüber informieren.

Verhaltenstipps Vermeiden Sie Hektik am Morgen. Ein Zwieback, ein Stück trockenes Brot vor dem Aufstehen kann hilfreich sein. Manchmal tun angenehme Düfte gut, indem man zum Beispiel an einer aufgeschnittenen Orange oder Zitrone riecht. Um die Wasser- und Salzverluste auszugleichen ist es wichtig, viel zu trinken, eventuell auch Salzhaltiges wie Brühe.

Manchmal spielen bei anhaltender Übelkeit auch seelische Gründe eine Rolle. Viele Hebammen und Ärzte wissen das oder haben schon erlebt, wie hilfreich ein klärendes oder unterstützendes Gespräch sein kann. Suchen Sie das Gespräch, wenn Sie meinen, das könnte auch auf Sie zutreffen.

Selten hält die Übelkeit an und nichts hilft. Wenn Sie trotzdem essen können, ist das medizinisch gesehen problemlos. Müssen Sie sich dauernd erbrechen und können nichts bei sich behalten, sollten Sie ärztlich behandelt werden.

Hausmittel Eine Tasse Ingwertee kann beruhigend wirken. Eine kurzzeitige Anwendung von pulverisierter Ingwerwurzel in der Schwangerschaft ist vertretbar.

Alternative Heilmethoden Akupunktur hatte in einigen Studien bei Schwangerschaftserbrechen nachweislich einen Nutzen. Auch homöopathische Mittel gegen Übelkeit können versuchsweise eingesetzt werden. Sie schaden sicher nicht, dass sie nutzen, ist nicht belegt.

Medikamente Wenn Sie unter sehr starker und anhaltender Übelkeit leiden, sprechen Sie mit Ihrem Arzt oder Ihrer Ärztin – die meisten Erfahrungen bei den rezeptpflichtigen Arzneimitteln gegen Übelkeit und Erbrechen liegen für Mittel mit Metoclopramid vor.

Vena-Cava-Syndrom

In der Rückenlage drückt das Kind auf die obere Hohlvene (Vena cava), die an der Wirbelsäule entlangläuft. Dadurch kann der mütterliche Blutfluss zurück zum Herzen gestört sein und es kommt zum Blutdruckabfall, der wiederum Schwindel oder leichte Übelkeit oder sogar eine Ohnmacht verursachen kann. Auch der Blutfluss zur Plazenta ist gestört. Alle Symptome verschwinden aber rasch, wenn die Frau ihre Position wieder verändert.

Verhaltenstipps Es reicht schon, wenn Sie sich ein klein wenig auf die Seite drehen, am besten nach rechts. Gut tut es, wenn Sie sich auf eine Tischplatte oder Stuhllehne mit beiden Händen aufstützen und den Bauch nach vorne aushängen lassen.

Verstopfung

Während der Schwangerschaft arbeitet das gesamte Verdauungssystem viel langsamer. Der aufgrund von Hormonen entspannte Darm ist träger als gewöhnlich und neigt zu Verstopfung. Vor allem dann, wenn man stopfende Lebensmittel wie Schokolade, Bananen, Brötchen, Weißbrot oder Kuchen gegessen hat.

Körperübungen Probieren Sie es mal mit einer sanft kreisenden Bauchmassage. Auch ein Spaziergang oder andere Arten der Bewegung wie Walking oder Schwimmen beugen der Darmträgheit vor.

Hausmittel Manchmal hilft es schon, am Morgen vor dem Aufstehen ein Glas warmes Wasser zu trinken und dann die Darmmuskulatur durch mehrmaliges Anspannen und Loslassen des Schließmuskels anzuregen. Auch ballaststoffreiche und verdauungsanregende Lebensmittel wie Vollkornprodukte, Obst, Gemüse oder Trockenfrüchte regen die Darmmuskulatur durch Volumenzunahme an. Vor allem, wenn Sie dazu ausreichend trinken, am besten zwei Liter Wasser oder Kräutertee pro Tag. Es braucht nur etwas Geduld, da es einige Tage dauert, bis sich ein Erfolg zeigt. Auf stopfende Nahrungsmittel wie Schokolade oder Bananen sollten Sie besser verzichten.

Medikamente Abführmittel, die als Quellmittel wirken wie zum Beispiel Leinsamen, Weizenkleie, indische Flohsamenschalen oder osmotisch den Darminhalt vergrößern (Laktulose), können in der Schwangerschaft eingesetzt werden.

Wichtig: Darmreizende Abführmittel wie Bisacodyl und Natriumpicosulfat sowie die pflanzlichen Abführmittel Aloe und Sennesblätter sind in der Schwangerschaft tabu. Sie können möglicherweise vorzeitige Wehen auslösen!

Wadenkrämpfe

Wadenkrämpfe sind teilweise recht schmerzhafte Verhärtungen einzelner Muskelgruppen in der Wade und treten meistens nachts auf. In der Schwangerschaft können sie mit wachsendem Bauchumfang häufiger vorkommen und können mit einem Mangel an Magnesium, Kalzium, Eisen, Kalium oder Vitamin B zusammenhängen.

Verhaltenstipps Wenn Sie einen Krampf haben oder sich ein Krampf ankündigt, dann ziehen Sie am besten die Zehen Richtung Körper beziehungsweise Knie und massieren Sie vorsichtig die angespannte Muskulatur. Vor dem Schlafengehen können Sie diese Streckung auch vorbeugend machen – vielleicht in Verbindung mit einer sanften Massage.

Vorbeugend wirken magnesium- und kalziumhaltige Nahrungsmittel wie Vollkorn- und Milchprodukte, grünes Gemüse, geschälte Mandeln und Nüsse.

Körperübungen Laufen Sie möglichst viel barfuß, gehen Sie dabei immer mal wieder abwechselnd auf Zehenspitzen oder auf den Fersen. Eine ähnliche Übung können Sie auch im Stehen machen, indem Sie zwischen Zehenspitzen und Fersen hin- und herwippen.

Wassereinlagerungen (Ödeme)

Wassereinlagerungen im Gewebe, sogenannte Ödeme, kommen vor allem gegen
Ende der Schwangerschaft vor. Sie können sich aber auch schon vorher bemerkbar machen. Meistens sind die Füße, Fußgelenke oder Beine geschwollen, aber
auch Finger und Hände können betroffen
sein. Das merkt man zum Beispiel daran,
dass die Ringe an den Fingern plötzlich
nicht mehr richtig passen – vor allem an
besonders heißen oder besonders anstrengenden Tagen oder gegen Abend.

Meist sind Ödeme harmlos. In sehr seltenen Fällen können sie jedoch auch Anzeichen für ernste Komplikationen wie eine Gestose sein, vor allem, wenn sie ganz
plötzlich und sehr heftig auftreten, wenn
die Waage von einem Tag auf den anderen plötzlich einige Kilogramm Gewicht
mehr anzeigt. Auch wenn Sie morgens
mit außergewöhnlich stark angeschwolle-
nen Händen oder Füßen aufwachen, sollten Sie sicherheitshalber Ihre Hebamme
oder den Arzt informieren.

Verhaltenstipps Vorbeugend hilft eine
ausgewogene Ernährung – eine speziell
salzarme Kost wird im Gegensatz zu früher nicht mehr empfohlen. Und auch,
wenn es komisch klingt: Trinken Sie reichlich! Denn das viele Wasser, das im Gewebe eingelagert ist, könnte in den Gefäßen
fehlen. Dadurch wiederum wird das Blut
dickflüssiger und das Thromboserisiko
steigt. Wenn Sie viel trinken, tragen Sie
dazu bei, eine Eindickung des Blutes zu
vermeiden und dadurch das Thromboserisiko zu vermindern. Deshalb sollten Sie
auch keine entwässernden Methoden auf
eigene Faust anwenden.

Tipp: Legen Sie Ihre Ringe ab, bevor
diese sich zu sehr in Ihre Haut einschnei-
den.

Auch stützende Strumpfhosen können
die Beschwerden lindern, weil dadurch
weniger Blut in die Beine sacken kann.
Körperübungen Wechselduschen, Massagen und vor allem das Hochlagern der
Beine können bei geschwollenen Beinen
Linderung verschaffen.
Hausmittel Ein dreißigminütiges, maximal
37 Grad warmes Wannenbad kann bewir-
ken, dass durch den Wasserdruck das
Wasser aus dem Gewebe in die Blutbahn
gebracht und dann mit dem Urin ausgeschieden wird.

Zahnfleischbluten

Durch die hormonelle Umstellung lockert
sich das Körpergewebe und wird stärker
durchblutet. Dies macht auch das Zahnfleisch empfindlicher als gewöhnlich, so
dass es leicht anschwillt und oft schon
beim Zähneputzen blutet.
Verhaltenstipps Linderung verschaffen
kann das Spülen mit Kamillen- oder Salbeitee. Massieren Sie morgens das Zahnfleisch mit einer weichen Zahnbürste und
achten Sie auf kalzium- und vitaminreiche
Ernährung.

INFO Schwangerschaft und Zahnpflege

Während der Schwangerschaft sind die Zähne anfälliger für Karies, weil sie jetzt mehr Mineralstoffe brauchen. Durch die hormonelle Umstellung enthält der Speichel auch mehr Säure und greift deshalb den Zahnschmelz eher an. Am besten Sie benutzen einmal pro Woche ein Zahngel mit Extrafluoriden. Meistens ist es jetzt angenehmer, die Zähne mit einer weicheren Zahnbürste und vielleicht auch einer milderen Zahnpasta zu pflegen, da beides den empfindlichen Mundraum sowie das Zahnfleisch weniger strapaziert.

„Mir wird so oft schlecht …"

Manchmal ist selbst das Gefühl, eine Zahnbürste im Mund zu haben, schon Anlass zu erneuter Übelkeit. Dann können eine kleinere oder weichere Zahnbürste, aber auch Zahnseide und desinfizierende Mundwasser eine Alternative sein. Schwangere, die sich häufig übergeben müssen, sollten wegen der Magensäuren, die den Zahnschmelz angreifen, nach dem Erbrechen nicht direkt die Zähne putzen, sondern lieber nur kurz den Mund ausspülen und die Zähne etwa eine halbe Stunde später bürsten.

Chronische Zahnfleischentzündung? Dann schnell zum Doktor!

Ein Entzündungsherd im Körper der Mutter kann über das Blut die Entwicklung des Babys beeinträchtigen – auch wenn das Zahnfleisch entzündet ist. Vermutlich bildet das mütterliche Immunsystem bei einer Entzündung bestimmte Antistoffe, die zwar einerseits entzündungshemmend wirken, andererseits aber im Verdacht stehen, vorzeitige Wehen zu fördern.

Grundsätzlich ist es sinnvoll, in der Schwangerschaft noch einmal zur zahnärztlichen Kontrolle zu gehen – ein guter Zeitpunkt dafür liegt zwischen dem 4. und 7. Monat. Umfangreichere und nicht dringend notwendige Behandlungen sollten nach Möglichkeit auf später verschoben werden. Nicht unwichtig: Soll man sich bei einer eventuellen Behandlung eine Betäubungsspritze geben lassen oder nicht? Besprechen Sie das am besten mit Ihrem Zahnarzt. Eine kleine Information dazu schon einmal vorab: Es gibt Betäubungsmittel mit und ohne Adrenalin – die ohne Adrenalin sind für Schwangere eher zu empfehlen.

HUSTEN, SCHNUPFEN, FIEBER – UND NUN?

Vor einer Erkältung ist man leider auch in der Schwangerschaft nicht gefeit, aber Sie brauchen sich deshalb nicht um Ihr Kind zu sorgen! Weder plötzliches Niesen noch lautes Husten und selbst ein leichtes Fieber schaden dem Ungeborenen nicht.

Hilfreich ist vor allem Ruhe – und möglichst viel trinken. Neben Hausmitteln gibt es, wenn es Sie arg erwischt hat, auch lindernde Medikamente, die man trotz Schwangerschaft einnehmen darf.

Worauf Sie unbedingt verzichten sollten: die häufig in Apotheken angebotenen Erkältungsmittel, die meist aus Wirkstoffkombinationen bestehen und manchmal Alkohol oder auch bestimmte Schmerzmittel enthalten. Diese Mittel sind in der Schwangerschaft ungeeignet.

Durchfall

Die meisten Magen-Darm-Infekte treten ohne Ankündigung auf und sind oft nach ein oder zwei Tagen vorbei. Auch eine ungünstige Ernährung oder Nahrungsmittelunverträglichkeiten können Durchfall verursachen. Manchmal werden Probleme im Magen- und Darmbereich aber auch durch Stress oder Aufregung verursacht. Was auf jeden Fall gilt, ist: Ein nur kurz anhaltender Durchfall hat überwiegend keine Auswirkungen auf das Baby.

Aber: Wenn sich die Beschwerden nach zwei bis drei Tagen nicht geben und womöglich Fieber dazukommt, sollten Sie zum Arzt oder zur Ärztin gehen.

Verhaltenstipps Wichtig ist, dass Sie viel trinken, und zwar mehr als sonst: 3 bis 4 Liter täglich sollten es sein, um zu vermeiden, dass der Körper zu sehr austrocknet. Ruhen Sie sich ordentlich aus – das hilft oft am besten. Mit Essen sollten Sie allerdings vorsichtig sein, da sich Ihr Körper erst wieder beruhigen sollte.

Nehmen Sie zu schnell wieder etwas zu sich, können die Probleme von Neuem beginnen. Deshalb am besten mit bekömmlichen geriebenen Äpfeln oder Bananen starten. Auch ein Aufguss aus getrockneten Heidelbeeren, mit Wasser verdünnter Heidelbeersaft, eine Karottensuppe aus passierten Möhren und Brühe oder ein mit Brühe zubereiteter Haferschleim können den Durchfall lindern.

Hausmittel Bewährte Teesorten sind Kamille, Fenchel oder Schwarzer Tee – am besten körperwarm getrunken. Manchmal lassen sich Magen und Darm auch mit einer warmen (nicht heißen!) Wärmflasche auf dem Bauch beruhigen. Feuchtwarme Leibwickel können Bauchkrämpfe lindern.

Medikamente Für eine ausreichende Salzzufuhr gibt es in der Apotheke fertige Mischungen aus Zucker und Elektrolyten.

Fieber

Bei Erkältungen ist Fieber im Grunde genommen eine hilfreiche und wünschenswerte Reaktion des Körpers, um den Infekt zu bekämpfen. Eine erhöhte Temperatur bis 38,5 Grad Celsius steigert die Ab-

BILD 1 In der Naturheilkunde werden Zwiebeln zum Beispiel zu einem Tee verarbeitet, der das Abhusten erleichtern soll.
BILD 2 Linderung bei Kopfschmerzen können manchmal schon ein großes Glas Wasser oder ein kurzer Spaziergang an der frischen Luft bringen.

wehrtätigkeit Ihres Immunsystems. Und ist ein ganz klares Signal: Sie brauchen jetzt auf jeden Fall Ruhe und gehören ins Bett. Wenn das Fieber nicht durch eine Erkältung bedingt ist, sollten Sie die Ursachen mit Arzt oder Ärztin abklären.

Verhaltenstipps Hinlegen, ausruhen – und noch mehr ausruhen! Trinken Sie viel. Ab 38,5 Grad sollten Schwangere das Fieber senken, denn sonst haben sie ein erhöhtes Risiko für vorzeitige Wehen.

Ganz wichtig: Bleibt die Temperatur hartnäckig erhöht oder ist von Beginn an sehr hoch (über 39 Grad), sollten Sie in jedem Fall einen Arzt aufsuchen!

Hausmittel Feuchte Wadenwickel sind angenehm, leiten durch Verdunstungskälte Hitze aus dem Körper ab und können so die erhöhte Temperatur senken. Achten Sie darauf, dass Ihre Füße und Ihr Körper während der Wickel warm bleiben. Für die Wickel kann man einfach kaltes Wasser nehmen – oder kaltes Wasser und Obstessig zu gleichen Teilen mischen. Dann Geschirrtücher darin tränken, auswringen und um die Waden wickeln. Darum herum je ein Frotteehandtuch schlagen. Die Wickel wechseln, bevor sie warm werden. Es genügen meist drei Wickelvorgänge, um das Fieber zu senken.

Medikamente Bei Fieber ab 38,5 Grad Celsius können Sie am besten nach Absprache mit dem Arzt oder der Ärztin vorübergehend für kurze Zeit Parazetamol oder Ibuprofen einnehmen, Letzteres aber nur während der ersten sechs Schwangerschaftsmonate.

Husten

Manchmal äußern sich Erkältungen oder Infekte auch mit einem mehr oder weniger hartnäckigen Husten. Das wiederum ist körperlich anstrengend, manchmal schmerzen von dem starken Husten auch die ohnehin schon beanspruchten Rückenmuskeln.

Verhaltenstipps Sorgen Sie vor allem im Herbst und Winter für ein angenehmes, nicht zu trockenes Raumklima. Sie sollten viel trinken, um die Schleimhäute feucht zu halten. Dafür können Sie auch Hustenbonbons lutschen – am besten ohne Zucker. Warme Dämpfe fördern die Durchblutung in den Schleimhäuten, befeuchten die Atemwege und tragen dazu bei, dass sich der Schleim verflüssigt. Gießen Sie kochendes Wasser in eine große Schüssel, decken Sie Kopf und Schultern mit einem großen Frotteehandtuch ab und atmen Sie die aufsteigenden Dämpfe mit geschlossenen Augen durch die Nase ein. Bei Asthmatikerinnen oder Frauen mit überempfindlichen Atemwegen kann es vorkommen, dass sich durch das Inhalieren die Bronchien verengen. Dann sollten Sie das Inhalieren abbrechen.

Hausmittel Bei Husten und Halsschmerzen kann Gurgeln mit Salbeitee helfen. Warme Brustwickel mit Lavendelöl können den Hustenreiz lindern.

Medikamente Bei trockenem Reizhusten sind zur kurzzeitigen Anwendung – in Absprache mit dem Arzt oder der Ärztin – Dextromethorphan-haltige Hustentropfen oder Hustensäfte erlaubt.

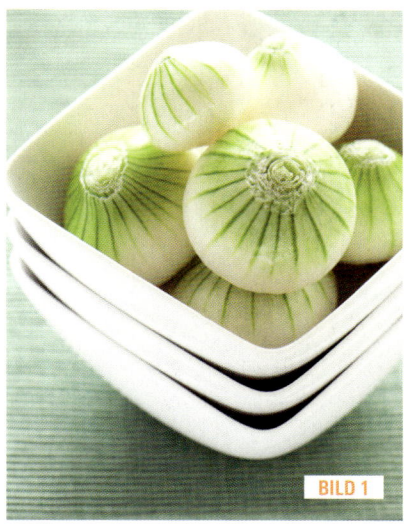

BILD 1

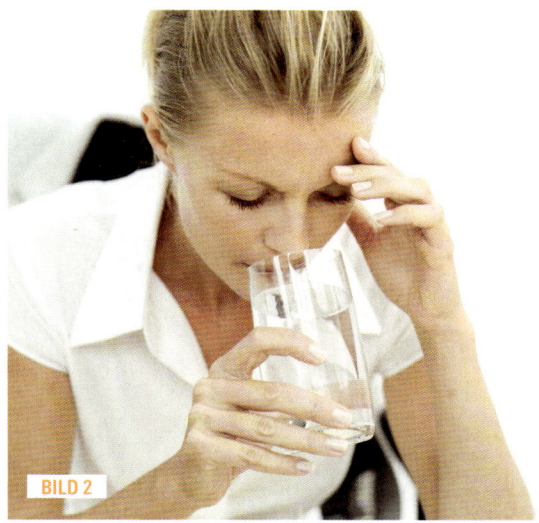

BILD 2

Kopfschmerzen

Von Erkältung über Nackenverspannung: Kopfschmerzen können ganz unterschiedliche, meistens harmlose Ursachen haben.

Allerdings: Wenn Sie in der zweiten Schwangerschaftshälfte starke und andauernde Kopfschmerzen plagen und Ihnen außerdem übel ist, sollten Sie den Arzt aufsuchen. Dann kann er prüfen, ob unter Umständen ein zu hoher Blutdruck der Grund dafür ist.

Verhaltenstipps Linderung bei Kopfschmerzen können manchmal schon ein großes Glas Wasser und ein Spaziergang an der frischen Luft bringen.

Auch Nacken- oder Schultermassagen können sehr wohltuend sein. Bei einer kleinen Kopf- oder Schläfenmassage helfen die eigenen Hände: mit leichtem Druck langsam kreisende Bewegungen mit einem oder mehreren Fingern auf die schmerzenden Stellen ausüben – schon drei bis fünf Minuten sind ausreichend.

Hausmittel Pfefferminzöl auf der Haut ist angenehm erfrischend, kühl und entspannt die Muskulatur – Sie können ein paar Tropfen davon auf die Stirn oder Schläfen tupfen und leicht in kreisenden Bewegungen mit den Fingerspitzen einmassieren.

Medikamente Vor der Einnahme von Schmerzmitteln sollte die Ärztin befragt werden. Bei stärkeren Kopfschmerzen können Sie für kurze Zeit Parazetamol oder Ibuprofen einnehmen, Letzteres aber nur während der ersten sechs Monate.

Schnupfen

Wenn die empfindlicher gewordenen Nasenschleimhäute zusätzlich aufgrund einer Erkältung anschwellen, ist das nicht gerade angenehm, aber zum Glück für Sie und das Baby völlig harmlos.

Verhaltenstipps Meiden Sie jede Überanstrengung. Ruhen Sie sich aus, bis es Ihnen wieder besser geht. Sorgen Sie vor allem im Herbst und Winter für ein angenehmes, nicht zu trockenes Raumklima, indem Sie einen Luftbefeuchter nutzen oder feuchte Wäsche in der Wohnung aufhängen.

Medikamente Salzlösungen können eingesetzt werden, um die Nasenschleimhäute zu befeuchten und den Sekretfluss anzuregen. Wenn der Schnupfen die Nachtruhe beeinträchtigt, können nach Rücksprache mit dem Arzt auch schleimhautabschwellende Mittel wie Xylometazolin für kurze Zeit angewendet werden.

INTERVIEW   Medikamente in der Schwangerschaft: Ist das schlimm?

Und was kann man tun, damit man beim Einnehmen wirklich auf Nummer sicher geht? Ein Interview mit Prof. Dr. Petra Thürmann, Expertin für Nebenwirkungen und Wechselwirkungen von Medikamenten.

Ich habe so starke Migräneanfälle, dass mir mein Arzt jetzt geraten hat, ein Medikament zu nehmen. Aber ich bin unsicher, weil es doch immer heißt: Möglichst keine Medikamente in der Schwangerschaft …
Die meisten Schwangeren sind verunsichert, wenn sie ein Medikament einnehmen müssen, aber ich kann Sie beruhigen: Unsere Erfahrung zeigt, dass die Angst vor den Nebenwirkungen ungleich größer ist als die wahren Risiken. Nur einige wenige Arzneistoffe sind in der normalen Dosierung wirklich gefährlich für das Ungeborene.

Gilt das für alle Medikamente?
Es gilt für die meisten Medikamente. Manche Arzneistoffe sind nicht so gut für Schwangere geeignet – deshalb ist es sinnvoll, sich sorgfältig zu erkundigen. Aber grundsätzlich kann ich sagen: Es gibt für jede Krankheit und jedes Problem ein Medikament, das für Schwangere geeignet ist. Auch bei Beschwerden wie Übelkeit, Sodbrennen oder Schmerzen gilt: Keine Schwangere sollte sich unnötig quälen und lei-

den, denn wenn es einem immer schlecht geht, ist das für das Ungeborene und die Mutter auch alles andere als optimal.

Wie ist das mit Psychopharmaka, zum Beispiel Antidepressiva?
Auch hier gibt es gute Erfahrungen – vor allem für ältere Wirkstoffe, die nachweisen, dass die Einnahme unbedenklich ist. Ein Medikament, das man regelmäßig einnehmen soll, einfach nicht einzunehmen, weil man denkt, es könnte dem Baby schaden, ist nicht immer der beste Weg.

Was raten Sie schwangeren Frauen?
Sie sollten die Einnahme von Medikamenten – egal, um welche es sich handelt – auf jeden Fall sorgfältig mit Ihrem Arzt absprechen. In Berlin gibt es ein großes Beratungszentrum zur Arzneisicherheit in Schwangerschaft und Stillzeit – im Internet findet man es unter www.embryotox.de. Das ist die Abkürzung für Embryonaltoxikologie, die Toxikologie ist die Lehre von Giftstoffen, Vergiftungen und der Behandlung von Vergiftungen. Dort werden in einer ständig wachsenden Datenbank wichtige Erkenntnisse und aktuelle Studien zur Wirkung von Arzneistoffen in der Schwangerschaft

und Stillzeit gesammelt. Bei Zweifeln – ob zum Medikament selbst oder auch zur Höhe der Medikation – sollten Sie Ihren Arzt bitten, sich dort beraten zu lassen.

Wirken Medikamente in der Schwangerschaft anders?

Ja, das tun sie. Der Stoffwechsel im Körper der schwangeren Frau verändert sich, Ausscheidungsprozesse laufen zum Beispiel viel schneller ab, verschiedene Arzneimittel werden unterschiedlich verstoffwechselt. Deshalb sollte man bei jeder ärztlichen Behandlung – ganz gleich, ob beim Hausarzt, Orthopäden oder Zahnarzt – immer darauf hinweisen, dass man schwanger ist. Auch wenn man gerade versucht, schwanger zu werden, ist es sinnvoll, das jedes Mal zu sagen. Manche Standardantibiotika oder auch Standardschmerzmittel sind nicht so gut für Schwangere geeignet und problemlos durch unbedenkliche Arzneistoffe zu ersetzen.

Gibt es noch einen guten Rat oder Wunsch, den Sie schwangeren Frauen gern mit auf den Weg geben möchten?

Wenn Sie in der Schwangerschaft ein Arzneimittel eingenommen haben und jetzt im Beipackzettel lesen: „sollte in der Schwangerschaft möglichst vermieden werden", dann bedeutet das nicht die höchste Alarmstufe. Aus haftungsrechtlichen Gründen wird von der Medikamentenanwendung in der Schwangerschaft meist abgeraten. Informieren Sie oder Ihr Arzt sich bei der Berliner Beratungsstelle (siehe Seite 162), dort kann man Ihnen die bisherigen Erfahrungen mit dem von Ihnen eingenommenen Medikament mitteilen und Sie oder Ihren Arzt über mögliche Schritte zur Überwachung informieren.

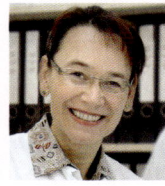

Prof. Dr. Petra Thürmann, Institut für Klinische Pharmakologie in Wuppertal

SCHWANGERSEIN BEI EINER BESTEHENDEN KRANKHEIT

Ob Asthma, Bluthochdruck oder Migräne: Wenn Sie an einer bestehenden Krankheit leiden und schwanger sind, werden Sie Ihrem behandelnden Arzt wahrscheinlich schon einen Besuch abgestattet haben, um mit ihm zu besprechen, wie Sie sich verhalten sollen (siehe vorheriges Interview). Denn in der Schwangerschaft ändert sich der Stoffwechsel und deshalb ist es wichtig, jede Medikation der neuen Situation möglichst optimal anzupassen.

Allergien

Rund ein Drittel aller Schwangeren leidet an einer Allergie – Allergien der Haut und der Atemwege können sich in der Schwangerschaft verbessern oder verschlechtern. Wie die jeweilige Allergie behandelt und welches Medikament eingesetzt werden soll, besprechen Sie am besten mit Ihrer Ärztin.

Leiden Sie oder der Vater Ihres Kindes an einer Allergie, so besteht für Ihr Baby ebenfalls ein gewisses Allergierisiko, das Sie aber mit einigen vorbeugenden Maßnahmen gering halten können (siehe dazu auch Seite 114).

Asthma

Untersuchungen zeigen, dass auch das Asthma in der Schwangerschaft einen unterschiedlichen Verlauf nehmen kann: Bei etwa je einem Drittel der betroffenen Schwangeren hat es sich verbessert, verschlechtert oder ist gleich geblieben.

Bei ungenügender Therapie des Asthmas können Schwangerschaftskomplikationen auftreten – bei einer guten medikamentösen Einstellung sind die Risiken für Mutter und Kind aber nur gering. Besprechen Sie mit Ihrer Hebamme oder Frauenärztin auf jeden Fall auch, wie Sie sich am besten auf die Wehen und die Geburt vorbereiten können.

Bluthochdruck (Hypertonie)

Bluthochdruck in der Schwangerschaft kann zu Gefäßveränderungen im Mutterkuchen und den mütterlichen Organen führen. Deshalb wird der Blutdruck im Rahmen der Vorsorgeuntersuchungen regelmäßig gecheckt.

Anhaltend hohe Blutdruckwerte (über 160/100 mmHg) in der Schwangerschaft sollten unbedingt medikamentös behandelt werden. Mittel der Wahl bei Schwangeren ist Methyldopa.

Diabetes mellitus

Erhöhte Blutzuckerwerte können die Entwicklung des ungeborenen Kindes beeinträchtigen, durch den erhöhten Zuckergehalt des mütterlichen Blutes kann es zu groß werden, was häufig zu Geburtskomplikationen führt. Außerdem kann sich die Reifung der Organe, speziell der Lunge, verzögern. Oder die Entwicklung des Mutterkuchens wird gestört – in dem Fall kann auch eine Mangelversorgung des Ungeborenen die Folge sein.

Manchmal tritt ein Diabetes auch erstmalig in der Schwangerschaft auf, dann ist eine medizinische Betreuung der Schwangerschaft und eine entsprechende Diät notwendig (mehr dazu siehe Seite 174).

Gut eingestellte Blutzuckerwerte verringern die Risiken erheblich. Frauen mit einem Typ-2-Diabetes wird empfohlen, vor der Schwangerschaft rechtzeitig auf Insulin zu wechseln, falls sie vorher Diabetes-Tabletten genommen haben. Im Verlauf der Schwangerschaft steigt der Insulinbedarf. Deshalb sollten Schwangere lernen, ihren Bedarf selbstständig zu kontrollieren und die Insulindosis anzupassen.

Epilepsie

Am besten wäre es, wenn eine Frau mit Epilepsie ihren Wunsch nach einem Kind mit dem Arzt bespricht, bevor sie schwanger wird. Wenn irgend möglich, wird er die Behandlung der Frau dann so umstellen, dass das in ihr heranwachsende Kind keinen vermeidbaren Gefahren ausgesetzt wird. Dazu wird er Epilepsiemedikamente, die das Kind eher gefährden können, gegen solche austauschen, bei denen dieses Risiko gering ist. Als das sicherste Medikament wird derzeit Lamotrigin angesehen. Hat die Frau sonst mehr als ein Medikament eingenommen, versucht man in der Schwangerschaft, mit nur einem Antiepileptikum auszukommen. Oberstes Gebot bleibt aber, dass die Behandlung die Anfallbereitschaft ausreichend dämpft, denn jeder Krampfanfall der Frau gefährdet ihr ungeborenes Kind.

Migräne

Studien haben gezeigt, dass bei fast 70 Prozent aller schwangeren Migränepatientinnen eine deutliche Verbesserung oder sogar ein völliges Ausbleiben der Migräne festzustellen ist – besonders in den letzten zwei Dritteln der Schwangerschaft.

Lässt sich eine medikamentöse Therapie nicht vermeiden, sprechen Sie unbedingt mit Ihrer behandelnden Ärztin. Bei leichten Anfällen kann für kurze Zeit Parazetamol, bei schweren Anfällen Sumatriptan zum Einsatz kommen. Metoprolol kann zur Prophylaxe genommen werden.

Neurodermitis

Da bei der Entstehung von Neurodermitis viele verschiedene Faktoren eine Rolle spielen können, sind die genauen Ursachen immer noch nicht eindeutig geklärt. Umwelteinflüsse, Vererbung, Ernährung, aber auch die Psyche und Stress können ebenso von Bedeutung sein wie eine veränderte Immunität.

Die Behandlung einer Neurodermitis gehört während der Schwangerschaft in ärztliche Hände. Dies gilt auch, wenn sich eine bestehende Neurodermitis verschlimmert. Als Medikamente kommen schwach wirkende Glukokortikoide zum Einsatz, um die Gefahr für unerwünschte Wirkungen möglichst gering zu halten. Angewendet werden Mittel mit Hydrokortison oder Prednisolon oder mit Substanzen, die in der Haut zu diesen Wirkstoffen abgebaut werden (etwa Prednicarbat). Diese Mittel sollten jedoch nicht länger als vier Wochen und nicht auf Flächen angewendet werden, die größer als ein Bein sind.

Psychische Krankheiten

Die häufigsten psychischen Störungen in der Schwangerschaft sind depressive Verstimmungen und vielfältige Ängste. Auch rasche Stimmungswechsel kommen vor. Ob es einen schützenden Effekt der Schwangerschaft für psychische Erkrankungen gibt, ist noch nicht abschließend geklärt. Oft kommen Wiedererkrankungen bei vorher bestehenden psychischen Störungen vor – vor allem, wenn Medikamente plötzlich und ohne ärztliche Absprache wegen der Schwangerschaft abgesetzt werden. Deshalb ist es wichtig, Änderungen in der Medikamenteneinnahme unbedingt mit den Ärzten abzustimmen.

Sie können beruhigt sein: Wenn eine Behandlung mit Psychopharmaka in der Schwangerschaft notwendig ist, steht eine Reihe von wirksamen Präparaten zur Verfügung, die nach entsprechender Nutzen-Risiko-Abwägung auch in der Schwangerschaft gegeben werden können, ohne dass relevante Nebenwirkungen auftreten oder Spätfolgen beim Kind zu erwarten sind. Wichtig: Wenn Sie sich in der Schwangerschaft psychisch sehr belastet fühlen, sollten Sie unbedingt Rat und Hilfe suchen – ob bei Ihrer Frauenärztin oder Hebamme, dem Hausarzt oder Psychiater. Oder, wenn Sie aufgrund eines bestimmten Problems belastet sind (zum Beispiel in der Partnerschaft), auch bei einer entsprechenden Beratungsstelle.

Gut zu wissen: In Berlin gibt es das fachliche Beratungszentrum „Embryotox" (siehe dazu auch das Interview auf Seite 162). Die Expertinnen und Experten dort haben alle aktuellen Informationen zum Thema „Medikamente und Frauen und psychische Erkrankungen" vor, während und nach der Schwangerschaft zusammengetragen. Bei Unsicherheiten in der Verschreibung und Dosierung von bestimmten Psychopharmaka kann sich Ihre Ärztin oder Ihr Arzt auch dort informieren.

Schilddrüsenerkrankungen (Hyperthyreose)

Sowohl eine unbehandelte Schilddrüsenunterfunktion als auch -überfunktion kann zu kindlichen Erkrankungen führen. Deshalb ist es wichtig, durch medikamentöse Behandlungen vor und während der Schwangerschaft eine normale Schilddrüsenfunktion herzustellen. Eine Überfunktion der Schilddrüse wird durch eine Schwangerschaft positiv beeinflusst, während sich die Unterfunktion noch verschlimmern kann.

Bei einer Unterfunktion wird die Dosis des einzunehmenden Schilddrüsenhormons an den steigenden Bedarf der Schwangeren angepasst und im Wochenbett entsprechend reduziert. Da es sich um körpereigene Schilddrüsenhormone handelt, sind keine schädlichen Nebenwirkungen zu befürchten.

INFEKTIONSKRANKHEITEN

Manche Infektionskrankheiten werden im Rahmen der Schwangerenvorsorge abgeklärt (siehe ab Seite 82), andere können während der Schwangerschaft erstmalig auftreten und sollten dann dringend medizinisch behandelt werden.

Chlamydien

Die Chlamydieninfektion (siehe Seite 82) gehört zu den sexuell übertragbaren Krankheiten und wird häufig nicht gleich erkannt, weil sie oft symptomarm verläuft. Da die Mutter das Neugeborene bei der Geburt ebenfalls infizieren kann und es dann eine Bindehautentzündung oder auch Lungenentzündung bekommen könnte, sollte eine Chlamydieninfektion unbedingt ärztlich behandelt werden. Meist reicht eine einmalige hohe Antibiotika-Dosis. Wie bei allen sexuell übertragbaren Krankheiten ist es sehr wichtig, dass sich auch der Partner untersuchen lässt!

Hepatitis (Gelbsucht)

Eine Hepatitis ist eine durch Viren verursachte Leberentzündung. Man unterscheidet Hepatitis A, B und C. In der Schwangerschaft gefährlich werden kann die Hepatitis B, da in seltenen Fällen der Virus über den Mutterkuchen auf das Kind wandern kann. Häufiger findet eine Übertragung aber kurz vor oder während der Geburt statt. Jede Schwangere kann sich kostenlos auf Hepatitis B untersuchen lassen. Im letzten Schwangerschaftsdrittel wird während der Vorsorge das Blutserum der Schwangeren untersucht, damit bei einem positiven Befund das Neugeborene geimpft werden kann.

Herpes

Herpes genitalis ist eine weitverbreitete Virusinfektion, die Diagnose können Ärztin oder Arzt in den allermeisten Fällen zweifelsfrei stellen (siehe Seite 92). Nach der Erstinfektion bleiben die Viren ein Leben lang im Körper und können bei Stress neue Infektionen auslösen. Eine Behandlung der Schwangeren kann nur Symptome lindern, aber nicht die Übertragung auf das Kind verhindern, falls es zum Beispiel bei der Geburt mit dem Bläscheninhalt in Berührung kommen sollte. Für das Kind ist Herpes bedrohlich, weil Herpes zum Beispiel Hirnhautentzündungen auslösen kann. Deswegen wird bei einer akuten Herpesinfektion im Genitalbereich ein Kaiserschnitt gemacht.

HIV

HIV kann ebenfalls bei der Geburt von der Mutter auf das Kind übertragen werden. Ist bekannt, dass die Schwangere HIV-positiv ist, lässt sich das vermeiden. Dank medikamentöser Therapien sind heute bei der Geburt weniger als 5 Prozent der Kinder von HIV-infizierten Müttern selbst infiziert. Im Rahmen der Vorsorge kann man sich testen lassen, das Ergebnis wird nicht im Mutterpass vermerkt.

Listeriose

Listeriose ist eine bakterielle Infektion mit Listerien (siehe Seite 105), die durch bestimmte Lebensmittel übertragen wird. Die Symptome sind häufig grippeähnlich und meist mit Durchfall verbunden. Beim Ungeborenen kann Listeriose unter anderem eine Blutvergiftung oder Hirnhautentzündung auslösen. Deshalb sollten Sie Rohmilchprodukte meiden. Schwangere, die sich infiziert haben, werden mit Antibiotika behandelt.

Lues (Syphilis)

Lues ist eine Geschlechtskrankheit, die auch das Ungeborene schädigen kann. Im Rahmen der Vorsorge (siehe Seite 82) wird deshalb bei der Untersuchung des Blutes auch nach Lues-Bakterien gesucht. Bei einem positiven Ergebnis wird geprüft, ob die Infektion abgeheilt ist oder noch besteht. Im Mutterpass wird nicht das Ergebnis festgehalten, sondern nur, dass der Test durchgeführt wurde.

Ringelröteln (Viruserkrankung)

Ringelröteln sind eine seltene, von dem Parvovirus B 19 verursachte Kinderkrankheit – eine Infektion während der Schwangerschaft kann auch zu einer Erkrankung des Kindes führen. Eine Impfung oder spezifische Behandlung gibt es nicht.

Röteln (Rubella)

Schwangere, die als Kind Röteln hatten oder vollständig geimpft wurden, sind immun. Der Immunstatus wird zu Beginn einer Schwangerschaft im Rahmen der Vorsorge geprüft und in den Mutterpass eingetragen (siehe Seite 82). Nichtimmune Schwangere sollten den Kontakt mit an Röteln erkrankten Kindern unbedingt vermeiden, da eine Infektionen in den ersten zwölf Schwangerschaftswochen beim Ungeborenen schwere Schäden auslösen kann, zum Beispiel Herzfehler, Augenschäden, Schwerhörigkeit oder eine geistige Behinderung. Im weiteren Verlauf der Schwangerschaft nimmt das Risiko kontinuierlich ab. Eine Impfung während der Schwangerschaft ist nicht möglich.

Streptokokken B

Streptokokken sind häufig vorkommende Bakterien, die Krankheiten auslösen können. Streptokokken B sind für Erwachsene meist ungefährlich, oft besiedeln sie Mund, Darm und Scheide. Für Neugeborene sind Streptokokken B gefährlich. Sie können eine frühe oder späte Infektion auslösen. Besonders die frühen Infektionen sind gefürchtet, weil es mitunter vorkommt, dass ein Baby daran stirbt.

Weist ein Abstrich zwischen 35. und 37. Schwangerschaftswoche Streptokokken B nach (siehe Seite 92), bekommt die Frau während der Geburt ein Antibiotikum, damit sich das Kind nicht ansteckt. Eine frühere Behandlung ist sinnlos, da die Streptokokken dann während der Geburt wieder da sein könnten. Manche Krankenhäuser verlangen einen Streptokokken-Abstrich, weil sie vermeiden wollen, dass in ihrer Klinik ein Kind daran stirbt.

Toxoplasmose

Toxoplasmose ist eigentlich eine harmlose Infektion, die durch rohes Fleisch oder Katzenkot übertragen werden kann. Viele Menschen haben diese Krankheit schon einmal durchlebt und haben deshalb Antikörper im Blut (siehe Seite 82). Bei Personen mit einem gesunden Immunsystem verläuft sie in etwa neun von zehn Fällen beschwerdefrei – auch bei Schwangeren. Sehr selten kommt es zu leichtem Fieber, Kopf- und Gliederschmerzen, Müdigkeit und Lymphknotenschwellungen im Halsbereich. Liegt eine Infektion vor, sollte sie umgehend mit Medikamenten behandelt werden. Denn das Ungeborene könnte bei Ansteckung schwer geschädigt werden.

Windpocken (Varizella zoster)

Schwangere, die als Kind Windpocken hatten oder vollständig geimpft sind, sind immun – bei Zweifeln können die Antikörper im Blut überprüft werden (siehe Seite 94). Eine Windpockenerkrankung einer nichtimmunen Schwangeren kann bei etwa 1-2 Prozent der Ungeborenen Fehlbildungen hervorrufen, eine Gabe von Antikörpern kann die Infektion verhindern oder abschwächen.

Zytomegalie

Zytomegalie (siehe Seite 82) wird durch einen Virus aus der Herpesgruppe ausgelöst und kann zu einer kindlichen Infektion mit Hirnhautentzündung führen.

Es gibt neuerdings Immunglobuline (Antikörper), die den Erkrankungsverlauf abmildern sollen. Die Wirksamkeit ist aber (noch) nicht bewiesen.

INFO   **Impfen – ja oder nein?**

Lebend-Impfstoffe sollen in der Schwangerschaft nicht angewendet werden, da Fehlbildungen beim Ungeborenen nicht ausgeschlossen werden können. Lebend-Impfstoffe werden bei Impfungen gegen Masern, Mumps, Röteln und Windpocken eingesetzt. Ausdrücklich empfohlen wird auch in der Schwangerschaft eine Impfung mit den Totimpfstoffen gegen Tetanus und Polio, sofern kein ausreichender Schutz vorliegt. Ideal ist ein vollständiger Impfschutz vor Eintreten einer Schwangerschaft.

KOMPLIKATIONEN IN DER SCHWANGERSCHAFT

Manchmal kommt es zu Komplikationen in der Schwangerschaft – für die meisten gibt es wirksame medizinische Behandlungsmöglichkeiten.

Anämie (Blutarmut)
Bei einer Blutarmut sind die Zahl der roten Blutkörperchen und der rote Blutfarbstoff Hämoglobin reduziert. In Verbindung mit Eisen sorgt Hämoglobin für den Sauerstofftransport im Körper der Mutter und zum Ungeborenen. Liegt der während der Schwangerenvorsorge im Blut gemessene Hämoglobinwert unter 10,5 g/dl, sollte die Sauerstoffversorgung des Kindes durch Einnahme von Eisenpräparaten sichergestellt werden.

Blutgruppenunverträglichkeit (Bestimmung des Rhesusfaktors)
Wenn die Blutgruppe der Mutter Rhesus negativ, die des Vaters aber Rhesus positiv ist, kann das Baby ebenfalls Rhesus positiv sein. Wenn dem so ist, bilden sich im Blut der Mutter möglicherweise Abwehrstoffe (Antikörper) gegen die Eigenschaften der kindlichen roten Blutkörperchen und es kann zu einer Blutgruppenunverträglichkeit kommen, die früher manchmal schwere Erkrankungen des Babys ausgelöst hat. Seitdem diese Ursache bekannt ist, wird vorbeugend bei allen Schwangeren das Blut auf eine Blutgruppenunverträglichkeit getestet (siehe Seite 82). In der 24. bis 27. Woche findet eine Kontrolle statt (siehe Seite 88) und alle Rhesus negativen Mütter werden dann in der 28. bis 30. Schwangerschaftswoche mit Anti-D-Immunglobulin geimpft, um zu verhindern, dass Antikörper gegen die Eigenschaften der roten Blutkörperchen des Kindes gebildet werden. Deshalb hat die Blutgruppenunverträglichkeit heute kaum noch Folgen. Wird bei der Blutuntersuchung des Kindes nach der Geburt festgestellt, dass es Rhesus positiv ist, bekommt die Mutter innerhalb von 72 Stunden erneut Anti-D-Immunglobulin.

Blutungen in der Frühschwangerschaft (bis zur 12. Woche)
In der Frühschwangerschaft sind Blutungen häufig ein harmloses, hormonell bedingtes Umstellungsproblem des Körpers und treten meist um den Zeitpunkt der erwarteten Periode auf, aber sehr viel schwächer. Suchen Sie sicherheitshalber zur Abklärung der Gründe trotzdem Ihre Ärztin/Ihren Arzt auf. Es könnten Anzeichen einer Eileiterschwangerschaft sein. Ein anderer Grund mögen aber auch winzig kleine Verletzungen am Muttermund sein, die beim Sex oder einer gynäkologischen Untersuchungen passieren können.

Stärkere Blutungen mit ziehenden Schmerzen im Unterleib können auf eine bestehende Eileiterschwangerschaft oder eine mögliche Fehlgeburt hinweisen und sollten möglichst schnell ärztlich untersucht werden.

WAS IST EINE EILEITER-SCHWANGERSCHAFT?

Bei einer Eileiterschwangerschaft nistet sich das befruchtete Ei nicht in der Gebärmutter ein, sondern in der Schleimhaut des Eileiters. Erste Anzeichen dafür sind häufig ähnlich wie bei einer normalen Schwangerschaft, z. B. Ausbleiben der Menstruation und Übelkeit. In der 6. bis 9. Schwangerschaftswoche setzen meist Unterleibsschmerzen und ungewöhnliche Schmierblutungen ein.

Blutungen gegen Ende der Schwangerschaft

Im letzten Schwangerschaftsdrittel können Blutungen die Ankündigung einer Frühgeburt sein, deshalb sollten Sie in jedem Fall sofort medizinische Hilfe suchen. Manchmal liegt auch die Plazenta falsch (siehe Seite 173).

Fehlgeburt

In der Frühschwangerschaft bis zur 12. Woche werden die meisten Fehlgeburten durch eine grundlegende Störung bei der Befruchtung oder bei der Einnistung verursacht. Vermutlich endet etwa die Hälfte, weil der Embryo nicht überlebensfähig gewesen wäre. Es kann aber auch bei einer Ultraschalluntersuchung festgestellt werden, dass das Herz des Kindes nicht mehr schlägt. In diesen seltenen Fällen wird eine Ausschabung vorgenommen, um den Embryo und die Reste der Plazenta aus der Gebärmutter zu entfernen.

Im zweiten Schwangerschaftsdrittel bis etwa zur 22. Woche nach der Empfängnis wird keine Ausschabung mehr gemacht, wenn es zu einer Fehlgeburt kommt, weil das Kind dann schon zu groß ist. Das tote Kind muss mit medikamentöser Unterstützung auf natürlichem Weg zur Welt gebracht werden.

Manchmal beginnt eine Fehlgeburt aber auch von selbst. Danach kann ebenfalls eine Ausschabung unter Narkose erforderlich sein, damit keine Plazentareste in der Gebärmutter zurückbleiben.

Nach der 24. Woche, wenn das Kind während der Schwangerschaft oder bei der Geburt stirbt und mindestens 500 Gramm wiegt, spricht man – rein medizinisch betrachtet – von einem Totgeborenen. Laut Statistik kommen bei 1000 Geburten zwei bis drei Kinder tot zur Welt.

Seelische Belastung Eine Fehlgeburt oder Totgeburt ist für die schwangere Frau und das werdende Elternpaar ein heftiger Schicksalsschlag. Es ist schwer und braucht viel Zeit und Raum, innerlich Abschied von dem Kind zu nehmen und zu trauern. Hilfreich ist, wenn man sich in dieser Zeit seelisch unterstützen lässt – am besten von einem Psychotherapeuten oder spezialisierten Beratern (siehe dazu auch das Experten-Interview ab Seite 229), Adressen finden Sie im Anhang.

Neue Hoffnung Die Weltgesundheitsorganisation WHO empfiehlt, nach einer Fehlgeburt mindestens ein halbes Jahr zu warten, bevor man wieder schwanger wird. Eine neue Studie der Universität Aberdeen ist nach der Auswertung umfangreicher Daten aber zu dem Ergebnis

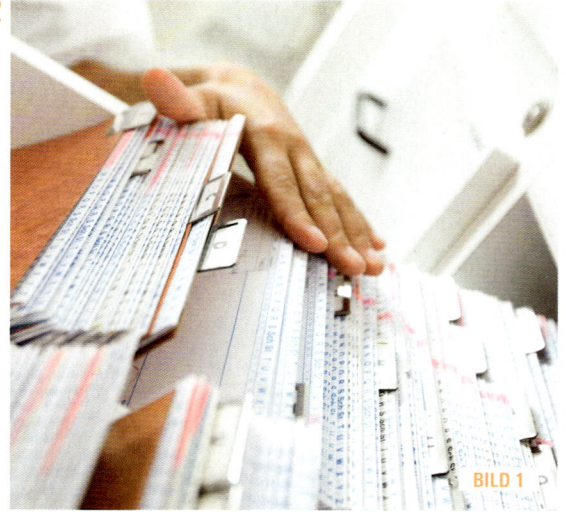

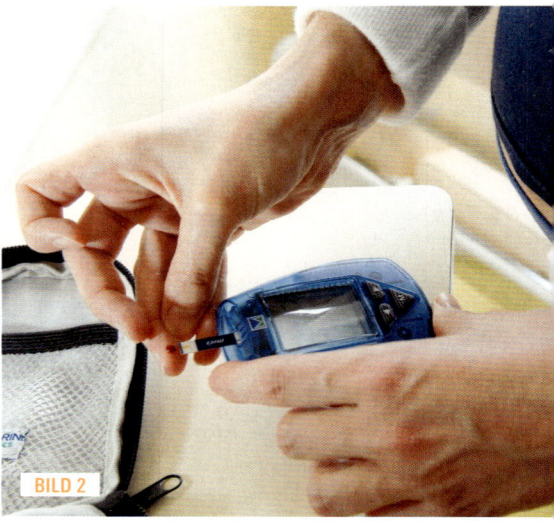

BILD 1 BILD 2

gekommen, dass die Aussichten auf eine komplikationslose Schwangerschaft am besten sind, wenn diese innerhalb von sechs Monaten nach dem Verlust beginnt. Expertinnen raten zu einer mindestens dreimonatigen Erholungspause.

Frühgeburt

Kommt ein Baby früher als drei Wochen vor dem errechneten Termin (also vor dem Ende der 37. Woche) zur Welt, so spricht man von einer Frühgeburt. Dank der modernen Medizin haben Frühgeborene heute im Vergleich zu früher deutlich bessere Überlebens- und Entwicklungschancen, wobei es auch darauf ankommt, wie viele Wochen zu früh sie geboren wurden: von extrem früh Geborenen spricht man bei weniger als 28 Schwangerschaftswochen, von sehr früh Geborenen bei 28 bis 31 Schwangerschaftswochen und von mäßig früh Geborenen bei 32 bis 37 Schwangerschaftswochen.

Risikofaktoren Es gibt die Schwangerschaft belastende Umstände, die das Risiko für eine Frühgeburt erhöhen können. Dazu zählen Nikotin- und Alkoholkonsum während der Schwangerschaft oder sehr starke seelische Belastungen, aber auch

Fehlbildungen des Kindes, der Gebärmutter oder der Plazenta. Auch bestimmte Erkrankungen wie eine Präeklampsie (siehe Seite 174), ein Diabetes mellitus (siehe Seite 164) oder eine bakterielle Scheideninfektion können möglicherweise eine Frühgeburt auslösen. Und Mehrlinge kommen häufig vor dem errechneten Geburtstermin zur Welt.

Gut zu wissen Bei vorhandenen Risiken wie vorzeitigen Wehen oder einer vorangegangenen Frühgeburt können sich schwangere Frauen per ärztlichem Attest von einer Haushaltshilfe unterstützen lassen – die Kosten übernimmt die Krankenkasse.

Harnstau

Gegen Ende der Schwangerschaft kann es in seltenen Fällen passieren, dass die Gebärmutter auf den in die Blase führenden Harnleiter drückt, sodass sich der Harn bis in die Nieren zurückstaut. Dauert dieser Zustand länger als einen Tag, sind meistens starke, krampfartige Schmerzen die Folge. Das ändert sich sofort, wenn der Harn wieder in die Blase ablaufen kann. Die Frau kann das unterstützen, indem sie sich auf die Seite legt, wo der

BILD 1 Manche Schwangerschaftskomplikationen werden im Rahmen der ärztlichen Vorsorge entdeckt, andere kündigen sich durch bestimmte Beschwerden an.
BILD 2 Beim Schwangerschaftsdiabetes ist es sehr wichtig, die erhöhten Blutzuckerwerte gut in den Griff zu bekommen.

Harnleiter nicht gestaut ist. Meist gibt der Arzt oder die Ärztin entkrampfende Medikamente.

Harnweginfekte

Da Progesteron und viele verschiedene Stoffe in der Schwangerschaft entspannend auf die Harnwegmuskulatur wirken und Keime oder Bakterien deshalb leichter in die Harnröhre gelangen können, sind manche Frauen jetzt anfälliger für eine Blasenentzündung. Die Symptome: ständiger Harndrang, Brennen und Schmerzen beim Wasserlassen, Blut im Urin oder Fieber. Das Risiko, dass die Entzündung aufsteigt und die Nieren einbezieht, ist in der Schwangerschaft besonders hoch. Deshalb sollten Schwangere bei Verdacht auf eine Blasenentzündung ihren Arzt aufsuchen, damit er ihnen ein für Schwangere geeignetes Medikament verordnet.

Vorbeugend, aber auch während eines Infektes ist es hilfreich, viel zu trinken!

Muttermund- und Gebärmutterhalsschwäche (Zervix-Insuffizienz)

Der Gebärmutterhals (Zervix) ist der untere, schmale Teil der Gebärmutter. Er mündet mit seiner Öffnung, dem Muttermund, in die Scheide. In der Schwangerschaft verkürzt sich der Gebärmutterhals durch das Gewicht des Kindes. Eine Schwäche oder auch Zervix-Insuffizienz liegt vor, wenn sich der Gebärmutterhals auf weniger als drei Zentimeter verkürzt. Dann ist die Schließkraft herabgesetzt, manchmal öffnet sich dabei auch schon der Mutter-

mund. Im Allgemeinen liegen der vorzeitigen Verkürzung des Gebärmutterhalses vorzeitige Wehen zugrunde. In diesem Fall ist eine medizinische Behandlung erforderlich, weil sonst die Gefahr einer Fehl- oder Frühgeburt besteht.

Plazenta-Komplikationen

Plazenta Praevia Liegt die Plazenta beziehungsweise der Mutterkuchen im unteren Teil der Gebärmutter vor dem Muttermund und versperrt damit den Geburtsweg, handelt es sich um eine sogenannte Plazenta Praevia. In diesem Fall kann das Baby nur durch einen Kaiserschnitt auf die Welt kommen.

Plazenta-Insuffizienz Diese Komplikation ist eine Leistungsschwäche des Mutterkuchens, die den Stoffaustausch zwischen Mutter und Kind und damit die lebenswichtige Versorgung des Kindes beeinträchtigt. Sie kann zu einer Mangelernährung des Ungeborenen und schließlich zu einer Mangelgeburt führen. Bei Verdacht wird eine spezielle Ultraschalluntersuchung – die Dopplersonografie – durchgeführt. Damit kann man den Blutfluss in der Gebärmutter und Plazenta der Mutter sowie in den Nabelschnurgefäßen und im Herzen des Fetus messen. Sollte sich dabei der Verdacht auf eine Unterversorgung bestätigen, ist eine medizinische Betreuung in der Klinik notwendig, um genau den Zeitpunkt herauszufinden, zu welchem das Baby, bei Abwägung aller Risiken, außerhalb der Gebärmutter besser versorgt werden kann als im Bauch.

Präeklampsie (Gestose, früher: Schwangerschaftsvergiftung)

Gestose ist der Oberbegriff für schwangerschaftsbedingte Erkrankungen, die man früher auch als Schwangerschaftsvergiftung bezeichnet hat. Etwa 3 bis 4 Prozent aller Frauen erkranken im Laufe ihrer Schwangerschaft an einer Gestose, die Ursachen dafür sind unklar.

Typische Anzeichen: Bluthochdruck und/oder Eiweiß im Urin. Da Gestosen das Risiko einer Frühgeburt stark erhöhen und auch für die Mutter gefährlich werden können, sollten sie unbedingt medizinisch behandelt werden.

Bei der Gestose in der 2. Schwangerschaftshälfte ist Bluthochdruck das wichtigste Symptom, außerdem wird Eiweiß über den Urin ausgeschieden. Schwindel, Herzklopfen und Kopfschmerzen können dazukommen. Man spricht von Präeklampsie. Es folgen Übelkeit, Schmerzen in der Bauchregion, Sehstörungen, Krämpfe und mitunter Bewusstlosigkeit. Eine solche Eklampsie ist ein lebensbedrohlicher Zustand und es ist eine sofortige intensiv-medizinische Betreuung nötig.

⚠ EINE SCHWERE GESTOSE-VARIANTE: DAS HELLP-SYNDROM

HELLP = Hämolyse (Blutabbau), Elevated Liverenzymes (erhöhte Leberenzyme), Low Platelets (geringe Anzahl an Blutplättchen für die Blutgerinnung). Kennzeichen des HELLP-Syndroms sind ein Ansteigen der Leberwerte, extreme Blutarmut und eine deutliche Verschlechterung der Gerinnungswerte. Wird das HELLP-Syndrom nicht erkannt, kann es lebensbedrohlich für Mutter und Kind werden. Meist ist eine sofortige Entbindung notwendig.

Schwangerschaftsdiabetes

Schwangerschaftsdiabetes (Gestationsdiabetes) bleibt oft unbemerkt und hängt mit dem veränderten Hormonhaushalt zusammen. Übergewichtige Frauen und Schwangere, die familiär vorbelastet sind, haben ein höheres Risiko (siehe auch Seite 103). Da die erhöhten Blutzuckerwerte das Ungeborene in seiner Entwicklung beeinträchtigen können, ist eine medizinische Betreuung und Überwachung der Schwangerschaft notwendig. Die Behandlung erfolgt mit Insulin – manchmal genügt eine Diät (siehe Seite 115).

Thrombose

Bei einer Thrombose verschließt sich ein Blutgefäß durch ein Gerinnsel (Thrombus) – am häufigsten geschieht das in den Beinvenen. Anzeichen sind eine plötzlich auftretende einseitige Beinschwellung, eventuell auch Druckschmerz in dem betroffenen Bein oder Fieber. Thrombosen müssen unbedingt medizinisch behandelt werden, meistens mit dem Wirkstoff Heparin, bei dem keinerlei Risiken für das Baby zu befürchten sind. Während der Schwangerschaft und im Wochenbett ist das Risiko für eine Thrombose erhöht. Viel trinken, regelmäßige Bewegung, Fußgymnastik (siehe Seite 129) und Wechselduschen der Beine wirken vorbeugend.

Vorzeitige Wehen

Etwa jede dritte Schwangere bekommt Wochen, manchmal Monate vor dem Geburtstermin vorzeitige Wehen. Die können unterschiedliche Ursachen haben wie zum Beispiel eine Stoffwechselstörung oder Gestose. Auch Stress, große Sorgen oder körperliche Überbelastung können vorzeitige Wehen auslösen. In diesen Fällen sind sie ein wichtiges Signal des Körpers, sich unbedingt mehr Pausen zu gönnen und gut für sich zu sorgen. Meistens verordnen Hebamme oder Arzt Ruhe und Entspannung. Hilft das nicht, kommen wehenhemmende Medikamente zum Einsatz. Diese werden aber zunehmend kritisch gesehen, da sie nur begrenzt wirken und starke Nebenwirkungen haben. Meist werden sie in die Blutbahn gespritzt, entspannen die Gebärmuttermuskulatur und schwächen so die Wehentätigkeit. Da sie aber auch alle anderen Muskeln entspannen, wird der Kreislauf schwächer und der Herzschlag steigt. Nebenwirkungen wie Herzrasen, Angstgefühle und Schlaflosigkeit sind daher nicht selten. Deshalb empfiehlt die Deutsche Gesellschaft für Gynäkologie und Geburtshilfe, Wehenhemmer nur zwischen der 24. und 34. Schwangerschaftswoche und nicht länger als zwei Tage einzusetzen. Die früher übliche vollständige Bettruhe wird auch nicht mehr empfohlen, da auch diese Maßnahme – ähnlich wie die Wehenhemmer – die Frühgeburtsrate nicht senken konnte, aber im Gegenteil das Thromboserisiko erhöht.

TIPP   **Wohlfühlen und gut für sich sorgen? Hier ein paar Ideen!**

- An welchem Platz in Ihrer Wohnung fühlen Sie sich am wohlsten? Halten Sie sich möglichst viel dort auf.
- Spazieren gehen, ein Bad nehmen, Musik hören, autogenes Training: Was bekommt Ihnen besonders gut?
- Gibt es Speisen und Getränke, die Sie besonders gern mögen und mit denen Sie ein wohliges Gefühl verbinden? Verwöhnen Sie sich damit.
- Was hilft Ihnen, bei einer Erkältung schnell wieder auf die Beine zu kommen – zwölf Stunden schlafen, eine kräftigende Hühnersuppe, mit Wärmflasche gemütlich auf dem Sofa liegen? Ihr „Hausrezept" können Sie auch bei anderen Beschwerden ausprobieren.
- Frische Luft, weiche Kissen, angenehmer Duft, eine breite Matratze: Was brauchen Sie, um besonders gut zu schlafen?
- Wie angestrengt oder auch entspannt ist Ihr Leben gerade? Versuchen Sie unbedingt, ein bisschen zur Ruhe zu kommen. Manchmal wissen auch der Partner oder die beste Freundin, vielleicht auch Ihre Mutter, wie Sie das schaffen können.

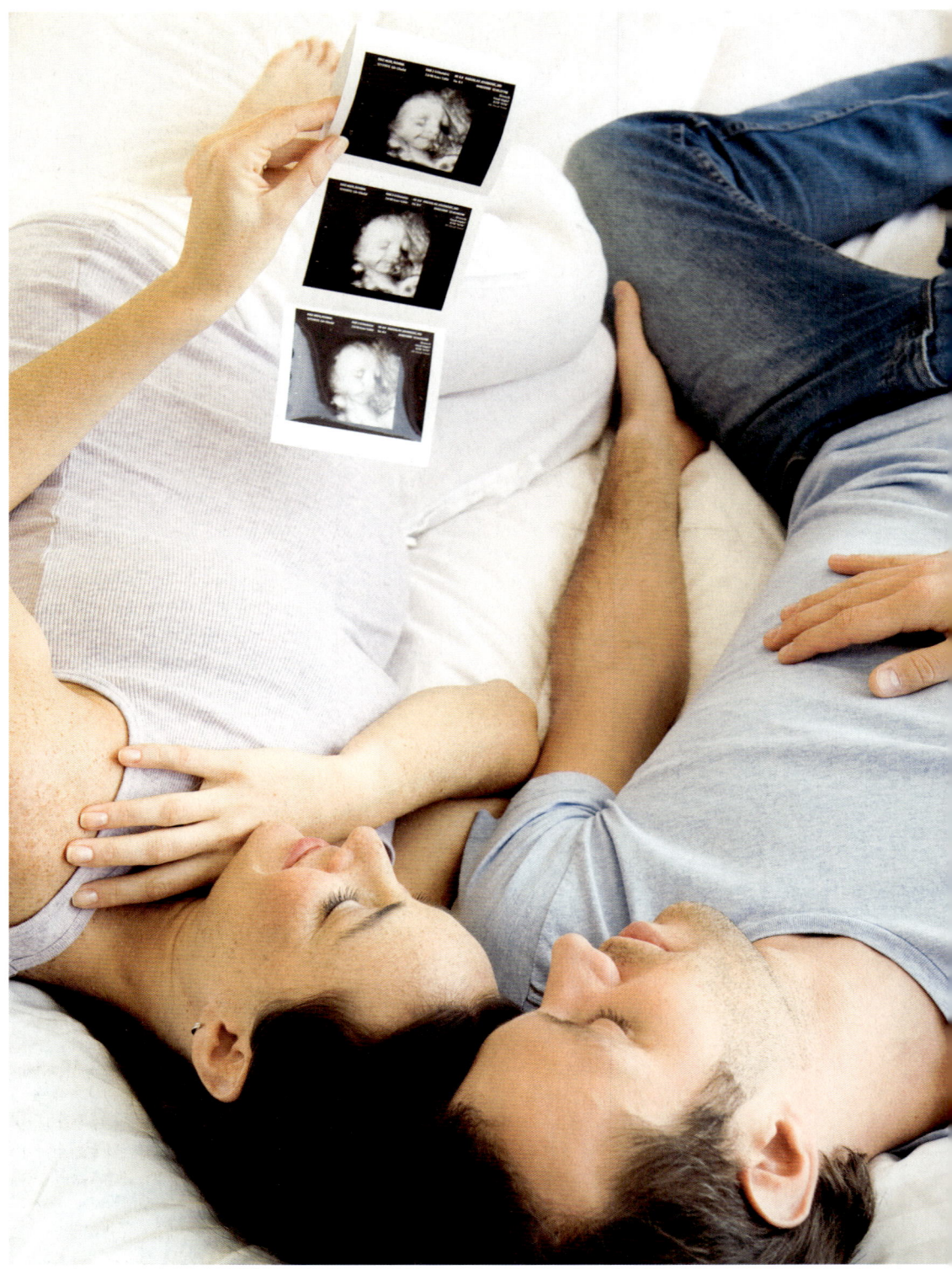

SCHWANGER IN DER PARTNERSCHAFT

Paare erleben jetzt eine aufregende Zeit – mit vielen intensiven Momenten, neuen sexuellen Erfahrungen, mehr oder weniger ähnlichen Gedanken über die Zukunft, vielleicht auch Ängsten. Und natürlich mit dem einen oder anderen Streit, denn der gehört zu jeder Partnerschaft. Ihr gemeinsamer Auftrag für die nächsten Monate: Als Liebespaar wachsen – und zu einem Eltern- und Liebespaar werden.

LIEBE, LUST – ZUSAMMEN LEBEN

Auf den nächsten Seiten geht es um die Liebe, um Lust – und das Leben. Das wartet nämlich auf werdende Eltern mit vielen neuen Aufgaben und Herausforderungen, mit Höhen und Tiefen, gemeinsamer Vorfreude und gemeinsamen Sorgen. Deshalb werden in diesem Kapitel Fragen behandelt wie: Was kommt jetzt auf uns zu? Was ist neu? Was bleibt? Und wie laufen Veränderungsprozesse eigentlich psychologisch ab?

„Was wird die Zukunft uns wohl bringen?"

Es geht um gemeinsame Zukunftsvorstellungen und -planungen, um private und berufliche Entwicklungswege und um sehr persönliche Fragen wie die nach dem eigenen Mutter- oder Vaterbild.

Ein Rollenwechsel steht an

Dieses Kapitel möchte werdende Eltern ermuntern, sich in ihrer Partnerschaft möglichst frei und offen über verschiedenste Aspekte des Kinderkriegens und der Familiengründung auszutauschen. Es soll Sie als werdende Mutter und Sie als werdenden Vater darin unterstützen, in den nächsten Monaten Schritt für Schritt Ihre neue Rolle einzunehmen.

GEHEN SIE AUF EINE SCHÖNE ENTDECKUNGSREISE

Das Wichtigste dabei ist: Jede Partnerschaft ist einzigartig – und jede neue kleine Familie, die heranwächst, auch! Was Ihnen jetzt guttut, wissen Sie selbst eigentlich am besten. Finden Sie es gemeinsam heraus.

Immer wieder ein schöner Moment, wenn man als werdender Vater spürt, wie sich das Baby bewegt.

WAS IST NEU? WAS KOMMT? UND WAS BLEIBT?

In der psychologischen Forschung wird die Schwangerschaft ähnlich wie die Pubertät als eine eigene Entwicklungsphase betrachtet. Sie geht nicht nur mit beeindruckenden körperlichen Veränderungen der werdenden Mutter einher – auch so manche koschwangeren Partner erleben typische Schwangerschaftsbeschwerden, haben zum Beispiel Rückenschmerzen, Probleme mit der Verdauung oder nehmen an Gewicht zu (siehe auch Seite 18).
   Neben diesen körperlichen Veränderungen passieren in jeder Schwangerschaft entscheidende psychologische Entwicklungsschritte. Selbstverständnis sowie Selbstbewusstsein der werdenden Mutter und des werdenden Vaters verändern sich. Meistens läuft das alles ab, ohne dass es einem wirklich bewusst ist. Man stellt sich in der Partnerschaft eben langsam darauf ein, zu einem Elternpaar zu werden, das eine neue Familie gründet oder sie erweitert. Aber wie tut man das und was passiert dabei?

Veränderungen laufen meist in Phasen ab

Entwicklungspsychologen haben die Schwangerschaft mal genauer unter die Lupe genommen und festgestellt, dass in einer Partnerschaft der Übergang zur Elternschaft in verschiedenen Phasen abläuft. Vielleicht kommt Ihnen ja die eine oder andere Phase dieses Modells bekannt vor.

Phase 1

Vieles ist neu und unsicher: Bis zur 12. Woche der Schwangerschaft kann es gut sein, dass sich Ihre Partnerschaft in unruhigem Fahrwasser bewegt. Vielleicht war die Schwangerschaft gar nicht geplant oder einfach noch nicht so schnell erwartet? Oder es ist plötzlich so viel Gefühl da, dass Sie beide durcheinander sind.
   Sie erwarten gemeinsam ein Kind. Womöglich steht Ihre finanzielle Zukunft auf wackeligem Boden. Und wie stabil ist Ihre Partnerschaft? Wie lange kennen Sie sich schon? Sind Sie verheiratet? Oder könnten Sie sich vorstellen, zu heiraten?
   Unzählige neue Gefühle und Gedanken – und alle gehen plötzlich nicht mehr nur Sie allein etwas an, sondern die meisten betreffen auch Ihren Partner beziehungsweise Ihre Partnerin. Das ist für manche Paare vielleicht ungewohnt und verunsichernd.
   Aber die Psychologen haben einen Tipp, sie haben nämlich herausgefunden: Partner, die sich für die Gedanken des anderen interessieren und ihre Gefühle austauschen, kommen mit der Unsicherheit besser zurecht.

Phase 2

Langsam wird der gemeinsame Alltag mit der Schwangerschaft stabiler: Etwa bis zur 20. Woche sind dann die größten Bedenken und Unsicherheiten – falls sie denn überhaupt ein Thema waren – vor-

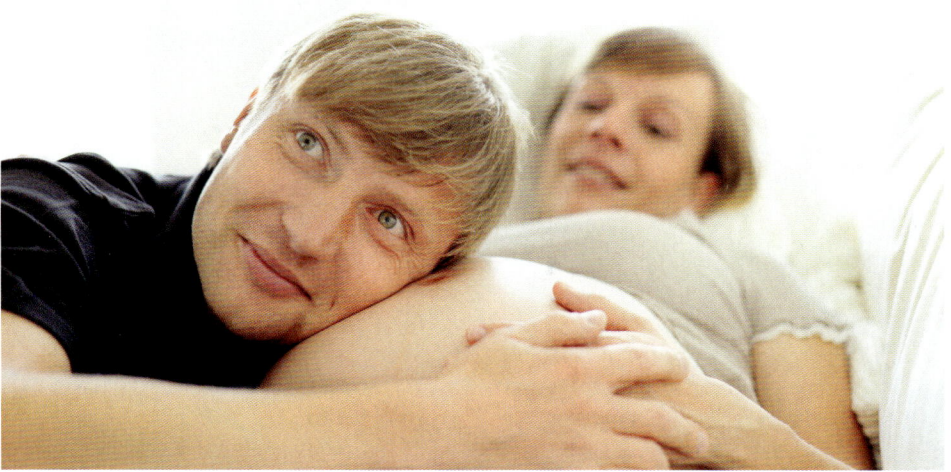

bei, die Gefühle in der Partnerschaft stabilisieren sich, die gemeinsame Vorfreude auf die Schwangerschaft und auf das Kind steigt. Beide haben sich an die neue Situation angepasst. Gute Zeiten, um kleine oder größere gemeinsame Zukunftspläne zu schmieden, das Paarleben entspannt und in Ruhe zu genießen.

Die zweite Schwangerschaftshälfte läutet auch eine Art partnerschaftlichen Countdown ein: Jetzt beginnen Ihre vorerst letzten Wochen als Paar ohne Kind. Sie möchten beide gern zum Sport oder Ihre Freunde treffen? Sie wollen gern zusammen ins Kino? Oder haben Lust, in Ihr gemeinsames Lieblingsrestaurant zu gehen? Dann machen Sie das. Nutzen Sie diese Phase, denn in den ersten Wochen mit Baby werden Sie vielleicht weniger Zeit haben und das Kleine auch nicht überall mit hinnehmen können.

Phase 3
Es wird konkreter – willkommen im Club:
Bis etwa zur 32. Woche wird beiden Partnern immer klarer: Wir werden tatsächlich Eltern! Ein toller Moment, wenn der werdende Vater das erste Mal spürt, wie sich sein Baby im Bauch bewegt. Und der

Bauch wächst unermüdlich weiter und macht Freunden, Familienangehörigen oder Kollegen klar: Schaut mal her, wir bekommen ein Kind! Die jetzt für die Umwelt deutlich erkennbare Schwangerschaft macht Eindruck auf die anderen. Familie; Freunde und Kollegen beginnen, Sie beide mehr und mehr auch wie ein werdendes Elternpaar zu behandeln. Das stärkt Ihr Selbstbewusstsein als werdende Mutter oder werdender Vater.

Gleichzeitig spüren Paare in dieser Phase ganz deutlich, dass sie demnächst nicht mehr nur zu zweit, sondern tatsächlich zu dritt sein werden. Jetzt kann man sich immer besser vorstellen, wie das Leben als Familie werden könnte, und es tut gut, sich gegenseitig davon zu erzählen und Pläne zu schmieden.

Phase 4
Gemeinsame Konzentration auf die Geburt:
Und eines Tages zählt man plötzlich nicht mehr, wie lange die Schwangerschaft jetzt schon dauert, sondern schaut, wie viele Wochen oder Tage es noch sind bis zur Geburt. Mit dem Wechsel dieser zeitlichen Perspektive steht für die werdenden Eltern die Aufgabe an, sich lang-

BILD 1 + 2 Jeder Mann füllt seine Vaterrolle auf seine persönliche Art aus – und jede Frau ihre Rolle als Mutter ebenfalls.

sam von der Zeit der Schwangerschaft zu verabschieden und immer mehr mit Fragen der Geburtsvorbereitung und der Geburt auseinanderzusetzen.

Für die schwangeren Frauen fängt dann der Mutterschutz an, während die meisten Männer weiterarbeiten. Gefühlsmäßig können diese Wochen noch einmal anstrengend für beide Partner werden. Denn während sich die werdende Mutter für eine Zeitlang erst einmal von ihrem Job verabschiedet und sich immer mehr auf das neue Leben als Mutter, aber auch immer mehr auf alle Fragen und Sorgen rund um die Geburt einstellt, läuft das Berufsleben des werdenden Vaters weiter wie bisher: Er geht zur Arbeit und wundert sich am Abend vielleicht manchmal darüber, welche Gedanken sich seine Part-

nerin nun wieder gemacht hat. Aber auch in einer solchen Situation gilt: Es ist hilfreich und tut gut, miteinander im Gespräch zu bleiben. Dabei ist es wichtig, zu verstehen, dass beide Partner ihre ganz eigene Art haben, sich auf die bevorstehende Geburt einzustellen.

So wie sie später auch ihre eigene Art haben werden, die Mutter- oder Vaterrolle in der Familie einzunehmen. Natürlich kann man sich vom jeweils anderen wünschen, er oder sie möge verstehen, wie man sich gerade fühlt. Und man kann bestimmte Verhaltensweisen oder Reaktionen vom anderen erwarten. Aber an manchen Tagen oder Abenden gehen die Gesprächsinteressen und Bedürfnisse vielleicht nicht zusammen – und auch das ist vollkommen normal.

MUTTER WERDEN, VATER WERDEN, ELTERN WERDEN

Nun ist auch eine gute Zeit, um sich erste Gedanken darüber zu machen, wie man sich wohl einmal als Mutter oder Vater verhalten wird. Ein Thema, über dass man gut erst mal allein nachsinnen kann, bevor man sich in der Partnerschaft darüber austauscht.

Die folgenden kleinen Checklisten enthalten Fragen zu den unterschiedlichen Aufgaben und Herausforderungen. Auf den ersten Blick sind dies eine ganze Menge, aber Sie müssen auch nicht alle

auf einmal beantworten. Und vielleicht haben Sie sich die eine oder andere Frage bereits selbst gestellt.

Fragen für werdende Mütter

- Welcher Typ Mutter möchte ich sein? Habe ich ein Vorbild? Ähnlich wie meine Mutter? Falls ja, warum? Falls nein, warum nicht? Was beunruhigt mich, wenn ich an das Mutterwerden denke?
- Will ich so viel Zeit wie möglich mit meinem Kind verbringen?

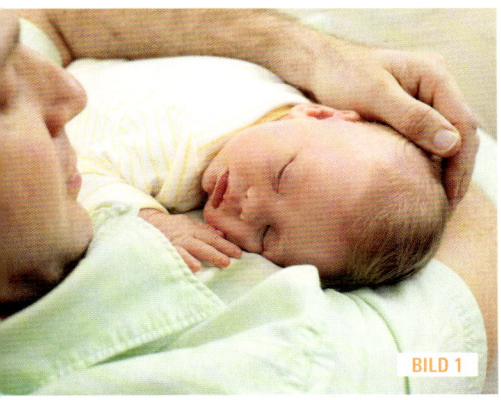

BILD 1

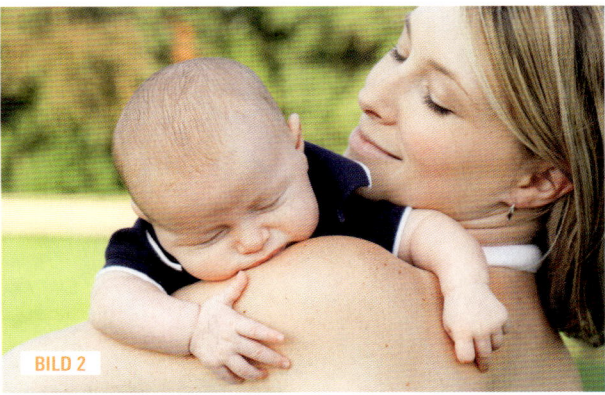

BILD 2

- Möchte ich mich am liebsten allein um mein Baby kümmern? Oder kann ich mir vorstellen, es zeitweise auch von anderen Menschen betreuen zu lassen?
- Wo und von welchem Geld leben wir?
- Wie wichtig ist mir mein Beruf? Mache ich eine Pause? Höre ich ganz auf? Wie würde sich das auf meine Karriere oder auch auf meine spätere Rente auswirken?
- Möchte ich mehrere Kinder? Und wie soll mein Kind aufwachsen: allein oder mit anderen Kindern zusammen?
- Welchen Typ Mann und Vater stelle ich mir vor? Ist mir klar, dass mein Partner oder auch ich weniger Zeit für die Familie haben werden, wenn sich einer von uns entscheidet, Alleinverdiener zu sein?

Fragen für werdende Väter

- Welcher Typ Vater möchte ich sein? Habe ich ein Vorbild? Ähnlich wie mein Vater? Falls ja, warum? Falls nein, warum nicht? Was beunruhigt mich, wenn ich an das Vaterwerden denke?
- Will ich so viel Zeit wie möglich mit meinem Kind verbringen? Und wie könnte ich das beruflich und privat organisieren?
- Wo und von welchem Geld leben wir?
- Wie wichtig ist mir mein Beruf?
- Bleibe ich in meinem Beruf/meiner Position oder bin ich gegebenenfalls bereit, etwas daran zu ändern, um meinen Job familienfreundlicher zu gestalten? Wie

würde sich das auf meine Karriere oder auch auf meine spätere Rente auswirken?
- Will ich Elternzeit nehmen? Wenn ja, wie lange?
- Möchte ich mehrere Kinder? Und wie soll mein Kind aufwachsen: allein oder mit anderen Kindern zusammen?
- Welchen Typ Frau und Mutter stelle ich mir vor? Ist mir klar, dass meine Partnerin oder auch ich weniger Zeit für die Familie haben werden, wenn sich einer von uns entscheidet, Alleinverdiener zu sein?

Fragen für werdende Eltern

- Was hat oder wird sich an der Organisation unseres Alltags ändern? Wer wird das Frühstück oder Essen für alle bereiten? Den Einkauf machen? Und putzen?
- Wer wird das Kind abends ins Bett bringen? Wer steht auf, wenn es nachts oder frühmorgens schreit?
- Wenn wir beide weiter arbeiten: Kommt für einen oder beide eine Teilzeitstelle infrage? Wer wird das Baby oder Kleinkind betreuen, wenn beide arbeiten?
- Wie malen wir uns als Liebes- und Elternpaar die Zukunft aus? Wann haben wir nur Zeit für uns und was werden wir in dieser Zeit machen?
- Können wir uns von Anfang an vorstellen, das Baby auch mal von anderen Menschen betreuen zu lassen, um auch Zeit für uns zu haben?

VORFREUDE: GEMEINSAM – UND JEDER FÜR SICH

Das Leben als werdende Mutter oder Vater kann ziemlich anstrengend sein – für die Partnerschaft ist es sozusagen eine Art zehnmonatiger Ausnahmezustand mit vielen aufwühlenden Gefühlen und Herausforderungen. Deshalb kann man als schwangeres Paar gar nicht genug positive Energie tanken, zum Beispiel, indem man es sich gemeinsam so oft wie möglich gut gehen lässt.

Schöne Gefühle teilt jeder gern

Neben den vielen organisatorischen Fragen und Aufgaben, mit denen sich schwangere Paare auseinandersetzen, ist es schön, sich auch um die Gefühle füreinander zu kümmern. Denn gemeinsames Planen und Fühlen können sich hervorragend ergänzen. Vielleicht gibt es einen festen Termin in der Woche, den Sie gern gemeinsam miteinander verbringen wollen, um ins Kino zu gehen oder um einen schönen Abend in einem Restaurant miteinander zu genießen? Vielleicht lassen Sie die gemeinsamen Stunden aber auch einfach so auf sich zukommen.

Manchmal ist es allerdings auch gar nicht so einfach, neben dem Beruf, den vielen Erledigungen und der schwangerschaftsbedingten Müdigkeit etwas Gemeinsames auf die Beine zu stellen. Viel zu schnell ist wieder eine Woche vergangen, ohne dass man sich besonders umeinander gekümmert hat. Zum Trost: Das geht vielen Paaren so – nur die in der Werbung haben immer ganz viel Zeit und Aufmerksamkeit füreinander! Hier sind einige Ideen, wie man trotz des Alltagstrubels hin und wieder einige innige Momente miteinander verbringen kann:

- Hören Sie sich abends doch einfach für ein halbes Stündchen gemeinsam Ihre Lieblingsmusik an, die Sie vielleicht schon so lange nicht mehr gehört haben. Dabei muss man gar nicht viel reden.
- Sie können sich gegenseitig etwas Schönes vorlesen.
- Vielleicht haben Sie auch Lust, gemeinsam ein Tagebuch für Ihr Baby zu führen? Dort schreiben Sie zum Beispiel einmal pro Woche hinein, wie es Ihnen gerade geht, was Sie miteinander unternehmen, was Sie gerade beschäftigt oder Ihnen durch den Kopf geht.

Wann und wo geht es Ihnen als Paar besonders gut?

Hilfreich ist, wenn Sie beide herausfinden, wann und wo Sie sich besonders wohl miteinander fühlen? Auch hier können die Bedürfnisse von Mensch zu Mensch und von Paar zu Paar wieder ganz unterschiedlich sein. Manche Paare schwören zum Beispiel zur Entspannung auf gegenseitige Massagen, andere gehen lieber gemeinsam essen oder sind mit ihrer Clique unterwegs. Manche Männer cremen den Bauch ihrer Partnerin sehr gern, andere fühlen sich dabei eher komisch. Dafür finden sie vielleicht einen ganz eigenen

Weg, Kontakt zu dem kleinen Wesen im Bauch aufzunehmen.

Bereichernd für eine Partnerschaft ist vor allem, wenn man es erreicht, sich gegenseitig Aufmerksamkeit sowie Offenheit zu schenken. Dann wird jeder spüren, welche Wünsche und Bedürfnisse der andere hat, und bestimmt auch einen gemeinsamen Raum und gemeinsame Wege finden, damit diese Wünsche und Bedürfnisse gerne und mit Freude befriedigt werden können.

INTERVIEW   Die Schwangerschaft – ein Ausnahmezustand?

Seit vielen Jahren begleitet die Hebamme Dr. Angelica Ensel Paare in der Schwangerschaft. Welche Eindrücke hat sie dabei gewonnen? Und was findet Sie für Paare wichtig?

Hat sich das Verhalten werdender Mütter und Väter in den letzten Jahren verändert?
Ja. Viele werdende Eltern beziehen heute selbstverständlich Informationen über Schwangerschaft und Geburt aus dem Internet. Sie sind einerseits viel informierter als früher und kommen oft mit umfangreichem Vorwissen zur Schwangerenvorsorge oder Beratung. Andererseits gibt es viel mehr Unsicherheit und Verunsicherung. Schwanger sein und ein Kind zu bekommen ist heute immer weniger selbstverständlich und mit vielen Ängsten behaftet. Die Frauen vertrauen viel weniger auf ihren eigenen Körper und ihre Kraft. Bei den Männern beobachte ich, dass sie selbstverständlicher als früher von Anfang an mit an der Schwangerschaft teilhaben und dass sie sich bewusster auf das Vaterwerden vorbereiten. Für viele ist klar, dass sie ihr Vatersein ganz aktiv leben wollen.

Wo kommen schwangere Paare Ihrer Meinung nach an ihre Grenzen?
Wenn es zum Beispiel um vorgeburtliche Diagnostik geht, stehen die Eltern heute vor vielen Entscheidungen. Sie müssen sich sehr früh mit den Untersuchungsmethoden auseinandersetzen und oft geraten sie ohne dass es ihnen vorher bewusst war in eine Spirale von Diagnostik und Verunsicherung. Manchmal stehen sie vor ganz existenziellen Entscheidungen. Hier ist es oft so, dass die Männer sich eher auf eine rationale Ebene beziehen, während die Frauen, die mit dem Kind ganz intensiv verbunden sind, das meist nicht können und nicht wollen. Es ist gut, wenn die Eltern sich dann Hilfe holen, zum Beispiel bei einer Schwangerenberatungsstelle.

Was war das Schönste, was Sie je mit einem schwangeren Paar erlebt haben?

Es war eine junge Frau, die gemeinsam mit ihrem Partner zu mir kam. Die beiden hatten sich schon viele Gedanken gemacht, was sie sich wünschen: welche Art der Schwangerenvorsorge sie wollen und welche Umstände sie für die Geburt ihres Kindes wollten. Nachdem wir über vieles gesprochen hatten, schlug die Frau ihren Mutterpass auf und sagte; „Und jetzt möchte ich wissen, welche dieser Untersuchungen wirklich wichtig sind." So ein Selbstbewusstsein ist heute selten. Ich wünsche es jeder schwangeren Frau.

Im Fernsehen und in den Medien ist Schwangerschaft ständig präsent. Hat das Auswirkungen auf schwangere Paare?

Die Medien haben einen erheblichen Einfluss. Weil schwangere Frauen einen großen Bedarf an Austausch und Informationen haben, werden die Fernsehserien über Geburt sehr viel gesehen. Leider zeichnen sie fast immer ein völlig falsches Bild vom Gebären, das mit der Wirklichkeit nicht viel zu tun hat. Das ist gefährlich. Ich glaube, dass diese Sendungen eher zur Verunsicherung beitragen und Ängste schüren können.

Was wollten Sie werdenden Müttern immer schon mal sagen?

Hören Sie auf Ihre Intuitionen, folgen Sie Ihren Bedürfnissen und vertrauen Sie auf Ihre Kraft. Wenn Sie gesund sind, haben Sie allen Grund, guter Hoffnung schwanger zu sein und darauf zu vertrauen, dass Ihr Körper alles sehr gut kann.

Und was den werdenden Vätern?

Ihre Partnerin braucht es jetzt, dass Sie hinter Ihr stehen. Wichtige Entscheidungen sollten unbedingt gemeinsam getroffen werden und für beide stimmen. Achten Sie als werdender Vater aber auch auf sich selbst und nehmen Sie Ihre Gefühle ernst. Vielen Männern hilft der Austausch mit anderen werdenden Vätern. Im Kreißsaal müssen Sie nicht die Hebamme ersetzen.

Welche drei Ratschläge geben Sie jedem schwangeren Paar mit auf den Weg?

Sprechen Sie miteinander über das, was Sie in dieser bewegenden Zeit jeweils beschäftigt. Versuchen Sie, Ihre unterschiedlichen Gefühle zu akzeptieren. Holen Sie sich Hilfe, wenn Sie das Gefühl haben, Sie brauchen den Blick von außen.

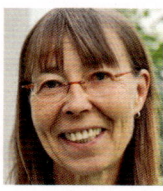

Dr. Angelica Ensel, Hebamme und Ethnologin in Hamburg

RUND UM LIEBE, LUST & SEX

Das Liebesleben in der Schwangerschaft wird nicht nur durch neue erotische Anziehungskräfte bereichert, sondern auch durch hormonelle Veränderungen. Viele Frauen sind in der Schwangerschaft besonders sexuell erregbar, weil sich Vagina und Klitoris hormonell bedingt verändern: Die Scheidenschleimhaut bildet zum Beispiel mehr Sekret, die Vagina wird schneller feucht, der gesamte Genitalbereich ist besser durchblutet. Gleichzeitig finden viele Männer die neuen weiblichen Rundungen ihrer Partnerin sehr attraktiv. Und auf viele Frauen wirkt ihr Partner als werdender Vater besonders männlich. Die körperlichen Voraussetzungen für ein lustvolles Sexualleben in der Schwangerschaft sind also gut. Zumindest in der Theorie.

Denn genauso kann es auch sein, dass ein oder beide Partner zunächst erst einmal erschrocken oder befremdet auf die neue Situation und die neuen körperlichen Umstände reagieren.

Ob und wie sich die sexuellen Gewohnheiten und Vorlieben in jeder einzelnen Partnerschaft verändern, lässt sich nicht voraussagen. Ob das Bedürfnis nach zärtlichen Küssen steigt oder eher nach leidenschaftlichem Sex, ob beide total Lust haben, miteinander zu schlafen oder gerade eher nicht – all das wird sich zeigen.

Am besten, Sie machen sich gar nicht zu viele Gedanken darüber, sondern vertrauen auf Ihre Gefühle und einen offenen und vertrauensvollen partnerschaftlichen Kontakt zueinander.

Alles, was Lust macht, ist erlaubt

Gibt es sexuelle Praktiken oder Stellungen, auf die man während der Schwangerschaft besser verzichten sollte? Ärzte, Ärztinnen und Hebammen geben Entwarnung: Alles, was Ihnen Spaß und Lust bereitet, ist erlaubt – und das gilt natürlich für beide Partner. Allerdings: Mit dem Fortschreiten der Schwangerschaft kann es sein, dass bestimmte Stellungen (vor allem die Missionarsstellung) schwierig durchzuführen oder schlichtweg unangenehm sind. Stellungen, bei denen die Frau ihrem Partner den Rücken zuwendet, fühlen sich jetzt wahrscheinlich wesentlich besser an.

Vielleicht haben Sie beide als Paar Lust, sich in einem intimen Moment einmal grundsätzlich über Ihre Einstellung und Ihre Gefühle zum Sex in der Schwangerschaft auszutauschen: Empfinden Sie das sexuelle Neuland als positive und aufregende Bereicherung Ihres Liebeslebens? Oder ist Ihnen die ganze Sache eher ein bisschen unheimlich?

Viele werdende Väter und Mütter machen sich in der Schwangerschaft auch Gedanken oder Sorgen darüber, dass das Ungeborene im Bauch den Sex vielleicht mitbekommen könnte? Was soll man davon halten? Ist das nicht komisch? Oder sogar gefährlich?

Vertrauen Sie auf Ihren Körper

Die klare Antwort darauf lautet: Nein, ist es nicht. Erstens würde es ohne Sex das Ungeborene ja überhaupt nicht geben. Und zweitens ist es in der Gebärmutter bestens geschützt. Nicht nur durch verschiedene Muskel- und Gewebsschichten, sondern vor allem auch durch die dehnbare Hülle der Fruchtblase und durch das Fruchtwasser, in dem es schwimmt. Wird Druck auf die Fruchtblase ausgeübt, so kann dieser aufgrund der Flexibilität der Fruchtblase ausweichen. (Interessant ist, dass dieser Schutz so gut funktioniert, dass Ungeborene selbst bei schwereren Autounfällen selten verletzt werden.) Das gilt übrigens bis zum Ende der Schwangerschaft. Wenn Sie Lust haben, können Sie also ganz unbeschwert die Freuden der Liebe genießen. Aus Sicht des Babys ist nichts dagegen einzuwenden.

Und wenn der Bauch beim Sex plötzlich hart wird? Keine Sorge, genau das passiert bei jedem Höhepunkt und ist ebenfalls vollkommen ungefährlich für die werdende Mutter und das Ungeborene. Die Gebärmutter zieht sich einfach nur zusammen. Das tut sie ohnehin mehrmals täglich, die Kontraktionen sind sozusagen ein sinnvolles und wichtiges Training für die Geburt.

 AUSNAHMEN BESTÄTIGEN DIE REGEL: WANN SEX TABU IST …

Es gibt allerdings auch einige wenige Situationen, in denen Sie besser auf Sex verzichten sollten – sprechen Sie im Zweifel mit Ihrer Hebamme, dem Arzt oder der Ärztin:

- wenn es Anzeichen gibt, dass der Muttermund verkürzt ist,
- wenn es Hinweise auf vorzeitige Wehen gibt,
- bei Blasenproblemen,
- bei Blutungen,
- bei einem vorzeitigen Fruchtblasensprung.

Fühlen Sie sich müde und sind Sie vollkommen lustlos? Möchten Sie einfach nur seine oder ihre körperliche Nähe spüren? Haben keine Lust auf Sex, aber dafür ein Bedürfnis nach Rückzug und Ruhe? Auch das ist vollkommen in Ordnung. In den vielen Monaten, in denen das Liebespaar gemeinsam ein Kind erwartet, sind Rückzugstendenzen oder sogar Sendepausen nichts Ungewöhnliches – egal, ob sie von der werdenden Mutter oder dem werdenden Vater ausgehen. Für die jeweiligen Partner ist diese Situation natürlich nicht immer einfach. Vor allem dann, wenn man selbst gerade ganz viel Lust auf den anderen hat.

Umso mehr kommt es darauf an, Rückzug und sexuelle Absagen nicht als persönliche Ablehnung einzuordnen und beleidigt darauf zu reagieren. Hilfreich ist jetzt vor allem Verständnis. Zum Beispiel, wenn eine Frau ihre Schwangerschaft als sehr anstrengend empfindet, wenn sie sich körperlich unwohl fühlt und deshalb lustlos ist oder wenn ihre Brüste gerade sehr schmerzempfindlich sind. Oder wenn ein Mann sich überfordert fühlt, weil seine Partnerin plötzlich so viel öfter mit ihm schlafen will als sonst. Oder wenn er gegen Ende der Schwangerschaft trotz aller medizinischen Bedenkenlosigkeit einfach nicht mehr mit ihr schlafen möchte – aus welchen Gründen auch immer.

Gefragt: Gegenseitiges Verständnis – und sexuelle Kreativität

Dann ist es für die Partnerschaft wichtig, miteinander im Kontakt zu bleiben und die jeweiligen Gefühle möglichst offen auszutauschen. So kann man einander nahbleiben und die Situation wirkt weniger befremdlich und verletzend.

Ist das sexuelle Bedürfnis beider Partner in der Schwangerschaft unterschiedlich groß, so gibt es zur Lösung angespannter Situationen auch noch die Selbstbefriedigung.

Selbstbefriedigung ist in der Schwangerschaft, genau wie alles, was Lust und Spaß macht, ausdrücklich erlaubt und kann bei Bedarf ein gutes Ventil für die eigene Lust sein.

BEZIEHUNGSPROBLEME UND ANDERE SORGEN

Ihre Beziehung könnte harmonischer sein? Sie streiten schon seit Tagen? Und ein Ende ist noch nicht so richtig in Sicht? Bei allen Veränderungen während der Schwangerschaft geht der Beziehungsalltag eben auch ganz normal weiter – mit unterschiedlichen Höhen, Tiefen und den ganz normalen kleinen und großen Streitereien. Die sind schließlich Teil jedes Beziehungsalltags. Zum Glück, denn oft führen Auseinandersetzungen ja auch dazu, dass im Raum stehende Fragen geklärt oder Probleme aus dem Weg geräumt werden können.

Versuchen Sie also bei aller Emotionalität, den Streit nicht tragischer zu machen oder zu sehen als er ist. Denken Sie währenddessen auch daran, was Sie am An-

fang dieses Kapitels gelesen haben: Psychologen stufen die Schwangerschaft als eine eigene Entwicklungsphase ein – ähnlich wie die Pubertät. Und können Sie sich noch erinnern, wie viel Streitereien, enormen Stress, neue Erfahrungen, Sinnkrisen und so weiter Sie in der Pubertät mitgemacht haben?

Auch bei Streit in gutem Kontakt bleiben

Hilfreich bei allen Auseinandersetzungen ist, trotz allem miteinander in Kontakt zu bleiben und immer wieder das Gespräch zu suchen. Dabei können die Grundprinzipien der Gewaltfreien Kommunikation – so der Fachbegriff – sehr hilfreich sein. Der amerikanische Psychologe Marshall

B. Rosenberg, sozusagen der Erfinder der Gewaltfreien Kommunikation, geht davon aus, dass jeder Mensch bereit dazu ist, etwas Gutes für einen anderen Menschen zu tun, sofern dabei bestimmte Voraussetzungen erfüllt sind:

- Man ist ehrlich miteinander und spricht möglichst offen über die eigenen Bedürfnisse und Gefühle.
- Dinge, die man mitteilt oder erreichen möchte, formuliert man nicht als Forderung (etwa „Du musst doch verstehen, dass ich auch mal etwas nur mit dir allein unternehmen will"), sondern als Bitte oder Wunsch („Ich wünsche mir, dass wir mal wieder etwas Schönes zu zweit unternehmen, mir fehlt das"). Für das Gegenüber macht es einen großen Unterschied, ob man ein Anliegen als Forderung oder als Bitte formuliert. Forderungen geben dem Gegenüber das Gefühl, eine Pflicht abarbeiten zu müssen – und wer möchte das schon, wenn es doch eigentlich um gemeinsame Pläne, Sehnsüchte oder Gefühle geht?

Es gibt Situationen, da ist eine Trennung der bessere Weg

Es kann allerdings auch passieren, dass eine Schwangerschaft für die werdende Mutter oder den werdenden Vater so schwierig und konfliktbeladen ist, dass eine vorläufige – vielleicht sogar eine endgültige – Trennung ansteht. Das ist nicht schön, aber manchmal für die zukünftigen Eltern und das Ungeborene einfach die bessere Lösung. Manchmal sind die Le-bensauffassungen zu unterschiedlich. Manchmal sind vielleicht auch Gewalt, Alkohol oder Drogen im Spiel.

Wenn Sie während der Schwangerschaft in eine schwere Paarkrise geraten, sollten Sie unbedingt die Unterstützung in einer Beratungsstelle oder bei einer Mediatorin oder einem Mediator suchen (hilfreiche Adressen finden Sie im Serviceteil, Seite 320).

Auch, um zusammen herauszufinden, ob und welchen Weg es vielleicht trotz der Trennung gibt, die Verantwortung für das Kind als Mutter und Vater gemeinsam zu übernehmen, ohne ein Liebespaar zu sein. Beraterinnen und Mediatoren kennen ganz unterschiedliche Modelle gütlicher Einigung – vielleicht ist eins für Sie dabei. Ihr gemeinsames Kind würde davon in jedem Fall profitieren, denn Kinder fühlen sich am wohlsten, wenn sie zu beiden Elternteilen ein gutes Verhältnis haben können. Als alleinerziehender Elternteil kann man sich liebevoll um das Kind kümmern, aber man wird ihm zum Beispiel im Hinblick auf männliche oder weibliche Vorbilder nicht den fehlenden Vater oder die fehlende Mutter ersetzen können. Deshalb ist es ideal, wenn sich Vater und Mutter im Guten trennen, sodass der andere Elternteil für das Kind so präsent wie möglich bleibt.

Allein die Verantwortung tragen

Tragen Sie die Verantwortung für Ihr Baby allein, so ist es wichtig und sinnvoll, sich von Anfang an dabei unterstützen zu lassen – von Ihrer Familie, in der Nähe wohnenden Geschwistern, guten Freunden oder Gleichgesinnten, die Sie vielleicht in einem Netzwerk kennenlernen können.

Allein ein Kind zu bekommen ist eine große und nicht immer leichte Aufgabe. Mehr zu diesem Thema finden Sie ab Seite 295.

TIPP   **Eine solide Investition in die Zukunft: Partnerschaftlich denken und planen**

Mit der Erwartung eines gemeinsamen Kindes wird Ihre Partnerschaft auf eine neue Ebene gestellt. Ein Kind großzuziehen erfordert bestimmte Rahmenbedingungen, über die sich beide Partner einigen sollten. Dabei spielen unterschiedliche Ansichten, Erfahrungen, Lebensauffassungen und Überzeugungen eine große Rolle, denn natürlich gibt es kein Patentrezept, aus welchen Zutaten man eine junge glückliche Familie backen kann. Aber es gibt ein paar Tipps, die man im Gespräch und bei der Planung des neuen gemeinsamen Familienlebens von Anfang an beherzigen kann:

■ Nehmen Sie sich Zeit und Ruhe, wenn Sie miteinander über Ihre Vorstellungen und Zukunftspläne sprechen. Manche Gedanken, Ideen und Lösungen brauchen vielleicht Wochen oder Monate, um zu reifen. Das ist vollkommen normal. Schließlich wissen die wenigsten Menschen immer sofort, wie etwas geht, oder?

■ Wenn Sie Ihre Gedanken, Erfahrungen und Vorstellungen austauschen,

gilt unbedingt: Beide Partner sind gleichberechtigt, beide Meinungen haben gleich viel Gewicht. Gleichzeitig ist es wichtig, auch die Interessen des jeweils anderen im Blick zu behalten, denn die erste anstrengende Zeit nach der Geburt lässt sich besser zusammen bewältigen.

■ Wenn während der Gespräche bei einem oder beiden Partnern Ungeduld, Unverständnis oder ein ungutes Gefühl aufkommen, sprechen Sie darüber und verschieben Sie das Gesprächsthema möglichst auf einen anderen Tag – das ist überhaupt nicht schlimm. Wer kann schon immer einer Meinung mit anderen sein? Wichtig ist vor allem, dass man sich gut zuhört und gegenseitig ausreden lässt. Ob man das heute, morgen oder übermorgen tut, ist nicht so wesentlich.

■ Die Hauptsache ist, dass man die gemeinsamen Ideen und Wünsche unter guten und positiven Gesprächsbedingungen entwickelt. Sie zu pflegen und darauf zu achten, ist ebenfalls die Aufgabe beider Partner.

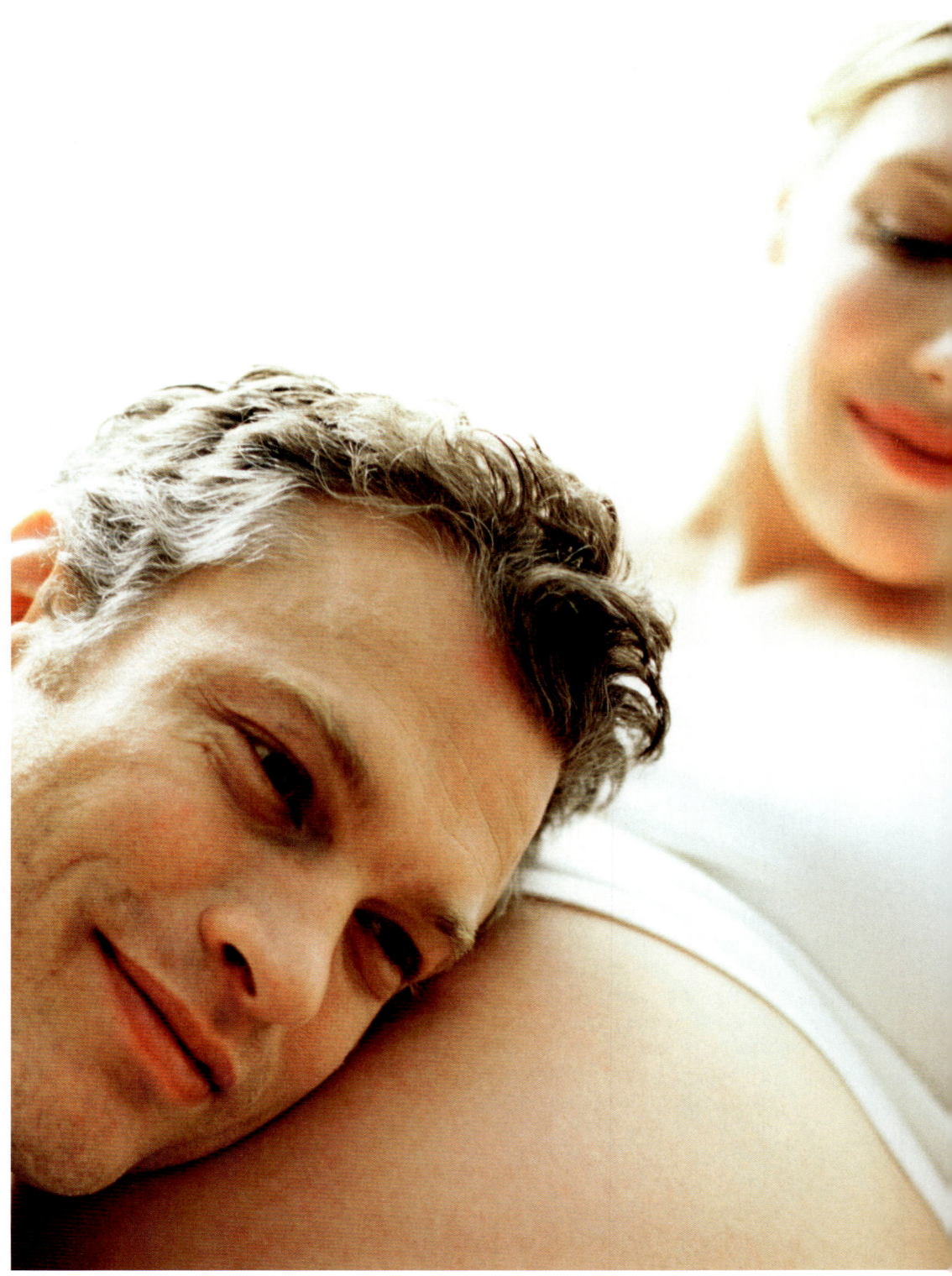

TIPPS FÜR WERDENDE VÄTER

Ein Kind erwarten, Vater werden – das ist ein echtes Abenteuer. Da sind Stolz und Freude! Aber man wird plötzlich auch mit jeder Menge Gefühl und Verantwortung konfrontiert. Man möchte gern ein fürsorglicher Partner und Schwangerschaftsbegleiter sein. Dann rückt die Geburt immer näher. Und nicht mehr lange, dann werden Sie zu dritt unterwegs sein …

NEUE LEBENSRÄUME EROBERN

Der Großteil dieses Ratgebers befasst sich mit der werdenden Mutter: Wie verändert sich ihr Körper von Monat zu Monat? Wie soll sie sich als Schwangere am besten verhalten? Welche psychologischen Herausforderungen muss sie bewältigen? Was kann und darf sie essen und trinken? Welche Gesundheitsfragen könnte sie haben? Außerdem sind da noch die wichtigen Themen rund um die Geburtsvorbereitung und Geburt.

Aber was wird eigentlich alles von Männern erwartet?

Mit allen diesen Themen können und dürfen Sie sich als werdender Vater beschäftigen, um die Partnerin an Ihrer Seite bestmöglich zu unterstützen. Dabei möchte Sie dieses Kapitel beraten.

Und wer kümmert sich um die Väter?

Andererseits ist es als werdender Vater auch sehr wichtig, sich gut um die eigenen Bedürfnisse zu kümmern. Das ist oft nicht so einfach, denn neben Ihrer Arbeit, die vielleicht schon stressig genug ist, und neben Ihren Interessen, die schon in „normalen" Zeiten zu kurz kommen, tut sich da plötzlich noch ein Lebensraum auf, der Ihre Aufmerksamkeit beansprucht.

STANDPUNKTE FINDEN
Wie Sie sich auf die nächsten Monate am besten einstimmen und wie Sie Verantwortung übernehmen können, das werden Sie ganz bestimmt selbst herausfinden. Jetzt erst einmal viel Spaß beim Lesen!

ICH WERDE VATER

Das ist schon ein besonderer Moment, wenn man erfährt, dass man Vater wird. Vielleicht hat Sie die Nachricht in einem für Sie überraschenden oder unpassenden Moment erwischt? Vielleicht haben Sie sich das aber auch schon lange sehnlichst gewünscht und sind nun überglücklich, dass Sie tatsächlich Vater werden!

Es gibt genau genommen so viele verschiedene Reaktionen auf die Tatsache, dass man Vater wird, wie es Väter gibt. Auch wenn Sie in dem Moment vielleicht nicht so gefühlvoll oder freudig reagiert haben, wie Sie sich das selbst oder auch die Partnerin gewünscht hätten, so ist es doch Ihre ganz eigene und persönliche Art gewesen, diese Nachricht aufzunehmen.

Ambivalente Gefühle

Hin und wieder muss man im Leben eine völlig neue Situation erst einmal sacken lassen und verdauen. Und das kann durchaus – auch wenn die Nachricht noch so toll und positiv ist – mit gemischten Gefühlen einhergehen. Wenn man zum Beispiel endlich einen neuen Job mit viel mehr Verantwortung und einem viel größeren Wirkungskreis angeboten bekommt, sind da immer wieder kleine oder größere Schrecksekunden, in denen man plötzlich Angst vor den neuen Aufgaben hat oder besorgt ist, das Projekt vielleicht doch nicht allein stemmen zu können. Mit anderen Worten: Ambivalente – also gemischte – Gefühle gerade in den ersten

Monaten der Schwangerschaft kennen nicht nur die meisten werdenden Mütter, sondern auch fast alle werdenden Väter.

„Warum gerade jetzt, wir wollten doch noch eine tolle Reise machen?" – „Na ja, dann ist der Spaß jetzt wohl vorbei …" – „Was können wir einem Kind schon bieten?" Zwischen Zweifeln, Sorgen und Befürchtungen einerseits und großer Freude und Stolz auf die eigene Potenz andererseits nehmen viele erst mal ein ordentliches Gefühlsbad. Das ist ganz normal und dient psychologisch gesehen dazu, sich neu zu sortieren. Dieser Prozess braucht Zeit, aber zum Glück dauert eine Schwangerschaft mehrere Monate, sodass Sie sich diese Zeit auch nehmen können. Hilfreich in dieser Situation ist, über die vielen neuen Gefühle und Gedanken zu sprechen – ob mit der Partnerin, anderen Vätern oder guten Freunden.

Was wird eigentlich alles von werdenden Vätern erwartet?

Gerade in diesem Lebensbereich unserer Gesellschaft hat sich in den letzten Jahrzehnten eine Menge geändert – und ändert sich noch. In den sechziger Jahren war es üblich, dass die Männer ihre Frau zwar ins Krankenhaus begleitet haben – dort auf dem Flur oder aber zu Hause auf das befreiende „Ihr Baby ist da!" gewartet haben. Erst mit der Studenten- und Frauenbewegung in den Siebzigern und den zunehmenden Rufen nach partnerschaftli-

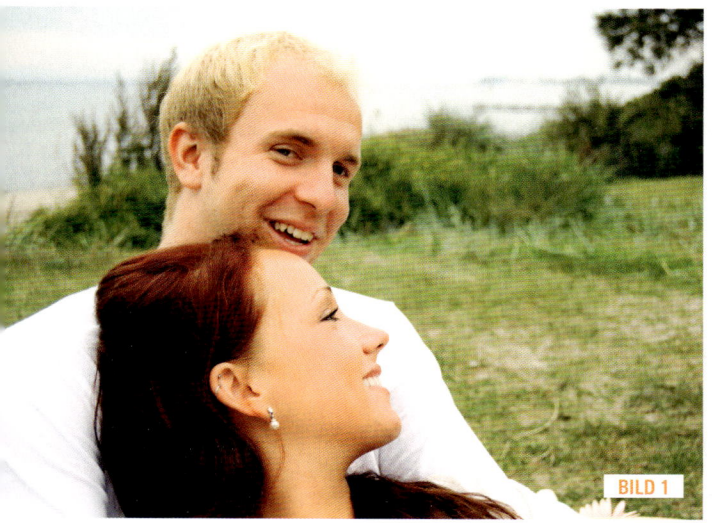

BILD 1

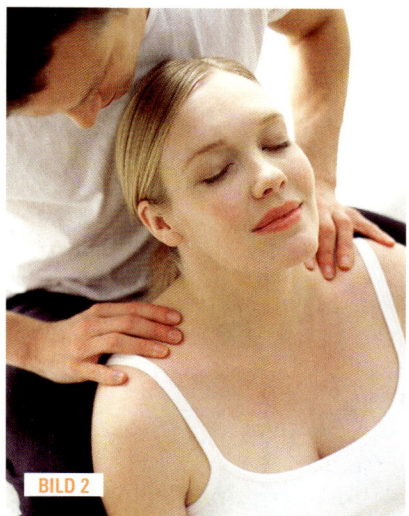

BILD 2

cher Gleichberechtigung nahmen sich auch immer mehr Frauen den Mann als Unterstützung mit in den Kreißsaal. Heute begleiten etwa 95 Prozent aller Männer ihre Partnerin, um sie bei der Geburt des gemeinsamen Kindes zu unterstützen. Noch gibt es nur wenige wissenschaftliche Studien darüber, wie genau werdende Väter die Zeit der Schwangerschaft oder auch die Geburtsbegleitung wahrnehmen und verarbeiten. Aber es gibt erste Hinweise aus der Väterforschung, in der Wissenschaftler versuchen, explizit mehr über das Verhalten, Denken und Erleben von Vätern zu erfahren. So kann es gut möglich sein, dass es in näherer Zukunft eine spezielle Schwangerschafts- und Geburtsvorbereitung für werdende Väter geben wird.

Fest steht, Väter sind heute in diesem Sinn noch wahre Pioniere und betreten neues, teils unbekanntes Terrain, zum Beispiel bei der Beantragung von Elternzeit.

Fest steht auch, dass die Begleitung von Schwangerschaft und Geburt sowie das Kümmern um ein Neugeborenes sehr berührende und gefühlsmäßig intensive Erlebnisse sein können, die den zukünftigen Zusammenhalt als Familie prägen.

Einen eigenen Standpunkt haben

Wo Neuland betreten wird, ist es wichtig, eine persönliche Position zu finden. Es hat zum Beispiel keinen Zweck, die Geburt zu begleiten, wenn man selbst absolut ängstlich ist. Und es ist sinnlos, Dinge zu tun, weil man – ausgesprochen oder unausgesprochen – meint, das müsse ein werdender Vater so machen. Viel wichtiger ist es, sich in der eigenen Partnerschaft über die jeweiligen Gedanken und Erwartungen offen auszutauschen. Um gemeinsame Entscheidungen zu fällen und genau das zu tun, von dem man überzeugt ist, dass es für einen selbst und die Partnerin passend und angemessen ist.

VÄTER-NETZWERK GEFÄLLIG?

Manchmal tut es gut, wenn man sich mit anderen Vätern austauscht. Mittlerweile gibt viele engagierte Väter, Initiativen und Vereine und auch informative Internetseiten. Hier einige Beispiele:

- www.papainstitut.de
- www.vaeter-und-karriere.de
- www.vaeter.de
- www.vaeter-nrw.de
- www.familienplanung.de/wissenswertes-fuer-maenner

BILD 1 + 2 Möchten Sie als werdender Vater Ihre Partnerin zur Vorsorgeuntersuchung begleiten? Wenn ja, wann? Und wie betrachten Sie als Partner die Schwangerschaft Ihrer Frau?

MEIN UMGANG MIT DER SCHWANGERSCHAFT

Für die werdende Mutter ist das Schwangersein von Beginn an deutlich spürbar. Ihr Körper verändert sich und in ihrer Rolle als schwangere Frau, die sie im wahrsten Sinne des Wortes von Woche zu Woche mehr ausfüllt, werden bestimmte Dinge von ihr erwartet – etwa, dass sie die Vorsorgetermine wahrnimmt, in den Mutterpass eintragen lässt oder besonders gut auf ihre Ernährung und Gesundheit achtet.

Für einen werdenden Vater sind die Regeln weniger klar und deutlich formuliert als für die werdende Mutter. Weder gibt es einen Väterpass noch wird von Vätern ähnlich wie von den Müttern erwartet, dass sie jetzt besonders gut auf ihren Körper achten oder aus Rücksicht auf die Gesundheit des Babys komplett auf Alkohol verzichten. Das Deutsche Krebsforschungszentrum empfiehlt werdenden Eltern explizit einen gemeinsamen Rauchstopp, da gemeinsames Aufhören die Gefahr eines Rückfalls bei der werdenden Mutter verringert.

Erwartet wird vor allem – und das macht vielen Männern auch besonders viel Stress –, dass man in der Lage ist und es auch zukünftig sein wird, eine Familie zu ernähren. Und gleichzeitig soll man auch noch als Vater präsent und aktiv sein und ein liebevoller Ehemann sowieso.

Doch auch hier soll festgestellt werden, dass sich die Zeiten und Lebensbedingungen für werdende Mütter und Väter in unserer Gesellschaft gerade rasant verändern. Die Arbeitswelt ist nicht sehr gut auf das Leben mit Kindern abgestimmt, viele Arbeitsplätze sind nicht sicher, Überstunden an der Tagesordnung, in puncto Elterngeld werden immer wieder andere Gesetze erlassen – mit anderen Worten: Die Zeiten für Familienernährer und -ernährerinnen sind wirklich alles andere als optimal. Umso wichtiger ist es, als Paar zusammenzuhalten und sich gegenseitig zu unterstützen.

Ein kleines Gedankenspiel …

Doch zurück zu der Frau an Ihrer Seite, zur Schwangerschaft – und zu der Art und Weise, wie Sie als Mann und werdender Vater diese Zeit begleiten und gestalten wollen. Dann stellt sich erst einmal die Frage: Wollen Sie das überhaupt? Oder fühlen Sie sich eigentlich von der ganzen Sache eher überfordert? Andererseits: Wenn Sie uninformiert sind und nicht eine bewusste und aktive Position beziehen, stehen Sie im Prinzip allen Erwartungen ziemlich hilflos gegenüber und können schnell in den einen oder anderen Sachzwang geraten.

Vielleicht ist es hilfreich, sich per Gedankenspiel damit zu beschäftigen, wie man sich als vollkommen gleichberechtigter Vater – ausgestattet mit einem Vaterpass – verhalten würde, um sich optimal auf eine Schwangerschaftsbegleitung einzustellen.

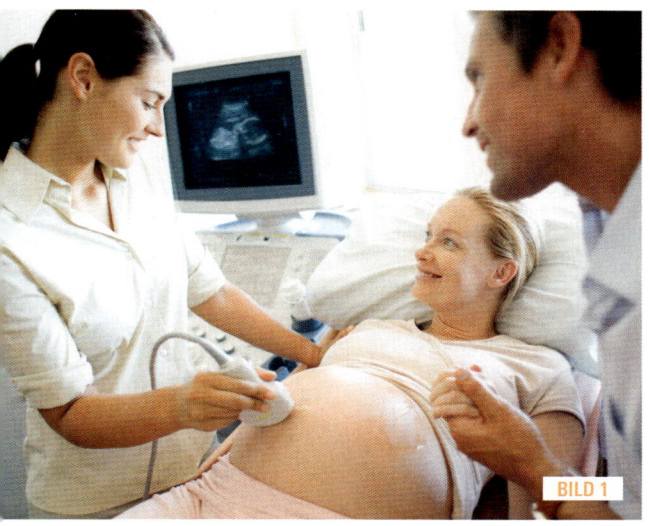

BILD 1

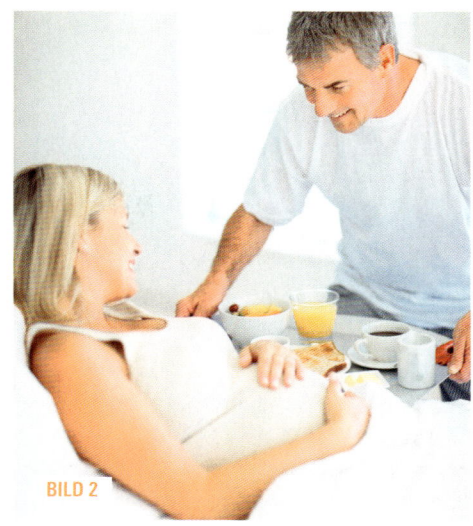

BILD 2

Vorsorge: Mitgehen oder nicht?

Aufgrund der im Mutterpass festgeschriebenen Richtlinien und Kriterien ist Ihre Partnerin von Anfang an in das Thema Schwangerenvorsorge eingebunden. Das heißt, sie nimmt regelmäßig die monatlichen Untersuchungstermine bei der Hebamme oder beim Arzt wahr und muss entscheiden, ob – und wenn ja, welche – zusätzlichen Untersuchungen sie durchführen lassen will.

Die Fragen an Sie als werdender Vater lauten: Wie viel Zeit und Offenheit sind Sie bereit für dieses Thema aufzubringen? Ist Ihnen klar, dass es dabei teilweise um weitreichende Fragen und Entscheidungen geht, vor allem, wenn es um den Einsatz pränataldiagnostischer Methoden geht? Möchten und können Sie Ihrer Partnerin bei diesen Fragen ein gut informierter Gesprächspartner sein? Und wie mag es auf Ihre Partnerin wirken, wenn Sie diesen Fragen eher uninteressiert oder gleichgültig gegenüberstehen würden?

Nachdenkenswert als Schwangerschaftsbegleiter ist auch die Frage, wie man selbst die Schwangerschaft der Partnerin betrachtet? Ist das die normalste Sache der Welt? Oder ist es ein unwägbares

Risiko? Ihre eigene Einschätzung – ob sie bewusst ist oder nicht – hat natürlich Einfluss darauf, wie Sie sich Ihrer Frau gegenüber verhalten. Ticken Sie in diesem Punkt ähnlich wie sie? Oder hat Ihre Partnerin eine ganz andere Wahrnehmung der Situation? Tauschen Sie sich aus, damit Sie Ihre Partnerin möglichst gut verstehen können.

Ernährung und Lebensstil: Wollen auch Sie sich umstellen?

Werdende Mütter bekommen im Rahmen der Schwangerenvorsorge eine Ernährungsberatung. Werdende Väter nicht. Dennoch ist es als Schwangerschaftsbegleiter wichtig, auch bei diesem Thema einen eigenen Standpunkt zu haben. Wie bewusst oder gesund ernähren Sie sich selbst? Wer kocht und kauft ein in Ihrer Partnerschaft? Wie finden Sie beide diese Rollenaufteilung?

Hinter allen Fragen steht eine große Überlegung beziehungsweise Entscheidung: Wie engagiert wollen Sie sich in puncto Ernährung und Lebensstil zeigen? Fest steht, dass es sich bei diesem Lebensbereich um eine der Grundsäulen für ein gesundes und ausgeglichenes Leben handelt. Rauchen Sie und/oder Ihre Partnerin? Vielleicht schaffen Sie gemeinsam, mit dem Rauchen aufzuhören? Und wie ist das mit dem Thema Alkohol? Werden Sie sich als werdender Vater ebenfalls einschränken, um Ihrer Partnerin den Verzicht leichter zu machen? Oder meinen Sie, Ihr eigenes Verhalten hat rein gar nichts mit dem Ihrer Partnerin zu tun?

Auch hier kommt es der Partnerschaft zugute, wenn Sie sich über diese Fragen austauschen und gegenseitig voneinander erfahren, was der jeweils andere sich wünscht oder welches Verhalten erwartet wird.

Falls Sie mit dem Rauchen oder Trinken aufhören möchten und es Ihnen sehr schwerfällt, sollten Sie überlegen, welche Unterstützung Sie sich holen können, um Ihr eigenes Verhalten zu ändern. Informationen dazu bekommen Sie zum Beispiel bei Beratungsstellen (siehe Seite 320) oder auch bei Ihrer Krankenkasse.

Stress und Entspannung: Wie sieht's da bei mir aus?

Wahrscheinlich wünschen Sie sich – genau wie Ihre Partnerin – eine möglichst unbelastete und entspannte Schwangerschaft. Aber natürlich kann man ja nicht auf alles Einfluss nehmen, was während dieser Zeit passiert. Klar kann es auch Stress oder Anlass zur Sorge geben. Dann wird man gemeinsam versuchen, damit zurechtzukommen.

Hier soll es aber darum gehen, wie man den eigenen Alltag grundsätzlich eingerichtet hat. So können Sie sich selbst, aber auch Ihre Partnerin einmal fragen: Wie ist unser Alltag: eher angespannt oder eher relaxt? Wie ist die Belastung im Job: normal oder zu hoch? Was kann man eventuell ändern? Haben wir genug Zeit füreinander? Und soll alles bleiben, wie es ist? Oder möchten wir vielleicht etwas ändern?

Und wenn die Situation gerade angespannt ist: Wie kann man sich gegenseitig in einer aktiven Entspannung unterstützen, zum Beispiel durch gemeinsame Spaziergänge, Schwimmbadbesuche oder auch gegenseitige Wellnessmassagen?

Interessant ist bei dieser Gelegenheit auch noch eine andere Frage, nämlich die, welche Art von Vater Sie selbst später einmal sein möchten: Der sportlich-aktive Mann, der mit den Kindern herumtobt und Fußball spielt? Oder eher der gemütlich-bequeme Typ, der im Liegestuhl liegt, Zeitung liest und ab und zu mal einen zufriedenen Blick auf die Kleinen wirft? Vielleicht auch beides? Was halten Sie für realistisch? Und wie passt Ihr momentaner Lebensstil, den Sie gerade pflegen, zu Ihren eigenen Zukunftsvorstellungen? Vielleicht ist gerade jetzt eine gute Gelegenheit, den eigenen Lebensstil zu hinterfragen – und, falls Sie selbst damit unzufrieden sind – einige Dinge zum Positiven zu verändern.

VERANTWORTUNG ÜBERNEHMEN

Gemeinsam ein Kind zu bekommen, das bedeutet, gemeinsam Verantwortung zu übernehmen. Das ist auf ganz verschiedenen Ebenen möglich. Positiv für werdende Eltern ist, wenn sich beide Partner gleich aktiv um die Übernahme verschiedener Verantwortlichkeiten kümmern und sich vor allem regelmäßig darüber austauschen, wer wofür zuständig ist.

Einige Verantwortlichkeiten hat die Natur bereits aufgeteilt, ohne zu fragen: Das Baby wächst im Bauch der werdenden Mutter heran und daraus resultieren einige Verhaltensempfehlungen und Herausforderungen, mit denen sich Ihre Partnerin auseinandersetzen muss.

Die Frage ist nun, worum Sie als werdender Vater sich während der Schwangerschaft kümmern wollen. Vielleicht können Sie ja der Experte und die treibende Kraft für anstehende Renovierungen oder wichtige Anschaffungen wie den Kinderwagen oder eine Babyschale für das Auto werden? Umfangreiche Informationen dazu finden Sie im nächsten Kapitel.

Oder Sie machen sich schlau, welche Behördengänge nötig sind, um den Nachwuchs anzumelden, und kümmern sich um die erforderlichen Dokumente und Papiere? Auch nach der Geburt im Wochenbett können Sie als Vater wichtige Aufgaben übernehmen und damit signalisieren, dass Sie präsent sind und sich gut um Ihre junge Familie sorgen (mehr dazu im Interview ab Seite 276).

Wichtig ist vor allem, dass Sie sich aktiv mit diesen Fragen auseinandersetzen und Vorschläge machen, worum Sie sich kümmern wollen, anstatt wichtige anstehende Entscheidungen rund um das Kinderkriegen Ihrer Partnerin zu überlassen oder auf die lange Bank zu schieben.

INFO   **Den Nachwuchs anmelden – wichtige Behördengänge**

Mit der Geburt Ihres Kindes kommt auch Bürokratie auf Sie zu. Hier die Unterlagen, die Sie benötigen:

- Personalausweis
- Je nach Familienstand Familienstammbuch oder Heiratsurkunde oder die eigene Geburtsurkunde
- Drei Geburtsurkunden des Kindes vom Standesamt (eventuell auch mehr)

- Einkommensnachweis
- Lohnsteuerkarte

Standesamt: Innerhalb einer Woche müssen Sie die Geburt beim Standesamt anzeigen. Das ist oft schon im Krankenhaus möglich, die Geburtsurkunden müssen Sie aber beim Standesamt abholen. Je nach Familienstand benötigen Sie unterschiedliche Dokumente: Verheiratete Eltern bringen das Familienstammbuch oder die Heiratsurkunde mit. Ledige Mütter und unverheiratete Väter, die ihre Vaterschaft anerkannt haben, brauchen ihre Geburtsurkunde.

Krankenversicherung: Melden Sie Ihr Kind bei Ihrem Krankenversicherer an. Dafür brauchen Sie eine Geburtsurkunde.

Kinder- und Elterngeld: Sie brauchen eine Geburtsurkunde für beides und einen Einkommensnachweis für das Elterngeld. (Wer kein Arbeitseinkommen hat, erhält 300 Euro Elterngeld/Monat. Hartz-IV-Bezieher gehen leer aus.)

Finanzamt: Der Kinderfreibetrag verringert von Anfang an Kirchensteuer und Solidaritätsbeitrag. Lassen Sie beim Finanzamt einen Vermerk auf der Lohnsteuerkarte machen.

Gemeinsames Sorgerecht: Das gemeinsame Sorgerecht beantragen Sie beim Standes- oder Jugendamt. Am besten, Sie vereinbaren vorab einen Termin und erkundigen sich genau, welche Unterlagen und Dokumente Sie mitbringen sollten.

Ausführliche Informationen zu den Themen Finanzen, Zuschüsse und Versicherungen finden Sie ab Seite 303.

GUTER KONTAKT ZUR PARTNERIN

Wie es der Frau an Ihrer Seite wirklich geht, können Sie am besten im direkten Kontakt zueinander herausfinden. Zugegeben, der ist im Alltag nicht immer gleich gut und auch nicht gleich intensiv, sondern unterliegt Schwankungen. Mal ist man sehr viel zusammen, ist unbeschwert, fröhlich und genießt gemeinsam das Leben und die Aufregung und Freude, zusammen ein Kind zu erwarten. Dann wieder kann es sein, dass sich einer oder beide zurückziehen, weil man sich mit eigenen Gedanken beschäftigt oder der Beruf gerade alle Kräfte und Energien aufzehrt. Das ist vollkommen normal und manchmal auch nötig, denn natürlich mag sich niemand zehn Monate am Stück ununterbrochen mit seiner neuen Situation und den aktuellen Befindlichkeiten in der Partnerschaft auseinandersetzen.

Manchmal fühlt man sich vielleicht ein wenig unbeholfen oder bekommt einfach nicht den richtigen Draht zueinander, um ein offenes und positives Gespräch miteinander zu führen. Falls dem so ist, können folgende Überlegungen vielleicht helfen:

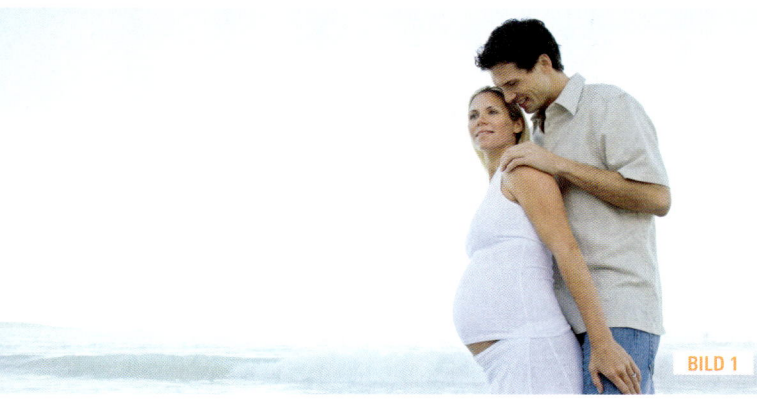

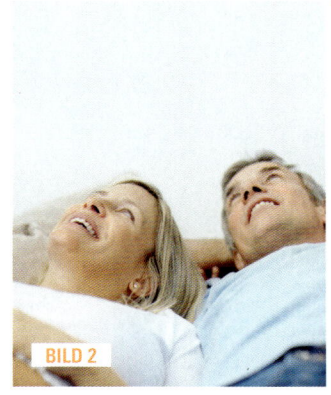

BILD 1

BILD 2

Nähe und Distanz in Zeiten des Wandels

Alles wird anders? Große Veränderungen stehen bevor? In solchen Zeiten kann es auch immer wieder zu kleinen oder größeren Machtkämpfen und Meinungsverschiedenheiten in der Beziehung kommen. Da will man vielleicht noch mal die Grenzen und Zuständigkeiten abstecken, sich womöglich gegenseitig im Verhalten ändern oder erziehen?

Der Hintergrund solcher Phasen ist gar nicht so dramatisch, denn es geht eigentlich nur darum, neue Vereinbarungen und Sicherheiten zu schaffen. „Worauf kann ich mich als werdende Mutter oder werdender Vater verlassen?", „Was brauche ich vom anderen, jetzt, wo unsere Beziehung sozusagen auf eine neue Ebene umzieht? Und aus zwei Menschen bald drei werden?"

Wichtig dabei ist, dass Sie und Ihre Partnerin im Kontakt bleiben – auch dann, wenn nicht alles nach Wunsch läuft. Bleiben Sie im Gespräch, statt sich enttäuscht oder verletzt zurückzuziehen. Und stellen Sie nicht gleich die ganze Beziehung oder Ihre Liebe infrage.

Manchmal kann es sein, dass sich die Lust auf Sex in der Schwangerschaft verändert – ob beim werdenden Vater, der werdenden Mutter oder bei beiden (mehr dazu finden Sie ab Seite 185).

Doch auch wenn die Distanz bei bestimmten Themen gerade ziemlich groß ist, kann man sich zum Beispiel durch kleine Zärtlichkeiten oder liebevolle Gesten nahbleiben.

Zeit haben – und sich Zeit nehmen

In unserer modernen und teilweise hektischen Gesellschaft ist das vielleicht das Schwierigste: sich wirklich Zeit füreinander zu nehmen, geduldig miteinander zu sein, Sehnsüchte und Zukunftsvorstellungen zu teilen.

Gemeinsam ein Kind zu erwarten ist ein Abenteuer, das viele Menschen nicht mehr als ein oder zwei Mal erleben. So gesehen ist die Schwangerschaft eine besondere Lebensphase, in der man sich ruhig auch extraviel Zeit nehmen sollte – für die Liebe genauso wie für unvorhergesehene oder nicht geplante Entwicklungen, die das eigene Leben womöglich auf den Kopf stellen.

Sich als werdender Vater einmal etwas umfassender Gedanken darüber zu machen, wie man eigentlich mit der eigenen Zeit umgeht, ist auch noch aus einem anderen Grund sinnvoll: Ihr zukünftiges Leben mit Kind(ern) verlangt nämlich ebenfalls nach Ihrer Zeit. Vor allem kleine Kinder brauchen viel Zeit und Aufmerksamkeit. Nicht nur die ihrer Mutter, sondern auch die ihres Vaters.

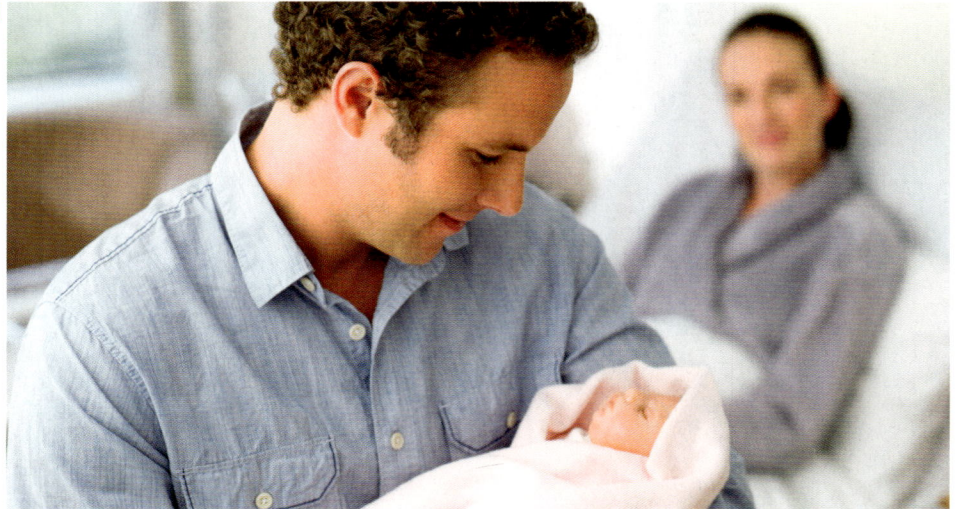

MÄNNER UND GEBURT

Mit dem Fortschreiten der Schwangerschaft werden Sie sich als angehender Vater auch mit Themen der Geburtsvorbereitung und natürlich mit Fragen der Geburt beschäftigen. 95 Prozent aller Männer begleiten heutzutage ihre Frau in die Klinik, um dabei zu sein, wenn das Baby geboren wird. Gleichzeitig zeigen Umfragen aber auch, dass sich nur etwa jeder fünfte Vater gut auf die Geburt vorbereitet fühlt. 5 Prozent aller Männer verzichten auch darauf, ihre Partnerin bei der Geburt zu begleiten, und diese Männer haben ebenfalls ihre Gründe dafür. Das ist weder lieblos noch feige, sondern kann im Gegenteil ein sehr verantwortungsbewusster und fürsorglicher Schritt sein. Schließlich leiden die meisten Männer im Kreißsaal mit und sind emotional stark beteiligt. Gleichzeitig legt die psychobiologische Theorie der sogenannten Spiegelneuronen (das sind Spiegel-Nervenzellen im Gehirn) nahe, dass Dinge, die man beobachtet, sich ähnlich anfühlen und auswirken können wie Erfahrungen, die man selbst macht.

Deshalb ist es gut und sinnvoll, sich als werdender Vater zusammen mit der Part-nerin sorgfältig zu überlegen, ob und wie Sie die Geburt gern begleiten möchten. Und wie das vonstatten gehen kann, dass sich beide – Sie und Ihre Partnerin – gut und wohl damit fühlen. Anregungen dazu finden Sie auch im gleich folgenden Interview ab Seite 201.

Ein besonderer und sehr intimer Moment

Die Geburt eines gemeinsamen Kindes ist ein ganz besonderer, intimer Moment für jedes Liebespaar – und es ist schön, wenn man sich darauf gemeinsam vorbereiten kann. Allerdings ist es auch wichtig, dass Sie als werdender Vater sich mit der Art der Geburtsvorbereitung sowie der Geburtsbegleitung wohlfühlen. Manchmal kann es zum Beispiel auch eine gute Idee sein, dass eine weitere, beiden Partnern vertraute Person die Geburt begleitet. Das kann sehr entlasten, vor allem, wenn alle Personen die Möglichkeit haben, die Situation jederzeit zu verändern – so, wie es gerade am besten passt.

Schwierig ist für Männer während der Geburt vor allem, dass sie verschiedene

Vaterglück: 95 Prozent aller Männer begleiten heutzutage ihre Frau in die Klinik, um dabei zu sein, wenn das Baby geboren wird.

Rollen zu übernehmen haben und dabei auch in Konflikte geraten können: Vor allem sollten sie in den emotional aufwühlenden Stunden rund um die Geburt gut auf sich selbst achten.

Gleichzeitig sind sie der Mann ihrer Frau, der Vater des Kindes, sie leiden fast körperlich mit (man denke an die Spiegelneuronen-Theorie), aber können selbst in dieser Situation eigentlich nicht viel tun. Und dass, obwohl sie ja auch noch die „Beschützer-Rolle" für ihre Frau übernehmen. Angesichts dieser vielen Aufgaben und Herausforderungen ist es kein Wunder, dass sich nur etwa 20 Prozent aller Männer ausreichend vorbereitet fühlen.

Vielleicht nehmen Sie diese Gedanken sowie das Umfrageergebnis zum Anlass, sorgfältig zu überlegen, was genau Sie an Informationen, Gesprächen oder Erfahrungen brauchen, um sich wirklich gut vorbereitet auf die Geburt zu fühlen. Dann werden Sie sich auch sicherer fühlen – und diese Sicherheit auf Ihre Partnerin ausstrahlen. Anregungen dazu finden Sie in den Kapiteln 10 und 11.

WAS NEHME ICH MIT IN DIE KLINIK?

- Ein bequemes Outfit
- T-Shirts zum Wechseln
- Eventuell warme Socken
- Eine Thermoskanne mit Tee oder andere Getränke
- Nervennahrung wie Schokolade, Traubenzucker oder Müsliriegel
- Mobiltelefon
- Telefonnummern von wichtigen Personen
- MP3-Player oder CDs mit Lieblingsmusik
- Fotoapparat oder Videokamera
- Gegebenenfalls Massageöl

INTERVIEW   Sind Männer wirklich die besten Geburtsbegleiter?

Aus den Entbindungszimmern, Kreißsälen und Operationsräumen sind die Väter heutzutage jedenfalls nicht mehr wegzudenken, weiß der Gynäkologe und Chefarzt der Frauenklinik Viersen, Dr. Wolf Lütje.

Gibt es aktuelle Zahlen, wie viele Männer ihre Frauen heute zur Geburt begleiten?
Ja, fast alle – genauer gesagt 95 Prozent aller werdenden Väter.

Auch der Anteil türkischer Männer steigt und ist schon jetzt bei 75 Prozent. 80 Prozent aller werdenden Väter gehen auch mindestens einmal mit zur Hebamme oder zur Ärztin oder zum Arzt und mehr als jeder Zweite, nämlich 60 Prozent, begleiten ihre Partnerin zur Geburtsvorbereitung. Das Engagement werdender Väter heutzutage ist also beeindruckend.

Und hilft es den Frauen, wenn ihre Männer dabei sind?

Ich habe 251 Frauen befragt, wer oder was ihnen bei der Geburt am meisten geholfen hat. 125 Frauen haben geantwortet: die Hebamme, 110 Frauen haben geantwortet: mein Mann. Dann kommt lange nichts, die nächsten Nennungen waren die PDA (9 Frauen) sowie der Arzt (4 Frauen). Das zeigt, dass die Unterstützung und Hilfe des Partners bei den Frauen ankommt.

Wie, ist Ihr Eindruck, geht es den Männern bei der Geburt?

Die meisten Männer leiden mit – durch ihre Anwesenheit im Kreißsaal sind sie emotional sehr stark beteiligt. Dabei wollen sie sich einerseits gern auf die moderne Geburtshilfe mit ihren Hightech-Methoden verlassen, andererseits haben aber auch sie Sehnsucht nach einer natürlichen Geburt. Schwierig für die Männer ist, dass sie verschiedene Rollen zu übernehmen haben: Sie müssen auf sich selbst achten, sich an ihrer Partnerin, der Hebamme und den Ärzten orientieren. Außerdem sind sie unter der Geburt noch vollkommen in ihrer Partnerrolle, sorgen sich um ihre in den Wehen liegende Frau, oft führt das sogar dazu, dass die Männer im Kreißsaal glauben, ihre Partnerin verteidigen zu müssen. Und gleichzeitig steht mit der Geburt unmittelbar bevor, dass die Männer ihre Rolle als Vater übernehmen und sich um das Baby ebenso sorgen. Das ist ganz schön viel auf einmal.

Sind die Männer Ihrer Meinung nach ausreichend vorbereitet?

Aus Umfragen wissen wir, dass sich nur etwa 20 Prozent aller Männer selbst ausreichend vorbereitet fühlen. Das hängt vielleicht auch mit der Form und den Inhalten der aktuellen Geburtsvorbereitungskurse zusammen. Wie kann man Männer unter Frauen vorbereiten? Es ist wichtig, dass sie auch die Gelegenheit haben, nur unter Männern zu sein. Nur dann können sie wirklich ohne Befangenheit alle Fragen stellen, die sie beschäftigen. Solange die Partnerin dabei ist, halten sich viele aus Rücksicht zurück.

Welche Fragen sind das Ihrer Erfahrung nach zum Beispiel?

Typische Fragen sind zum Beispiel: Soll ich mir das wirklich alles ansehen? Wann soll oder muss ich rausgehen? Ich denke, das sind wichtige Fragen, die man aber eigentlich erst in der Geburtssituation selbst entscheiden kann. Ich rate werdenden Vätern zum Beispiel, sich nicht unbedingt alles anzusehen. Hilfreich ist auf jeden Fall, wenn Paare sich die gegenseitige Erlaubnis geben, aus der gemeinsamen Geburtssituation auszusteigen, wenn sie es nicht mehr aushalten. Für den Fall, dass es dem Mann zu viel wird, sollte er die Erlaubnis seiner Partnerin haben, herauszugehen. Umgekehrt sollte auch die Frau die Erlaubnis haben, ihn rausschicken zu dürfen, wenn sie es – aus welchen Gründen auch immer – nicht mehr ertragen kann, dass er dabei ist.

Kann sich ein Mann heutzutage überhaupt noch trauen, seine Frau nicht zur Geburt zu begleiten?
Das hoffe ich doch sehr. Denn ich finde, man sollte ein Tabu nicht durch ein Gegentabu ersetzen. Während der Geburt draußen zu bleiben, das ist das weder feige noch lieblos, sondern kann manchmal sehr vernünftig, schützend und hilfreich sein.

Wann zum Beispiel?
Wenn ein Vater so mitleidet, dass er es kaum ertragen kann – und die Frau dann wiederum denkt, dass sie sich nicht richtig gehen lassen und leiden darf, weil sie ihn vor noch mehr Mitleid beschützen muss. In dem Fall ist es tatsächlich fürsorglich und schützend, wenn jemand anderes die Geburtsbegleitung übernimmt.

Wie kann ich als Mann herausfinden, ob es richtig für mich ist, mitzugehen oder nicht?
Ich glaube, meistens gibt es klare Argumente für die eine oder andere Position. Wer unsicher ist, kann auch andere junge Väter im Freundeskreis nach ihren Erfahrungen fragen, vielleicht sogar den eigenen Vater. Und wie schon gesagt: Jede Geburt ist so einzigartig und überwältigend, dass die Partner sich gegenseitig die Erlaubnis zum Ausstieg geben sollten – zum Schutz der eigenen Intimsphäre ebenso wie zum Schutz der Intimsphäre des anderen.

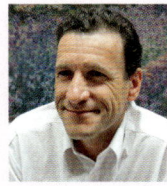

Dr. Wolf Lütje, Gynäkologe und Chefarzt der Frauenklinik Viersen

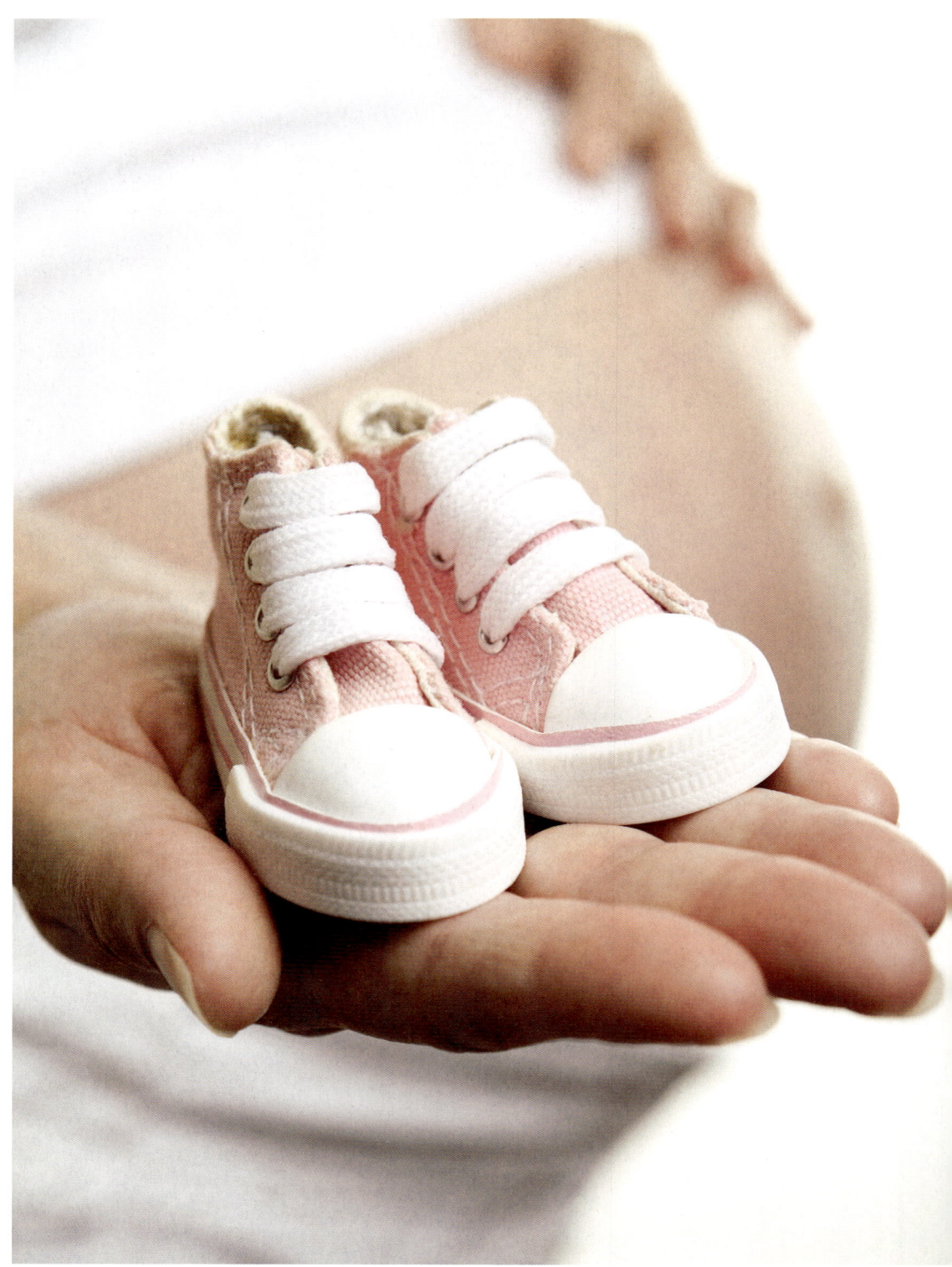

WAS DAS
BABY BRAUCHT

Mit den ersten Anschaffungen für das Kind rückt Ihr neues Leben als Familie immer näher: Wo soll das Kinderbett am besten stehen? Wann, wo und wie soll das Babyzimmer eingerichtet werden? Was ist beim Kauf von Kinderwagen und Babyschalen für das Auto zu beachten? Welche Windeln sind die besten? Fragen über Fragen – und jede Menge testgeprüfte Antworten.

PRAKTISCHE ENTSCHEIDUNGSHILFEN

Die süßen kleinen Bodys und Strampler, die niedlichen Mützen und Söckchen – ob allein oder gemeinsam: Es macht sehr viel Spaß, die ersten Sachen für das Baby zu kaufen. Aber manchmal kann es auch anstrengend sein.

Windeln, Kinderwagen, Autositz – das Angebot ist riesig

So groß und unüberschaubar ist das Angebot in den Warenhäusern, Spezialgeschäften, im Internet oder Versandkatalogen, dass man plötzlich in Entscheidungsnot gerät. Brauchen wir das wirklich? Und wenn ja, muss es so teuer sein? An welchen Qualitätskriterien soll ich mich am besten orientieren? Ist alles, was viel kostet, auch automatisch gut? Dieses Kapitel möchte Ihnen helfen, die nötigen An-schaffungen gut zu planen und bewusst zu tätigen – mit einigen grundsätzlichen Überlegungen und vielen praktischen Einkaufstipps.

Dazu gibt es einen Überblick über alle wichtigen und seriösen Gütesiegel sowie aktuelle Informationen zum Schadstoffthema Plastik beziehungsweise Plastikweichmacher.

EINKAUFEN OHNE STRESS
Und wenn Sie dann tatsächlich zum Shoppen losziehen, achten Sie darauf, dass Sie schön entspannt bleiben und sich Zeit lassen. Lieber zwischendurch mal eine Pause machen oder in den nächsten Tagen wiederkommen, als Kaufentscheidungen gestresst und überstürzt zu fällen.

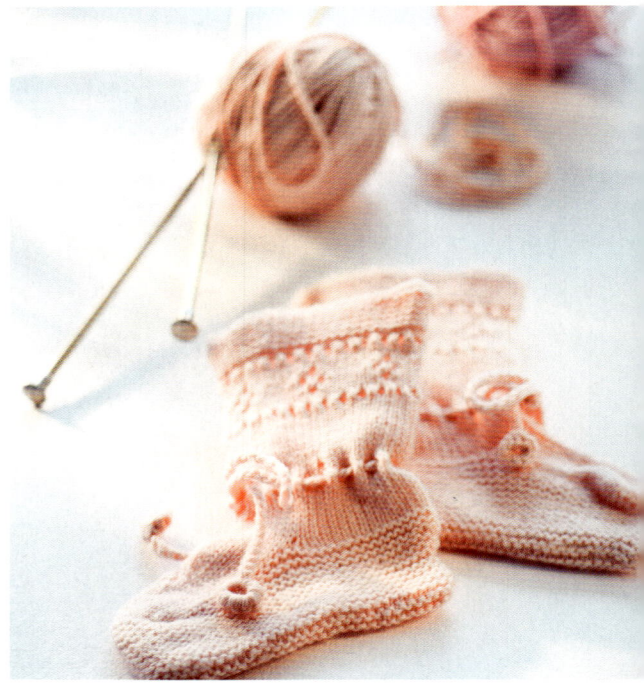

Ist das Material auch angenehm auf der Haut? Schon die ersten Anschaffungen für das Baby wollen rundum geprüft sein.

DIE ERSTAUSSTATTUNG – WENIGER IST MEHR

Am besten machen Sie sich einen Einkaufszettel und überlegen vorher gut, was Ihr Kind und Sie wirklich brauchen. Gerade in den ersten sechs Monaten wachsen die meisten Babys nämlich sehr schnell und sind im Nu zu groß für die winzige Erstausstattung.

Im Grunde genommen kommen Eltern mit einigen wenigen Basisteilen gut zurecht. Beim Einkauf lohnt es sich, auf die unterschiedlichen Textilsiegel zu achten.

TIPP **Kleidung: Erste Basisteile**

- 5 bis 6 Bodys (Größe 56 bis 62)
- 5 bis 6 Strampler (Größe 56 bis 62)
- 1 bis 2 weiche Mützen (Größe 34 und darunter)
- 1 bis 2 Wolljäckchen
- 1 bis 2 Paar dickere Wollsöckchen oder Babyschuhe
- Handschuhe und Wollschuhe (im Winter)
- 1 Jacke oder 1 Schneeanzug für draußen
- 6 weiche Spucktücher oder Lätzchen

Secondhand hat weniger Schadstoffe

Einem Secondhandkauf ist absolut nichts entgegenzusetzen. Viele junge Eltern kaufen einen Teil der benötigten Babygarderobe in Secondhandläden oder auf Flohmärkten. Das ist nicht nur günstiger, sondern Babywäsche, die bereits häufiger gewaschen wurde, ist auch schadstoffärmer! In vielen Gemeinden und Städten gibt es – oft organisiert von Elterninitiativen oder Kindergärten – sogar eigene Flohmärkte nur für Baby- und Kindersachen. Das Stöbern und Umschauen macht Spaß und lohnt sich, denn in den ersten Monaten nutzen Babys ihre Kleidung, Spielsachen oder andere Alltagsgegenstände kaum ab. Man kann also viele

schöne Sachen finden und ein nettes Gespräch übers Kinderkriegen und Elternsein bekommt man meistens noch dazu.

INFO **Die wichtigsten Textilsiegel**

Ob Kinderbekleidung oder Stoffe: Die Zahl der Umweltsiegel steigt – aber was genau bedeuten sie eigentlich?

Öko-Tex Standard 100

Das ist ein weitverbreitetes Siegel für schadstoffgeprüfte Textilien. Es gelten strengere Grenzwerte als gesetzlich vorgegeben, gesundheitskritische Farbstoffe etwa sind verboten. Aber nur die Endprodukte werden stichprobenartig kontrolliert. Umfassender ist der Öko-Tex Standard 100plus, der auch eine umwelt- und sozialverträgliche Produktion vorsieht. 14 unabhängige Institute vergeben die Öko-Tex-Zeichen.

Global Organic Textile Standard

(GOTS) Das ist ein weltweiter Naturtextilstandard – das Siegel steht seit Juni 2008 für hohe Öko- und Sozialstandards in der Textilherstellung. Die Kriterien, die auch deutsche Hersteller anwenden, gehen über Öko-Tex 100 hinaus. Der GOTS-Standard berücksichtigt sämtliche Stufen des Produktionsprozesses –

von der Rohstoffernte bis zum Vertrieb. Mindestens 70 Prozent der Fasern müssen aus kontrolliert biologischem Anbau stammen. Gesundheitsschädliche Chemikalien sind tabu, von Accessoires darf kein Allergierisiko ausgehen.

naturtextil ivn zertifiziert „best"

Das Siegel des Internationalen Verbands der Naturtextilwirtschaft (IVN) ist noch strenger als der GOTS. Es gilt nur für Textilien aus Naturfasern, die zu 100 Prozent aus ökologischem Material bestehen müssen.

toxproof

Der TÜV Rheinland vergibt das Zeichen für schadstoffgeprüfte Textilien, Kinderzubehör und andere Produkte. Es gelten strengere Grenzwerte als gesetzlich vorgegeben; Weichmacher, allergene und krebserregende Farbstoffe sind tabu. Aber nur die Endprodukte werden stichprobenartig kontrolliert.

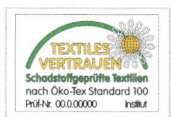 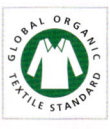 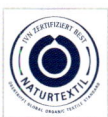 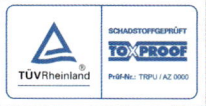

BILD 1 Babys genießen den Körperkontakt und die Körperpflege beim Wickeln.
BILD 2 Welche Windeln Sie benutzen wollen – auch das entscheidet man
meistens schon, bevor das Baby da ist.

DER WICKELPLATZ – HAUPTSACHE GEMÜTLICH

Ob Sie eine neue Wickelkommode kaufen wollen, ein bestehendes Möbelstück umfunktionieren, einen Wickelaufsatz für die Badewanne erwerben oder das Baby am liebsten auf einer weichen Unterlage auf dem Boden wickeln, das ist nicht nur eine Frage des Platzes, sondern auch persönlicher Vorlieben. Bevor Sie sich für die eine oder andere Variante entscheiden, gibt es einiges zu bedenken.

- Da Sie Ihr Kind nicht nur in den nächsten Wochen, sondern in den nächsten zwei bis drei Jahren täglich mehrmals wickeln werden, sollten Sie darauf achten, dass Sie selbst als Mutter und Vater sich dort gern aufhalten und Ihr Kind so wickeln können, dass es Ihren Rücken nicht unnötig belastet (siehe auch Seite 122).
- Babys genießen den Körperkontakt und die Körperpflege beim Wickeln, Ihr Baby

sollte dort nicht beengt liegen, sondern ausreichend Platz haben, um zu strampeln und die Ärmchen auszustrecken.

- Wenn Sie beim Wickeln mit Ihrem Baby spielen, es streicheln und versorgen, ist es noch einmal besonders wichtig, dass auch Sie sich an dem von Ihnen eingerichteten Wickelplatz rundum wohl fühlen.
- Überlegen Sie, wo Sie Wickelutensilien wie Windeln, Cremes und Tücher griffbereit unterbringen können. Schubladen sind ideal. Wandregale sind es nur in den ersten Monaten, solange Ihr Baby noch wie ein kleiner Käfer auf dem Rücken liegt und nicht nach allem greift, was sich in seinem Umkreis befindet.
- Eine gute Wickelauflage sollte ebenfalls ausreichend groß, weich und möglichst (ab)waschbar sein.

INFO   Babykosmetik – ja oder nein?

Neugeborene und ganz kleine Erdenbürger brauchen in der Regel noch keine Kosmetik wie Shampoos oder Badezusätze. Denn: Seife oder Badezusätze können die zarte Babyhaut entfetten und austrocknen. Beim Baden (etwa ein- bis zweimal pro Woche) und Haarewaschen genügt es meistens, vorsichtig eine Handvoll warmes Wasser über den Kopf zu schöpfen.

Für unterwegs sind zum Wickeln Feuchttücher praktisch, am besten parfümfreie sensitive Babypflegetücher. Setzen Sie die Tücher möglichst sparsam ein und wischen Sie damit nicht mehr als nötig, denn die Tenside in der Pflegelotion können den Säure-Base-Mantel der zarten Haut angreifen. Wichtig zu wissen: Feuchttücher darf man nicht in die Toilette werfen.

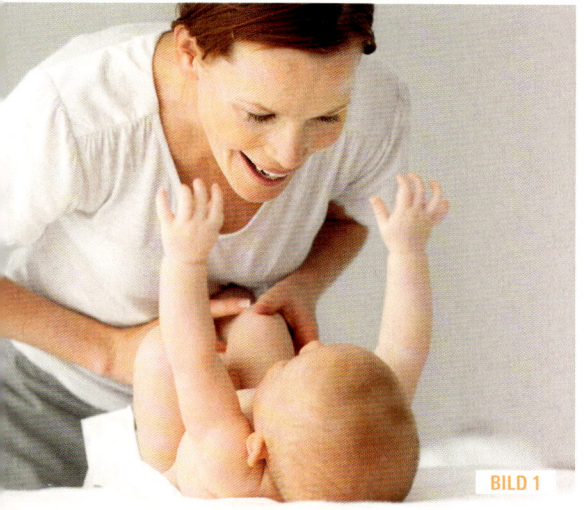

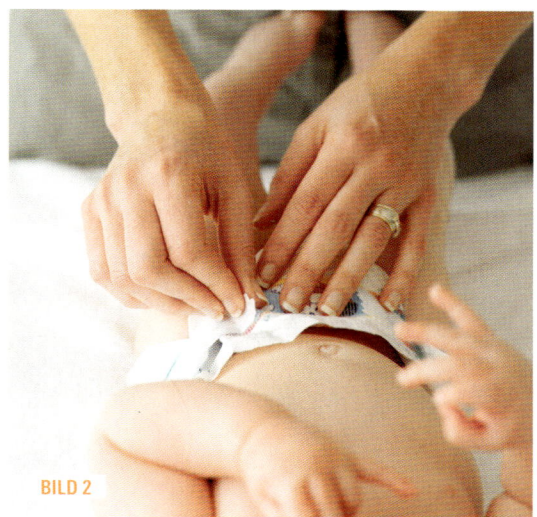

BILD 1   BILD 2

■ Sehr wichtig für später: Lassen Sie Ihr Kind niemals allein auf dem Wickeltisch oder anderen erhöhten Flächen wie dem Sofa oder Sessel zurück. Und haben Sie bei allem, was Sie am Wickeltisch tun, immer eine Hand am Kind!

Windeln – aber welche?

Auch das ist eine Entscheidung, die meist ansteht, bevor das Baby da ist, denn für die ersten Tage und Wochen ist es sinnvoll, bereits einen kleinen Windelvorrat anzulegen oder einen Windeldienst (Adressen siehe Telefonbuch) zu bestellen, falls man Stoffwindeln benutzen möchte.

Bei der Frage, ob Wegwerf- oder Stoffwindeln umweltfreundlicher sind, steht eine unabhängige Ökobilanz noch aus. Die Recherche der Stiftung Warentest ergab bislang kein eindeutiges Pro und Contra. Hier die wichtigsten Informationen und Stichworte rund um die Windeldiskussion. Ökobilanz: Ob Baumwollwindeln wirklich umweltschonender sind, ist nicht geklärt. Zellstoffmüll und Produktionsaufwand für Wegwerfwindeln stehen gegen den Wasser-, Energie und Waschmittelverbrauch, der bei Mehrwegwindeln anfällt. Eine unabhängig erstellte Ökobilanz gibt es laut Umweltbundesamt noch nicht (Stand 2010).

Verträglichkeit: In einer hochsaugfähigen Wegwerfwindel liegen Babys meist trockener als in Stoffwindeln. Eine Hautentzündung (Windeldermatitis) tritt nachweislich seltener auf. Manchmal vertragen Babys Baumwollwindeln aber besser. Da hilft nur Ausprobieren.

Schadstoffe: Das Hormongift Tributylzinn (TBT) ist aus den Windeln verschwunden. Auch verbotene Azofarbstoffe, allergieauslösende Dispersionsfarbstoffe, krebsverdächtiges Formaldehyd oder problematische Chlorverbindungen sind heutzutage kein Thema mehr. Weichmacher sind ebenfalls kein Problem – die Windeln enthalten kein PVC. Weiß werden sie durch vergleichsweise harmlose Sauerstoff- oder Chlordioxidbleiche.

Gesundheit: Vor Jahren sorgte eine Studie für Furore, nach der die Temperatur in Einwegwindeln etwa ein Grad höher ist als in Baumwollwindeln. Das soll kleine Jungs unfruchtbar machen, weil es die Hoden schädigt. Bewiesen ist das aber nicht.

Reinigung: Wenn Sie die Baumwollwindeln nicht selbst waschen wollen: Windeldienste stellen Leihwindeln und eine geruchsdichte Tonne als „Zwischenlager". Sie holen schmutzige Windeln ab und liefern Nachschub.

Kosten: Nutzen Sie Sonderangebote und Großpackungen. Ein Babyleben in Wegwerfwindeln kostet etwa 1 000 bis 2 000 Euro (je nach Stückpreis und Wickelhäufigkeit). Für eine Hochrechnung in Sachen Stoffwindeln erfragen Sie am besten direkt beim Windeldienst die – je nach Anbieter schwankenden – Preise.

Praktische Tipps zum Wickeln finden Sie auch im Kapitel 12 ab Seite 284).

RUND UMS BABYBETT – DAS WICHTIGSTE

Kinder schlafen viel länger als Erwachsene – im ersten Jahr jeden Tag rund 14 Stunden – und sie reagieren empfindlicher auf Schadstoffe. Deshalb sind ein solides Gitterbett und eine gute und gesunde Matratze besonders wichtig.

GUT GEBETTET IM „BASISLAGER"
Tests der Stiftung Warentest ergaben, dass die meisten gängigen Matratzen ordentliche Liegeeigenschaften bieten. Sie stützen den kleinen Körper, sind nicht zu hart, nicht zu weich und bleiben auch nach längerer Beanspruchung elastisch und stabil. Das Material spielt dabei keine Rolle: Mehr zum Matratzenthema, worauf Sie achten sollten und Testergebnisse finden Sie (kostenfrei) unter www.test.de; Rubrik Familie und Kinder, Tests.

Da allerdings in einigen Matratzen beziehungsweise deren Verpackungen auch Schadstoffe entdeckt wurden, sollte jede neue Matratze bei geöffnetem Fenster mindestens einen Tag lang gut ausgelüftet werden. Lüften ist auch deshalb angeraten, weil einige der getesteten Matratzen tatsächlich einen recht strengen Geruch ausdünsten. Schuld daran sind organische Verbindungen, die mit der Zeit verfliegen. Unmittelbar gefährlich sind sie nicht.

Wo soll das Bettchen stehen? Und was ist zu beachten?
Am allerbesten ist im ersten Jahr ein eigenes Babybett im Schlafzimmer der Eltern, da man das Kleine möglichst wenig allein lassen sollte. Beim Kauf sollten Sie prüfen, ob das Kindergitterbett der DIN EN 716 und dem Produktsicherheitsgesetz entspricht. Achten Sie daher auf das GS-Prüfzeichen. Wichtig sind auch folgende Kriterien:

- Der Abstand zwischen Matratze und Bettoberkante sollte mindestens 20 Zentimeter betragen – sobald das Kind sich hinstellen kann, sogar mindestens 50 Zentimeter.

- Der Abstand zwischen den Gitterstäben sollte 4,5 bis 6,5 Zentimeter betragen.
- Eine trittfeste Kante am Matratzenrand kann Unfällen vorbeugen.
- Der Lattenrost sollte stabil und luftdurchlässig sein, damit die Matratze auch von unten Luft bekommt.
- Eine gute Matratze ist weder zu weich noch zu hart. Tiefer als 3 bis 4 Zentimeter sollte das Baby nicht einsinken – das könnte problematisch werden, falls es sich doch auf den Bauch dreht.
- Verzichten Sie auf Gummiauflagen oder Schutzbezüge aus Kunststoff. Sie behindern den Austausch von Feuchtigkeit und Luft. Ausnahme: Verwenden Sie einen speziellen Matratzenbezug für Allergiker, wenn Ihr Kinderarzt dazu rät.
- Gut zu wissen: Einige wenige Kinderbetten tragen das Umweltzeichen „Blauer Engel – weil emissionsarm".

Besser: Schlafsack statt Decke

Decken sind ein Risikofaktor, weil Babys sich darunter verheddern können und dann zu wenig Luft bekommen. Besser ist ein gut sitzender Schlafsack – nicht zu lang und nicht zu weit.

Wichtig: Ein guter Schlafsack wärmt, ohne das Kind in seinen Bewegungen einzuschränken. Über den Schlafsack keinesfalls noch eine Decke packen.

INFO **Kuschelig schlafen – aber ganz sicher!**

Legen Sie bitte keine Kopfkissen, kein Nestchen – das ist die innen am Gitter vorbeilaufende Umrandung aus (meist) Schaumstoff – und auch keine weichen Unterlagen wie Schaffelle ins Bett. Warum nicht? Weil man heute aus der Forschung zum plötzlichen Kindstod weiß, dass alle diese Teile für schlafende Babys zum Risiko werden und ihr Atmen behindern können. Seit einigen Jahren geht die Zahl der Säuglinge, die am plötzlichen Kindstod (unerwartet und ohne erkennbare Ursache) sterben, glücklicherweise stetig zurück. Das hängt auch damit zusammen, dass immer mehr Eltern die Maßnahmen zur Vorbeugung kennen und umsetzen. Nach der aktuellen Studienlage gelten folgende Empfehlungen:

- Legen Sie Ihr Baby zum Schlafen bitte immer auf den Rücken (nicht auf den Bauch!).
- Empfehlenswert ist eine eher harte Matratze (siehe Infopassage links).
- Bevorzugen Sie einen Schlafsack statt einer Decke.
- Vermeiden Sie eine Überwärmung durch zu viel Kleidung, das Tragen einer Mütze im Bett oder eine zu hohe Zimmertemperatur. 16 bis 18 Grad reichen völlig aus.

- Rauchen Sie nicht in der Wohnung. Sorgen Sie stets für eine rauchfreie Umgebung, wo sich das Baby aufhält und schläft.
- Lassen Sie Ihr Baby im Elternzimmer schlafen – so können Sie intuitiv auf Veränderungen reagieren.
- Schläft Ihr Baby auch mit in Ihrem Bett, so sollten Sie folgende Studienergebnisse kennen: Das Schlafen im Familienbett ist vor allem dann riskant, wenn die Eltern Raucher oder durch Alkohol/Medikamente in ihrer Reaktionsfähigkeit eingeschränkt sind. Zur Gefahr im Elternbett könnten – so wird vermutet – auch die großen Decken und Kissen, sehr weiche Matratzen und Spalten zwischen den Matratzen oder zwischen Bett und Wand werden. Andererseits kann das gemeinsame Schlafen dem Baby auch Schutz bieten: Atmung und Bewegung der Mutter oder des Vaters wirken möglicherweise wie ein Takt- und Rhythmusgeber für das Schlaf- und Atemregulationszentrum im Gehirn des Babys.
- Schläft Ihr Baby mit im Familienbett, so sollte dieses den Sicherheitsanforderungen eines Babybetts genügen. Praktisch und sicher sind die sogenannten Anstellbetten, in denen das Baby in einem eigenen Bettchen direkt mit den Eltern auf einer Höhe schläft und zum Stillen dann bequem hinübergenommen werden kann, ohne dass die Eltern aufstehen müssen.

DER KINDERWAGEN – STÄNDIGER BEGLEITER

Worauf sollten Eltern beim Kinderwagenkauf achten? Das ist keine leichte Frage, denn zur Auswahl stehen eine ganze Menge unterschiedliche Modelle: Manche haben drei Räder, andere vier, es gibt kleine wendige für die Stadt und robuste für Waldwege. Und dann ist da noch der Preis: Zwischen etwa 200 und 1 000 Euro kosten Kinderwagen heute – viel Geld.

Dennoch verdiente beim letzten Test der Stiftung Warentest im September 2009 nicht einer von vierzehn getesteten Kinderwagen das Qualitätsurteil „gut", nur drei waren „befriedigend": der Bugaboo Cameleon, der Teutonia Mistral S und der Zekiwa Alu-Cross. Doch gleich in zehn getesteten Kinderwagen steckten so viele Schadstoffe, dass sie insgesamt „mangelhaft" abschnitten. So wurden in Griffen, Gurten, Bezügen und Regenhauben polyzyklische aromatische Kohlenwasserstoffe (PAK) und Phthalate (Weichmacher) gefunden. Diese kritischen, häufig krebserregenden und fortpflanzungsgefährdenden Substanzen sind schon in vielen anderen Produkten nachgewiesen worden – auch solchen, die speziell für Kinder gedacht sind. Das Problem: Um ihre Umwelt zu erkunden, nehmen Babys und Kleinkinder alles in den Mund, was in Reichweite ist – auch die Griffe oder Gurte ihres Kinderwagens. Doch gerade durch Speichel können sich die gefundenen Schadstoffe wie PAK und Weichmacher stärker herauslösen und zur Belastung werden. Bleibt zu hoffen, dass die Hersteller zukünftiger Kinderwagen auf eine schadstofffreie Produktion setzen.

Kaufberatung: Auf diese zehn Punkte kommt es an

1. Transport und Gewicht

Wer den Kinderwagen oft tragen oder transportieren muss, sollte ein leichtes Modell wählen. Lassen Sie sich beraten und nehmen Sie gegebenenfalls auch Ihr Auto mit, weil nicht jedes Kinderwagenmodell in jeden Kofferraum passt. Im Zweifelsfall zählen Funktionalität und Stabilität mehr als modische Aspekte.

2. Räder

Welche Räder geeignet sind, hängt davon ab, wo man den Kinderwagen am häufigsten benutzt. Auf holprigen Wegen wie im Wald oder auf Kopfsteinpflaster fährt es sich mit vier großen Rädern am besten. Kleine, schwenkbare Vorderräder bieten

sich eher in der Stadt an. Dreirädrige Konstruktionen sehen zwar sportlich aus, doch zum Joggen oder Inlineskaten sind sie oft nicht geeignet. Das einzelne Vorderrad hat auch einen Nachteil: Es kann an Bordsteinkanten wegknicken und den Wagen zum Kippen bringen. Mit vier Rädern passiert das nicht so schnell.

3. Schieber

Der Schieber beziehungsweise Griff sollte am besten höhenverstellbar sein. Optimal ist, wenn man beim Schieben den Unterarm annähernd horizontal halten kann.

4. Bremse

Die Feststellbremse, die mit dem Fuß betätigt wird, sollte auf zwei Räder wirken. Viele Kombihandbremsen funktionieren bei Dauerbelastung nicht einwandfrei.

5. Babytransport

Bis Säuglinge selbstständig sitzen können, also nach rund sechs Monaten, sollten sie liegen und werden im Kinderwagen in der Babyschale transportiert. Es gibt zwei Typen: die Wannen mit festem Boden und stabilen Wänden – oft etwas schwer und sperrig – und die Softtragetaschen, die leicht sind und in denen sich die Babys handlicher tragen lassen. Deren Boden sollte allerdings nicht zu weich sein. Wichtig ist vor allem die Größe der Schale: Kinder bis sechs Monate brauchen eine Liegefläche, die mindestens 80 mal 35 Zentimeter groß ist, damit sie genug Bewegungsfreiheit genießen können.

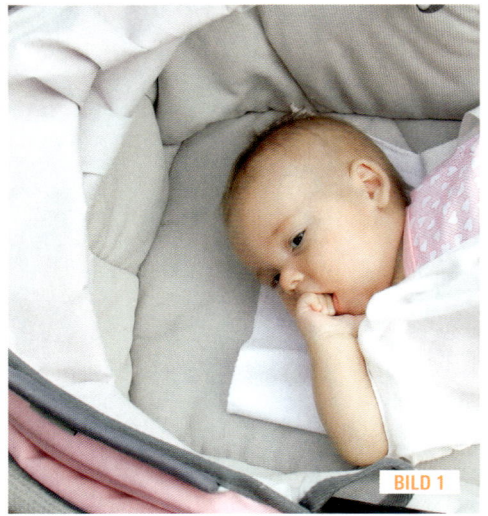

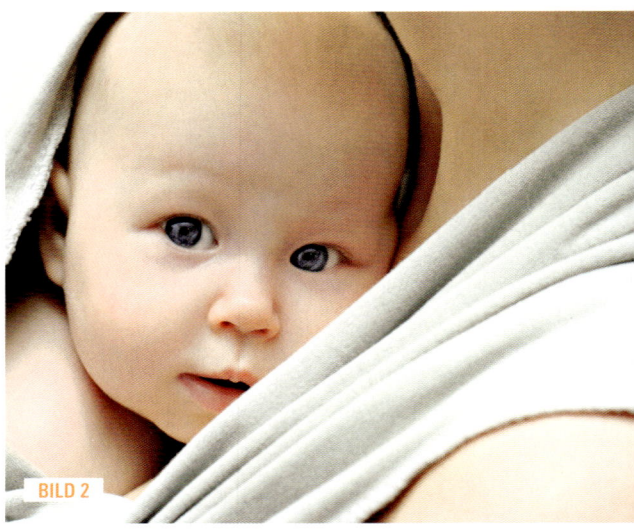

BILD 1

BILD 2

6. Transportkorb unter dem Wagen

Der Korb sollte gut zugänglich sein und einigen Stauraum bieten, denn mit dem Kinderwagen werden oft auch Großeinkäufe – zum Beispiel sperrige Windelpakete – erledigt. An den Griff sollte man besser keine schweren Lasten oder Einkaufstüten hängen, denn der Wagen könnte samt Baby durch das Gewicht umkippen.

7. Sitz und Sportwagenfunktion

Soll später die Sportwagenfunktion genutzt werden, müssen die Sitzmaße stimmen. Experten empfehlen eine Sitztiefe von 21 bis 24 Zentimeter und eine Sitzbreite von 35 Zentimetern. Die Lehne sollte etwa 50 Zentimeter hoch sein, größere Kinder können sonst ihren Hinterkopf nicht abstützen. Praktisch ist, wenn sich der Sitz zu einer ebenen Liegefläche verstellen lässt. Das kann in der Übergangsphase helfen, wenn die Babys zu groß für die Schale geworden sind, aber noch nicht gut und sicher sitzen können.

Tipp: Wenn später der Sitz zum Einsatz kommt, spielt auch seine Ausrichtung im Kinderwagen eine Rolle. Schaut das Kind die Mutter oder den Vater an oder schaut es in die Welt hinaus? Und wie viele Reize will man dem Kind in welchem Alter zumuten? Schön, wenn man dann die Möglichkeit hat, die Sitzausrichtung je nach Kind und Situation zu gestalten.

8. Gurte und Fußstützen

Beides wird ebenfalls erst interessant, wenn die Sportwagenfunktion genutzt wird. Am besten sind Fünfpunktgurte. Sie laufen über beide Schultern, beide Hüften und den Bauch, der durch einen Schrittgurt gesichert ist. Die Fußstützen sollten höhenverstellbar sein, damit sie sich den wachsenden Unterschenkeln der Kleinen anpassen.

9. Geschwistertransport

Am besten eignet sich ein Rollbrett, das für das „große" Geschwisterkind am Wagen montiert wird. Wichtig ist, dass das Brett die Bremsen sowie die Lenkbarkeit des Kinderwagens nicht behindert. Auf keinen Fall sollten Bruder oder Schwester auf dem Rand oder der Liegefläche des Kinderwagens sitzen – Kippgefahr! Manche Hersteller bieten spezielle Geschwistersitze an. Experten kritisieren allerdings, dass diese die Stabilität des Wagens nachteilig beeinflussen könnten.

BILD 1 Um ihre Umwelt zu erkunden, nehmen Babys und Kleinkinder alles in den Mund, was in Reichweite ist – ob das eigene Händchen oder die Griffe und Gurte ihres Kinderwagens. **BILD 2** Körpernah und kuschelig: Worauf es ankommt, ist vor allem, dass Tragetücher und andere Tragehilfen richtig sitzen.

10. Gebrauchte prüfen

Wenn Sie einen Kinderwagen im Internet oder auf dem Flohmarkt kaufen, kennen Sie die Vorgeschichte nicht. Hören Sie sich besser bei Bekannten um. Prüfen Sie: Gibt es Brüche? Funktionieren Gurt, Verriegelungen, Schieber und Bremsen? Ersatzteile sind nur begrenzt erhältlich. Die Gebrauchsanleitung sollte dabei sein.

KINDERWAGEN IM TEST
Getestet wurden 14 Modelle (test 08/2009). Zu finden unter www.test.de, Stichwort Kinderwagen.

TRAGETÜCHER – SINNVOLL ODER NICHT?

Immer wieder sieht man Mütter oder Väter, die ihre kleinen Babys in einem Tragetuch oder Tragegestell transportieren, aber ist das auch gesund für Eltern und Kind? Orthopäden haben keine Einwände. Und Anhängerinnen der Tragetücher stellen immer wieder fest, dass Babys zufriedener sind, wenn sie getragen werden. Denn Babys lieben Körperwärme. Worauf es ankommt, ist vor allem, dass die Tragehilfe richtig sitzt. Hier ein paar Tipps, wie Sie das überprüfen können.

Tragetücher

Bieten viele verschiedene Möglichkeiten, ein Kind vom ersten Tag an zu tragen. Am variabelsten sind lange und breite Tücher. Körpergröße und Umfang der Mutter oder des Vaters spielen aber bei der Wahl des Tuches auch eine Rolle. Vielleicht lassen Sie sich beim Kauf von einer Hebamme beraten, die sich mit verschiedenen Binde- und Knottechniken auskennt. Der Stoff sollte weder zu starr noch zu weich sein und in der Diagonalen etwas nachgeben. Leicht raue Tücher lassen sich gut knoten. Die Bindetechniken brauchen ein wenig Übung, lassen sich aber nach Anleitung oder in einem Kurs schnell lernen.

Andere Tragehilfen

Ob Bauchtrage, Tragesitz oder rucksackähnliches Gestell: Wichtig ist, dass sich die Tragehilfen dem Kind sowie dem Träger anpassen. Das Kind soll sicher sitzen und darf nicht in sich zusammensacken. Vor allem bei den ganz Kleinen ist wichtig, dass der Kopf gut gestützt ist. Tragehilfen sollten mehrere verstellbare Gurte und Bänder haben, damit das Kind eng am Körper getragen werden kann. Rückengestelle eignen sich nicht für Babys, sondern erst für stabil sitzende Kinder. Wichtig sind dabei Kopf-, Bein- und Rückenhaltung sowie die Blickrichtung: Beim Einstellen beziehungsweise Binden der Tragetücher oder Tragehilfen sollten Sie auf folgende Aspekte achten:

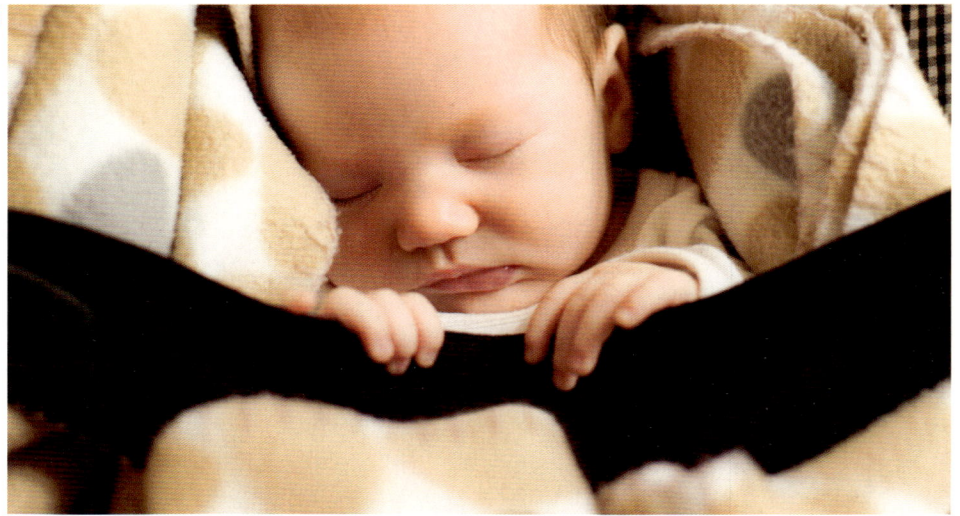

■ Der Kopf muss bei jungen Babys durch die Tragehilfe oder das Tuch gestützt werden, sonst stimmt die Einstellung nicht.

■ Die Beine sollten nicht schlaff nach unten hängen. Das könnte die korrekte Ausbildung der Hüftgelenkpfanne hemmen. Die ideale Position: angewinkelte Beine, die zur Seite zeigen. Der Steg, auf dem die Babys sitzen, sollte von Knie zu Knie reichen und weder zu schmal noch zu weich sein.

■ Das Kind sollte möglichst aufrecht sitzen, auch im Schlaf. Das klappt, wenn es eng am Körper liegt. Ein Rundrücken ist normal, weil die Rückenmuskulatur schwach ist. Ein Tipp für die Trägerin: Je höher das Baby sitzt, desto weniger belastend ist sein Gewicht.

■ Im ersten halben Jahr sollten Babys nur zum Träger sehen. Das schützt sie nicht nur vor einem Hohlkreuz, sondern auch vor visueller Überforderung.

AUTOSITZE – BABY AUF GROSSER FAHRT

Wegen des hohen Verletzungsrisikos von Babys und Kindern im Auto gibt es seit 1993 die Kindersitzpflicht – und das Gesetz gilt schon für die erste Fahrt von der Neugeborenenstation nach Hause. In verschiedenen Tests haben die Babyschalen für die ganz Kleinen erfreulich gut abgeschnitten. Besonders überzeugend sind Modelle, die mit einer zusätzlichen sogenannten Isofixbasis – einer genormten Steckverbindung – im Auto befestigt werden können. Isofix ist in fast allen neueren Pkw integriert. Falls Sie unsicher sind, beachten Sie das Typenverzeichnis des Sitzherstellers. Denn: Isofixsitze sind nicht in jedem Auto anzubringen.

Normgruppen: Wie findet man den passenden Sitz?

Kinder bis zum 12. Lebensjahr müssen im Auto einen altersgerechten Kindersitz benutzen. Die Sitze sind in Normgruppen eingeteilt (0+ für Babys bis III für größere Kinder), die sich am Gewicht orientieren.

Wegen des hohen Verletzungsrisikos von Babys und Kindern im Auto gibt es seit 1993 die Kindersitzpflicht – und das Gesetz gilt schon für die erste Fahrt von der Neugeborenenstation nach Hause.

Babyschalen 0+ (bis 13 Kilogramm) reichen für Kleinkinder bis zu 18 Monaten. In diesem Alter sind die Kleinen 76 bis 88 Zentimeter groß. Für später: Der Sitz ist zu klein, wenn der Kopf des Kindes den oberen Schalenrand überragt.

Wichtig zu wissen

■ In der Babyschale fährt das Baby immer rückwärts gerichtet, weil dann das oft noch schwache Genick bei einem Frontalaufprall am besten geschützt wäre.

■ Befindet sich am Beifahrersitz ein Airbag, dürfen Babyschalen dort nicht stehen, sondern müssen auf den Rücksitz.

■ Außerdem ist zu beachten, welche Position der Hersteller für den Tragebügel empfiehlt.

■ Und schließlich: Erst wenn der Kopf des Kindes den Schalenrand überragt, empfiehlt sich ein Wechsel auf einen Sitz der Gruppe I.

Tipps für den Kauf und die erste Fahrt

■ Kaufen Sie mit Bedacht: Informieren Sie sich gut, welche Schalen sich für Ihren Wagen eignen. Wenn Unsicherheiten bestehen, fahren Sie mit dem Auto direkt zum Fachhändler, um gegebenenfalls direkt vor Ort probieren zu können, ob alles passt. Beziehen Sie bei Ihrer Wahl unter Umständen auch gute Vorjahresmodelle mit ein. Und: Schnallen Sie auch leere Sitze stets sorgfältig an, da diese sonst beim Bremsen zu einem Geschoss werden können.

■ Gute Gurte in der Schale sind wichtig: Es gibt die etwas vorteilhafteren 5-Punkt-Gurte, die über beide Schultern, beide Hüften und den Bauch verlaufen, sowie 3-Punkt-Gurte, welche die Hüfte nicht umschließen.

■ Lassen Sie sich nicht hetzen: Planen Sie für die ersten Fahrten mit dem Baby lieber genug Zeit ein, damit Sie es in Ruhe in der Babyschale anschnallen können und sicher sind, dass alles gut sitzt. Die Gurtschlösser müssen hörbar einrasten. Hosenträgergurte sollten eng anliegen, dicke Jacken sollte man deshalb vorher besser ausziehen. Kopfstützen und Gurt stets an die Größe des Babys anpassen.

SECOND HAND FÜR BABYSCHALEN? MIT EINSCHRÄNKUNG!

Kritisch sollte man vor allem sein, wenn man die Vorgeschichte einer Babyschale nicht kennt – besser also, man hört sich im näheren Familien- und Bekanntenkreis um.

Wichtig ist, auf die aktuelle Norm ECE 44 03/04 auf dem orangefarbenen Label am Sitz zu achten. Die Prüfnummer unter dem „E" muss mit 03 oder 04 beginnen. Sitze der älteren Norm (ECE 44/01 oder 44/02 sind seit April 2008 verboten.

Die Stiftung Warentest hat Babyschalen getestet (test 06/2010). Die Ergebnisse finden Sie unter www.test.de, Suchbegriff Autokindersitz. Hier finden Sie auch weiter zurückliegende Tests, die Ihnen beim Kauf einer Secondhandschale vielleicht nützlich sein könnten.

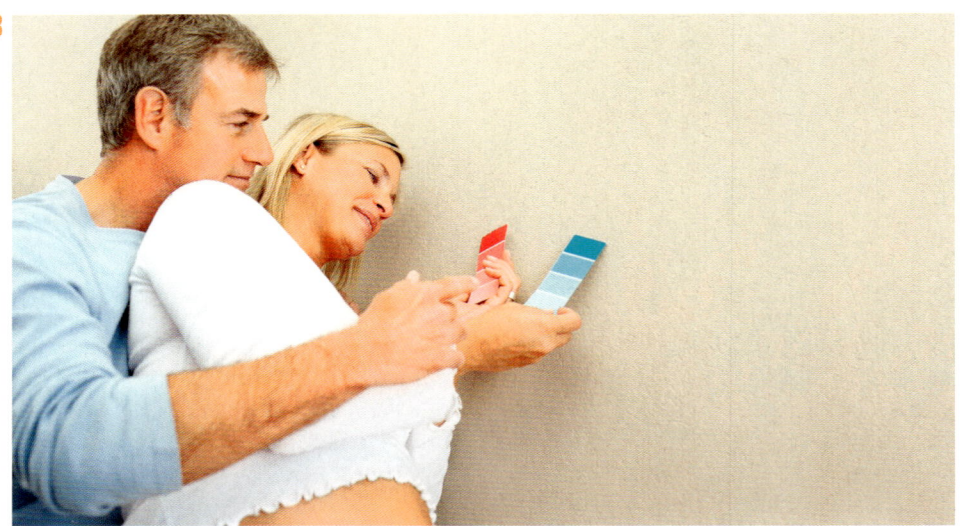

EINRICHTEN UND RENOVIEREN – AUF NUMMER SICHER

Egal, ob man ein neues Möbelstück aussucht oder beschließt, die Wände schön zu streichen: Eventuell darin enthaltene Schadstoffe sind unsichtbar. Für Babys sind sie aber gerade besonders gefährlich, weil deren kleine Körper noch nicht über optimale Schutzmechanismen verfügen und daher viele Schadstoffe aufnehmen. Deshalb ist es wichtig, von Anfang an schon beim Einkauf von Renovierungsmaterialien, Farben, Möbeln oder anderen Einrichtungsgegenständen darauf zu achten, dass diese möglichst schadstofffrei und umweltschonend hergestellt sind. Eine gute und sichere Kauforientierung bietet das Gütesiegel Blauer Engel der Jury Umweltzeichen (siehe Seite 221).

Interessant: Schadstoffe lassen sich wegputzen

Wer hätte das gedacht? Eine wirkungsvolle Maßnahme gegen Wohngifte kann auch das Putzen sein. Da viele Schadstoffe am Hausstaub haften, lassen sie sich schon durch simples Staubwischen und Staubsaugen entfernen. Sehr wichtig gerade bei neu gekauften Gegenständen

oder in frisch renovierten Räumen ist auch ausgiebiges und konsequentes Lüften.

WOHNGIFTE? BEI VERDACHT HILFT EINE PRÜFUNG!

Verschiedene Schadstoffe wie Lösemittel, Pestizide oder andere schwer abbaubare Chemikalien, aber auch alte Parkettkleber oder PVC-Beläge können die Raumluft belasten und sich in Staubteilchen ablagern. Sie möchten einen Verdacht prüfen? Stiftung Warentest analysiert eingesandte Proben auf zahlreiche Umweltschadstoffe im Hausstaub und in der Luft. Zudem erhalten Sie Tipps und Handlungsempfehlungen. Die Analysekosten: Luft (Lösemittel und Aldehyde) je nach Umfang von 98 Euro bis 180 Euro, Hausstaub je nach Umfang 90 Euro oder 128 Euro. Weitere Infos dazu lesen Sie unter www.test.de, Analyse Hausstaub und Luft.

Elektromagnetische Strahlung – bitte Abstand halten

Mobiltelefone und WLAN-Router sollten besser nicht in Babynähe genutzt werden – das empfiehlt das Bundesamt für Strah-

Ob man einen Kinderwagen kaufen möchte oder beschließt, die Wände neu zu streichen: Eventuell darin enthaltene Schadstoffe sind unsichtbar – Produkte mit Gütesiegel geben Sicherheit beim Kauf.

lenschutz (BfS). Während jüngste Studien des BfS eine akute Gesundheitsgefährdung von Erwachsenen durch elektromagnetische Strahlen von Handys und schnurlosen Telefonen widerlegen, ist noch nicht geklärt, ob Kinder empfindlich auf elektromagnetische Felder reagieren. (Aktuelle Infos unter www.bfs.de.) Die Kleinen sollten den Strahlen daher vorsichtshalber möglichst wenig ausgesetzt sein; hier ein paar wichtige Tipps:

- Postieren Sie elektrische Geräte wie die Telefon-Basisstation oder den WLAN-Router daher nicht im Kinderzimmer.
- Stellen Sie ein Babyfon inklusive Netzgerät mindestens zwei Meter entfernt vom Babybett auf.
- Bevorzugen Sie Babyfon-Geräte, die nicht dauerhaft senden, sondern nur bei Geräuschaktivierung.
- Das Umweltzeichen Blauer Engel kann auf strahlungsarme Geräte hinweisen.

SPIELZEUG UND CO. DIE WICHTIGSTEN GÜTESIEGEL

„Zu Risiken und Nebenwirkungen fragen Sie Ihren Spielzeughersteller oder -verkäufer" – ein solcher Hinweis prangt zwar nicht auf Spielzeug, gefährliche Nebenwirkungen kann es dennoch haben. Eltern sollten Baby- und Kinderspielzeug deshalb genau unter die Lupe nehmen, bevor sie es kaufen. Flächendeckende Qualitätskontrollen gibt es nicht und die Gewerbeaufsichtsämter können aus dem Riesenangebot nur Stichproben prüfen.

Die eigentliche Verantwortung für sicheres Spielzeug wird zwar den Herstellern und Händlern übertragen, aber das funktioniert nicht in jedem Fall sicher und zuverlässig. Hersteller müssen nach dem Gesetz auf ihren Produkten ein CE-Zeichen anbringen, das die Einhaltung europäischer Standards garantiert (CE steht für Communauté Européenne). Das CE-Zei-

chen ist aber nur eine reine Herstellerangabe, es handelt sich dabei nicht um ein Prüfzeichen einer unabhängigen (Gefahren-)Kontrollstelle.

Deswegen haben wir Ihnen hier einige Kriterien, Tipps und Empfehlungen sowie die wichtigsten Gütesiegel rund ums Thema Baby- und Kinderspielzeug zusammengestellt.

Diese Prüfzeichen sollten Sie kennen

- GS-Zeichen: Es steht für „Geprüfte Sicherheit". Unabhängige Prüfstellen vergeben das Siegel für maximal fünf Jahre. Es steht auf Spielwaren, die den gesetzlichen Standard einhalten, die zugrunde liegenden Grenzwerte sind strenger als die in der derzeitigen EU-Richtlinie und somit das „kleinere Übel". Achtung: Neben dem

Weil Babys oder Kleinkinder gern alles in den Mund nehmen,
sollten Sie Spielzeuge am besten nur mit Gütesiegel erwerben.

Siegel muss das Zeichen des jeweiligen Prüfinstituts stehen. Ein einsames GS-Zeichen legt eine Fälschung nahe.

- SPIEL GUT: Das rote Zeichen vergibt der Arbeitsausschuss Kinderspiel und Spielzeug. Dafür begutachten unabhängige Pädagogen, Psychologen, Mediziner, Techniker rund 600 Spielzeuge im Jahr. Auf Schadstoffe wird nur stichprobenartig untersucht. Seit 2005 kann aber nur PVC-freies Spielzeug das Siegel erhalten.

- PROOF-Zeichen
Es wird vom TÜV Rheinland vergeben und gilt zunächst für ein Jahr. Soll das Siegel länger gelten, muss der Hersteller das Produkt jährlich nachprüfen lassen. Geprüft wird, ob deutsche und europäische Sicherheitsanforderungen erfüllt werden. Bei einigen Spielzeugen gibt es Extraprüfungen, etwa auf Holzschutzmittel in Holzwaren.

- BLAUER ENGEL: An diesem Umweltzeichen können Verbraucher umweltfreundliches und gesundheitlich bedenkenloses Holzspielzeug erkennen. Bewerben auf das Umweltsiegel können sich Produzenten von Spielzeug, das frei von synthetischen Duftstoffen, Flamm- und Holzschutzmitteln ist und außerdem mit Holz aus nachhaltiger Forstwirtschaft produziert wurde.

DIE BROSCHÜRE „GEFÄHRLICHE LIEBLINGE" VOM BUND

Teddy, Schnuller & Co. sind häufig hoch mit gesundheitsgefährdenden Schadstoffen belastet. Das ist beunruhigend, denn gerade Babys und Kleinkinder sind besonders sensibel und stecken fast alles in den Mund. Der BUND (Bund für Umwelt und Naturschutz Deutschland) klärt in seiner Broschüre „Gefährliche Lieblinge – Hormoncocktail in Plüsch und Plastik macht Kinder krank" darüber auf, bei welchen Spielsachen besondere Vorsicht geboten ist, und gibt konkrete Verbrauchertipps. Die Broschüre kann man kostenlos bestellen oder als PDF herunterladen unter www.bund.net: Bereich Publikationen.

Spielzeugcheck: Stoffe, Farben, Kleber ...

Stoffe: Stoffpuppen, Teddys und andere Textilspielzeuge sollten vor der ersten Schmusestunde in der Waschmaschine gewaschen werden. So lassen sich mögliche Schadstoffe zumindest teilweise entfernen. Es lohnt sich, auf Textilsiegel zu achten.

Farben: Lackiertes Spielzeug – auch aus Holz – kann schädliche Farbstoffe enthalten. Besonders bleihaltige Farben sind zurzeit im Gerede, weil zu viel Blei zu einer chronischen Vergiftung führen kann.

Kleber: Gut zu wissen für künftige Zeiten: Geklebtes Holz (Pressspan oder Sperrholz), aus dem zum Beispiel viele Holzpuzzles bestehen, kann krebserregendes Formaldehydgas abgeben. Alternative: Vollholz.

Geräusche: Laute Rasseln, sprechende Kuscheltiere und anderes Akustikspielzeug können das Gehör schädigen. Beim Spielzeugkauf sollten sich Erwachsene

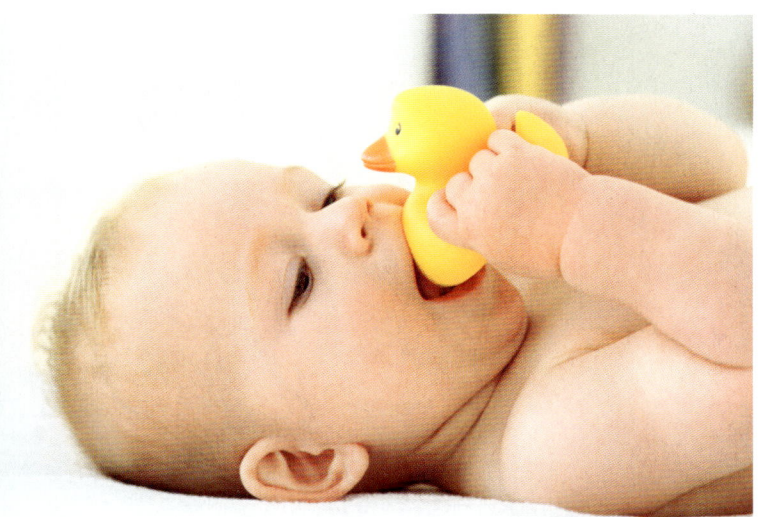
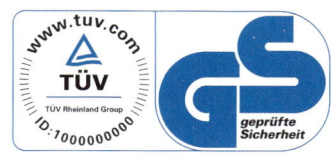
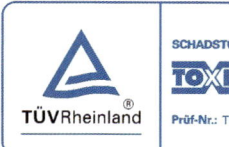
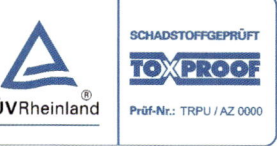
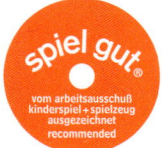
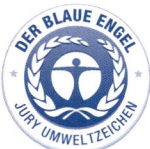

das Spielzeug testweise einige Sekunden selbst direkt ans Ohr halten.

Herstellerangaben: Auf der Verpackung sollten die Herkunft des Spielzeugs und die komplette Herstelleradresse stehen.

Die Sache mit den Plastikweichmachern

Diese Stoffe machen harte Kunststoffe wie PVC weich. Weichmacher dünsten mit der Zeit aus oder lösen sich in Fett und Flüssigkeit. Einige sind gefährlich und in Spielzeug deshalb verboten wie Diethylhexylphthalat (DEHP), Benzylbutylphthalat (BBP) und Dibutylphthalat (DBP), die fortpflanzungsgefährdend sind. Andere gelten als weniger riskant und sind nur in Spielzeug für Kinder unter drei Jahren verboten wie Diisononylphthalat (DINP), Diisodecylphthalat (DIDP) und Dinoctylphthalat (DNOP).

Generell warnen Institute und Behörden vor zu vielen Weichmachern im Kinderspielzeug und in der Kinderausstattung wie zum Beispiel bei Kinderwagengriffen. Nun fordert das Bundesinstitut für Risikoforschung (BfR) zusätzlich eine drastische Senkung der Grenzwerte für die schädlichen PAK (Polyzyklische Aromatische Kohlenwasserstoffe). PAK gelten als krebserregend und fortpflanzungsschädigend. Sie entstehen bei der Produktion von Weichmacherölen und finden sich in Gummi- und Plastikspielzeug. Laut BfR könnten Spielzeugproduzenten PAK durch harmlose Stoffe unproblematisch ersetzen.

Nun muss abgewartet werden, wann sich diese dringend geforderten Verbesserungen in den EU-Beschlüssen wiederfinden. Die EU-Spielzeugrichtlinie erlaubt bislang für Spielzeug eine mehr als 100-fach höhere Konzentration als in anderen Gebrauchsutensilien (Stand: 2010).

GRAUSIGE TESTERGEBNISSE

Eine böse Überraschung nach der anderen ergab ein Spielzeugtest der Stiftung Warentest: 42 der 50 getesteten Spielsachen für Kleinkinder waren mit Schadstoffen belastet. Besonders betroffen: Holzspielzeug. Dabei wurden viele Markenprodukte getestet. Und es drohen weitere Gefahren: So brannte etwa ein Plüschaffe lichterloh. Sieben Spielzeuge hätten gar nicht verkauft werden dürfen. Sie halten die Gesetze nicht ein.
Mehr Informationen dazu finden Sie unter www.test.de (Stand: 11/2010).

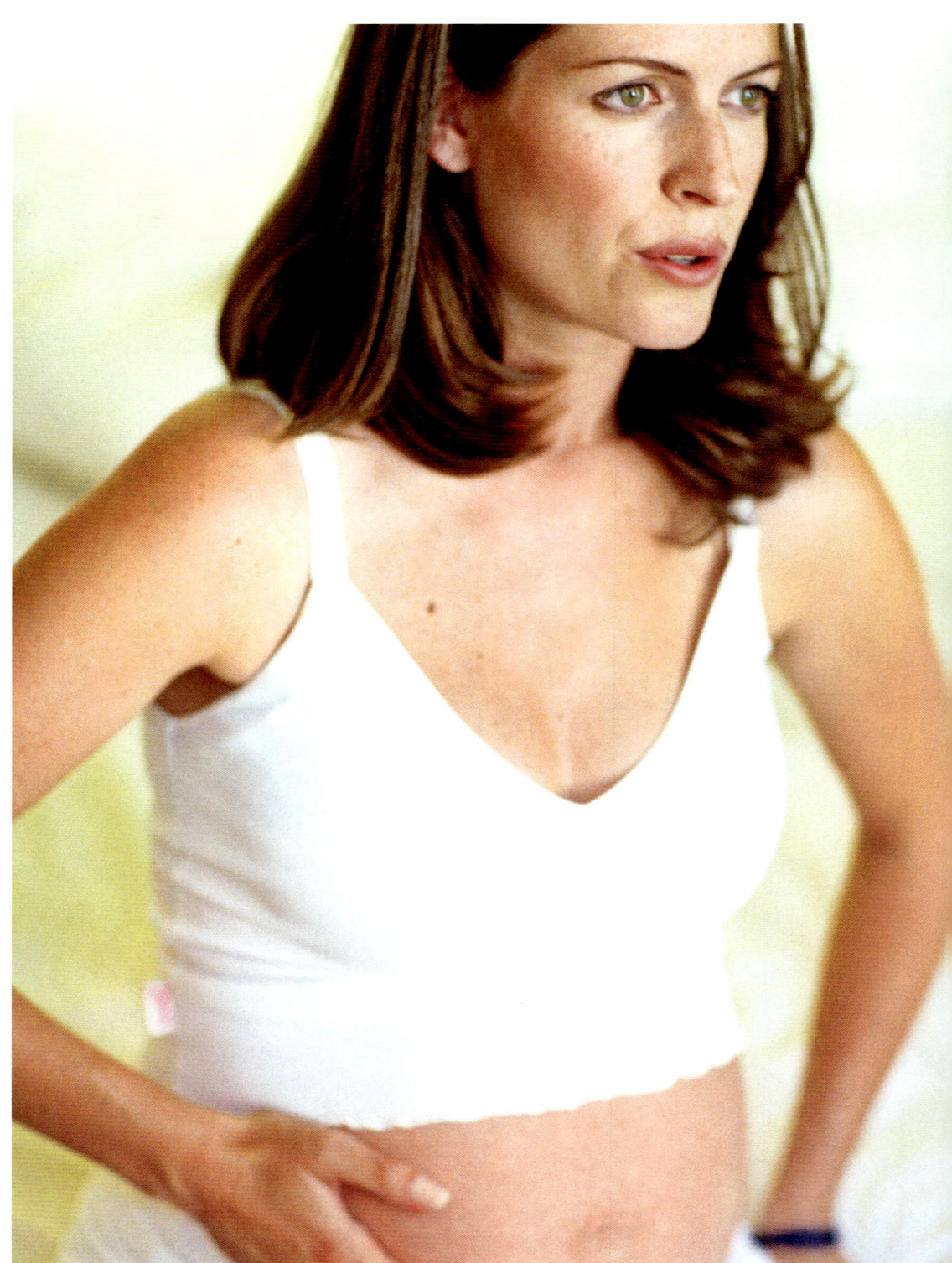

GEBURTS- VORBEREITUNG

Es gibt verschiedene Wege, sich auf die Geburt einzustimmen. Ob Sie das Beratungsgespräch mit einer Hebamme suchen, einen mehrstündigen Geburtsvorbereitungskurs mitmachen oder an das Kranken- oder Geburtshaus angeschlossene Angebote wahrnehmen: Wichtig ist, dass Sie eine Art der Vorbereitung finden, die gut zu Ihnen passt. Denn rund um die Geburt können Vorstellungen, Bedürfnisse und Erwartungen sehr unterschiedlich sein.

EINSTIMMEN – MIT KOPF UND BAUCH

Gesunde Ernährung und Lebensweise, die vielen hormonellen Veränderungen: Im Grunde genommen tun Sie und Ihr Körper ja schon eine ganze Menge, um sich auf die Geburt richtig vorzubereiten. Und das kommt Ihnen und dem Baby auf jeden Fall zugute.

Zusätzlich ist es sinnvoll, sich mithilfe professioneller Unterstützerinnen auf das Ereignis einzustimmen – zum Beispiel durch einen Vorbereitungskurs bei einer Hebamme.

Wichtige Fragen klären

Wie können Sie sich noch auf die Geburt vorbereiten? Wo und wie wollen Sie Ihr Kind bekommen? Wer soll bei der Geburt dabei sein? Was kommt mit in die Klinik? Und was sollte zu Hause bedacht und vor-

bereitet werden? Fragen, auf die Sie in diesem Kapitel ausführliche Antworten erhalten.

Kurse für werdende Mütter

Dazu erwartet Sie ein kleiner Einblick in das stetig wachsende Angebot an zusätzlichen Kursen und Dienstleistungen für werdende Mütter: zum Beispiel Schwangerenfotografie, Bauchbemalungen oder Bauchtanzen. Na, wie wär's?

DEN ÜBERBLICK BEKOMMEN

Klinik, Geburtshaus oder Hausgeburt? Die wichtigsten Informationen und Argumente zum Thema Geburtsort finden Sie zusammengefasst in der Tabelle auf der Seite 234 und 235.

Zusammen mit anderen das Bauchgefühl stärken: Atemtraining und Selbstwahrnehmung können zu Ausgeglichenheit sowie seelischem und körperlichem Wohlbefinden beitragen.

WEGE DER GEBURTSVORBEREITUNG

Sich mit Bedacht auf die Geburt einstimmen, im wahrsten Sinn des Wortes ein gutes Bauchgefühl entwickeln – die Vorbereitung ist fast genauso wichtig wie die Geburt selbst. Denn erstens werden während der Vorbereitungszeit, die meist um den siebten Monat herum beginnt, wichtige Entscheidungen in Bezug auf den Geburtsort und die Geburtsumstände gefällt. Und zweitens werden Ihnen durch die Art der Vorbereitung nicht nur bestimmte Bilder und Vorstellungen von der Geburt vermittelt, sondern auch bestimmte Erwartungen aktiviert. Und diese Erwartungen können das persönliche Geburterleben entscheidend beeinflussen.

Informieren geht schnell – Vertrauen braucht Zeit

Schwangere Frauen und Paare stehen heute, wenn sie sich auf die Geburt vorbereiten, vor der großen Aufgabe, verschiedene Prinzipien miteinander zu vereinbaren: Da ist einerseits das von der Vorsorge geprägte Prinzip der Kontrolle und Risikoeinschätzung von Schwangerschaft und Geburt, andererseits das Prinzip des Vertrauens auf die eigenen (Gebär-)Kräfte und eine Bereitschaft zur Hingabe bei der Geburt und dem Umgang mit Schmerzen (siehe Seite 247).

Das Prinzip der Kontrolle: Schwangerenvorsorge und pränataldiagnostische Methoden haben das große Ziel, der Gesundheit von Mutter und Kind zu dienen. Dieses geschieht durch ein Bündel an Informationen, Kontrollen, Untersuchungen und Einteilungen in Wahrscheinlichkeits- oder Risikogruppen. Auf viele werdende Eltern wirkt das aber leider nicht nur beruhigend, denn schnell wird man einer der Risikogruppen zugeteilt – mittlerweile zählen schon rund 70 Prozent (!) aller werdenden Mütter dazu. Dann macht man sich Sorgen, ob wohl auch wirklich alles gut gehen wird in der Schwangerschaft und bei der Geburt. Zu Ihrer Beruhigung: In Deutschland kommen etwa 97 Prozent aller Babys gesund zur Welt. Allerdings: Etwa 10 Prozent aller Neugeborenen werden vorübergehend in eine Kinderklinik verlegt, weil sie zum Beispiel Anpassungsstörungen haben.

In der Schwangerenvorsorge und Geburtsvorbereitung sollte es also auch darum gehen, diese Kontrollen und Untersuchungen als das einzuordnen, was sie sind: Relativ strenge Kontrollen (kein europäisches Land hat schon allein zahlenmäßig so viele Kriterien wie Deutschland und in keinem Land gibt es eine so hohe Gynäkologendichte), die das Ziel haben, Schwangere bestmöglich zu unterstützen und zu schützen. Im wirklichen Leben können die Kontrollen aber leider auch zur Folge haben, dass man selbst ob der Einstufung in eine Risikogruppe ängstlich und unsicher wird – auch wenn dazu kein wirklicher Grund besteht.

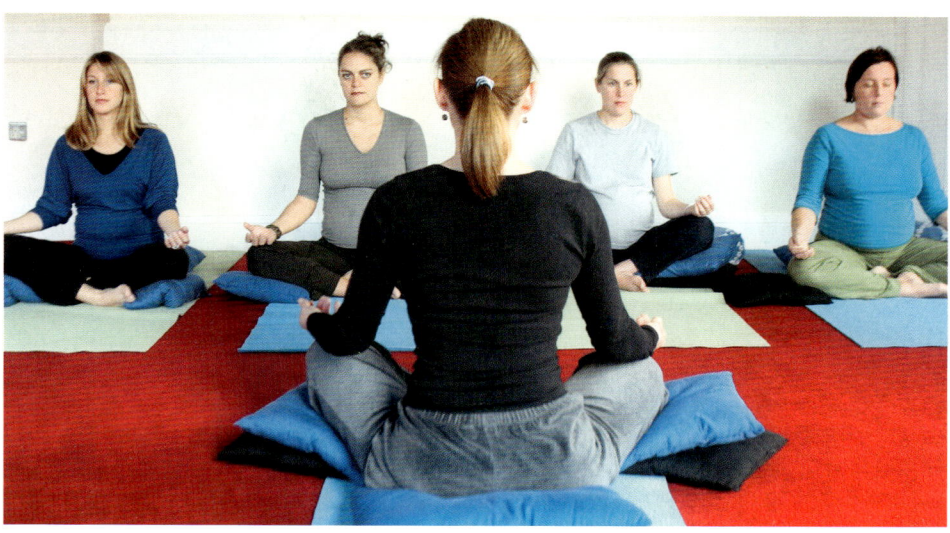

Das Bauchgefühl bewusst stärken

Das Prinzip des Vertrauens: In der Geburtsvorbereitungszeit ist es hilfreich, auch darüber nachzudenken, wie man es schaffen kann, in Bezug auf die bevorstehende Geburt Vertrauen zu tanken. Es tut gut, sich immer wieder auf den eigenen Körper und seine enorme Kraft und Flexibilität zu besinnen – und sich dazu von Menschen begleiten zu lassen, die diese Kraft ebenfalls sehen und stärken wie zum Beispiel Hebammen.

Manchmal machen es einem die eigene Familie oder der Freundeskreis nicht ganz einfach, dieses Vertrauen in eine natürliche Geburt zu haben oder zu entwickeln. Zum Beispiel dann, wenn in einer Familie die Frauen über mehrere Generationen immer wieder schwere Geburten erlebt haben – oder alle Frauen einen Kaiserschnitt bekamen. Dann kann es schnell heißen: „Bei uns ist das eben so …" Auch im Freundeskreis kann jemand schlechte oder sogar schreckliche Erfahrungen unter der Geburt erlebt haben, die dann das eigene Vertrauen erheblich stören können.

Was tun, um wieder Vertrauen zu finden? Hilfreich und entlastend kann auf jeden Fall sein, die eigenen Gedanken und Erfahrungen aus dem nahen Umfeld mit der Hebamme, Ärztin oder dem Arzt zu besprechen – und zwar so bald wie möglich. Zusammen mit den Fachleuten können Sie dann nämlich überlegen, wie Sie neues Vertrauen für die Geburt schöpfen können und wie die Geburt so gestaltet werden kann, dass Sie sich gut beschützt und sicher fühlen.

Körper und Seele einstimmen

Gefragt ist in der Geburtsvorbereitung also auch, diesen Zustand anzuerkennen und sich entsprechend darauf einzulassen. Die Berliner Hebamme Luise Kaller hat das folgendermaßen formuliert: „Mittlerweile glaube ich, eine Schwangerschaft ist für viele Frauen heute eine fremde Erfahrung. (…) Sie ist schlicht das Gegenteil zum Alltag. Da lässt sich so viel planen, ist jeder jederzeit zu erreichen, sind die Wege im Vorfeld klar, hat man ein Navigationsgerät – aber das Baby da im Bauch, das hat kein Handy, das schreibt auch keine Mail. Das ist ganz nah und unglaublich weit weg. Man hat keinen Einfluss. Früher waren sich Alltag und Schwangerschaft ähnlicher. Auf ein Kind warten und auf die Ernte. Nicht genau wissen, was wird. Das macht die Frauen heute nervös. (…)"

Es geht also bei der Geburtsvorbereitung auch darum, sich ein Stück weit aus unserem planbaren und durchorganisierten Alltag zu lösen und zu akzeptieren, dass viele Dinge wie zum Beispiel der Wehenbeginn oder auch die Dauer einer Geburt nicht planbar sind.

Vielleicht nehmen Sie und Ihr Partner sich die Muße, einmal über Ihre persönliche Einstellung in Bezug auf diese Themen nachzudenken. Sind Sie eher Verfechter des Prinzips der Kontrolle? Glauben Sie an die Kraft des Vertrauens? Möchten Sie beide Prinzipien berücksichtigen und das Beste für sich daraus machen? Die größte Herausforderung einer ganzheitlichen Vorbereitung besteht darin, eine eigene Einschätzung und Einstellung zur Geburt zu finden, mit der man sich wohlfühlt. Eine Einstimmung, die einen nicht nervös macht und belastet, sondern unterstützt und stärkt.

Der klassische Geburtsvorbereitungskurs

In einem Geburtsvorbereitungskurs – meistens von Hebammen, manchmal auch von zertifizierten Geburtsvorbereiterinnen geleitet – erfährt man alles Wichtige über die Schwangerschaft und die Geburt. Man bekommt Informationen über die verschiedenen Geburtsphasen, erfährt, welche Arten von Wehen es gibt und wie man am besten atmet, um die Geburtsschmerzen zu lindern. Weitere Inhalte

können sein: Massagetechniken, Wehensimulation, Übungen zur Körperwahrnehmung und Fantasiereisen, das Bekanntmachen mit verschiedenen Gebärhaltungen, Informationen zur Ernährung und Körperpflege, der Umgang mit Schwangerschaftsbeschwerden, Vorbereitung auf das Wochenbett sowie das Stillen.

Das Gute an so einem Kurs ist, dass man dort auch andere schwangere Frauen oder Paare kennenlernt. Dabei entstehen neue Bekanntschaften, man kann sich austauschen und erhält oftmals auch praktische Entscheidungshilfen, wenn es um Fragen der Geburtsarten oder des Geburtsortes geht.

Es gibt sowohl Kurse für Schwangere als auch Paarkurse. Manche Hebammen bieten im Rahmen von Paarkursen die Möglichkeit, dass die werdenden Mütter ebenso wie die werdenden Väter unter sich sein können, um bestimmte Fragen, Themen oder Befürchtungen auch in Ruhe außerhalb der Partnerschaft besprechen zu können.

Informationen über die angebotenen Kurse vor Ort bekommt man über Hebammen-Netzwerke, vor allem aber auch über das Internet: Dort finden Sie eine bundesweite Hebammensuche, Angebote der jeweiligen Landesverbände der Hebammen oder auch die Webseiten einzelner Hebammen. Viele Kliniken haben angegliederte Elternschulen, in denen Hebammen Geburtsvorbereitungskurse durchführen. Darüber hinaus stellen die Gesundheitsämter Informationen bereit und auch in

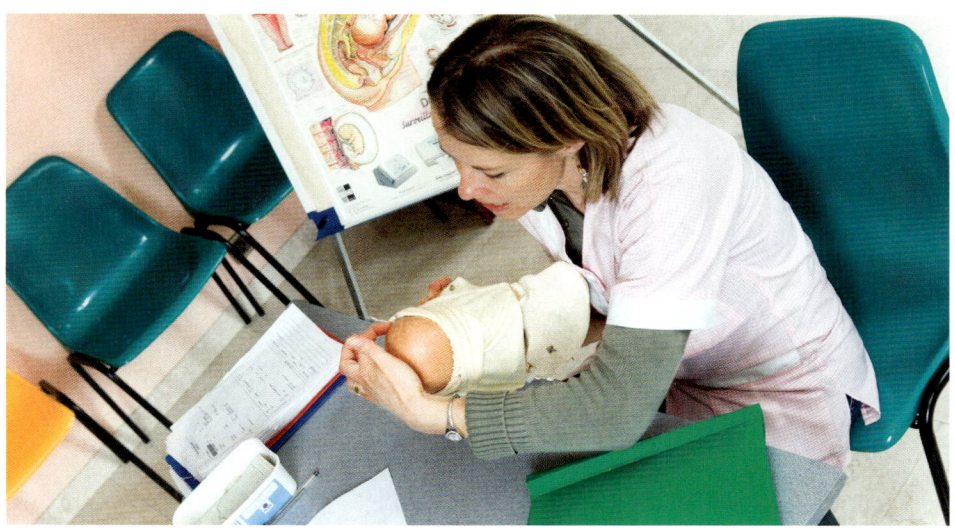

gynäkologischen Praxen, Kliniken und Geburtshäusern können Sie sich erkundigen. Nachfragen können Sie auch in Familienbildungsstätten sowie Frauen- oder Gesundheitszentren. Die meisten Kurse finden einmal wöchentlich statt und gehen über einen Zeitraum von mehreren Wochen, manche Hebammen bieten aber auch kompakte Wochenend-Workshops an.

In der Regel übernehmen die Krankenkassen die Kosten für sieben Doppelstunden. Die Kosten für werdende Väter werden meistens nicht übernommen. Am besten erkundigen Sie sich persönlich bei Ihrer Krankenkasse, was genau Ihnen diese in Sachen Geburtsvorbereitung bieten und leisten kann, welche Kosten übernommen werden und welche nicht.

 SURFTIPPS GEBURTS- VORBEREITUNG

Alle wichtigen Informationen und die vielen verschiedenen Angebote des Deutschen Hebammenverbands e. V. mit seinen Landesverbänden sowie eine bundesweite Hebammensuche finden Sie unter www.hebammenverband.de im Bereich Elterninformationen.

Der Bundesverband der Gesellschaft für Geburtsvorbereitung bietet eine bundesweite Datenbank mit den Adressen zertifizierter GfG-Geburtsvorbereiterinnen an – unter www.gfg-bv.de.

Andere Kurse und Angebote

Neben den genannten Geburtsvorbereitungskursen gibt es eine Fülle weiterer Angebote für schwangere Frauen, die oft auch regional unterschiedlich sind. Manche, wie zum Beispiel Bauchbemalen oder auch die professionelle Fotografie von Frauen mit ihren Bäuchen, sind auch wechselnde Moden und Trends unterworfen, können aber schöne Erinnerungen an die Zeit der Schwangerschaft festhalten.

Als Anhaltspunkt für Sie gilt: Alle Kurse oder Angebote, die Ihnen Spaß bereiten, die Sie fröhlich stimmen und entspannen, können Teil Ihrer persönlichen Geburtsvorbereitung sein und Ihnen guttun! Hier eine kleine Auswahl bestehender Angebote:

Yoga für Schwangere Viele Hebammen integrieren Yoga in die Geburtsvorbereitung und gehen von einer günstigen Wirkung auf den Schwangerschafts- und Geburtsverlauf aus. Aussagekräftige Studien gibt es dazu zwar noch kaum, aber alleine

Stressreduktion, Muskelentspannung und vertiefte Atmung stehen in dringendem Verdacht, gut zu tun.

Bauchtanz für Schwangere klingt lustig, wird aber sogar von großen Krankenhäusern mit Geburtsstationen angeboten. Nachfragen kann man auch in Geburtshäusern und Volkshochschulen. Bauchtanzen lockert das Becken und stärkt die von der Schwangerschaft beanspruchte Rücken- und Beckenmuskulatur. Außerdem wird gleichzeitig auch die Ausdauer trainiert, um eine Geburt durchzustehen.

Aquafitness für Schwangere fördert ebenfalls die allgemeine Entspannung und kann Rückenschmerzen sowie Beschwerden in den Beinen lindern. Es wird in vielen öffentlichen Schwimmbädern, aber auch in Geburtskliniken angeboten.

Geburtsvorbereitung im Wasser Damit sind meistens Einzelbehandlungen im warmen und entspannenden Wasser gemeint. Beim Wasser-Shiatsu (oder auch abgekürzt Watsu genannt) bewegt eine ausgebildete Therapeutin die Schwangere, dadurch können körperliche Verspannungen vor allem im Rücken- und Beckenbereich gelöst und die Beweglichkeit insgesamt verbessert werden.

Welcher Kurs ist der richtige für mich?

Bei der Entscheidung für oder gegen einen Kurs oder ein Angebot können folgende Fragen helfen:

- Will ich mich allein oder zusammen mit meinem Partner oder einer anderen Begleitperson wie zum Beispiel einer guten Freundin in einem Kurs auf die Geburt vorbereiten?
- Soll der Kurs in einer Gruppe stattfinden oder möchte ich mich lieber allein in Einzelstunden vorbereiten?
- Möchte ich einen Kurs mitmachen, der aus mehreren Einzelterminen besteht, oder lieber einen ganz kompakten Wochenendkurs?
- Interessiere ich mich eher für die klassische Schwangerschaftsgymnastik mit verschiedenen Entspannungstechniken oder möchte ich eine bestimmte Entspannungsmethode lernen wie zum Beispiel Yoga, autogenes Training, Atem-Therapie oder Qi Gong für Schwangere?
- Kann ich mir genug Zeit nehmen, regelmäßig und ohne Stress mitzumachen?
- Glaube ich, dass mich das Angebot entspannen wird und in meiner Körperwahrnehmung positiv unterstützt?
- Wie haben sich meine Freundinnen auf ihre Geburt vorbereitet? Was kann ich aus ihren Erfahrungen lernen?

SURFTIPP WELLNESS VON A BIS Z
Unter www.gesundesreisen.de finden Sie im Menüpunkt Wellness Informationen zu mehr als 50 Methoden – von Akupressur über Kneippanwendungen bis zu Qi Gong oder Waterbalancing.

Können schlechte Erfahrungen die Geburt beeinflussen?

Und was tut man am besten, wenn schreckliche Erlebnisse in der Schwangerschaft plötzlich wieder hochkommen? Die Hebamme Dr. Angelica Ensel spricht über traumatische Erfahrungen und zeigt Wege auf, wie man positiv damit umgehen kann.

Leider kommt es vor, dass Frauen in ihrer Schwangerschaft oder während der Geburt schlimme Erfahrungen machen ...
Ja, das ist richtig, auch wenn darüber nicht so gern gesprochen wird. Umso wichtiger ist es, dass diese Themen in der Schwangerenvorsorge mit der Ärztin, dem Arzt oder der Hebamme besprochen werden.

Was kann passieren?
Es sind ganz unterschiedliche Ursachen, die zu traumatischen Erfahrungen im Zusammenhang mit einer Schwangerschaft und Geburt führen können. Zum einen sind da die Frauen, die als Kind oder auch später als Frau sexuelle Übergriffe oder Belästigungen erfahren haben. Sexuelle Übergriffe und Missbrauch finden häufig im familiären Umfeld statt und werden deshalb nur ganz selten angesprochen – die negativen, oft schrecklichen Erfahrungen, die eine Frau damit verbindet, können aber in der Schwangerschaft oder bei der Geburt sehr belastend sein. Welche

Auswirkungen solche Erfahrungen haben können, wurde in der Geburtshilfe lange Zeit unterschätzt. Manche Frauen haben deshalb sogar große Angst vor einer gynäkologischen Untersuchung und erst recht vor einer natürlichen Geburt und wünschen sich oft einen Kaiserschnitt. Bei traumatischen Erfahrungen wie Missbrauch kann das vertrauensvolle Gespräch mit einer Hebamme, Ärztin, auch einer Psychotherapeutin sehr hilfreich und entlastend sein. Im Gespräch kann man dann zum Beispiel auch gemeinsame Absprachen für eine Geburt im geschützten Raum entwickeln und treffen.

Welche Frauen können noch betroffen sein?
Frauen, die einen gewalttätigen Partner haben und schon über einen längeren Zeitraum häusliche Gewalt erleben. Aus der Praxis wissen wir, dass Konflikte in der Zeit der Schwangerschaft bis zum Wochenbett schlimmer werden und eskalieren können, weil schwangere Frauen viel dünnhäutiger sind. Das kann sehr gefährlich werden – auch weil von Gewalt betroffene Frauen sich oft schämen für das, was sie erleben. Aus Scham halten sie die Sache auch geheim und bleiben mit den schrecklichen Erfahrungen allein, was sie weiter schwächt.

Wie kann sich eine Schwangere da am besten schützen?

Sie sollte ihre Scham überwinden und so früh wie möglich Beratung, Hilfe und Unterstützung suchen, indem sie eine Hebamme anspricht oder eine Schwangerenberatungsstelle aufsucht. Sie kann Freunde, Verwandte und Nachbarn um Beistand bitten. Sie sollte auf keinen Fall allein mit dem Problem bleiben. Manchmal fällt es Frauen in der Schwangerschaft auch leichter, gut für sich sorgen und eine Grenze zu ziehen, weil sie wissen, dass es jetzt nicht nur um sie selbst geht, sondern auch um das Kind, dass in ihnen wächst.

Gibt es weitere Belastungen?

Wenn Frauen bei der Geburt etwas Schlimmes erleben, das sich tief in die Seele einbrennt. Das können Erfahrungen der Abhängigkeit oder extremer Hilflosigkeit sein. Wenn zum Beispiel ihre Wünsche oder ihr Protest gegen bestimmte Maßnahmen nicht wahrgenommen wurden oder wenn ihre Intimität nicht geschützt wurde. Manchmal sind es einzelne Worte oder Sätze, die nicht vergessen werden. Es kann auch die Erfahrung eines Notkaiserschnitts sein: Wenn alles auf einmal anders ist und ganz schnell gehen muss, keiner Zeit hat, mit der Frau zu sprechen und sie Todesangst hat. All das spielt sich in einem sehr intimen Le-

bensbereich ab. Gerade hier gibt es die Tendenz, sich zurückzuziehen oder die Sache herunterzuspielen, weil man die Erinnerungen nicht mehr so nah an sich rankommen lassen will. Die Partner fühlen sich oft sehr hilflos und belastet, wenn sie dabei waren und nichts machen konnten.

Kann das Wegschieben nicht auch eine Lösung sein?

Vielleicht kurzfristig, weil man sich nicht anders zu helfen weiß. Aber erfahrungsgemäß können belastende Erfahrungen in einer neuen Schwangerschaft wieder akut werden. Deshalb möchte ich jede Frau ermuntern, sich zu trauen, die Erfahrungen anzusprechen und das Belastende noch einmal anzuschauen. Nach einer traumatischen Geburtserfahrung kann es zum Beispiel helfen, den Geburtsbericht anzufordern und ihn gemeinsam mit der Hebamme oder Ärztin durchzulesen. Manchmal hilft es auch, noch einmal in die Klinik zu gehen und mit den Beteiligten zu sprechen. In manchen Kliniken oder Geburtshäusern gibt es die gute Tradition eines Nachgeburtsgesprächs als Angebot für alle Frauen. Dabei wird die Geburt mit den Beteiligten noch einmal in Ruhe besprochen und die Eltern können mitteilen, wie es ihnen ergangen ist. Manchmal geht es auch darum, einfach noch einmal zu weinen und der großen Traurigkeit Raum zu geben. Das hilft oft und kann vieles lösen. Ich habe schon wiederholt erlebt, dass die körperlichen Symptome danach verschwinden. In der neuen Schwangerschaft geht es darum, mithilfe der Hebamme oder der Ärztin möglichst konkret zu überlegen, was man genau braucht, um bessere Geburtserfahrungen zu sammeln.

Welche traumatischen Erfahrungen gibt es noch?

Zum Beispiel eine Fehlgeburt oder das Erleben einer Totgeburt. Auch eine Frühgeburt kann traumatisch sein. Solche Erfahrungen wirken in der neuen Schwangerschaft verständlicherweise nach. Wenn sie nicht bearbeitet werden, können diese Erfahrungen die betroffenen Frauen in ihren Erinnerungen und bedrückenden Bildern einfangen und die Schwangerschaft sowie das Ungeborene belasten. Körperliche Probleme wie zum Beispiel vorzeitige Wehen können die Folge sein.

Was raten Sie Frauen mit belastenden Vorerfahrungen?

Beide – werdende Mutter und heranwachsendes Kind – sollten die Chance haben, die neue Schwangerschaft als etwas Eigenes zu erleben. Wenn Frauen merken, dass quälende Erinnerungen und Ängste sie immer wieder ein-

holen, egal, aus welchem Grund, dann sollten sie das Gespräch suchen, mit der Ärztin, der Hebamme oder einer Psychotherapeutin, die mit dem Thema vertraut ist. Oft muss die Geschichte noch einmal erzählt werden, damit Platz geschaffen wird für eine neue Erfahrung. Wenn das Erlebte bearbeitet ist und losgelassen werden kann – was nicht Vergessen bedeutet –, haben Frauen die Chance, dass die neue Schwangerschaft und Geburt zu einer heilenden Erfahrung wird.

Was zeichnet eine heilende Geburt aus?

Das Wichtigste für die Gebärende ist das Gefühl, das alles, was mit ihr geschieht, mit ihrem Einverständnis getan wird. Dafür braucht sie die Gewissheit, dass sie gut beschützt und geborgen ist, um loslassen zu können. Nach einer traurigen oder traumatischen Erfahrung eine gelungene Geburt zu erleben, ist eine unglaublich heilende und tröstende Erfahrung. Leben zu schenken ist eine enorme Ressource, mit der man für sich selbst und für das Baby gute Voraussetzungen für eine liebevolle Bindung schaffen kann.

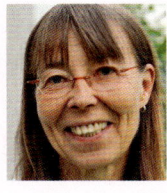

Dr. Angelica Ensel, Hebamme und Ethnologin in Hamburg

KLINIK, GEBURTSHAUS ODER HAUSGEBURT?

Welcher Geburtsort soll es sein?

Im Rahmen der Geburtsvorbereitung steht auch die wichtige Frage an, wo Ihr Baby das Licht der Welt erblicken soll: im Krankenhaus, in einer Geburtsklinik, in einem Geburtshaus oder vielleicht sogar zu Hause? Welcher Geburtsort zu Ihnen und Ihren Bedürfnissen passt, das können Sie selbst am besten herausfinden. Die Tabelle auf den folgenden Seiten soll Sie dabei unterstützen und Ihnen die nötigen Informationen und Argumente liefern, damit Sie die Entscheidung mit Bedacht und in Ruhe fällen können. Die meisten Kliniken und Geburtshäuser bieten regelmäßige In-

formationsabende an. Nehmen Sie diese Termine wahr und vertrauen Sie bei Ihrer Bewertung und Entscheidung für oder gegen einen Ort neben den vielen medizinischen und geburtshilflichen Informationen auch auf Ihr Bauchgefühl. Dort, wo Sie sich wohl und sicher aufgehoben fühlen, werden Sie sich nämlich aller Voraussicht nach auch gut entspannen können. Und das ist wichtig – erst recht, wenn Ihre Familie, Freunde oder Bekannte Sie viel lieber woanders hinschicken würden.

Tipp: So wie man sich eine Klinik oder ein Geburtshaus anschaut, so kann man auch das Gespräch mit Paaren suchen,

---

INFO   Medizinische Versorgung von Früh- und Neugeborenen – wer bietet was?

- **Geburtskliniken** betreuen alle Schwangeren.
- **Geburtskliniken mit perinatalem Schwerpunkt** können kindliche Notfälle oder Frühgeborene ab der 33. Schwangerschaftswoche aufnehmen und für eine begrenzte Zeit versorgen. Sie werden von Kinderärzten geleitet und haben Beatmungsplätze, aber keine Intensivstation.
- **Perinatal-Zentren** bestehen aus einer Geburtsklinik mit angeschlossener Kinderklinik. Sie werden von Ärzten und Neonatologen geleitet, die sich speziell mit der Behandlung von Früh-

geborenen und kranken Neugeborenen auskennen. Entbindungsstation, Operationssaal und Neugeborenen-Intensivstation sind räumlich verbunden. Zentren des Levels 1 sind am besten für alle Frühgeburten ausgerüstet und bieten sechs Intensivplätze für Neugeborene bzw. sehr unreife Frühgeborene an (28. Woche und jünger), Zentren des Levels 2 betreuen Schwangerschaften ab der 28. Woche und bieten vier Plätze.

Gut zu wissen: Wenn es erforderlich ist, überweisen in der Regel die behandelnden Ärztinnen und Ärzte an die entsprechenden Kliniken.

die zusammen eine Hausgeburt erlebt haben. Ihre Hebamme kann bestimmt einen netten Kontakt herstellen.

Geburtspositionen und -arten

Im Geburtsvorbereitungskurs oder auf den Info-Abenden in den Kliniken werden Sie vermutlich auch verschiedene Geburtspositionen kennenlernen. Die aufrechte Position im Hängen an einer Sprossenwand oder einem Seil sowie Hocken oder Sitzen haben gegenüber einer Geburt im Liegen unter anderem den Vorteil, dass das Gewicht des Babys bereits in Richtung des Geburtskanals drückt. Viele Frauen empfinden in dieser Position auch weniger Schmerzen.

Andererseits ist es vor allem wichtig, sich in der jeweiligen Position aufgehoben, sicher und wohl zu fühlen. Deshalb ist es sinnvoll, während der Vorbereitungszeit verschiedene Haltungen kennenzulernen, die in den jeweiligen Einrichtungen oder von den favorisierten Hebammen und Geburtshelfern angeboten und empfohlen werden. Vielleicht kann man die eine oder andere Position auch einfach schon mal ausprobieren.

Manche Kliniken bieten auch Wassergeburten an. Das Besondere daran ist, dass der Wasserdruck sowie das angenehm warme Wasser um 35 Grad die Entspannung fördern, Geburtsschmerzen mildern – und eine Wassergeburt dem Neugeborenen einen sanften Übergang aus dem warmen Fruchtwasser ins Leben ermöglicht. Tipp: Wenn Sie sich für eine

Wassergeburt interessieren, sollten Sie bei der Kreißsaalbesichtigung fragen, wie viel Prozent der Geburten tatsächlich im Wasser stattfinden. Denn erfahrungsgemäß sagt eine vorhandene Wanne nicht auch automatisch etwas über die Erfahrung der jeweiligen Geburtshelferinnen und -helfer mit Wassergeburten aus.

Weitere Informationen

Ambulante Geburt: Man nimmt die Entbindung und medizinische Versorgung in einem Krankenhaus, einer Geburtsklinik oder einem Geburtshaus in Anspruch und geht wenige Stunden danach mit dem Neugeborenen nach Hause, um sich dort in vertrauter Umgebung zu erholen.

Beleghebammen: Freiberufliche Hebammen nutzen den Klinikkreißsaal, die Schwangeren kommen zur Geburt in die Klinik. Vorteil: Beide lernen sich schon in der Schwangerschaft kennen, die Betreuung bleibt komplett in einer Hand. Es empfiehlt sich eine frühe Anmeldung.

Hebammengeleitete Kreißsäle: Gibt es immer häufiger und nach derzeitigen Erkenntnissen muss bei Geburten in diesen Kreißsälen deutlich seltener medizinisch eingegriffen werden. Von Vorteil ist hier auch die individuell gestaltete Geburtshilfe mit den Sicherheitsaspekten einer Klinik.

Skeptiker: Wenn Sie sich für ein Geburtshaus oder eine Hausgeburt entscheiden, werden Sie bei Freunden und Verwandten vermutlich auf große Skepsis treffen, möglicherweise auch bei Ihrer Frauenärztin oder Ihrem Arzt.

ENTSCHEIDUNGSHILFEN: WO SOLL UNSER KIND ZUR WELT KOMMEN?

	Allgemeine Argumente	Vorteile
Klinik	■ Ärzte und Hebammen sind rund um die Uhr vor Ort ■ Bei Komplikationen können viele Kliniken auf eigene Kinder- oder Intensivstationen zurückgreifen. ■ Nach der Entbindung kann man ein paar Tage stationär mit dem Neugeborenen im Krankenhaus bleiben, um Kraft zu tanken und mehr Sicherheit beim Stillen und Pflegen des Babys zu bekommen.	■ Die Entscheidung für eine Klinik birgt in punkto medizinische Behandlungsmöglichkeiten die geringsten Risiken. ■ Es gibt alle Möglichkeiten der modernen Schmerzbehandlung – zum Beispiel auch die PDA (siehe Seite 248). ■ Es kann ein Notfallkaiserschnitt durchgeführt werden.
Geburtshaus	■ Geburtshäuser werden von Hebammen geleitet, manchmal gehören auch Ärzte zum Team. Sie sind ebenfalls mit allen wichtigen Diagnosegeräten und Notfallapparaturen ausgestattet, spektakuläre Hightech-Medizin werden Sie vermissen. ■ Es wird sehr viel Wert auf persönliche Betreuung, eine entspannende und ruhige Umgebung sowie einen möglichst natürlichen Geburtsablauf gelegt. ■ Das Entbindungsrisiko ist nicht höher als in einer Klinik, da bei der Vorsorge eine genaue Anamnese und Risikoabwägung stattfindet.	■ Vorsorge und Geburtsvorbereitungskurs finden ebenfalls im Geburtshaus statt. ■ Das schafft von Anfang an ein enges und entspanntes Vertrauensverhältnis zwischen Geburtshaus-Team und werdenden Eltern.
Hausgeburt	■ Das Vertrauen zwischen Hebamme und der Schwangeren ist durch die Vorsorge meist schon über Monate gewachsen. ■ Die Hebamme in Rufbereitschaft bringt zur Geburt Geräte zur Überwachung und Sauerstoffversorgung des Neugeborenen mit. ■ Vorher prüft sie sorgfältig, ob medizinisch, körperlich und seelisch nichts gegen eine Hausgeburt spricht. ■ Haus- und Klinikgeburten sind gleich sicher – das zeigen gleich mehrere verschieden Studien.	■ Für eine Hausgeburt sprechen ihre Natürlichkeit sowie die entspannte Atmosphäre in den eigenen vier Wänden.

Nachteile	Besonderheiten	Infos
■ Der Klinikalltag mit ärztlichem Schichtdienst und festem Tagesablauf bietet nicht so viel Ruhe und Intimität wie die Entbindung in einem Geburtshaus oder zu Hause.	■ Rooming-In: Viele Kliniken bieten an, dass das Baby rund um die Uhr bei Ihnen im Zimmer liegt. Immer häufiger werden auch – meist als privat zu zahlende Zusatzleistung – Zimmer für die ganze Familie angeboten. ■ Säuglingsstation: Viele Kliniken haben eine Säuglingsstation. Dort kümmern sich Schwestern um die Neugeborenen, vor allem nachts. ■ Bundesweit gibt es aufgrund einer Initiative von WHO und Unicef bereits über 40 zertifizierte „Babyfreundliche Krankenhäuser".	■ Am besten erkundigen Sie sich vor Ort in den Kliniken, auch Erfahrungen von Hebammen oder Berichte anderer Mütter können bei der Entscheidung helfen. ■ Babyfreundliche Krankenhäuser finden Sie unter www.baby freundlich.org ■ Tipp: Geben Sie bei der Suche nach geeigneten Geburtskliniken im Internet die Begriffe Krankenhaus, Geburt sowie Ihren Wohnort oder die nächst größere Stadt in Ihrer Nähe ein.
■ Das Geburtshaus ist keine Alternative für Frauen mit Risiko-Schwangerschaft. ■ Die Möglichkeiten der Schmerzlinderung sind nicht so umfassend wie in einer Klinik. ■ Es kann kein Notfallkaiserschnitt durchgeführt werden.	■ Geburtshäuser bieten keinen stationären Aufenthalt an, sondern die Geburt ist ambulant. ■ Die Betreuung und Versorgung zu Hause muss organisiert werden. ■ Für die Untersuchung U2 des Neugeborenen zwischen dem dritten und zehnten Lebenstag sollten Sie bereits vorab einen Kinderarzt auswählen – auch bei einer Hausgeburt.	■ Unter www.geburtshaus.de finden Sie Informationen eines bundesweiten Netzwerks, in dem 65 von rund 100 Geburtshäusern bundesweit organisiert sind. ■ Unter www.hebammensuche.de finden Sie ebenfalls eine Liste von Geburtshäusern mit eigenen Homepages.
■ Keine Alternative für Frauen mit Risiko-Schwangerschaft. ■ Es kann kein Notfallkaiserschnitt durchgeführt werden. ■ Sie können auf etliche Skeptiker im Familien- und Freundeskreis treffen, auch manche Ärzte raten ab.	■ Wichtige Voraussetzungen für eine Geburt zu Hause sind gutes Vertrauen in den Körper und die eigenen Kräfte. ■ Sicherheitshalber sollte ein Wechsel in ein nahe gelegenes Krankenhaus auch bei einer Hausgeburt mitbedacht werden.	■ Adressen von Hebammen finden Sie unter www.hebammensuche. de, Auskunft geben auch das Gesundheitsamt oder die jeweiligen Landeshebammenverbände.

PROFESSIONELLE GEBURTSBEGLEITUNG

Wer soll bei der Geburt dabei sein?

Oft ist es der Partner, mit dem sich Schwangere am intensivsten auf ihre Geburt vorbereiten. Mittlerweile sind über neunzig Prozent aller werdenden Väter auch bei der Geburt dabei. Doch auch andere Vertrauenspersonen können eine Geburt begleiten und unterstützen und die Vorteile sind wissenschaftlich belegt.

Welche Vorteile bieten Beleghebammen?

Es gibt zum Beispiel Hebammen, die mit zur Geburt in eine Klinik oder ein Geburtshaus kommen, sie nennen sich Beleghebammen oder geburtsbegleitende Hebammen. Diese Hebammen lernt man schon während der Schwangerschaft kennen, man bereitet sich mit ihnen auf die Geburt vor und auch um die Betreuung nach der Geburt kümmern sie sich. Positiv daran ist, dass die gesamte Betreuung in einer Hand ist und sich die werdenden Eltern nicht ständig auf neue Personen einstellen müssen. Ein Vorteil ist auch, dass die Beleghebamme bei Ihnen bleibt, während die Hebammen und Ärzte, die im Kreißsaal arbeiten, manchmal auch andere Aufgaben wahrnehmen oder sich um andere Frauen kümmern müssen – oder aber bei einem Schichtwechsel plötzlich ausgetauscht werden. In manchen Großstädten oder Regionen sind Beleghebammen so gefragt, dass man sich schon gegen Ende des dritten Schwangerschaftsmonats bei ihnen anmelden

sollte. Allerdings: Man muss die Hebamme für ihre Rufbereitschaft rund um den Geburtstermin bezahlen – eine Sonderleistung, die in der Regel zwischen 400 und 500 Euro kostet.

Tipp: Wenn Sie eine Beleghebamme haben möchten, die Sie begleitet, fragen Sie bei Ihrer Krankenkasse nach, ob es Zuschüsse für die Rufbereitschaft gibt.

Die Zukunft dieses erfolgreichen und umfassenden Geburtskonzeptes ist allerdings ungewiss: Denn seit dem 1. Juli 2010 sind die Kosten für die Haftpflichtversicherungen freiberuflicher Hebammen dramatisch gestiegen, sodass alle Hebammen, die selbstständig Geburtshilfe anbieten – also Hausgeburten und Beleggeburten begleiten –, diese vielleicht schon bald nicht mehr werden leisten können.

SURFTIPP BELEGHEBAMMEN

Unter www.hebammensuche.de finden Sie Adressen und weitere Informationen.

Und was kann eine Doula?

Doulas sind ebenfalls professionelle Geburtsbegleiterinnen – das altgriechische Wort Doula bedeutet „Dienerin der Frau".

Im Verein „Doulas in Deutschland" sind zurzeit gut zwanzig Geburtsbegleiterinnen dieser Art organisiert, in der „Gesellschaft für Geburtsvorbereitung" gut zehn. Die Geburtsbegleitung durch eine Doula kostet etwa 400 bis 500 Euro. Die Kosten übernimmt die Krankenkasse in der Regel nicht.

⚑ SURFTIPP DOULAS

Adressen finden Sie auf diesen zwei Internetseiten: www.doulas-in-deutsch land.de und www.gfg-bv.de, Stichwort GfG-Doula®

Überlegen und wählen Sie in Ruhe

Es gibt also als werdende Mutter und werdender Vater viele Möglichkeiten, die Geburt vorzubereiten und zu gestalten. Ob Partner oder Profi: Kommt eine Begleitperson zur Geburt mit, so kann es hilfreich sein, sich vorher auszutauschen. Zum Beispiel darüber, wie man sich die Geburt vorstellt, was man sich wünscht, ob man Massagen oder Musik mag. Auch, wie man über diverse Schmerzmittel denkt und ob sowie wann man darauf zurückgreifen möchte, ist von Interesse. Wichtig: Alle diese Überlegungen dienen auch der mentalen Geburtsvorbereitung – sollten aber immer in dem Wissen darüber stattfinden, dass alles auch ganz anders werden kann. Denn: Jede Geburt ist ein einzigartiges, nicht planbares und immer wieder überraschendes Ereignis.

Was kommt mit in die Klinik?

Es macht Spaß, sich vorher gemeinsam zu überlegen, was man alles gern mitnehmen möchte in die Klinik oder das Geburtshaus: Dinge die Sie für sich selbst und Ihr Neugeborenes brauchen, aber auch Dokumente und wichtige Unterla-

gen. Und dann alles, was aus einer Geburt einen persönlichen Event machen kann: sorgfältig zusammengestellte Musik-CDs oder Playlists zum Beispiel, ein Lieblingsbuch, vielleicht auch eine Flasche Sekt oder Champagner zur Feier des Tages. Hebammen schätzen, dass gut 80 Prozent aller werdenden Eltern ihren eigenen Soundtrack zur Geburt mitbringen: oft entspannende oder spirituelle Musik, aber vielleicht auch etwas Klassisches oder Rock. Falls Sie Ihr Kind zu Hause bekommen, werden Sie mit der Hebamme alles Notwendige besprechen.

Warten auf den großen Tag

Wann wohl die ersten Wehen kommen? Wird es tagsüber sein oder mitten in der Nacht? Und was, wenn ich ausgerechnet dann allein bin (lesen Sie dazu am besten im Kapitel 11 unter „Meist haben Sie noch viel Zeit" auf Seite 243)? Ob es lange dauert, bis das Baby da ist? Die letzten Tage und Wochen vor dem errechneten Termin können sehr aufregend sein: Endlich möchte man, dass es losgeht, man will alles hinter sich haben – und das Baby in die Arme schließen, anschauen, endlich wissen, wie es aussieht. Gleichzeitig kommen auch die Gedanken, ob man die lange Zeit der Wehen gut übersteht und genug Kraft und Energie für die Geburt mitbringt..

Aber: Babys kennen keinen Termindruck! Sie nehmen sich für ihre Entwicklung die Zeit, die sie brauchen. Auch das kann individuell sehr unterschiedlich sein.

CHECKLISTE: Was kommt mit in die Klinik?

Dokumente und wichtige Unterlagen

☐ Mutterpass

☐ Versicherungskarte der Krankenkasse (evtl. Zusatzversicherungskarte)

☐ Personalausweis

☐ Familienstammbuch (wenn Sie verheiratet sind)

☐ Geburtsurkunde (wenn Sie unverheiratet sind)

☐ Stift und Papier

☐ Evtl. wichtige Adressen und Telefonnummern von Freunden und Familie

Außerdem

☐ Evtl. Lieblingsmusik

☐ Zum Erfrischen während der Geburt vielleicht Traubenzucker oder Lutschbonbons

☐ Lippenpflegestift

☐ Evtl. Duftöl

☐ Für die Heimfahrt Kleidung, die Ihnen ungefähr im 6. Monat gepasst hat

Was Ihre Begleitung gut gebrauchen kann

☐ Bequeme Kleidung

☐ Evtl. warme Socken

☐ Thermoskanne mit Tee oder Kaffee

☐ Stärkungen wie Schokolade, Traubenzucker oder Müsliriegel

☐ Mobiltelefon

☐ Evtl. Fotoapparat und Videokamera

☐ Telefonnummern von wichtigen Personen

☐ Und für Sie: Massageöl, Entspannungsmusik

Was Sie selbst brauchen

☐ Bequemes Nachthemd oder weites T-Shirt, am besten vorn zum Knöpfen wegen des Stillens

☐ Morgenmantel oder Ähnliches

☐ Dicke Socken

☐ Hausschuhe

☐ Baumwoll- oder Wegwerfslips

☐ Evtl. einen Still-BH

☐ Stilleinlagen aus Wolle, Seide oder Watte

☐ Evtl. Waschlappen und Handtücher

☐ Körperpflege- und Kosmetikartikel – am besten unparfümiert

☐ Bei langem Haar eine Haarspange oder Haarbänder

☐ Evtl. Stillkissen

Was Sie für das Neugeborene brauchen

Viele Kliniken stellen Bodys und Strampelanzüge zur Verfügung, solange Sie und Ihr Baby dort noch untergebracht sind. Vermutlich brauchen Sie daher also nur Sachen für den Heimweg:

☐ Body oder Hemd und Höschen

☐ Strampelanzug

☐ Jacke oder Overall

☐ Mütze

☐ Wolldecke

☐ Tragetasche

☐ Babyschale für die Rückfahrt im Auto – aber die können auch Ihr Partner (oder andere Abholer) mitbringen, wenn es so weit ist

Nur etwa 2 Prozent aller Babys kommen an dem errechneten Termin zur Welt – alle anderen werden bis zu zwei Wochen davor oder danach geboren. Das hängt auch damit zusammen, dass eine gesund verlaufende Schwangerschaft zwischen 260 und 294 Tage dauern kann.

In England trägt man diesem Fakt Rechnung, indem man den LDD (Last Day of Delivery) festlegt. Dazu werden zu dem errechneten Termin zehn Tage hinzugezählt, sodass die werdenden Eltern sowie ihre Familien und Freunde dann eher diesen Termin verinnerlichen. Dadurch wird die Wartesituation deutlich entspannt, nervende Anrufe aus dem Freundes- und Familienkreis entfallen.

Für werdende Eltern ist es also viel sinnvoller, sich nicht auf den errechneten Termin zu fixieren, sondern auf einen Geburtszeitraum von etwa drei bis vier Wochen einzustellen. Dann ist die Enttäuschung, wenn das Baby seinen „Liefertermin" nicht „akkurat" einhält, nicht ganz so groß.

Wenn der Termin überschritten wird …

Manche Frauen sind gegen Ende der Schwangerschaft sehr ungeduldig: „Wann geht die Geburt endlich los?" Sie wollen und können nicht mehr und fühlen sich sehr belastet, wenn das Baby dann auch noch den Termin überzieht. Andere wiederum genießen die letzten Tage mit Baby im Bauch sehr.

Wenn Ihr Baby auch zu den Kindern gehören sollte, die sich Zeit lassen, auf die Welt zu kommen, dann sollten Sie daran denken, dass es den Geburtszeitpunkt mitbestimmt und darauf bauen, dass Sie beide ein gutes Team sein werden, wenn es so weit ist.

Für Hebammen, Ärztinnen und Ärzte ist die Betreuung von Frauen, die mehr als fünf bis zehn Tage über den Termin gehen, oft ein Balanceakt. Deshalb werden zu diesem Zeitpunkt meist auch alle zwei Tage, manchmal sogar jeden Tag, CTGs geschrieben.

Jede Geburt ist ein einzigartiger Weg

Manche Geburt dauert vielleicht acht Stunden, eine andere geht über Tag und Nacht. Doch die Dauer allein sagt zum Beispiel wenig über die Anstrengungen oder Schmerzen einer Geburt aus. Sämtliche Erfahrungen zeigen: Jede Geburt ist ein eigener und anstrengender Weg. Und jeder Körper, jede Frau hat ihren eigenen und persönlichen Rhythmus, die Geburt voranzubringen, zu schieben und wieder nachzugeben, zusammenzuziehen und anzuspannen, zu dehnen – und in den Wehenpausen auszuruhen und zu entspannen.

Es ist hilfreich und gut, wenn man sich schon in der Vorbereitungszeit darauf einstellt, auf diesen Rhythmus zu vertrauen. Eben weil es der körpereigene Rhythmus ist. Und weil der Körper selbst deshalb am allerbesten weiß, was er braucht, um das Baby, das in den vergangenen Monaten mit seiner Hilfe herangewachsen ist, auf die Welt zu bringen.

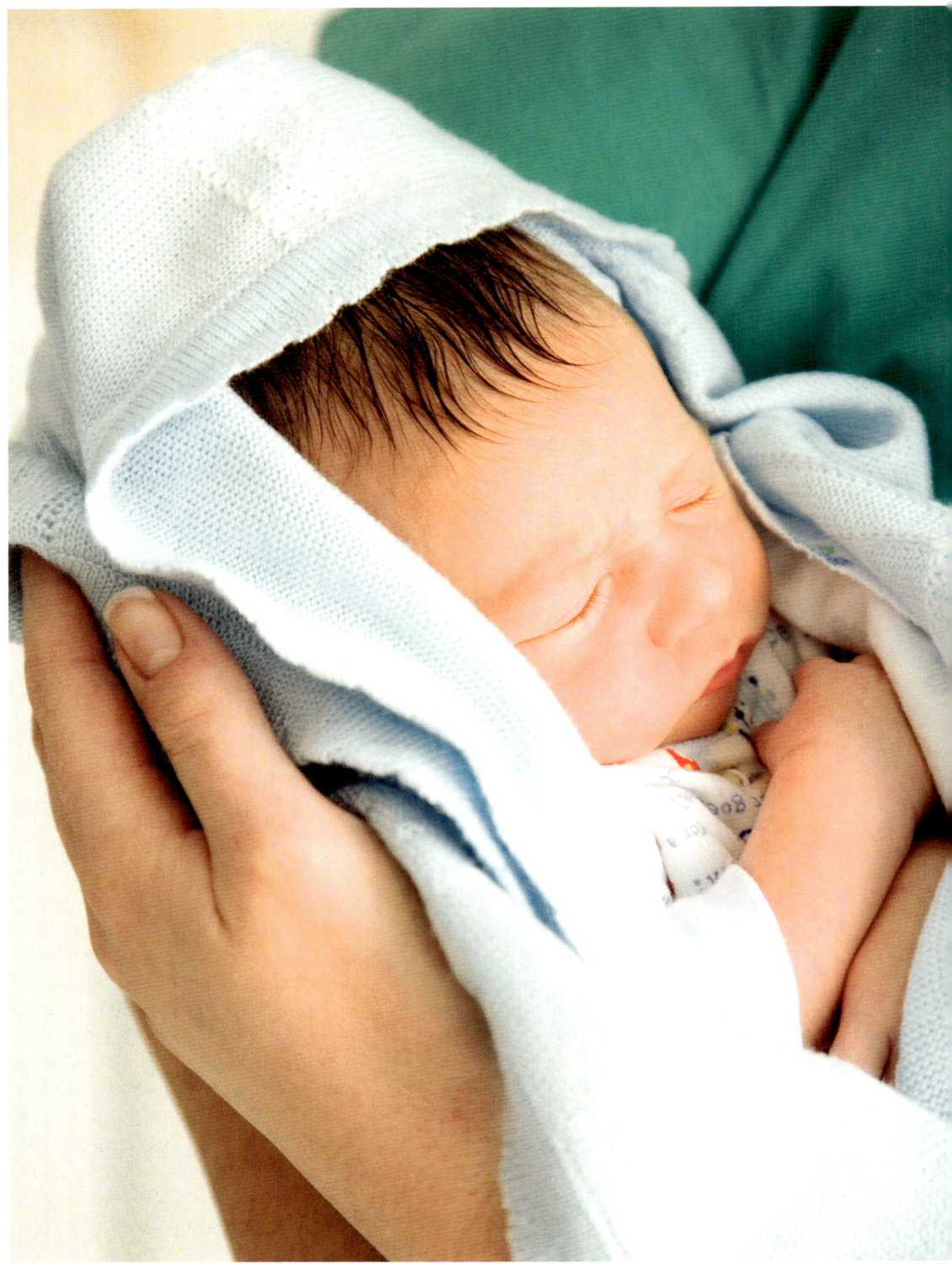

ES IST SO WEIT –
DIE GEBURT

Auch wenn man zwischendurch manchmal glaubt, schon endlos lange schwanger zu sein: Eines Tages geht es doch tatsächlich endlich los! Sie spüren die ersten Wehen, bald wird das Baby da sein. Wie eine Geburt abläuft und wie lange sie dauert, das kann individuell sehr unterschiedlich sein. Fest steht nur: Jede Geburt ist ein überwältigendes Erlebnis!

WILLKOMMEN AUF DER WELT

Je näher der Geburtszeitraum rückt, desto aufgeregter werden Sie in sich hineinhören und darauf warten, dass es endlich losgeht. Hier erfahren Sie, welches die ersten Anzeichen sind. Und Sie bekommen wichtige Informationen über die Lage des Babys, die verschiedenen Wehenarten sowie den Umgang mit Schmerzen während der Geburt. Dabei werden auch gesellschaftliche und medizinische Trends der Geburtshilfe berücksichtigt.

Was passiert bei der Geburt?

Jede Frau hat eigene Vorstellungen davon, wie sie sich idealerweise die Geburt ihres Kindes wünscht. Und jeder werdende Vater, der eventuell dabei ist, ebenso. Nicht immer läuft alles exakt so ab wie gewünscht oder geplant, aber die pro-

fessionellen Geburtshelfer – Hebammen, Ärztinnen und Ärzte – sind erfahren und werden Sie sicher und kompetent durch die verschiedenen Phasen der Geburt begleiten.

Ganz gleich, ob Ihr Kind spontan geboren wird oder per Kaiserschnitt auf die Welt kommt: Sie werden es in Ihren Armen halten und endlich sehen, wie es wirklich aussieht – ein besonderer und einzigartiger Moment. Kurz nach der Geburt wird der Säugling dann auch das erste Mal medizinisch untersucht.

DAS BABY IST DA!

Mit der Geburt ist die Zeit der Schwangerschaft vorbei – und das neue Leben als Mutter und Vater beginnt. Herzlichen Glückwunsch!

Starthilfe: Die indische Brücke ist eine bestimmte Körperhaltung, die dem
Baby durch das Anheben des Beckens mehr Platz zum Bewegen verschafft.

ES GEHT LOS: ERSTE ANZEICHEN

Der Körper bereitet sich langsam vor –
allererste Anzeichen der bevorstehenden
Geburt können werdende Mütter meist
schon gegen Ende des 9. oder Anfang
des 10. Monats spüren, denn etwa in diesem Zeitraum treten die ersten sogenannten Übungswehen ein, durch die sich der
Kopf des Kindes in den Beckeneingang
senken kann, aber nicht muss. Sie machen sich als eine Art kurzes Ziehen bemerkbar, das unregelmäßig auftritt und
meist schmerzlos ist. Nun ist klar, dass es
nicht mehr so lange dauern wird, bis Sie
Ihr Baby in den Armen halten können.
Gleichzeitig zeigen diese allerersten Zeichen auch, dass jede Geburt Zeit braucht
– und Geduld. Zwei kostbare Güter, die in
unserer Gesellschaft nicht mehr vollkommen selbstverständlich sind.

Wie verlockend ist es doch, sich einfach vorzustellen, dass man mit dem Bemerken der ersten Wehen in die Klinik
fährt, vielleicht noch ein warmes Bad
nimmt und wenige Stunden später das
Baby zufrieden in den Armen hält. Andererseits erzeugen solche Vorstellungen
große Erwartungen und vielleicht auch
Enttäuschung, falls die Geburt anders verläuft. Wenn Sie möchten, entwickeln Sie
schöne Fantasien und Wünsche zum Ablauf der Geburt Ihres Kindes und bauen
Sie dann dabei möglichst auch Offenheit
und Geduld ein. Das wird es Ihnen leichter machen, vertrauensvoll die Ereignisse
zu erwarten, die da kommen.

Die ersten richtigen Wehen werden Sie
dann im Gegensatz zu den Übungswehen
daran erkennen, dass sie in regelmäßigen
Abständen kommen und mit der Zeit immer stärker werden. Ein weiteres Anzeichen kann der Abgang des Schleim-
pfropfs sein – das ist ein klebriger Ausfluss, oft mit etwas Blut durchsetzt, der
den Muttermund während der Schwangerschaft verschlossen hat. Oft vergehen
aber auch dann noch einige Tage bis zu
einer Woche, bevor die Geburt unmittelbar bevorsteht.

Die richtige Startposition

Bis zum Ende des 9. Monats liegen die
meisten Babys in der richtigen Geburtspo-
sition mit dem Kopf nach unten. Falls Ihr
Kind diese Position noch nicht gefunden
hat, gibt es einige Methoden, mit denen
Sie Ihren Nachwuchs vielleicht zu einer
Drehung bewegen können. Die indische
Brücke (siehe Foto oben) ist zum Beispiel
eine Körperhaltung der Mutter, die dem
Baby mehr Platz zum Bewegen verschafft.
Auch alternative Verfahren wie Akupunk-
tur können Sie ausprobieren.

Sollte das nicht funktionieren, so kann
auch im Krankenhaus eine sanfte Wen-
dung von außen versucht werden, dann
allerdings aus Sicherheitsgründen unter
Kaiserschnitt-Bereitschaft. Manche Babys
können sich auch nicht drehen. Zum Beispiel, weil die Nabelschnur zu kurz ist
oder die Gebärmutter eine Anomalie auf-

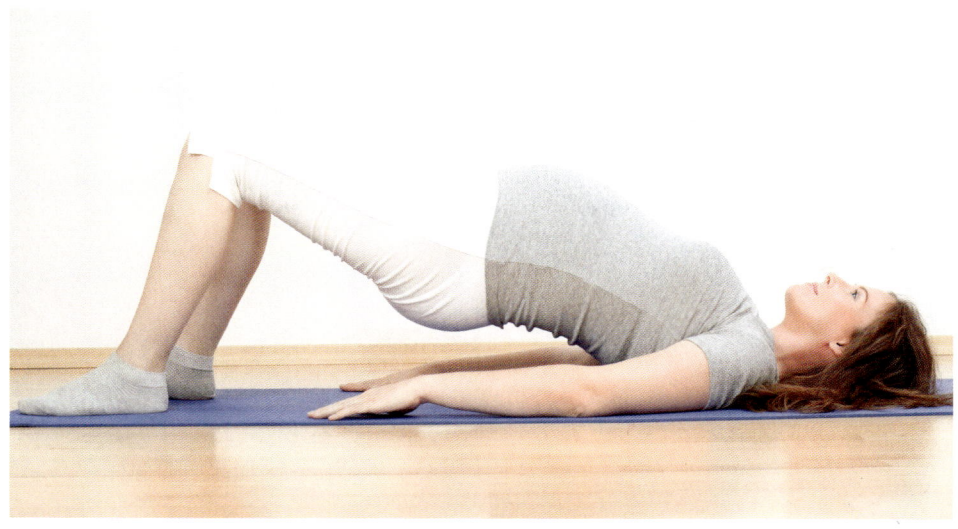

weist. Dann kommen je nach persönlicher Situation und Größe des Kindes eine Geburt in Beckenendlage oder ein Kaiserschnitt infrage. Manche Kliniken bieten auch eine Beckenendlagen-Sprechstunde an, in der Sie sich informieren können, welche Möglichkeiten der Geburtsvorbereitung und Geburt es gibt. Andererseits führen manche Kliniken bei Beckenendlagen grundsätzlich einen Kaiserschnitt durch. Deshalb ist es wichtig, dass Sie sich gegebenenfalls rechtzeitig und umfassend bei Ihrer Hebamme, Ihrer Ärztin und vielleicht auch in verschiedenen Kliniken informieren.

Meist haben Sie noch viel Zeit …

Die Wehen, die dann tatsächlich die Geburt einleiten, sind schmerzhafter und werden von einem deutlichen Ziehen im Rücken und Unterleib begleitet. Zu Beginn dauern sie etwa 30 bis 60 Sekunden an und treten in Abständen von bis zu 20 Minuten auf. Dennoch kann es auch jetzt noch viele Stunden dauern, bis die eigentliche Geburt beginnt. Sie haben also meist noch jede Menge Zeit, um rechtzeitig in die Klinik zu kommen. Und falls Sie gerade allein zu Hause sind oder unterwegs

sein sollten, wenn die ersten Wehen eintreten, bleibt Ihnen ebenfalls genug Zeit, Ihren Partner oder eine andere vertraute Person anzurufen.

Die meisten Frauen heutzutage kommen aber relativ früh in die Klinik – zu einem Zeitpunkt, zu dem die Geburtswehen und die daraus resultierenden Veränderungen des Muttermundes sowie der Gebärmutter noch nicht besonders weit vorangeschritten sind. Das wiederum scheint verschiedene geburtshilfliche Interventionen wahrscheinlicher zu machen, denn die Daten zeigen: Je später eine Frau in die Klinik geht, desto seltener erfolgen Eingriffe in den natürlichen Geburtsverlauf.

Wehen – wie oft und wie lange?

Sind die Wehen im Durchschnitt etwa alle 5 bis 10 Minuten deutlich spürbar und dauern zwischen 30 und 60 Sekunden, so ist es an der Zeit, in die Klinik oder das Geburtshaus zu fahren oder bei einer geplanten Hausgeburt die Hebamme zu informieren. Sinnvoll ist es, wenn Sie diesen zeitlichen Rahmen auch noch einmal persönlich mit den von Ihnen ausgewählten Hebammen und Ärztinnen oder Ärzten vor

Jede Geburt braucht ihre Zeit: Bis das Baby zur Welt kommt, muss sein Kopf sich um etwa zehn Zentimeter Richtung Beckenboden bewegen – Millimeter für Millimeter. Dabei beugt und dreht sich das Köpfchen des Kindes.

Ort besprechen. Das kann auch dazu beitragen, dass Sie selbst und Ihr Partner sich sicher und gut fühlen – selbst dann, wenn Sie nicht sofort mit wehenden Mänteln in die Klinik sausen, so wie man es im Fernsehen oft sieht.

Am Anfang der Wehentätigkeit ist der Weg das Ziel, denn jede Geburt braucht ihre Zeit! Bis das Baby tatsächlich geboren wird, muss sein Kopf sich um etwa zehn Zentimeter Richtung Beckenboden bewegen – Millimeter für Millimeter wird es durch die Wehen und die Kontraktionen der Gebärmutter auf die Welt geschoben.

Zwischen den Wehen haben Mutter und Baby immer wieder Ruhepausen und die können beide auch gut gebrauchen. Das hat die Natur klug eingerichtet. Sie sehen also: Im natürlichen Geburtsplan ist genug Zeit für Sie und Ihren Partner eingeplant, Sie müssen nicht sofort mit der ersten Wehe in die Klinik eilen.

Ängstlich und nervös? Das ist völlig normal!

Keine Panik! Dass Sie in der letzten Zeit vor der Geburt aufgeregt, ängstlich oder nervös sind, ist ganz normal. Die einen packt es vielleicht etwas früher, die anderen später und einige wenige Paare vielleicht auch so gut wie gar nicht. Am besten versuchen Sie also gar nicht erst, vollkommen cool zu bleiben. Warum auch? Schließlich erleben Sie eine Geburt nicht jeden Tag! Laut Statistik jedenfalls können die meisten Paare ihre gemeinsamen Ge-

burtserlebnisse an einer Hand, oft sogar nur an einem Finger abzählen.

Aus der Forschung weiß man zudem, dass Herzklopfen und das flaue Gefühl in der Magengegend nicht nur negative Auswirkungen haben. Ein gewisser Grad an Stress oder Respekt kann Menschen sogar regelrecht beflügeln. Von vielen Musikern oder Sportlern weiß man, dass sie immer wieder Angst davor haben, zu versagen oder nicht zu den Besten zu gehören. Aber genau dieses mulmige Gefühl treibt sie auch immer wieder zu ihren besonderen Spitzenleistungen an.

Apropos Versagensängste: Es gibt kaum einen Grund, sich vorab mit Fragen oder Befürchtungen zu quälen wie „Hoffentlich komme ich ohne PDA aus" oder „Ob ich wohl auch alles richtig mache?". Denn bei der Geburt gibt es kein „richtig" oder „falsch" – und keine Frau kann unter der Geburt versagen. Schließlich ist ja eine Geburt kein Leistungsnachweis wie eine Führerscheinprüfung, sondern sie erlaubt der werdenden Mutter, Leben zu schenken. Dabei kann man nicht versagen, sondern jede Frau wird aus allen ihr zur Verfügung stehenden Möglichkeiten genau das schöpfen, was sie braucht – und wenn dazu eine PDA oder ein Kaiserschnitt gehören, dann ist das vollkommen in Ordnung.

Wenn die Geburt eingeleitet wird

Falls der errechnete Geburtstermin verstreicht und um mehr als fünf bis zehn Tage überschritten ist, kann es sein, dass

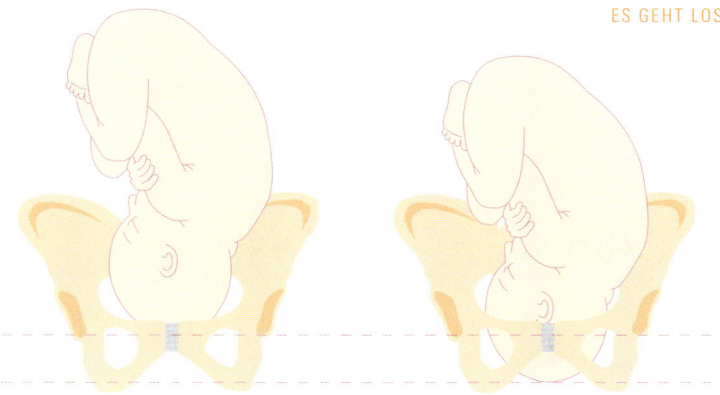

der Mutterkuchen das Kind vielleicht nicht mehr gut versorgt. Dann wird meistens nach Abwägung verschiedenster Überlegungen und Argumente versucht, die Geburt künstlich einzuleiten. Dabei werden in der Regel Hinweise aus Ultraschall und CTG aufgenommen und natürlich auch das persönliche Befinden der Schwangeren berücksichtigt. Überprüft wird vielleicht auch noch einmal, ob der vorgesehene Geburtstermin korrekt errechnet wurde. Krankheiten wie Diabetes oder eine Präeklampsie (siehe dazu auch Seite 174) können ebenfalls einen Einleitungsversuch notwendig machen.

Allerdings bedeutet auch so ein Einleitungsversuch nicht, dass die Geburt sofort einige Stunden später losgeht. Die Geburt wird immer noch die Zeit in Anspruch nehmen, die Ihr Körper und Ihr Baby brauchen. Manchmal kann es Tage dauern, bis der Körper, das Hormonsystem der Mutter und das Baby überzeugt davon sind, dass die Schwangerschaft nun zu Ende ist und die Geburt beginnen soll.

Damit die Einleitung nicht zu aggressiv ist (das könnte Mutter, Gebärmutter und Baby überfordern), gehen die meisten Kliniken schrittweise vor. Zu Anfang kommen vielleicht sanfte Verfahren wie Akupunktur oder homöopathische Mittel zum Einsatz. Ein typisches Mittel ist etwa Pulsatilla (Küchenschelle), das gegeben wird, wenn körperliche Prozesse verspätet einsetzen. Zwar gibt es für diese Maßnahme keinen Wirkungsnachweis, aber die Situation des Wartens auf die Wehen kann eine Schwangere so in Anspannung versetzen, dass durch unschädliche Behandlungen auch Entspannung eintreten kann.

In vielen Kliniken werden auch Prostaglandine in Tablettenform verabreicht. Sie machen den Muttermund weicher und häufig setzen nach einigen Stunden bis Tagen dann spontane Wehen ein. Anderenfalls setzt man Wehenmittel wie Oxytocin ein, die sich per Wehentropf steuern lassen, aber von manchen Frauen nicht so gut veratmet werden können wie spontane Wehen.

Vorzeitiger Blasensprung – und nun?

Bei etwa jeder fünften Geburt kann es passieren, dass die Fruchtblase aufspringt, bevor die Wehen eingesetzt haben. Doch meistens beginnen sie dann innerhalb von 24 Stunden von selbst, häufig sogar schon nach zwei Stunden. Falls das passiert, bleiben Sie ruhig und informieren Sie den Arzt, die Ärztin oder Hebamme. Oft ist der Kopf des Babys schon so tief ins Becken gerutscht, dass nur wenig Fruchtwasser entrinnt und Sie Zeit genug haben, sich langsam auf den Weg in die Klinik zu machen.

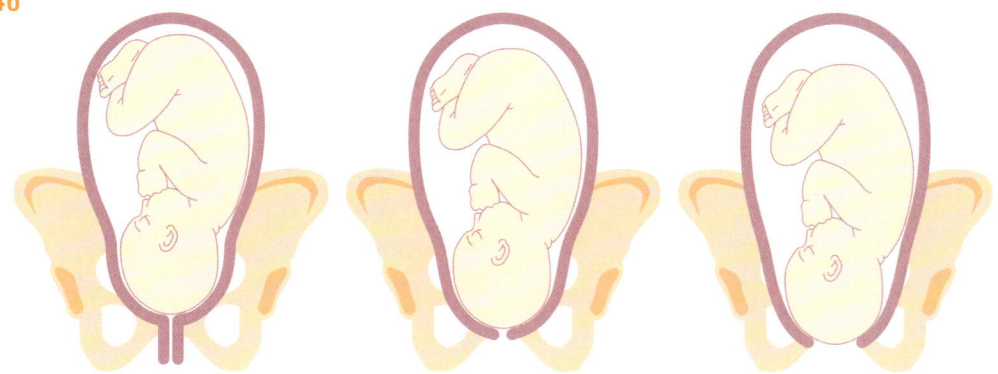

Schritt für Schritt bewegt sich das Baby immer tiefer ins Becken: Erst ist der Muttermund noch geschlossen (links). Durch die Wehen zieht sich der Gebärmutterhals zurück (Mitte). Der Muttermund öffnet sich und das Baby rutscht bis zum Beckenboden (rechts).

Platzt die Fruchtblase dagegen, wenn das Ungeborene noch recht hoch liegt, so kann das durchsichtige Fruchtwasser plötzlich in einem Schwall verloren gehen (das passiert aber viel seltener) – bei den Vorsorgeuntersuchungen werden Sie meist darüber informiert, ob sich der Kopf Ihres Babys schon fest ins Becken gesenkt hat. Bis zur 36. Woche und besonders bei Beckenendlage ist das mit großer Wahrscheinlichkeit noch nicht der Fall. In diesem Fall legen Sie sich am besten sofort hin und schieben sich zwei Kissen unter den Po, damit der Kopf des Kindes möglichst oben bleibt. Sorgen Sie dafür, dass Sie liegend in die Klinik gebracht werden, am besten mit dem Krankenwagen. Falls das passiert, wenn Sie gerade unterwegs sind – zum Beispiel im Supermarkt –, so sprechen Sie am besten eine geeignete Person an und bitten Sie diese darum, einen Krankenwagen zu rufen, während Sie sich, wo immer Sie sich gerade befinden, auf den Boden legen und warten, bis Sie abgeholt werden.

Und wie geht die Schwangerschaft zu Ende?

Gegen Ende der Schwangerschaft rutscht das Baby mit seinem Kopf tiefer in das Becken hinein (siehe Abbildung), aber noch ist der Gebärmutterhals deutlich zu erkennen und der Muttermund geschlossen (links). Durch die Wehen wird der Gebärmutterhals immer flacher und der Muttermund öffnet sich vollständig (Mitte) – der Körper nimmt sich dazu die Zeit, die er braucht. Zur Geburt senkt sich das Baby vom Beckeneingang über die Beckenmitte bis zum Beckenboden (rechts).

DER UMGANG MIT DEM SCHMERZ

Schmerzen sind ein wichtiges Thema in der Geburtsvorbereitung und natürlich erst recht, wenn es dann tatsächlich so weit ist und die Wehen die verschiedenen Phasen der Geburt einleiten. Aber was genau tut denn dann weh? Wie entstehen Geburtsschmerzen? Wie stark sind sie? Und was zeichnet sie aus?

Die ziehenden Schmerzen bei der Geburt entstehen bei der Öffnung des Muttermundes bis auf 10 Zentimeter. Außerdem werden der untere Teil der Gebärmutter sowie die Mutterbänder und gegen Ende der Geburt die Vulva stark gedehnt. Und das Baby drückt auf die Nervenenden im Kreuzbeinbereich sowie auf die Gelenke des Beckens. Andererseits aktivieren aber die Schmerzen unter der Geburt auch verschiedene körpereigene Glückshormone, die wie ein Schmerzmittel wirken können und zwischen den Wehen auch immer wieder für Entspannung sorgen.

Wissenswertes aus der Schmerzforschung

Schmerzforscher haben drei interessante Fakten herausgefunden:

■ Es gibt ganz verschiedene Arten von Schmerzen – der Geburtsschmerz nimmt dabei eine Sonderrolle ein. In früheren Zeiten signalisierte er der gebärenden Frau vermutlich, dass sie einen sicheren Platz für die Geburt suchen soll, und bis heute sorgt er dafür, dass gebärende Frauen in Bewegung bleiben und intuitiv immer wieder die Körperhaltung einnehmen, die sich gerade gut anfühlt. Dadurch werden das Baby und der Körper der Mutter bei der Geburt so gut es geht geschont.

■ Das Schmerzempfinden kann individuell sehr unterschiedlich sein. So haben in verschiedenen westlichen Gesellschaften zwischen 7 bis 15 Prozent aller Frauen, die eine natürliche Geburt erlebt haben, beschrieben, dass ihre Geburt nicht schmerzhaft war.

■ Schmerzen können verschiedene Funktionen haben. Während der Geburt haben sie auch die Aufgabe, den Ausstoß verschiedener Hormone anzukurbeln, zum Beispiel Endorphine, die wiederum nicht nur Mutter und Baby vor den Schmerzen während der Geburt schützen, sondern zudem auch beide optimal auf die Zeit nach der Geburt vorbereiten.

Vielleicht helfen Ihnen diese Informationen, die Geburtsschmerzen nicht nur ängstlich zu erwarten, sondern ihnen ein Stück weit voller Vertrauen entgegenzutreten. Denn Geburtsschmerzen unterscheiden sich in ihrer Qualität tatsächlich von Schmerzen, die infolge von Verletzungen oder Krankheiten entstehen. Sie fühlen sich anders an und sie sind vor allen Dingen nicht durchgehend wie etwa fiese Zahnschmerzen oder Schmerzen nach Verletzungen. Denn zwischen den schmerzhaften Wehen gibt es immer wieder Pausen, in denen Sie völlig beschwerdefrei sind und Ihnen gar nichts mehr wehtut. Das heißt, Sie wissen in jedem Moment: Nach dieser Wehe wird der Schmerz wieder vorbei sein und ich kann mich ausruhen. Das hilft. Insgesamt gesehen ist die Zeit der Schmerzen übrigens kürzer als die Zeit, in der Sie sich erholen und verschnaufen können.

Und: Sobald das Baby da ist, spielen die enormen Anstrengungen der Geburt für die meisten Frauen auch keine große Rolle mehr, denn die Hauptrolle übernimmt in diesem Moment das Neugeborene.

Schmerzen sind seit Jahrtausenden ein wichtiger und fundamentaler Bestandteil des Geburtsereignisses – es ist noch nicht erforscht worden, welche Auswirkungen eine schmerzfreie Geburt auf Mutter und Kind hat. Da die Schmerzen aber wie oben schon gesagt auch die Funktion haben, geburtsunterstützende Hormone auszuschütten, darf man davon ausgehen, dass die Schmerzen während des Geburtsprozesses eine wichtige Aufgabe übernehmen. Sind das nicht einige überzeugende Gründe, weniger Respekt vor den Geburtsschmerzen zu haben?

PDA und andere Schmerzstiller

Dennoch kann es sein, dass Sie persönlich die Schmerzen unter der Geburt als so unerträglich empfinden, dass Sie gern ein Schmerzmittel in Anspruch nehmen möchten. Das dürfen Sie – schließlich ist das Schmerzempfinden individuell sehr unterschiedlich und deshalb können auch nur Sie selbst entscheiden, welche schmerzlindernden Mittel und Hilfen Ihnen am ehesten nützlich sein können. Ob gezieltes Atmen oder das Massieren bestimmter Akupunkturpunkte, ob homöopathische Mittel oder entkrampfende Zäpfchen: Sie können sich schon in der Phase der Geburtsvorbereitung schlaumachen, welche sanften Methoden die von Ihnen ausgewählten Hebammen oder Ärztinnen und Ärzte anbieten. Und natürlich auch, welche schmerzlindernden Mittel in der Klinik, im Geburtshaus oder bei einer Hausgeburt zum Einsatz kommen. Interessant kann dabei auch die Information sein, wie oft das geschieht.

Die Periduralanästhesie (PDA)

Das stärkste Schmerzmittel ist die sogenannte Periduralanästhesie (PDA). Dabei werden Bauch und Becken lokal betäubt, indem ein Schmerzmittel in die äußeren Schutzhüllen des Rückenmarks (Periduralraum) gespritzt wird. Üblicherweise macht man das erst, wenn man ziemlich sicher ist, dass die Geburt schon begonnen hat. Das kann auch schon sein, wenn der Muttermund gerade mal einen Finger breit geöffnet ist. Bis die Wirkung eintritt, dauert es etwa 15 bis 20 Minuten.

Rund um die PDA kann es zu weiteren Eingriffen in den natürlichen Geburtsablauf kommen. Um einem plötzlichen Blutdruckabfall unter der PDA zu vermeiden, wird vor der Verabreichung des Medikaments die Blutmenge um 500 bis 1 000 Milliliter Flüssigkeit per Infusion vergrößert. Manchmal entspannt die PDA den mütterlichen Körper aber auch so sehr, dass die Wehen erst einmal schwächer werden oder sogar aufhören. Oft wird dann ein Wehentropf angelegt.

Ob und wie lange man nach einer PDA in der Klinik bleiben muss, hängt von der Dosierung und natürlich auch von der persönlichen Verfassung ab. Meistens versuchen die Ärztinnen und Ärzte, die PDA so zu dosieren, dass ihre Wirkung nach zwei Stunden wieder abklingt. Dennoch muss man meistens noch einige Zeit blei-

ben – wenn Sie eine ambulante Geburt planen, erkundigen Sie sich am besten vorab.

Der Pudendusblock

Der Pudendusblock kam früher vor allem in der Spätphase der Geburt zum Einsatz, ist aber heute weitgehend aus der Mode gekommen. Die Ärzte spritzen dabei ein Betäubungsmittel in die Nähe des Sitzbeinhöckers, sodass der Dehnungsschmerz im Bereich des Dammes und der Vulva betäubt wird.

WAS PASSIERT BEI DER GEBURT?

Wie Sie bereits wissen, kann eine Geburt von Frau zu Frau sehr unterschiedlich verlaufen und auch sehr unterschiedlich lange dauern. Vertrauen Sie darauf, dass Ihr Baby und Ihr Körper sich die Zeit nehmen, die beide brauchen, um einerseits dem Baby einen bestmöglichen Start ins Leben zu schenken und andererseits den mütterlichen Körper und seine Muskulatur so darauf vorzubereiten, dass dieser die Geburt gut und möglichst ohne Verletzungen übersteht.

Die verschiedenen Phasen der Geburt

Die Geburt selbst läuft in verschiedenen Phasen ab – Hebammen oder auch Ärztinnen und Ärzte werden Sie bei allen Pha-

sen begleiten und Ihnen mit konkreten Tipps und Anweisungen zur Seite stehen. In der Eröffnungsphase wird der Muttermund bis zur vollständigen Öffnung gedehnt, indem der Kopf des Babys mit jeder Wehe auf den Gebärmutterhals drückt, bis dieser ganz flach ist. Zu Beginn liegt das Baby dabei seitlich im Körper der Mutter. Zwischen den Schläfen ist sein Köpfchen nämlich am schmalsten und passt so quer am besten in den ovalen Beckeneingang. Ist der Muttermund schon recht weit geöffnet und das Kind tiefer in das Becken geschoben worden, so beugt es sein Kinn auf die Brust, um den Kopfumfang zu verringern. Außerdem schieben sich seine Schädelknochen ein wenig übereinander. Das alles kann unter-

Hallo, kleiner Erdenbürger! Jede Geburt läuft in verschiedenen Phasen ab, wobei das Baby sich mehrfach dreht und immer weiter in das Becken geschoben und gepresst wird. Nachdem das Köpfchen geboren ist, dreht es sich erneut, damit die Schultern nacheinander geboren werden können.

schiedlich viele Stunden dauern und ist unter anderem von der Stärke und Kraft der Wehen abhängig.

In der Übergangsphase, die meist nur einige Minuten dauert, werden die Wehen noch intensiver, der Muttermund ist nun vollständig geöffnet und das Baby hat mit seinem Kopf die Beckenmitte erreicht. Es kann sich nun wieder etwas besser drehen und tut das auch – meistens mit dem Rücken nach vorn, damit auch die Schultern in den Beckeneingang hineinrutschen können.

In der Endphase muss das Baby sozusagen die Kurve kriegen. Das heißt, es muss sich dem kurvenförmigen Verlauf des mütterlichen Beckens durch Drehen und Bewegen des Köpfchens anpassen. Die Mutter kann in dieser Phase versuchen, sich ebenfalls zu bewegen und die Haltungen zu finden, mit denen sie das Baby auf seinem Weg unterstützt. Millimeter für Millimeter wird das Baby gepresst und geschoben, bis der Kopf geboren ist. Das Kind schaut dabei meistens nach hinten zum Steißbein der Mutter. Damit auch die Schultern den Beckenausgang passieren können, dreht es sich noch einmal zur Seite. Manchmal stemmt es auch die Füßchen gegen die Gebärmutterwand, um sich abzustoßen. Nun werden Schultern, Körper und Beine geboren – und die Geburt ist geschafft. Das Baby ist da! Und wird meistens, wenn es ihm gut geht und

INFO   Die Einlagerung von Stammzellen aus dem Nabelschnurblut

Schon seit einigen Jahren bieten private Firmen eine medizinische Dienstleistung an, deren Nutzen sehr fraglich und die daher umstritten ist. Es geht um Stammzellen aus dem Nabelschnurblut des Neugeborenen, die man auf eigene Kosten für den späteren Eigengebrauch einfrieren lassen kann. Abgesehen davon, dass der Preis dafür um die 2000 Euro beträgt, gibt es zu der Verwendung eingelagerter Stammzellen bisher kaum wissenschaftliche Erfahrungen.

Sinnvoller scheint da, die Stammzellen aus dem Nabelschnurblut zu spenden und in einer gemeinnützigen Nabelschnurblutbank einzulagern.

Über eine weltweite Datenbank können dann passende Empfänger gesucht werden, die zum Beispiel an Leukämie oder einer anderen lebensbedrohenden Krankheit leiden.

Interessenten können sich auf folgenden Webseiten informieren:

- www.knochenmarkspende.de
- www.dkms-nabelschnurblutbank.de
- www.test.stammzellbank.de

(Dabei handelt es sich um die José Carreras Stammzellbank Stiftung des Universitätsklinikums Düsseldorf).

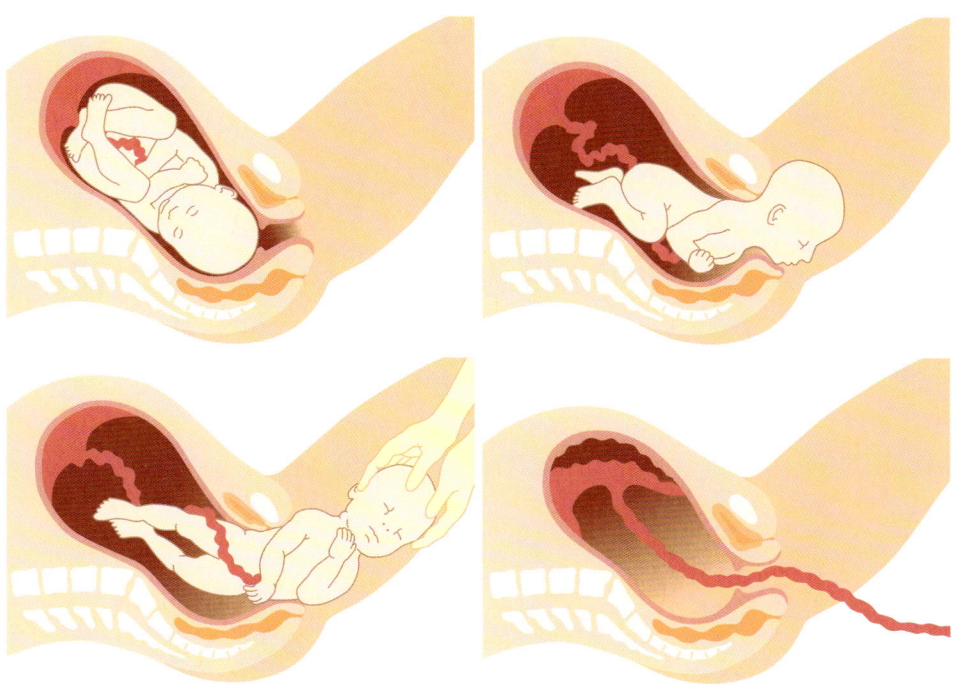

die werdenden Eltern es möchten, auf den Bauch der Mutter gelegt.

In der Nachgeburtsphase wird der Mutterkuchen, auch Plazenta genannt, geboren und die Geburtshelferinnen prüfen, ob er vollständig abgestoßen wurde. Wenn Sie möchten, können Sie sich das scheibenförmige Organ sogar anschauen. In den nächsten Stunden sorgen Nachwehen dafür, dass sich die stark gedehnte Gebärmutter wieder zusammenzieht. Das kann noch einmal unangenehm werden, aber je heftiger die einzelnen Krämpfe sind, desto schneller wird sich Ihre Gebärmutter verkleinern – und desto weniger stark werden die Nachblutungen beziehungsweise wird der Wochenfluss ausfallen.

In der Abbildung oben können Sie den Geburtsweg des Babys noch einmal im Überblick betrachten. Zu Beginn der Geburt öffnet sich der Muttermund und die Fruchtblase platzt (Bild 1), durch die Wehen wird das Baby Millimeter für Millime-

ter immer weiter in das Becken hineingeschoben und gepresst, bis sein Kopf geboren ist (Bild 2). Damit auch die Schultern und der Körper geboren werden (Bild 3), dreht es sich ein wenig zu Seite. Nachdem das Baby geboren und abgenabelt ist, wird in der Nachgeburtsphase auch der Mutterkuchen beziehungsweise die Plazenta geboren (Bild 4).

Und wie ist das mit der Nabelschnur?

Noch ist es über die Nabelschnur mit dem Körper der Mutter verbunden. Meistens nabeln die Geburtshelfer das Kind erst dann ab, wenn die Nabelschnur aufhört zu pulsieren. Das erlaubt dem Baby nach der großen Anstrengung der Geburt einen sanften Weg ins Leben, denn so kann es sich langsam an die eigene Atmung gewöhnen. Dazu wird die Nabelschnur zunächst abgeklemmt und dann durchtrennt. Eine Aufgabe, die auch der Vater des Kindes übernehmen kann. Gut zu wis-

BILD 1 Für werdende Mütter ist es wichtig, das Geschehen rund um die Geburt bestimmen und gestalten zu können.
BILD 2 Liegt auch wirklich alles bereit? Checken Sie noch einmal, ob Sie den Mutterpass und alle anderen Dokumente dabeihaben.

sen: Da die Nabelschnur keine Nervenzellen hat, ist das vollkommen schmerzlos.

Wichtig: Falls aus dem Nabelschnurblut Stammzellen gewonnen werden sollen, muss die Nabelschnur zügig abgeklemmt werden. Das heißt: Sie darf nicht auspulsieren.

Was brauchen Sie, um sich gut beschützt und sicher zu fühlen?

Auch wenn an verschiedenen Stellen schon darauf hingewiesen worden ist: Neben den verschiedenen hormonellen Prozessen und geburtshilflichen Methoden, die eine Geburt begleiten, haben Ihre persönliche Verfassung sowie Ihre Erwartungen einen großen Einfluss auf das Erleben eines so überwältigenden Ereignisses.

Ob im Kreißsaal, Geburtszimmer oder zu Hause: Fühlen Sie sich sicher und beschützt, so können Sie die verschiedenen Anforderungen der Geburt ungleich besser verkraften. Vielleicht bitten Sie die Hebamme oder auch Ihren Partner darum, Sie während der vielen Stunden, die Sie gemeinsam verbringen, ab und zu danach zu fragen, ob Sie wirklich alles haben, was Sie brauchen?

Manchmal sind es einfache Dinge, die einen Unterschied machen können: Beim Veratmen der Wehen ist es zum Beispiel so, dass sich in einer aufrechten Haltung die Lunge frei entfalten kann, was wiederum zu einer optimalen Sauerstoffversorgung von Mutter und Kind führt – ein gutes Gefühl. Aber nicht immer: Manchmal will man sich vielleicht auch einfach nur noch hinlegen. Finden Sie heraus, was Ihnen guttut.

Was zeichnet eine gute Geburtsbegleitung aus?

Neben den professionellen Geburtshelferinnen in der Klinik, im Geburtshaus oder zu Hause ist es schön, wenn es noch eine weitere Person gibt, die Sie während der Stunden der Geburt unterstützt und die Sie richtig gut kennen. Oft ist das der Partner und werdende Vater, manchmal vielleicht aber auch die beste Freundin, Schwester oder auch die eigene Mutter.

Hier ist ein kleiner Überblick für die Geburtsbegleitung, wie und wann man die Gebärende am besten unterstützen kann. Tipp: Vielleicht sprechen Sie vorher über Ihre Erwartungen und Vorstellungen – das verbindet.

Wenn sich der Geburtszeitraum nähert …

■ Erkunden Sie, wie man am besten in die Klinik oder das Geburtshaus kommt und wie lange das dauert.

Wenn sich die ersten Wehen melden …

■ Bleiben Sie bewusst ruhig und sicher – die werdende Mutter ist bestimmt schon aufgeregt genug.
■ Wenn die ersten, noch schwachen Wehen nachts losgehen, ermuntern Sie zum Weiterschlafen (Ausruhen gibt Kraft für die bevorstehende Geburt). Tagsüber können Sie die Zeit zum Beispiel noch mit einem Spaziergang, gegenseitigem Vorlesen, schönen Urlaubserinnerungen,

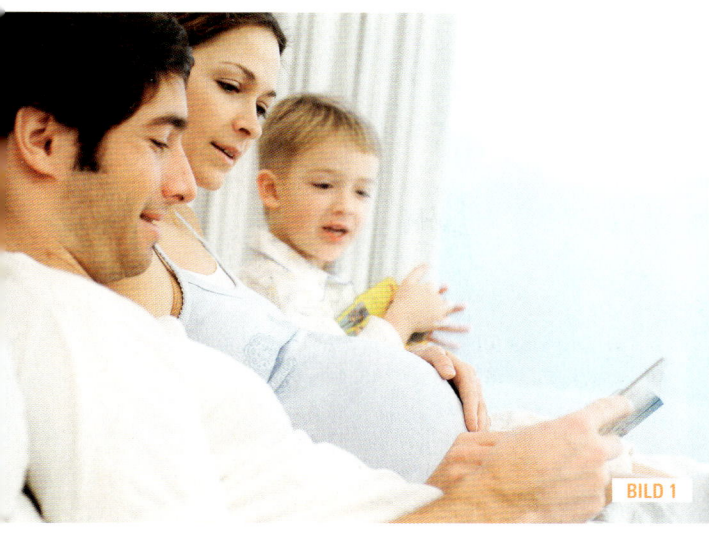

BILD 1

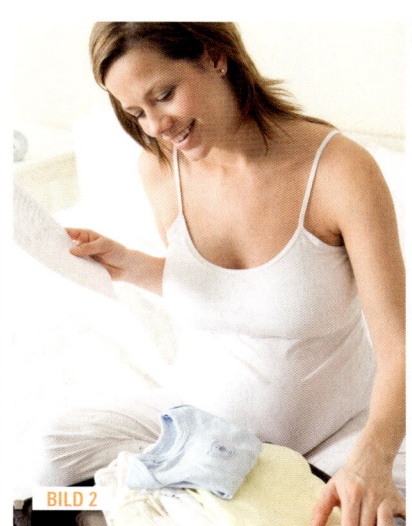

BILD 2

gemeinsamem Musikhören oder Karten-
spielen verbringen.

■ Wenn Sie sich auf den Weg in die Klinik machen, checken Sie noch einmal,
ob Sie den Mutterpass und alle anderen
Dokumente dabeihaben.

■ Für die Schwangere ist es von Anfang
an wichtig, dass sie das Gefühl hat, die
bevorstehende Geburtssituation selbst
kontrollieren zu können.

Wenn die Wehen stärker werden ...

■ Jetzt kann sich die Stimmung ändern.
Die werdende Mutter braucht nun Ruhe,
Konzentration, angenehmes Licht und das
Gefühl von Sicherheit und Geborgenheit,
um sich auf die anstrengende Geburt ein-
lassen zu können.

■ Vielleicht tun ihr jetzt kleine Massagen
oder auch ein kühlender Waschlappen
gut.

■ Beruhigende und anerkennende Worte
wie „Du machst das großartig" oder auch
Koseworte und beruhigendes Streicheln
können helfen.

■ Falls Sie in der Geburtsvorbereitung bestimmte Übungen oder Atemtechniken
gelernt haben, können Sie auch daran an-
knüpfen.

■ Fragen Sie nach: „Hast du wirklich
alles, was du brauchst, um dich wohlzufühlen?"

■ Achten Sie darauf, dass die werdende
Mutter das Geschehen bestimmt, gestalten und kontrollieren kann.

■ Wichtig ist vor allem, dass Sie Sicherheit und Vertrauen vermitteln. Indem Sie
der werdenden Mutter signalisieren, dass
Sie auf ihre Kraft vertrauen und dass Sie
an das natürliche Wissen ihres Körpers
glauben, wird es ihr auch leichter fallen,
vertrauensvoll und überzeugt von der eigenen Kraft zu sein.

■ Wichtig ist aber auch, dabei ehrlich zu
bleiben, denn eine falsche Beruhigung
kann die Schwangere zusätzlich verunsichern, weil sie sich mit ihren Ängsten
überhaupt nicht gesehen und ernst genommen fühlt.

Medizinische Unterstützung: Geburtshilfen

Saugglocke oder Zange

Bei etwa fünf von hundert Geburten kann
es ein, dass das Baby bereits im Geburtskanal ist, aber es geht nicht voran. In diesem Fall wird zur Sicherheit von Mutter

Geduld ist gefragt: Auch bei einem geplanten Kaiserschnitt macht es Sinn, auf das natürliche Einsetzen der Wehen zu warten.

und Kind eine Saugglocke – sehr selten auch eine Zange – eingesetzt. Sobald sich während der Geburt abzeichnet, dass so ein Eingriff notwendig werden könnte, sollten Sie über das weitere Vorgehen aufgeklärt werden, damit Sie Ihre Einwilligung geben können.

Und was geschieht bei einem Dammschnitt?

Das Gewebe zwischen Scheide und After – der Damm – wird bei der Geburt extrem belastet. Dabei können in und um die Scheide kleine Risse entstehen, die meis-tens schnell und problemlos wieder heilen. Manchmal, wenn dem Baby zum Beispiel wegen drohender Sauerstoffnot keine weiteren drei Wehen zuzumuten sind, muss allerdings die Scheidenöffnung durch einen Dammschnitt vergrößert werden, um die Geburt zu beschleunigen. In der Regel wird der Schnitt auf dem Höhepunkt einer Wehe vorgenommen, wenn das Gewebe sehr gedehnt und am schmerzunempfindlichsten ist. Jeder Dammschnitt muss genäht werden. Das wird meistens unter örtlicher Betäubung gemacht.

DER KAISERSCHNITT – MANCHMAL GEPLANT

Mittlerweile kommt in Deutschland etwa jedes dritte Baby per Kaiserschnitt zur Welt. Manchmal sprechen medizinische Gründe für einen geplanten Kaiserschnitt, etwa, wenn die Plazenta vor dem Muttermund liegt und eine natürliche Geburt verhindert, wenn das Baby quer oder in Steißlage im Bauch liegt und sich nicht drehen will oder aber die Mutter Mehrlinge erwartet. Auch bei der Geburt können plötzlich Situationen eintreten, die für einen Kaiserschnitt sprechen: zum Beispiel wenn sich die Herztöne des Ungeborenen dramatisch verschlechtern oder ein Geburtsstillstand eintritt.

Geplante Kaiserschnitte werden meistens unter einer Teilnarkose, der soge-nannten Spinalanästhesie, durchgeführt. Bei der Spinalanästhesie wird das Betäubungsmittel im unteren Teil der Wirbelsäule direkt in den Rückenmarkkanal gespritzt. Sie wirkt sehr viel schneller als eine PDA.

Muss die Geburt in einer Notsituation sehr schnell gehen, so kommt aus Zeitgründen meist nur eine Vollnarkose oder Spinalanästhesie infrage.

Der geplante Kaiserschnitt – je später, desto besser

Falls Sie Ihr Baby mit einem geplanten Kaiserschnitt erwarten, ist die folgende Studie aus Dänemark sicher von Interesse für Sie. Die Forscher haben dazu die Daten von über 34 000 Neugeborenen

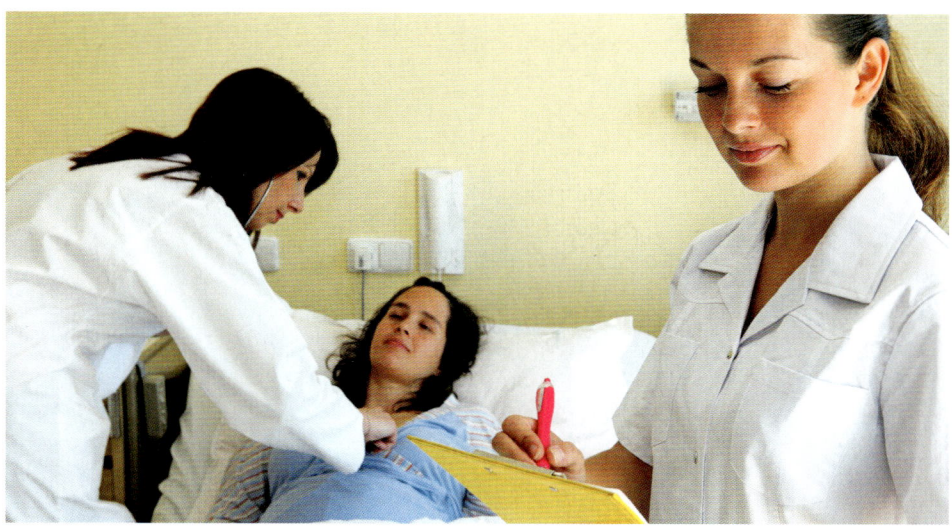

ausgewertet und dabei Folgendes festgestellt: Je früher die Schwangere entbindet, umso höher ist das Risiko, dass das Kind nach der Geburt Atemschwierigkeiten hat. Bei Kaiserschnittgeburten zwischen der 37. und 39. Schwangerschaftswoche waren die Atemprobleme zwei- bis viermal höher als bei Kindern, die in der 40. Woche zur Welt gekommen sind. Offenbar sind also die Reifungsprozesse der letzten Wochen und Tage vor der Geburt von entscheidender Bedeutung. Zum Schutz des Babys sollte ein geplanter Kaiserschnitt deshalb so spät wie möglich erfolgen, raten die Forscher.

Am besten: Auf den Beginn der Wehen warten

In vielen Kliniken ist es üblich, den Kaiserschnitt-Termin im Voraus festzulegen, anstatt auf den Beginn der Wehen zu warten, die das natürliche Zeichen sind, dass ein Kind reif für die Geburt ist. Man weiß zum Beispiel, dass etwa sechs Stunden vor Einsatz der Wehen das Wasser aus den Lungenbläschen des Ungeborenen entweicht und Hormone ausgeschüttet werden, die das Baby auf die Geburt vorbereiten.

Allein diese zwei Tatsachen lassen es sinnvoll erscheinen, auf den natürlichen Einsatz der Wehen zu warten – auch dann, wenn ein Kaiserschnitt notwendig und geplant ist.

Und dabei ist noch nicht berücksichtigt worden, welche Unterschiede es für die Mutter und ihren Körper sowie für ihre Seele macht, ob ein Kaiserschnitt mit dem natürlichen Einsatz der Wehen durchgeführt wird oder an dem Termin, der im Prinzip allen gut passt.

Zugegeben: Für die Klinik (und unter Umständen auch für die werdende Mutter) ist dieses Vorgehen nicht ganz so bequem und voraussehbar, für die Klinik kann es sogar zusätzliche Nacht- und Wochenenddienste sowie materielle Einbußen bedeuten. Aber die große Frage, die sich jede Frau und jedes Paar stellen sollten, heißt: Sollte unsere Sehnsucht nach Planbarkeit wirklich alleiniger Grund sein, in die natürlichen Geburtsabläufe einzugreifen? Oder wollen wir uns lieber eine Klinik suchen, in welcher der natürliche Beginn der Wehen abgewartet wird?

Ein solcher vorher vereinbarter, aber nicht geplanter Kaiserschnitt, bei dem

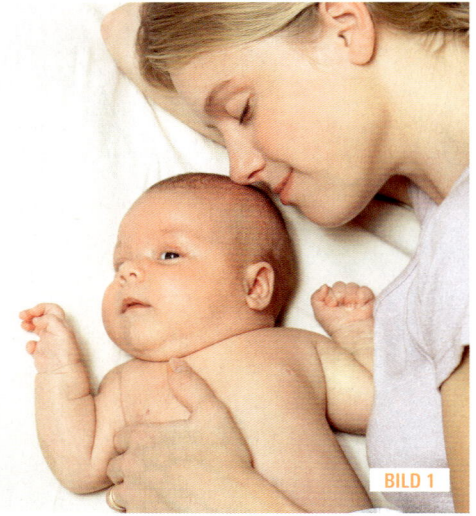

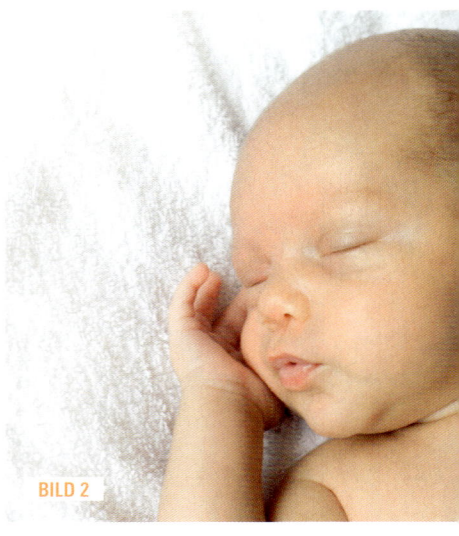

BILD 1   BILD 2

man auf die natürlichen Wehen wartet, hat gegenüber dem geplanten Kaiserschnitt deutliche Vorteile: Klinische Erfahrungen zeigen nämlich, dass die Neugeborenen wesentlich weniger unter Anpassungsstörungen leiden und entsprechend „unnötige" Verlegungen in Kinderkliniken entfallen.

Was genau passiert bei einem Kaiserschnitt?

Hier haben wir ein paar Informationen für Sie zusammengestellt, wie man sich in etwa den Ablauf bei einem Kaiserschnitt im Operationssaal vorstellen kann. Natürlich wird es von Klinik zu Klinik Unterschiede geben, aber so haben Sie schon einige Anhaltspunkte – auch, um eventuell vorab noch eigene Fragen stellen zu können.

Zunächst wird die Frau, auf Wunsch im Beisein des Partners, auf die Operation vorbereitet. Dazu wird ihr ein intravenöser Zugang zur Vorbereitung der Narkose gelegt, meistens ist das eine Spinalanästhesie in wachem Zustand. Damit es beim Eingriff nicht zu einer Blasenverletzung kommen kann, wird außerdem ein Dauerkatheter in die Blase gelegt, das ist nicht schmerzhaft.

Der beste Platz für Begleiter: neben dem Kopf der Mutter

Dann werden alle für die Operation steril eingekleidet, die werdende Mutter liegt bereits auf dem OP-Tisch und wird mit einem sterilen Einmaltuch abgedeckt. Der Platz des Partners oder anderer Begleiter für die Operation ist grundsätzlich neben dem Kopf der Frau. Dort können sie ihr während des Eingriffs am besten psychologisch beistehen, das Gesicht streicheln und sie mit leisen Worten beruhigen. Manchmal wird man auch gebeten, die Sauerstoffmaske zu halten.

Während der Operation können Sie ungewohnte oder unbekannte Geräusche hören. Lassen Sie sich davon nicht verunsichern oder irritieren. Sie werden auch mitbekommen, dass zum Schutz des Kindes und der Mutter wie bei einer richtigen Geburt zunächst verschiedene Gewebsschichten gedehnt werden. Schließlich wird das Baby nicht durch das Becken und den Gebärkanal, sondern durch die Bauchdecke gedrückt. Allerdings ist es nicht empfehlenswert, bei der Operation selbst zuzusehen. Und noch etwas: Als Begleitung ist es keine Schande, wenn man plötzlich doch den OP-Raum verlassen muss oder einem übel wird – das kann passieren.

Wer das Bedürfnis hat, zu sehen, wie ein Kaiserschnitt oder auch eine Spontangeburt genau funktioniert, sollte sich im Rahmen der Geburtsvorbereitung bei der Hebamme nach einem geeigneten Film erkundigen. Gut ist, wenn dieser gemeinsam mit Hebammen oder professionellen Geburtshelfern angeschaut wird.

Nach dem Abnabeln ist Zeit zum Kuscheln

Sobald das Baby das Licht der Welt erblickt, wird es abgenabelt, eventuell abgesaugt, der Hebamme übergeben und dann den Eltern gezeigt. Ein Kinderarzt untersucht das Neugeborene und dann darf es – wenn es ihm gut geht – zurück zu Mutter und Vater, die es nun halten, kuscheln, bewundern und die Nähe zueinander genießen können.

Die Mutter wird weiter medizinisch versorgt, der Vater kann schon den Operationssaal verlassen und mit dem Baby in den Kreißsaal wechseln. Kurze Zeit später kommt auch die Mutter nach und als neugeborene Familie bleibt man noch für eine Überwachungsphase im Kreißsaal.

INFO Und nach dem Kaiserschnitt…?

Keine Frage: Im Notfall ist ein Kaiserschnitt auf jeden Fall ein Segen für Mutter und Kind. Dennoch sollte man auch wissen, dass bei aller Routine, die mittlerweile im Klinikalltag eingekehrt ist, ein Kaiserschnitt dennoch ein operativer Eingriff ist, der bestimmte Folgen haben kann.

So erleben per Kaiserschnitt geholte Kinder die Veränderung der Druckverhältnisse wesentlich stärker. Gleichzeitig fehlt der körperliche Geburtsstress, dem Babys bei einer natürlichen Geburt ausgesetzt sind. Die Folge davon ist, dass Neugeborene häufiger als bei einer normalen Geburt mit Atem- und Anpassungsstörungen reagieren.

Experten weisen auch darauf hin, dass bei einer normalen Geburt im Stoffwechsel der Mutter Endorphine freigesetzt werden, die für Glücksgefühle nach durchgestandenen Schmerzen sorgen sowie das Baby wach und aufmerksam machen. Dadurch wird der Prozess des Bonding (mehr dazu auf den nächsten beiden Seiten) entscheidend unterstützt.

In den meisten Kliniken wissen die Ärzte, Ärztinnen und Hebammen um diese Folgen und werden Sie und Ihr Baby in den ersten Stunden und Tagen nach der Geburt besonders gut beobachten und unterstützen.

DIE ERSTE BEGEGNUNG MIT DEM BABY

Und dann ist es tatsächlich da! Nach zehn Monaten im Bauch der Mutter, gut geschützt von Fruchtwasser und Fruchtblase, ist das Baby auf die Welt gekommen. Es wird von einem Moment auf den anderen nicht mehr über die Nabelschnur mit Sauerstoff versorgt, sondern muss plötzlich allein atmen. Dazu ist seine nahe Umgebung plötzlich nicht mehr eng, dunkel und geräuschgedämpft wie in der Gebärmutter, sondern ungewohnt hell und laut. Gut, wenn es dann die vertrauten Stimmen der Eltern hört und sich möglichst eng an die Mutter kuscheln kann, um ihren vertrauten Herzschlag zu hören. Tatsächlich funktioniert das Schmecken, Riechen und Hören bei Neugeborenen schon sehr gut, sie können ihre Mutter meist am Geruch und an der Stimme erkennen. Auch den Saug-, Such- und Greifreflex hat die Natur jedem Neugeborenen von Anfang an mitgegeben, damit es – sobald es trinken möchte – die Brustwarze der Mutter findet und weiß, wie es an die lebensnotwendige Muttermilch kommt.

Hallo, Kleines – wir haben lange auf dich gewartet

Wissenschaftliche Untersuchungen haben gezeigt, dass der unmittelbare Körperkontakt zwischen Mutter und Baby nach der Geburt für das Kind und dessen weitere Entwicklung sehr wertvoll ist.

Durch den direkten Hautkontakt, die Körperwärme, den Herzschlag, die Stimme und den Geruch der Mutter spürt das Neugeborene: Hier ist alles bekannt und vertraut, ich bin hier sicher! Dieses Gefühl der Sicherheit und Geborgenheit stabilisiert die Atmung und den Kreislauf des Babys, über den direkten Hautkontakt werden auch die ersten Stillreflexe zwischen dem Neugeborenen und der Mutter aktiviert.

Diese Phase, die ersten Augenblicke zwischen Baby und Mutter (und auch dem Vater) nennt man Bonding. Der englische Begriff stammt von zwei amerikanischen Wissenschaftlern, die als Erste diese besondere Bindung oder auch Verbindung in den Stunden nach der Geburt untersucht haben.

Es ist schön, wenn sich die Mutter beziehungsweise die Eltern dafür viel Zeit und Ruhe nehmen können. Wie genau der jeweilige Bonding-Prozess dann im Einzelnen abläuft, kann man allerdings nicht vorhersagen.

Manchmal muss das Baby oder die Mutter vielleicht erst noch medizinisch untersucht oder versorgt werden, bevor sie sich intensiver aufeinander einlassen können. Manchmal sind Sie vielleicht auch noch zu erschöpft. Oder wollen nach der Anstrengungen der Geburt erst einmal tief durchatmen. Auch das ist vollkommen in Ordnung. Für das Bonding gibt es nämlich kein „richtig" oder „falsch", keinen vorgeschriebenen Ablaufplan und keine festen Regeln.

**BONDING IST EINE HERZENS-
ANGELEGENHEIT**

„Bonding ist nur schwer mit Worten, sondern besser mit dem Herzen und den Sinnen erfassbar. Wenn Bonding stattfindet,
ist manchmal spürbar, wie sich Liebe und
Geborgenheit, Frieden und Zufriedenheit
im Raum ausbreiten. Diese Gefühle können eine wichtige Grundlage für die le-
benslange Gesundheit Ihres Kindes sein."
Dr. Wolf Lütje, Gynäkologe und Chefarzt
der Frauenklinik Viersen

Der erste Atemzug ...

Im Geburtskanal wird der Brustkorb des
Babys so fest zusammengedrückt, dass
es das Fruchtwasser, was es noch in der
Lunge oder im Rachen hat, ausspuckt.
Sobald es geboren ist und sich der Brustkorb endlich wieder ausdehnen kann, holt
das Neugeborene zum ersten Mal Luft.

Dabei verschließt sich der Zugang vom
Bauch des Kindes zur Nabelschnur – das
längere Pulsieren der Nabelschnur geschieht also nur noch zwischen dem Mutterkuchen und dem Ende der Nabelschnur
am Bauch.

Nun atmet das Kind allein – und auch
die Körpertemperatur muss sein kleiner
Organismus jetzt allein regeln. Viele Neugeborene frieren leicht, weil ihre Körperoberfläche im Verhältnis zu ihrem Gewicht
sehr groß ist. Außerdem leitet die Haut in
dieser sensiblen Phase die Wärme besonders gut weiter. Deswegen müssen Neugeborene sorgsam vor Unterkühlung (und
Überhitzung) geschützt werden.

Die ersten Untersuchungen des Neugeborenen

Kaum auf der Welt, wird der neue Erdenbürger begutachtet und untersucht – aber

DER APGAR-TEST: HALLO BABY – NA, WIE GEHT'S?			
Kriterien	**0 Punkte**	**1 Punkt**	**2 Punkte**
Aussehen (Hautfarbe)	blass, blau	Körper rosig, Arme und Beine blau	rosig
Herzschlag	keiner	weniger als 100 Schläge pro Minute	mehr als 100 Schläge pro Minute
Muskeltonus	schlaff	etwas Spannung	aktive Bewegungen
Reflexe und Reaktio-nen	keine	geringe Reaktionen, Gesichts-bewegungen	niesen, husten oder schreien
Atmung	keine	unregelmäßig	regelmäßig

keine Sorge, Ihr Baby wird dabei nicht weiter in seinem Ankommen beeinträchtigt, denn das Blut für die notwendigen Laborwerte wird aus der Nabelschnur entnommen. Und der Apgar-Test (siehe Seite 259), mit dem der Allgemeinzustand des Neugeborenen bewertet wird, kann auch durchgeführt werden, wenn das Baby auf Ihrem Bauch liegt.

Mit großer Wahrscheinlichkeit wird es nicht aussehen wie die rosigen, faltenlosen Wonneproppen, die man im Fernsehen oder in der Werbung sieht. Denn: Wer würde schon ein Neugeborenes in einem Film mitspielen lassen? Stellen Sie sich also darauf ein, ein verknautschtes winziges Etwas in den Armen zu halten. Vielleicht noch etwas mitgenommen von der anstrengenden Geburt.

■ Blutuntersuchungen Das Blut wird aus der Nabelschnur für die erste Untersuchung entnommen, um den Säuregehalt des Blutes (pH-Wert) und den Hämoglobin-Wert (Hb) zu bestimmen. Falls der pH-Wert zu niedrig ist, wird das Neugeborene gegebenenfalls besonders überwacht oder auch medizinisch behandelt.

■ Der Apgar-Test Dieser Test wurde in den fünfziger Jahren entwickelt und liefert bis heute wichtige Anhaltspunkte, um zu beurteilen, wie es den Kleinen geht. Alle Kinder werden während der ersten zehn Minuten nach der Geburt dreimal dem Apgar-Test unterzogen. Geprüft werden dabei Atmung, Puls, Muskel-

DIE ERSTEN UNTERSUCHUNGEN DES NEUGEBORENEN	
U1 **Nach der Geburt**	**U2** **Zwischen dem 3. und 10. Lebenstag**
■ Atmung ■ Herzschlag ■ Reflexe	■ Innere Organge ■ Sinnesorgane ■ Früherkennung von Stoffwechselerkrankungen ■ Hörscreening

spannung, Reaktion auf Außenreize und Hautfarbe. Pro Bereich werden bis zu zwei Punkte vergeben (siehe dazu Kasten von Seite 259). Die Bestnoten liegen zwischen neun und zehn Punkten. Es kann sein, dass der erste Testwert nicht optimal ist. Aber nach den Strapazen der Geburt kann es vollkommen angemessen sein, wenn ein Baby zum ersten Testzeitpunkt noch gestresst ist und vielleicht nur acht Punkte hat.

Die ersten Untersuchungen des Neugeborenen und die später folgenden Untersuchungen beim Kinderarzt sind dazu da, die Entwicklung des Babys sorgfältig zu beobachten und zu begleiten. Insgesamt sind im ersten Lebensjahr gleich sechs solcher Früherkennungsuntersuchungen vorgesehen. Die ersten beiden – die U1 und U2 – werden bereits unmittelbar nach der Geburt beziehungsweise am dritten Lebenstag gemacht.

Vorbeugemaßnahmen – Vitamin K und Augentropfen

■ Vitamin K Kindliche Darmbakterien produzieren nach der Geburt noch nicht genug Vitamin K (wichtig für die Blutgerinnung). Deshalb wird eine Vitamin-K-Prophylaxe empfohlen – das bedeutet, der Säugling bekommt zwei Tropfen Vitamin K in einer öligen Flüssigkeit eingeträufelt, ebenso bei den später folgenden Untersuchungen U2 und U3. Damit soll möglichen Hirnblutungen vorgebeugt werden, die sich aus winzigen Blutungen entwickeln können, falls das Gerinnungssystem des Neugeborenen gestört ist.

■ Augentropfen sollen eine Infektion der Augen durch die Geburt verhindern. Früher hatte man dafür eine gesetzlich vorgeschriebene Silbernitratlösung verwendet, die aber in den meisten Kliniken durch ein Antibiotikum ersetzt worden ist, weil das Silbernitrat sehr in den Augen gebrannt hat und die Babys danach nur verschwommen sehen konnten.

Es sind jedoch viele Erreger gegen die zur Verfügung stehenden Antibiotika resistent geworden, sodass diese Art der Prophylaxe auch kritisch gesehen wird. Wenn Sie am Ende der Schwangerschaft einen Abstrich der Scheide machen lassen und keine gefährlichen Keime zu finden sind, sind die Augentropfen überflüssig (mehr dazu auf Seite 92 und 93, Tabelle).

INFO **Die Neugeborenen-Gelbsucht – meistens völlig ungefährlich**

Die Neugeborenen-Gelbsucht kommt relativ häufig vor, weil die kleine Leber ihre Funktion erst allmählich aufnimmt und sich der Stoffwechsel des Babys erst nach und nach anpasst. Dadurch erhöht sich die Konzentration von Bilirubin – einem Abbauprodukt des Blutfarbstoffs Hämoglobin. Bilirubin lagert sich in der Haut ab, sodass in den ersten Lebenstagen eine gelbliche Hauttönung entstehen kann. Doch der Organismus des Säuglings kann von Tag zu Tag eine höhere Dosis Bilirubin selbst abbauen. So verschwindet die Gelbsucht meist von selbst innerhalb einer Woche.

Wichtig: Tut sie das nicht, sollte das Baby eine Fototherapie unter blauem Licht bekommen. Das Licht spaltet das Bilirubin in Moleküle, die dann wiederum besser ausgeschieden werden können. Falls Sie ambulant oder zu Hause entbinden, achten Sie darauf, dass im Zweifelsfall – also bei einer gelblichen Hauttönung des Kindes – die Hebamme oder ein Kinderarzt die Bilirubinwerte Ihres Babys überprüfen.

Trends in der Geburtshilfe – wo geht es hin?

Immer mehr Kinder in Deutschland kommen per Kaiserschnitt zur Welt – welche Auswirkungen hat das auf die Zukunft der Geburtshilfe? Ein Gespräch mit Dr. Wolf Lütje, Gynäkologe und Chefarzt der Frauenklinik Viersen.

Seit wann ist die Kaiserschnittrate so dramatisch gestiegen?

Im Prinzip in den letzten zehn Jahren. Aber schon seit 1991 hat sich der Anteil der Kaiserschnittentbindungen nahezu verdoppelt. Damals lag die Rate der Schnittentbindungen bei etwa 15 Prozent, heute bei etwa 30 Prozent.

Meinen Sie, die Rate wird weiter steigen?

Das kann schon sein, aber ich denke, irgendwann kommt der Punkt, an dem es eine Trendwende geben wird. Das war zum Beispiel im 18. Jh. rund um die Erfindung der Zangengeburt ähnlich. Als erstmals ein totgeglaubtes Kind per Zange gerettet wurde, war das eine absolute Sensation. Dann wurden eine Zeit lang immer mehr Kinder per Zange geholt – bis man merkte, dass Zangengeburten heftige Komplikationen mit sich bringen. Heute liegt die Rate der Entbindungen mit Zange bundesweit bei unter einem Prozent.

Dafür hat sich die Kaiserschnittrate rasant erhöht ...

Das ist richtig. Aber man sollte zunächst sehen, dass ein Kaiserschnitt auch viel Gutes hat. Es gibt bei schweren Komplikationen keine grauenhaften Vaginalgeburten mehr, die Operationsmethoden wurden und werden ständig weiter verfeinert, die Risiken unter der Operation sinken.

Klingt nahezu perfekt.

Dennoch ist ein Kaiserschnitt nicht frei von Neben- und Folgewirkungen. Eine wichtige Frage, die unbedingt weiter erforscht werden sollte, lautet zum Beispiel: Machen wir den Kaiserschnitt zum richtigen Zeitpunkt? Aktuelle Studien zeigen, dass etwa die Hälfte aller Kaiserschnitte geplant ist.

Was bedeutet das in der Praxis?

Dass der OP-Termin vorab festgelegt wird – für die Kliniken und für die werdende Mutter gibt es also eine gewisse Planungssicherheit. Die meisten Babys werden übrigens mittwochs geholt. Andererseits: Der gesamte Verlauf der Schwangerschaft und Geburt ist ein von der Natur bis ins Feinste ausgeklügelter Prozess – man kann auch sagen, ein Wunder! Wenn das Kind geburtsbereit ist, werden verschiedenste Hormone ausgeschüttet, die beide, Mutter und Kind, auf die Geburt vorbereiten. Und nicht nur das: Auch die Zeit direkt nach der Geburt, das Bonding, das Stillen, alle diese Dinge werden von der Natur und natürlichen körperlichen Abläufen im Grunde genommen perfekt vorbereitet und begleitet.

Und welche Folgen birgt ein geplanter Kaiserschnitt?

Wir wissen noch nicht genau, welche Folgen der geplante und operative Eingriff in das natürlich vorgesehene System hat. Es werden ja keine geburtsvorbereitenden Hormone ausgeschüttet. Da müssen wir noch viel mehr und vor allem genauer forschen! Man kann mit dem Durchführen des Kaiserschnitts auch warten, bis sich die ersten Wehen ankündigen. Aber das ist natürlich nicht planungssicher. Für Mutter und Kind aber mit großer Wahrscheinlichkeit besser!

Es muss also noch mehr und weiträumiger geforscht werden?

Unbedingt! Mit ganzheitlichen – medizinischen, biologischen und psychologischen Methoden! Zu bedenken ist ja auch, was langfristig mit unserer Geburtskultur und unserem Geburtswissen passiert: Könnte es verloren gehen? Wie wirken sich die operativen Eingriffe in die hormonellen Geburtsabläufe über mehrere Generationen aus? Darüber wissen wir kaum etwas.

Könnte es denn vielleicht sein, dass unsere biologischen Fähigkeiten zur natürlichen Geburt irgendwann verkümmern, weil sie nicht mehr häufig genug aktiviert werden?

Zumindest sollten wir auch solche Überlegungen in weitere Studien und Forschungen einbeziehen.

Wie sehen Sie als Geburtshelfer die nächsten Jahrzehnte?

Ich bin mir ganz sicher, dass wir bald an einen Punkt kommen, an dem wir erkennen, dass es möglich ist, mit weniger medizinischen Interventionen mehr zu erreichen. Beim Stillen war das ähnlich: In den fünfziger Jahren war es aufgrund der wachsenden Babynahrungsindustrie plötzlich völlig out und fast alle Babys bekamen die Flasche. Aber Mitte der siebziger Jahre hat man erkannt, dass Muttermilch einfach die optimale Zusammensetzung von Nährstoffen für das Baby hat und es kam zu einer Renaissance des Stillens. Ich glaube, in einigen Jahren werden wir auch noch mehr über die natürlichen Vorteile der vaginalen Entbindung wissen und im Kreißsaal wird man dann unter der Geburt bei Abwägung aller Risiken entsprechend handeln.

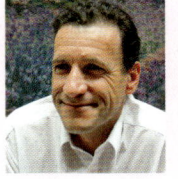

Dr. Wolf Lütje, Gynäkologe und Chefarzt der Frauenklinik Viersen

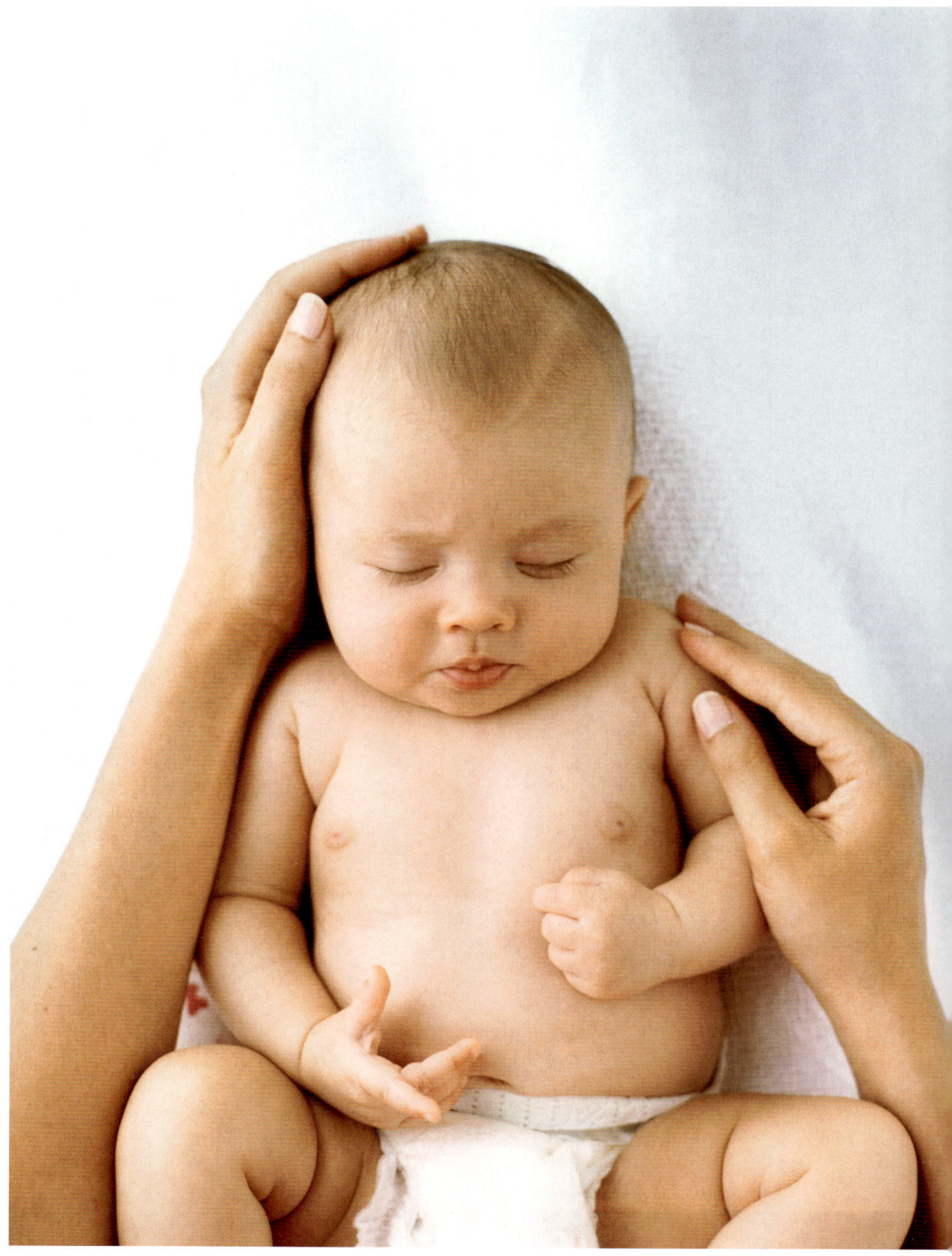

ERSTE TAGE
UND WOCHEN

Eine große Freude: Jetzt ist das Baby da! Für die junge Mutter beginnt nun noch einmal eine Zeit großer körperlicher und seelischer Umstellungen. Wie werden die ersten Tage zu Hause? Klappt es mit dem Stillen? Lässt sich das Baby beruhigen, wenn es schreit? Und fühlt sie sich – gemeinsam mit dem Partner oder auch allein – der neuen Verantwortung gewachsen?

UND PLÖTZLICH IST DER ALLTAG VÖLLIG ANDERS …

Wenn ein kleiner Mensch auf die Welt kommt, ist er zwar hilflos, doch er ist schon mit allen Sinnen ausgestattet: Er kann fühlen, schmecken, riechen, hören und sehen! Dennoch sind die ersten Tage und Wochen für alle Neugeborenen – genau wie für ihre Mütter – eine Zeit großer Umstellungen und sehr vieler neuer, ungewohnter Erfahrungen und Gefühle.

Junge Familien brauchen viel Rücksicht

Mutter und Baby brauchen jetzt viel Rücksicht, Ruhe und Zeit, um sich von den Strapazen der Geburt zu erholen. Und der Partner? Auch er muss sich erst auf seine neue Vaterrolle einstellen. Gut, wenn man deshalb die ersten Tage und Wochen gemeinsam plant.

Mit dem Baby zu Hause

Während der Wochenbettzeit können sich Mütter von einer Hebamme besuchen, unterstützen und beraten lassen. Manchmal ist der neue Alltag zu Hause emotional sehr aufwühlend. Größte Freude und Euphorie können sich abwechseln mit plötzlichen Sorgen. Zu Ihrer Beruhigung: Das alles ist vollkommen normal!

KLEINE STARTHILFE

Für junge Mütter ist es jetzt sehr wichtig, neben dem Baby auch gut auf sich selbst zu achten. Das ist nicht einfach, aber dieses Kapitel möchte Sie gern dazu ermuntern – mit sanfter Unterstützung und kleinen Übungen für jeden Tag. Auf einen guten Start in Ihr neues gemeinsames Familienleben!

DER ERSTE TAG MIT BABY

Wie sich das Baby auf sein neues Leben einstellt

Da liegt das kleine Wesen nun neben Ihnen oder in Ihren Armen und schaut sie mit seinen blauen Augen aufmerksam an. Vielleicht schläft es aber auch, um sich von der anstrengenden Geburt zu erholen. Bei der Geburt haben übrigens alle Babys graublaue Augen – ihre endgültige Augenfarbe stellt sich erst einige Monate nach der Geburt ein. Viele Neugeborene haben zu Anfang auch noch eine ziemlich rote und teilweise schrumpelige Haut, denn auch die muss sich erst auf die veränderten Umweltbedingungen einstellen. Es ist ungewohnt für das Baby, nun nicht mehr von Fruchtwasser umgeben zu sein, sondern in einer Windel, einem Body und einem Strampelanzug zu stecken. Nach wie vor genießt es deshalb den Körperkontakt zur Mutter und je mehr nackte Haut es dabei fühlen kann, umso besser. Es kann schon Ihren Finger umklammern, wenn Sie ihn in die winzige Hand legen, und es kann an Ihrer Brust saugen oder an den eigenen Fingerchen nuckeln.

Nach und nach in Form

Der Kopf des Babys ist gerade in den ersten Tagen im Vergleich zu dem kleinen Körper riesig und vielleicht durch den engen Geburtskanal auch leicht verformt. Das ist normal und nur vorübergehend – genau wie die Fontanellen, das sind weiche Stellen am Kopf des Babys. Sie ermöglichen, indem sich die Knochenplatten des Schädels übereinanderschieben können, eine Verkleinerung des Schädels und erleichtern so den Weg des Köpfchens durch den Geburtskanal. Seien Sie nicht erschrocken, wenn Ihr Baby nicht so glatt und rosig aussieht wie in der Windelwerbung. Es ist eben gerade in den ersten Tagen noch etwas mitgenommen. Möglicherweise sind seine Brust und die Geschlechtsorgane leicht geschwollen – eine Folge der mütterlichen Hormone, die aber innerhalb weniger Tage abklingt.

Das Baby ist jetzt seit einigen Stunden abgenabelt. Nun ist sein kleiner Körper für alle wichtigen Lebensfunktionen ganz allein zuständig: für das Atmen, den Temperaturausgleich zwischen Raum- und eigener Körpertemperatur, die Nahrungsaufnahme, Verdauung sowie die Ausscheidung von Urin und Stuhl.

Das sind viele neue Herausforderungen auf einmal und jedes Baby bewältigt sie auf seine Art: Die einen sind sehr aufmerksam und wach, andere eher schläfrig. Die einen müssen häufiger schreien oder weinen, die anderen so gut wie gar nicht. Wie immer Ihr Baby am ersten Tag reagiert: Nehmen Sie es nicht persönlich, sondern gestehen Sie ihm zu, dass es seine Art hat, auf der Erde anzukommen und sich auf die vielen körperlichen Veränderungen einzustellen. Sie können es dabei unterstützen: mit Verständnis, Körperkontakt und leisen beruhigenden Worten.

Wie sich der Körper der Mutter kurz nach der Geburt anpasst

Auch Körper und Seele der Mutter haben am ersten Tag nach der Geburt ein nicht unerhebliches Anpassungsprogramm zu absolvieren. Da sind einerseits Stolz, Freude und große innere Aufregung über das Neugeborene, dem Sie und Ihr Partner das Leben geschenkt haben.

Andererseits sind da aber auch noch verschiedene Nachwirkungen der Geburt: Immer wieder zieht sich die Gebärmutter zusammen, um auf eine normale Größe zurückzuschrumpfen, und das kann teilweise schmerzhaft sein. Gleichzeitig fühlt sich der Bauch merkwürdig leer an und die Bauchhaut, die in den letzten Wochen stark gedehnt war, ist nun viel zu groß. Die inneren Organe wandern auf ihren ursprünglichen Platz zurück und als Mutter spürt man das manchmal.

Der Wochenfluss

In den ersten ein bis drei Tagen nach der Geburt können die Blutungen – auch Wochenfluss genannt – ziemlich stark sein. Die abgelöste Plazenta hat eine Wunde in der Gebärmutter hinterlassen, die sich erst langsam schließen muss. Mit dem Wochenfluss werden Blut, Schleim und ausgestoßenes Gewebe aus der Gebärmutter abtransportiert. Wundern Sie sich also nicht, wenn die Blutung zu Anfang nicht nur aus Blut, sondern manchmal auch aus festerem, geronnenem Blut besteht und wesentlich stärker ist als jede normale Menstruation. In der Klink liegen dafür stapelweise riesige Binden bereit, falls Sie ambulant oder zu Hause entbinden, ist es gut, wenn Sie sich extragroße Binden oder Windeleinlagen besorgen. Falls Sie dennoch unsicher sind, sprechen Sie Ihre Hebamme, Ihre Ärztin oder Ihren Arzt an. Insgesamt dauert der Wochenfluss etwa sechs Wochen. Ist er nur sehr spärlich, sollten Sie ebenfalls die Hebamme oder die Ärztin benachrichtigen.

Der erste Toilettengang

Es kann am ersten Tag nach der Geburt ungewohnt und unangenehm sein, wenn Sie zur Toilette müssen. Schließlich sind die Scheide und der Damm, das Gewebe zwischen Scheide und Anus, bei der Geburt enorm gedehnt worden und deshalb noch geschwollen, wahrscheinlich auch wund. Ein Trost: Meistens regeneriert sich das Gewebe sehr schnell, sodass oft nur der erste Toilettengang Überwindung kostet und man schon dann merkt, dass es gar nicht so schlimm ist.

Langsam stellt sich Ihr Körper auch auf das Stillen ein (mehr dazu ab Seite 270) – zunächst produziert er eine Vormilch – auch Kolostrum genannt. Das ist eine klare gelbe Flüssigkeit, die vor allem in den ersten drei bis fünf Tagen von den Brustwarzen abgesondert wird. Auch wenn es manchmal nur wenige Tropfen sind, so sind diese doch sehr eiweißreich und enthalten besonders viele Abwehrstoffe und Antikörper, die für das Immunsystem des Neugeborenen aufbauend und wichtig sind.

Es ist gut, wenn Sie Ihr Baby, wann immer es möchte, zum Trinken an die Brust anlegen. In der Regel wird das etwa alle zwei bis drei Stunden sein, aber Sie wissen ja inzwischen: Ausnahmen bestätigen die Regel. Vertrauen Sie also auch hier auf Ihren Körper und Ihre Intuition und zögern Sie nicht, bei Unsicherheit die Hebamme um Rat zu fragen.

Müde und aufgedreht zur gleichen Zeit

Die ersten Stunden als Mutter und Vater, als neugeborene Familie, sind sehr intensiv. Am liebsten möchte man alles auf einmal: das Baby knuddeln, das Glück mit dem Liebsten teilen, mit Freunden und Familie telefonieren, essen, trinken, baden, schlafen, ausruhen … Es braucht Zeit, bis man das große Abenteuer Geburt verarbeitet und verstanden hat. Bis dahin besteht die Welt hauptsächlich aus Gefühl!

Vielleicht sind Sie auch sehr erschöpft oder haben einfach nur ein großes Bedürfnis nach Ruhe und Zurückgezogenheit. Viele Frauen erleben auch beides. Mit anderen Worten: Der erste Tag nach der Geburt ist ein intensives Gefühlsbad.

Jetzt sollten alle Rücksicht auf Sie nehmen

Hilfreich für Sie als junge Mutter ist dabei: Richten Sie Ihre Aufmerksamkeit vor allem auf sich selbst und das Baby. Schlafen Sie, wenn Sie müde sind. Bitten Sie eventuelle Besucher, später zu kommen, wenn es Ihnen zu viel ist. Sie müssen weder am ersten Tag noch in der ersten Woche die Erwartungen von Partner, Freunden oder Familie erfüllen, sondern dürfen alle Rücksicht dieser Welt erwarten.

Infos für frischgebackene Väter

Das war aufregend! Die vielen Stunden, die Ihre Partnerin in den Wehen gegangen ist oder gelegen hat, der Endspurt kurz vor der Geburt – und dann der Moment, in dem Ihr gemeinsames Kind geboren worden ist … Eigentlich kann man den überwältigenden Gefühlssturm, der in diesem Moment über Mutter und Vater hinwegfegt, gar nicht in Worte fassen. Und nun liegt dieses kleine Wesen, Ihr Kind, da frisch gebadet und gewickelt neben Ihrer Partnerin oder auch in Ihren Armen und wird Sie von nun an brauchen.

Wenn Ihr Kind nicht ambulant oder zu Hause zur Welt gekommen ist oder Sie nicht ein Familienzimmer in der Klinik gebucht haben, wird irgendwann der Moment kommen, wo nach den vielen gemeinsamen und intensiven Stunden rund um die Geburt der erste kleine Abschied von Mutter und Baby ansteht. Vielleicht möchte Ihre Partnerin schlafen. Oder Sie selbst sind müde und erschöpft.

Sie werden nach Hause fahren, vermutlich möchten Sie dringend etwas essen, möchten duschen oder baden – und vielleicht brauchen Sie jetzt auch einen vertrauten Menschen, mit dem Sie Ihre Freude und die vielen anderen Erfahrungen und Gefühle der letzten Tage teilen können. Vielleicht ein guter Freund, liebe Nachbarn, Bruder oder Schwester, die Eltern.

UNTERSTÜTZUNG VON HEBAMME UND HAUSHALTSHILFE

Nach der Geburt hat jede Frau einen Anspruch auf Hausbesuche durch eine Hebamme. Die ersten zehn Tage nach der Entbindung kann sie täglich nach Ihnen und dem Baby schauen, zum Beispiel um die Wundheilung (nach einem Damm- oder Kaiserschnitt) und Rückbildung Ihrer Gebärmutter zu beobachten. Auch beim Stillen und bei der Säuglingspflege steht Sie mit Rat und Tat zur Seite. In den folgenden acht Wochen sind weitere Besuche nach Absprache möglich. Die Kosten dafür werden von der Krankenkasse übernommen. Manche Frauen sind in der Schwangerschaft oder nach der Entbindung so geschwächt, dass sie ihren Haushalt vorübergehend nicht selbst führen können. Dann haben sie als gesetzlich Versicherte Anspruch auf eine Haushaltshilfe. Notwendigkeit, Dauer und Umfang der Unterstützung werden vorab von der Kasse individuell geprüft. Dazu ist meist eine ärztliche Bescheinigung erforderlich. Bei der Suche einer Haushaltshilfe können Sie sich von der Hebamme oder von der Ärztin beraten lassen. Neben professionellen Dienstleistern darf man übrigens auch eine Freundin oder Verwandte wählen.

Wenn's zwei oder mehr sind

Doppelt oder mehrfach glücklich? Vielleicht gehören Sie zu den Eltern, die Zwillinge oder sogar Drillinge bekommen haben. Dann gibt es ab sofort für Sie beide alle Hände voll zu tun. Je nachdem, in welcher Woche die Kinder das Licht der Welt erblickt haben, liegen Sie vielleicht auf der Station für frühgeborene Babys und werden dort versorgt, während sich die Mutter von der Geburt und dem Kaiserschnitt erholt. Sie werden die Kleinen dort wahrscheinlich besuchen, mitbetreuen und, wenn es klappt, auch stillen. Als junge Mutter ist es oft schon ein kleines Kunststück, die Verantwortung für ein Baby zu übernehmen, es rund um die Uhr zu umsorgen und außerdem Zeit für sich einzuplanen, sich Ruhepausen zu gönnen, sich nicht von der neuen und ungewohnten Situation hetzen oder stressen zu lassen. Mit zwei oder mehr Babys ist es für junge Mütter eine Meisterleistung, trotzdem gut auf sich selbst zu achten. Zu groß ist die Wahrscheinlichkeit, dass ein Baby anfängt zu schreien, wenn sich das andere gerade beruhigt hat. Schön, wenn Ihr Partner Sie gerade in der ersten Zeit nach Kräften unterstützen kann. Und wichtig ist, sich rechtzeitig um alternative oder zusätzliche Unterstützung zu kümmern, falls er schnell wieder arbeiten gehen muss.

So geht`s richtig: Stützen Sie Ihre Brust beim Stillen so, dass Ihre Brustwarze frei liegt (links). Auf keinen Fall die Brustwarze herausstellen wie rechts zu sehen!

WIE IST DAS MIT DEM STILLEN?

Meistens dauert es eine Zeit lang, bis das Neugeborene und die Mutter optimal aufeinander eingestellt sind, aber dann ist es die natürlichste, bequemste, gesündeste und kostengünstigste Art, ein Kind zu ernähren. Denn viele Studien haben es gezeigt: Muttermilch ist die beste Nahrung für Säuglinge.

Gleichzeitig hat das Stillen unglaublich viele Vorteile für die Gesundheit von Mutter und Kind. Muttermilch ist gut verdaulich und enthält genau das, was Babys brauchen. Sie ist reich an Abwehrstoffen und schützt das Kleine vor Infektionen und Allergien.

Außerdem fördert das Stillen die Ausschüttung wichtiger Hormone, die wiederum die Rückbildung der Gebärmutter sowie den gesamten mütterlichen Körper unterstützen.

Muttermilch – der optimale Mix

Gerade zu Anfang, wenn der winzige Körper sich an die neue Art der Nahrungsaufnahme sowie an das Verdauen gewöhnen muss, bekommt er mit der Vormilch und später mit der reifen Muttermilch den optimalen Mix. Außerdem fördert der innige Haut- und Körperkontakt beim Stillen das Bonding (siehe Seite 259) zwischen Mutter und Baby und damit die gesamte Entwicklung des Kindes.

Erwiesen ist auch, dass Säuglinge, die ausschließlich gestillt werden, später seltener übergewichtig sind. Nicht zuletzt ist

Stillen kostenlos, erspart das Anschaffen von fertiger Säuglingsnahrung sowie das Reinigen von Fläschchen und es ist sehr praktisch. Denn egal, ob mitten in der Nacht oder spontan unterwegs: Man hat als Mutter die Milch immer dabei und sie hat stets die richtige Trinktemperatur.

Das erste Anlegen

Manche Babys suchen schon kurz nachdem sie das Licht der Welt erblickt haben nach der mütterlichen Brust. Andere brauchen erst ein bisschen Zeit, um wirklich anzukommen, und wollen nicht sofort trinken. Die einen Babys saugen eher vorsichtig, andere ziemlich temperamentvoll. Lassen Sie sich überraschen, wie sich die erste Stillbegegnung zwischen Ihnen und Ihrem Kind anfühlen wird.

Die Natur hat es so eingerichtet, dass in diesem Moment vor allem zwei Hormone ausgeschüttet werden: Prolaktin, das für die Milchbildung sorgt, und Oxytocin, welches die Milch fließen lässt.

Sorgen Sie dafür, dass beim ersten Anlegen eine ruhige und entspannte Atmosphäre um Sie herum herrscht und keine anderen Menschen im Raum sind, die Ihre Intimität stören könnten. Lassen Sie sich Zeit für die ersten Stillversuche.

Stilltipps für die ersten Male

Darauf können Sie von Anfang an achten:
- Sorgen Sie dafür, dass Sie selbst rundum gut und bequem sitzen – am besten in

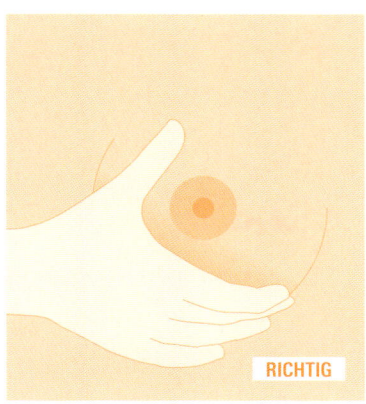
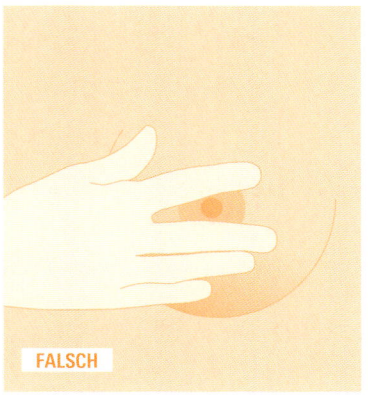

RICHTIG   FALSCH

einem Sessel mit Rücken- und Armlehnen, sodass Sie einen guten Halt haben. Frei im Bett zu sitzen und das Kind zu stillen ist gerade für Anfängerinnen sehr schwer.

- Sehr hilfreich kann ein extra Kissen oder ein Stillkissen sein. Unter das Baby oder Ihre Arme gelegt, sorgt es dafür, dass Brust und Gesicht des Babys ungefähr auf einer Höhe sind.

- Will das Baby trinken, wird es seinen Mund öffnen und die Brust suchen. Führen Sie mit Ihrer freien Hand die Brustwarze zum Mund des Babys, indem Sie die Brust von unten halten und stützen (siehe Abbildung oben links).

- Falls das Stillen wehtut, liegt oder saugt das Baby vermutlich nicht in der richtigen Position. Dann reagieren Sie am besten sofort: Fahren Sie vorsichtig mit Ihrem kleinen Finger zwischen den Mund des Babys und Ihrer Brust, um es dadurch noch einmal von Ihrer Brustwarze abzulösen und neu anzudocken.

Was ganz wichtig ist: Das Baby soll möglichst die gesamte Brustwarze in den Mund nehmen, statt nur am vorderen Teil zu saugen.

- Es kann auch andere Gründe haben, warum das Stillen schmerzt. Die Hebamme kann Sie in diesen Fällen beraten, Ihnen helfen und die verschiedenen Stillhaltungen und -techniken zeigen. Bei größeren Schwierigkeiten empfiehlt es sich, eine Stillberaterin aufzusuchen, um sich von ihr einen individuellen, unterstützenden Rat zu holen.

- Zu Anfang können die Brustwarzen von der ungewohnten Belastung wund werden – manchmal kann das daran liegen, dass Mütter ihre Neugeborenen zu lange an der Brust nuckeln lassen.

- Bei wunden Brustwarzen hilft es, die wunde Stelle mit Muttermilch einzureiben und an der Luft trocknen zu lassen. Alternativ können Sie die Hebamme nach einer geeigneten Salbe fragen. Sie können auch versuchen, die Beschwerden mit einer Rotlichtlampe zu lindern.

- Lassen Sie Ihr Baby an beiden Brüsten trinken und geben Sie ihm dazu die Zeit, die es braucht. Bei strapazierten Brustwarzen kann das Baby ruhig einmal rechts und einmal links im Wechsel angelegt werden.

- Bei Neigung zu Milchstau ist es gut, immer beide Brüste zu geben. Aber auch dann soll das Baby zuerst an der rechten und danach an der linken Brust trinken und beim nächsten Mal umgekehrt, denn die meiste Kraft entwickeln Babys zu Beginn des Saugens.

- Legen Sie Ihr Kind immer dann an, wenn es hungrig scheint – das kann in den ersten Tagen sogar schon etwa alle zwei bis drei Stunden sein.

BILD 1 + 2 Ob Stillen oder Flaschenkost: Wichtig ist vor allem, dass sich die Mutter beim Füttern ihres Babys wohlfühlt und es gern tut.

Der Milcheinschuss – jetzt geht das Stillen richtig los…

Irgendwann ab dem zweiten, meist um den dritten, vierten Tag nach der Geburt werden Sie merken, dass Ihre Brüste plötzlich praller und druckempfindlicher werden oder spannen. Manchmal kann auch Ihre Körpertemperatur leicht ansteigen. Das sind deutlich spürbare Zeichen dafür, dass Ihr Körper nun die Produktion der reifen Muttermilch aufgenommen hat. In den nächsten Wochen und Monaten wird er in der Regel so viel Milch produzieren, wie Ihr Baby zum Wachsen und Gedeihen braucht.

Der Milcheinschuss ist manchmal unangenehm. Wenn die Brust schmerzt und das Baby mit dem Trinken nicht für ausreichend Entlastung sorgt, kann es hilfreich sein, die Brüste sanft mit den Händen unter einer warmen Dusche oder warmem Wasser auszustreichen.

Nach den ersten Tagen und Nächten, in denen Sie sich selbst vielleicht manchmal selbst noch wundern, dass Ihr Baby nun tatsächlich da ist, dass es in Ihren Armen liegt und wirklich an Ihrer Brust trinkt, wird Ihnen und dem Baby das Stillen immer selbstverständlicher werden.

Faszinierend ist, wie sehr Ihr Baby durch die Häufigkeit und Intensität seines Hungers Ihre Milchproduktion beeinflussen kann: Durch häufiges Stillen wird nämlich die Milchmenge gesteigert. Interessant ist, dass sich je nach Entwicklungsphase und aktuellen Bedürfnissen des Säuglings auch die Zusammenset-

zung der Muttermilch ändert: Sie enthält immer genau die Nährstoffe, die das Kind gerade braucht. Aber nicht nur das: Die Zusammensetzung ändert sich sogar während eines Stillvorgangs – zu Beginn ist die Milch etwas dünner, um den Durst des Säuglings zu stillen, und erst dann wird sie nahrhafter.

Alltags- und Ernährungstipps

Wenn Sie stillen, brauchen Sie vor allem in der ersten Zeit einen Still-BH sowie Stilleinlagen. Frauen mit empfindlicher Haut sind meistens am besten mit Stilleinlagen aus Wolle oder Seide beraten, die man zwischendurch immer wieder schnell per Hand in klarem Wasser auswaschen kann. Manche Frauen bevorzugen aber auch Einwegeinlagen aus Watte, die man in Drogeriemärkten bekommt.

Genau wie in der Schwangerschaft sollte man auch als Mutter eines Säuglings weder rauchen noch Alkohol trinken. Denn beim Stillen gehen dabei viele Schadstoffe in die Muttermilch über. Auch manche Medikamente können in der Stillzeit schädlich sein. Deshalb sollten Sie sich bei eventuellen Beschwerden sicherheitshalber immer an Ihre Hebamme oder Ärztin wenden.

Trinken Sie ausreichend – aber nicht jeder Tee ist geeignet

Da der Körper während der Stillzeit einen großen Flüssigkeitsbedarf hat, ist es sehr wichtig, möglichst viel zu trinken. Aber daran sind Sie ja aus der Zeit Ihrer

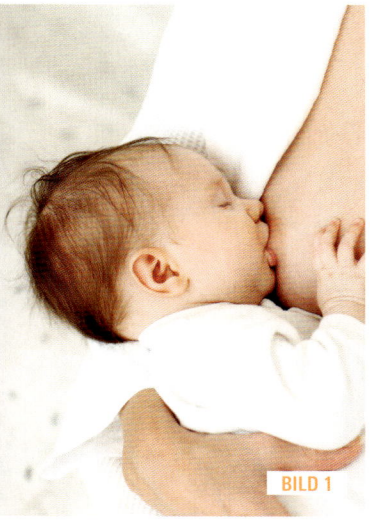

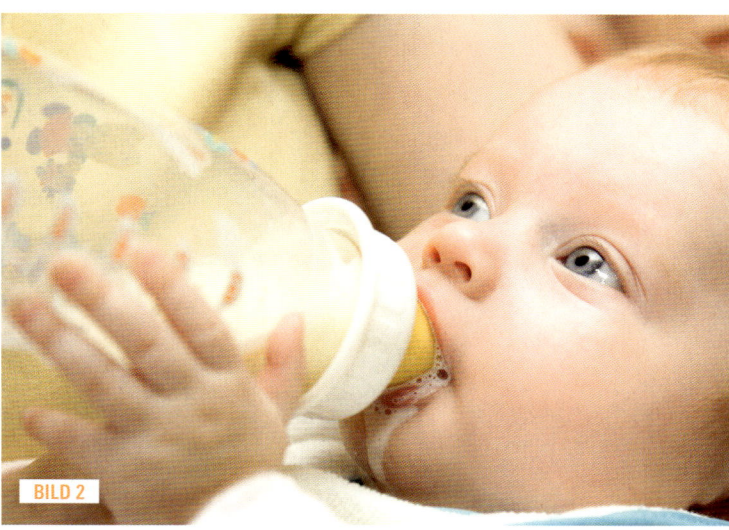

BILD 1

BILD 2

Schwangerschaft bereits bestens gewöhnt. Ideal sind nach wie vor Wasser, Saftschorlen und ungesüßte Früchtetees.

In puncto Kräutertees kommt es auf Ihre Wahl an: Fenchel-, Anis- und Kümmeltees wirken zum Beispiel beruhigend und milchbildend, es gibt mittlerweile sogar fertig gemischte Stilltees. Salbei- und Pfefferminztee wirken dagegen milchhemmend. Deswegen sollten Sie darauf in der Stillzeit verzichten.

Essen Sie ruhig, worauf Sie Appetit haben

In punkto Ernährung dürfen Sie sich ebenfalls voll und ganz auf Ihren Körper und Appetit verlassen. Ratsam ist nach wie vor eine gesunde und ausgewogene Ernährung, ähnlich wie während Ihrer Schwangerschaft.

Allgemeine und für alle stillenden Frauen gültige Empfehlungen, bestimmte Lebensmittel nicht zu essen, werden heutzutage nicht mehr gegeben. Eher sollten Sie sich daran halten, dass alles, was Sie selbst gut vertragen, in der Regel auch Ihr Baby gut verträgt.

Und umgekehrt: Wenn Ihnen ein bestimmtes Lebensmittel nicht so gut bekommt, kann es auch sein, dass es bei Ih-

rem Kind Bauchzwicken oder Blähungen verursacht.

Wenn Sie gern Kaffee oder schwarzen Tee trinken, sind ein bis zwei Tassen in Ordnung, mehr davon regt das Baby zu sehr an.

Sorgen Sie vor allem dafür, dass Sie selbst gut und regelmäßig essen, denn der Energiebedarf stillender Frauen ist tatsächlich erhöht. Auf eine Diät sollten Sie jetzt unbedingt verzichten – auch das wissen Sie noch aus Ihrer Zeit als Schwangere. Mit einer regelmäßigen und gesunden Ernährung ist gewährleistet, dass Sie und Ihr Kind mit allen wichtigen Nährstoffen versorgt werden. Abnehmen werden Sie während der Stillzeit vermutlich trotzdem, denn das Leben als junge Mutter kostet viel Kraft.

Von manchen Lebensmitteln wie zum Beispiel Zitrusfrüchten oder Tomaten ist bekannt, dass sie die Ursache für einen wunden Po sein können. Am besten, Sie beobachten Ihr Baby aufmerksam – dann werden Ihnen eventuelle Parallelen zwischen dem Verzehr bestimmter Lebensmittel sowie der möglichen Reaktion Ihres Kindes darauf nicht entgehen. Und Sie lernen einfach, wie Sie „dosieren" können.

Stillen hilft auch, Ihr Kind vor Allergien zu schützen

Das belegen verschiedene Studien. Wenn möglich, sollten Mütter ihr Kind die ersten vier bis sechs Lebensmonate ausschließlich stillen. Falls das nicht möglich ist, können Eltern ihr allergiegefährdetes Baby aber auch mit hyperallergener Nahrung füttern (siehe Seite 275).

Babynahrung aus der Flasche – manchmal die bessere Lösung

Manche Frauen können nicht stillen oder möchten es nicht. In dem Fall sind Fläschchen mit fertiger Säuglingsmilch eine gute und gesunde Alternative. Wichtig ist vor allem, dass sich die Mutter beim Füttern ihres Babys wohlfühlt und es gern tut. Ihre Gefühle spürt das Kind nämlich intuitiv mit. Besser also, man ist zufrieden und ausgeglichen und füttert das Baby mit der Flasche, als immer wieder genervt oder gestresst zu sein, weil das Kleine schon wieder Durst hat und niemand es stillen kann außer Ihnen selbst.

Babynahrung sollte man immer fertig kaufen – die im Handel erhältlichen Säuglingsmilchnahrungen sind so zusammengestellt, dass Ihr Baby alle Nährstoffe bekommt, die es braucht.

Für Neugeborene sowie die ersten Wochen braucht man eine Säuglingsanfangs-

---

INFO   **Ein Milchstau signalisiert: Die Mutter braucht mehr Ruhe!**

Manchmal kann es stillenden Müttern passieren, dass sie einen Milchstau bekommen. Dann produziert der Körper zwar weiterhin Milch in der Brust, aber diese wird nicht oder nicht ausreichend leergetrunken. Dann wird sich die Brust sehr prall und fest anfühlen und äußerst empfindlich auf Druck reagieren. Ursachen können unter Umständen zu viel Aufregung und Stress oder seelische Probleme sein. Manchmal gerät aber auch einfach nur das Zusammenspiel von Milchproduktion und Milchfluss durcheinander. Wenn Sie einen Milchstau vermuten, wenden Sie sich am besten sofort an Ihre Hebamme.

Da sich ein Milchstau auch zu einer gefährlicheren Brustentzündung ausweiten kann, ist es wichtig, dass Sie aufmerksam und schnell reagieren. Die Hebamme wird Sie je nach Situation beraten und hat gewiss auch bewährte Tipps oder Hausmittel parat, die Ihnen helfen können wie zum Beispiel

- Warme Umschläge vor dem Stillen für die Brust,
- Kühle Quarkpackungen nach dem Stillen
- Oder **ausnahmsweise** Salbeitee, weil er die Milchproduktion vorübergehend hemmt.
- Aber das Wichtigste ist die Ruhe!

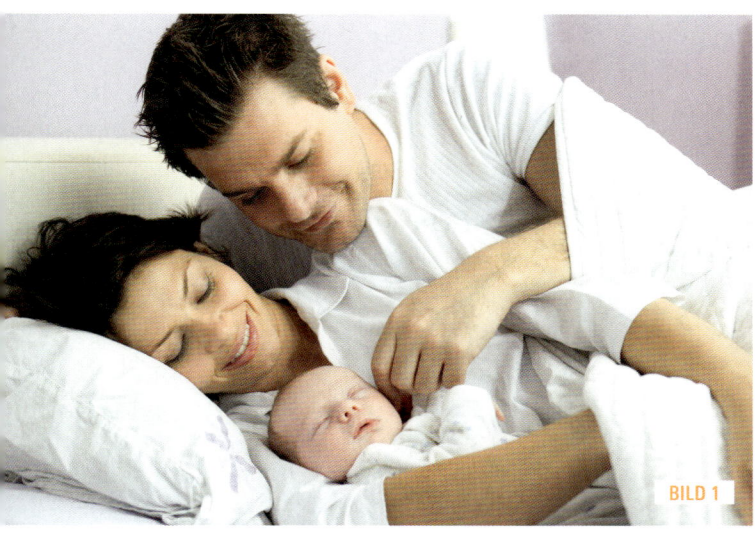

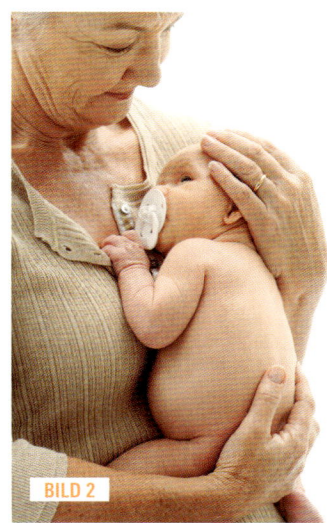

BILD 1　　BILD 2

nahrung – meistens an einem „Pre" in der Bezeichnung zu erkennen.

Für Babys, die allergiegefährdet sind, gibt es hypoallergene Milchnahrungen, die mit der Abkürzung „HA" gekennzeichnet sind.

Flaschen und Sauger sterilisieren

Die exakte Zubereitung von Babynahrung in der Flasche sowie das sorgfältige Reinigen der Flaschen und Sauger sind vor allem in den ersten Wochen wichtig, da Säuglinge noch ein sehr empfindliches Verdauungssystem haben. Es kann viele Bakterien noch nicht so gut abtöten, dazu fehlen ihm auch Immunstoffe und Antikörper aus der Muttermilch.

Bei der Zubereitung der Nahrung sollten Sie sich exakt an die Mengenangaben und Anweisungen auf der Packung halten. Das Milchpulver wird in der Regel mit abgekochtem, auf etwa 50 Grad abgekühltem Wasser direkt in der Flasche gemixt, indem man es kräftig schüttelt. Trinkbereit ist das Fläschchen, wenn es etwa Körpertemperatur hat – das kann man prüfen, indem man die Flasche an die Wange oder die sensible Innenseite des Unterarms hält.

Am besten schafft man sich ein Sortiment aus etwa sechs Fläschchen und Saugern an, da es wichtig ist, beides nach jedem Gebrauch gründlich zu reinigen und dann in kochendem Wasser oder einem eigens dafür vorgesehenen Dampfsterilisator zu sterilisieren.

Tipp: Wenn man die gründliche Reinigung nicht sofort vornimmt, kann man Fläschchen und Sauger sammeln und dann einmal täglich gemeinsam sterilisieren.

SURFTIPPS

Gut, wenn Familie und Freunde helfen, den Babystress zu bewältigen. Wer keine Hilfe hat, bekommt sie kostenfrei von wellcome (zusammengesetzt aus „well" und „come"), einem gemeinnützigen Projekt in Hamburg. Weitere Infos und bundesweite Kontaktadressen dazu unter www.wellcome-online.de.
Jungen Müttern den Rücken stärken möchte auch der Verein für Mütter- und Familienpflege e. V. in Gießen, Näheres unter www.muetterpflege.de.
Und vielleicht gibt es auch in Ihrem Wohnort ein ähnliches Projekt?

Wochenbett – was daran ist eigentlich so besonders?

Und wie können sich die jungen Eltern jetzt am besten gegenseitig unterstützen? Ein Interview mit der Hamburger Hebamme und Ethnologin Dr. Angelica Ensel.

Gibt es das Wochenbett eigentlich in allen Kulturen und was wissen Sie darüber?

In vielen Kulturen ist diese Zeit für Mutter und Kind eine besondere Zeit des Schutzes und der Fürsorge. Mutter und Baby sind oft in einem besonderen Raum, für sich und beschützt, sodass nicht jeder einfach Zutritt hat. Aber sie sind umgeben und umsorgt von der Gemeinschaft. Es gibt besondere Regeln für Mutter und Kind und auch für die Gemeinschaft wie zum Beispiel Vorschriften in Bezug auf die Ernährung. Die traditionellen Rituale rund um das Wochenbett dienen dem Schutz, der Reinigung und später der Wiederaufnahme in die Gemeinschaft. In vielen Kulturen dauert diese Schutzzeit 40 Tage. Das war früher auch bei uns so.

Was ist am Wochenbett in unserer Gesellschaft so besonders?

In unserer Gesellschaft ist ein geschützter Raum für die Mutter und ihr Neugeborenes nicht mehr selbstverständlich. Vielen werdenden Eltern ist es deshalb auch nicht bewusst, wie wichtig diese Zeit des Ankommens ist: für das Baby in der Familie – und für die Eltern in ihrer neuen Rolle. Weil traditionelle Großfamilienstrukturen nur noch selten existieren und viele Familien weit auseinander leben, fehlt vielen jungen Eltern der Beistand ihrer Verwandten, besonders der Mütter und Schwiegermütter. Deshalb müssen sie heute oft selbst dafür sorgen, dass sie in dieser Zeit gut versorgt sind.

Können sich junge Eltern auf diese Zeit irgendwie vorbereiten? Worauf müssen sie sich einstellen?

Ja, auf jeden Fall. Zunächst können werdende Eltern sich rechtzeitig überlegen, wer sie in diesen ersten Wochen nach der Geburt unterstützen kann und ob es eine Person gibt, die beide Eltern entlasten kann, denn auch für den Vater ist das wichtig. Die Eltern sollten sich darauf einstellen, dass die Geburt des Babys sehr viel verändert – sowohl äußerlich als auch in der eigenen Gefühlswelt. Eltern und Baby brauchen Zeit, einander kennenzulernen und sich aufeinander einzustellen – besonders am Anfang, wenn das Kind noch keinen Rhythmus hat.

Ja, und dann kommt plötzlich doch alles ganz anders als man denkt …

Diese Situation kennen Hebammen nur allzu gut: Obwohl alles ganz gut geplant war, macht die junge Mutter dann doch viel zu viel. Sie meint, sie muss die Wohnung aufräumen, sauber machen und vielleicht auch noch Gäste versorgen, die das Baby anschauen wollen. Oder sie kann ihre Arbeit nicht loslassen und sitzt dann vor dem PC, statt die Zeit, in der das Baby schläft, zu nutzen, um selbst ein wenig auszuruhen. Viele Frauen erwarten von sich, dass nach der Geburt des Kindes alles schnell wieder durchgeplant läuft. Aber das Wochenbett, diese wichtige Zeit des Übergangs, hat seine eigenen Gesetze. Wenn sie nicht beachtet werden, reagiert der Körper: Dann klappt es auf einmal mit dem Stillen nicht mehr, die Brust entzündet sich oder das Baby schreit sehr viel.

Was können Eltern tun, damit es gar nicht erst so weit kommt?

Sie sollten diese erste Zeit, die manche auch die Zeit des Verliebens in das Baby nennen, sehr ernst nehmen. Sie ist anstrengend und doch kann sie sehr schön sein. Und sie wird umso schöner, je weniger die Zeit verplant ist. Wenn die ganze Familie auf dem großen Bett zusammen kuscheln kann und alle gemeinsam diesen Zauber des Anfangs auch genießen können, ist das eine Stärkung der Gemeinschaft. Damit die Familie diesen Raum für sich hat, braucht sie Versorgung. Und wenn Verwandte dafür nicht zur Verfügung stehen, müssen die Eltern sich vorher um andere Möglichkeiten kümmern wie zum Beispiel eine Haushaltshilfe. In einigen Städten gibt es auch die Organisation wellcome (siehe Surftipp Seite 275), die sich gegründet hat, um genau diesen Mangel in unserer Gesellschaft auszugleichen. Wellcome vermittelt Frauen, die ehrenamtlich in die Familien gehen und dort helfen, den Babystress der ersten Wochen zu bewältigen.

Ein tolles Projekt ist auch die Ausbildung von hebammengeschulten Mütterpflegerinnen und Familienlotsinnen. Sie lehnt sich an das holländische Modell der Wochenbettpflegerinnen an, die dort nach einer Hausgeburt die Familien versorgen. Dieses Projekt gibt es zurzeit allerdings nur in der Umgebung von Gießen. Es ist wichtig, dass sich diese neuen Formen der Fürsorge weiterentwickeln und verbreiten.

Was sollte tunlichst vermieden werden?

Am besten Sie verplanen Ihre Tage so wenig wie möglich. Halten Sie stattdessen großzügig Zeiträume für Überraschungen und Aktivitäten frei – und auch, um sich auszuruhen, wann immer es möglich ist. Seien Sie sich bewusst, dass Sie Zeit und Geduld brauchen, um in Ihre neue Rolle als Mutter oder Vater – oder auch als Eltern eines weiteren Kindes – hineinzuwachsen.

Noch zum Besuch im Wochenbett: Wie viele Freunde und Verwandte verträgt denn so eine junge Familie?

Das kommt darauf an. Zum einen, ob es möglich ist, kurz vorher oder auch in der Situation sagen zu können, dass es jetzt doch nicht passt. Es kommt auch darauf an, ob der Besuch etwas zu essen mitbringt oder erwartet, bewirtet zu werden. Von rücksichtsvollen Freunden und Verwandten, die aufmerksam sind und spüren, was gebraucht wird, wird man sicher gerne besucht. Schwierig wird es, wenn man sich dem Besuch gegenüber verpflichtet fühlt und deshalb nicht genug auf sich selbst und das Baby achtet. Ich empfehle den Eltern, ihren Verwandten und Freunden vorher zu sagen, dass sie die ersten 14 Tage ganz viel Ruhe brauchen und dass sie sich melden werden, wenn sie besucht werden wollen. Dann können sie selbst aussuchen, wann es passend ist. Die meisten Menschen verstehen das sehr gut, vor allem wenn sie selbst diese Situation erlebt haben. Es ist gut, die Freunde zu bitten, vielleicht eine leckere Mahlzeit mitzubringen. Viele freuen sich auch darüber, die junge Familie auf diese Weise zu verwöhnen.

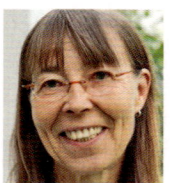

Dr. Angelica Ensel, Hebamme und Ethnologin in Hamburg

MIT DEM BABY ZU HAUSE: DAS WOCHENBETT

Wenn Sie mit dem Baby zu Hause sind, haben Sie acht Wochen lang einen gesetzlichen Anspruch auf die Hebammenbetreuung nach der Geburt. Das ist ein beruhigendes Gefühl, denn die ersten Tage werden gewiss neu und aufregend sein – für Sie, das Baby und Ihren Partner. Dann tut es gut, wenn man gerade in den ersten Tagen weiß, dass die Hebamme vorbeikommt und schaut, wie es der jungen Familie geht, und bei Fragen oder Problemen gute Tipps geben kann.

Einen gemeinsamen Rhythmus finden

Stillen, baden, schlafen legen, wickeln, die Pflege des Nabels: Bei vielen Verrichtungen werden Sie sich zu Anfang gewiss noch etwas unsicher oder vielleicht sogar tollpatschig fühlen. Und bestimmte Gewohnheiten und Tagesabläufe werden sich erst langsam entwickeln. Aber das ist vollkommen normal. Niemand erwartet von Ihnen, dass Sie alles perfekt können und regeln – schließlich sind noch keine Meister-Eltern vom Himmel gefallen. Hauptsache, Ihnen und dem Baby geht es gut und Sie nehmen sich viel Zeit, um sich gegenseitig aneinander zu gewöhnen.

Tipp: Wenn Sie sich nach der Hebammenbegleitung in den ersten acht Wochen immer noch sehr unsicher fühlen oder auch aus anderen Gründen nicht in der Lage sind, allein die Verantwortung für das Baby zu übernehmen (zum Beispiel, weil sie noch sehr jung sind oder krank), dann kann auch eine Familienhebamme Sie unterstützen (mehr dazu auf Seite 68). Auch die Wochenbetthebamme kann auf ärztliche Anordnung hin weitere Besuche durchführen.

Manche Tage werden vielleicht anstrengend

Gerade in der ersten Zeit sind vielleicht Sie selbst oder Ihr Baby sehr unruhig. Dann kann ein kleines Baderitual möglicherweise etwas Ruhe in den Alltag bringen und den Kontakt zwischen Ihnen und dem Baby vertiefen. Bitten Sie dazu Ihren Partner oder die Hebamme, das Baby vorsichtig im warmen Wasser zu wiegen und zu baden, während Sie sich im Bett ausruhen. Dann wird das Baby sanft aus dem Wasser geholt und sofort nass und nackt wie es ist zu Ihnen auf Ihre nackte Haut gelegt – auf die Brust oder den Bauch,

dort, wo es Ihnen angenehm ist. Kuscheln Sie sich in ein weiches Handtuch oder eine Decke und genießen Sie die Zweisam- oder Dreisamkeit.

Das eben beschriebene Ritual lehnt an das von der Schweizer Hebamme Brigitte Renate Meissner entwickelte Babyheilbad an, welches auch eingesetzt wird, um traumatische Geburtserfahrungen abzumildern.

Wenn Tränen fließen: der Babyblues

Genauso, wie die hormonellen Veränderungen manchmal die Stimmung in der Schwangerschaft beeinflusst haben, können sie es auch im Wochenbett tun. Viele Frauen sind die ersten Tage nach der Geburt noch einmal besonders sensibel und empfindsam.

In einer solchen Situation kann man sich auch nicht dagegen wehren, wenn die Tränen fließen. Also seien Sie beruhigt: Das ist völlig normal.

Vor allem zwischen dem dritten und fünften Tag nach der Geburt kann die Stimmung plötzlich noch einmal besonders schwanken oder in den Keller gehen – in England und Amerika wird diese Phase auch als Babyblues bezeichnet. Meistens ist der Blues nach einem oder zwei Tagen überstanden. Gut, wenn man sich an diesen Tagen besonders schonen kann, vielleicht sogar auch noch einmal extra vom Partner verwöhnt wird und man möglichst keine Leute empfangen muss. Wenn Sie wirklich Ihre Ruhe haben möchten, bitten Sie Ihren Partner ruhig, eventuell anstehende Besuche abzusagen.

Quälend: eine Wochenbettdepression

Manchmal kann im ersten Monat nach der Geburt auch eine sogenannte postpartale Depression oder auch Wochenbettdepression ausgelöst werden. Während unter dem Babyblues leidende Mütter meistens nur kurzfristig überfordert oder depressiv verstimmt sind, leiden die von einer postpartalen Depression betroffenen Mütter oft daran, dass sie meinen, ihr Kind nicht richtig lieben zu können. Typisch ist eine tiefe, von diesen Gedanken bestimmte Verzweiflung bis hin zu Selbstmordgedanken.

Glücklicherweise können postpartale Depressionen wirksam mit Antidepressiva behandelt werden. Diese gehen allerdings in die Muttermilch über, sodass man eventuell nicht weiter stillen kann.

Wichtig: Oft sind betroffene Frauen nicht selbst in der Lage, sich zielstrebig und konsequent um ärztliche Betreuung zu kümmern, da sie ohnehin mit der gesamten Situation überfordert sind. Deshalb ist es sehr wichtig, dass der Partner, enge Freunde oder Familienangehörige die Verantwortung dafür übernehmen.

SURFTIPPS

Weitere Informationen zu psychischen Erkrankungen nach der Geburt sowie Hilfsmaßnahmen und wichtige Adressen finden Sie auf der Webseite www.schatten-und-licht.de. Interessantes zum Thema findet man auch unter dem Menüpunkt Frauen und Psyche der Webseite www.embryotox.de.

RÜCKBILDUNG – LANGSAM WIEDER IN FORM KOMMEN

Nach der Geburt wird es eine Zeit lang dauern, bis Sie wieder ganz das Gefühl haben, dass Ihr Körper auch wirklich Ihnen gehört. Wie lange dieser Prozess in Anspruch nimmt, das kann sehr unterschiedlich sein. Auch hier gilt: Lassen Sie sich gerade in den ersten Tagen und Wochen auf keinen Fall stressen und haben Sie bitte auch kein schlechtes Gewissen, wenn nicht alles nach Plan oder wie am Schnürchen funktioniert. Schließlich sind Sie keine Maschine, sondern eine frischgebackene Mutter, die so gut wie möglich versucht, sich um Ihr Kind und sich selbst zu kümmern. Sie werden selbst merken, ob Sie noch Energie für kleine Aktivitäten im Alltag finden oder ob es Ihnen einfach zu viel ist und Sie sich lieber noch ein paar Tage länger Ruhe gönnen. Schon Stillen allein unterstützt verschiedene körperliche Rückbildungsprozesse durch bestimmte Hormonausschüttungen.

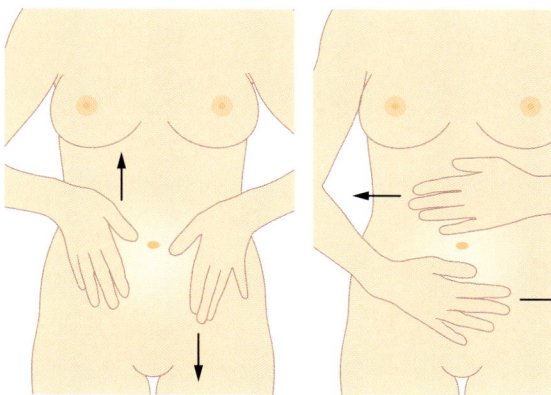

Einen richtigen offiziellen Rückbildungskurs bei einer Hebamme möchten wir Ihnen ebenfalls gern ans Herz legen – der Kurs sollte aber frühestens sechs bis acht Wochen nach der Geburt starten. Manche Frauen haben nach der Geburt vorübergehend eine Blasenschwäche. Gezielte Rückbildungsgymnastik hilft, die Kontrolle über die Blase zurückzubekommen. Ein Kurs geht meist über zehn Stunden (am besten fragen Sie Ihren Arzt, Ihre Ärztin oder Hebamme danach), die Kosten übernimmt die Krankenkasse.

Etwa sechs bis acht Wochen nach der Geburt sollten Sie von Ihrem Frauenarzt oder Ihrer Frauenärztin auch die zweite gynäkologische Untersuchung nach der Entbindung machen lassen. Nehmen Sie dazu Ihren Mutterpass mit.

Am Anfang nur nichts übertreiben

Um den Körper langsam wieder zu stabilisieren und zu kräftigen, starten Sie zunächst mit einem sehr sanften Training der Bauch- und Beckenmuskulatur. In den ersten drei bis vier Monaten sollten Sie dabei allerdings die geraden Bauchmuskeln schonen. Sie wurden während der Schwangerschaft stark gedehnt und sollten nicht sofort wieder trainiert und belastet werden. Am besten, Sie beginnen mit einer Stärkung der schrägen Bauchmuskeln durch Übungen in der Diagonalen.

Erst etwa ab dem fünften Monat nach der Schwangerschaft können Sie mit einem gezielten Sport- oder Fitnesstraining zum Muskelaufbau des gesamten Körpers anfangen, falls gewünscht. Die meisten gesunden Sportprogramme für den Rücken schließen ein Training der Rumpf- und Bauchmuskeln mit ein, da sie die Wirbelsäule natürlich stützen und schützen.

Lassen Sie es in puncto Sport also ruhig angehen und übertreiben Sie nicht! Hören Sie stattdessen lieber auf Ihren eigenen Körper und machen Sie die Übungen immer nur dann und so lange, wie Sie sich gut damit fühlen. Hier sind ein paar Anregungen für ein kleines Training, mit dem Sie auch schon im Wochenbett starten dürfen, wenn Sie möchten.

Wenn Sie etwas für Ihre Arme oder Beine, den Beckenboden oder Bauch tun möchten, können Sie mit diesen sanften Übungen Ihren Körper ein bisschen verwöhnen, aber auch fordern und ihn bei den verschiedenen Rückbildungsprozessen unterstützen.

Die kleine Bauchmassage

Diese Streicheleinheiten (siehe Abbildung oben) sind genau richtig, um der durch die Schwangerschaft arg strapazierten Haut des Bauches sowie dem Gewebe und den Muskeln etwas Gutes zu tun. Einfach erst ein paar Mal von oben nach un-

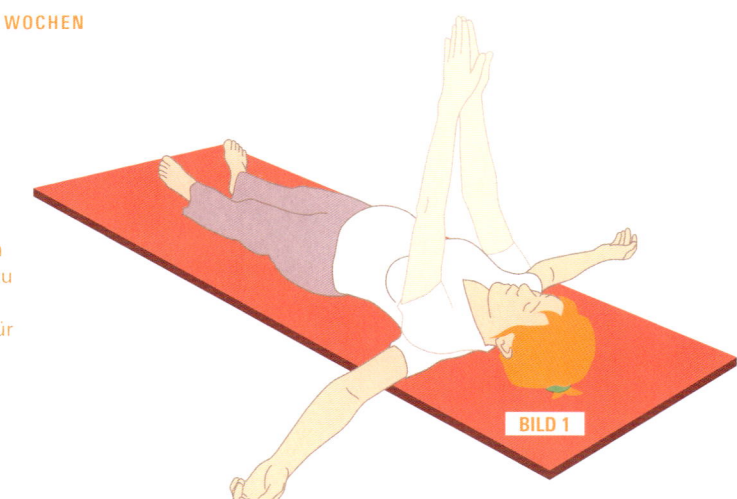

BILD 1 Entlastung für
Arme und Schultern
BILD 2 Die Übung
„In den Beckenboden
atmen" klappt auch zu
zweit.
BILD 3 Mini Training für
Bauch und Beine

ten den Bauch sanft streicheln, kneten und massieren, so wie es sich gut anfühlt. Dann auch quer von links nach rechts. Sie können die Bewegungen auch im langsamen Wechsel durchführen. Besonders gut fühlt sich das Ganze an, wenn Sie für die Massage ein angewärmtes, reichhaltiges Massageöl verwenden. Wenn Sie genug von der Massage haben (und nach etwa fünf Minuten), lassen Sie die Hände ruhig noch einen Moment still auf Ihrem Bauch ruhen und atmen Sie ein paar Mal tief ein und aus, bevor Sie sich wieder dem Alltag und Ihrem Kind zuwenden. Auch sehr schön: wenn der Partner oder eine Freundin die Massage macht.

Entlastung für Arme und Schultern

Das Baby herumtragen, beim Stillen und Kuscheln im Arm halten – das können gerade in der ersten Zeit für Ihre Arm- und Schulterpartie recht ungewohnte Bewegungen sein. Sorgen Sie in einer ruhigen Minute für Ausgleich. Legen Sie sich dazu flach auf den Boden, die Beine sind entspannt und leicht geöffnet (siehe Bild 1). Strecken Sie nun die Arme seitwärts nach außen, Ihre Handflächen zeigen dabei nach oben zur Decke. Genießen Sie den

Moment, so herrlich gestreckt zu liegen. Heben Sie jetzt die durchgestreckten Arme an, bis sich Ihre Handflächen in der Mitte berühren. Halten Sie diese Position einen Moment und führen Sie die Arme dann wieder langsam Richtung Boden zurück. Wiederholen Sie die Übung so oft wie es Ihnen guttut. Ein bisschen werden Sie die Bewegung auch im Bauch spüren. Unangenehm? Probieren Sie die Übung einfach ein paar Tage später erneut.

In den Beckenboden atmen

Legen Sie sich entspannt auf den Rücken und winkeln Sie die Knie an. Atmen Sie ein paar Mal tief ein und aus und spüren Sie den Kontakt Ihres Rückens und Ihrer Wirbelsäule zum Boden. Dann drücken Sie beim Ausatmen Ihren unteren Rücken so flach auf den Boden, dass möglichst alle Rückenmuskeln direkten Bodenkontakt haben (siehe Bild 2). Spannen Sie dazu auch Bauch- und Pomuskeln an. Lockern Sie alle Muskeln beim Einatmen wieder. Wiederholen Sie die Übung ein paar Mal.

Minitraining für Bauch und Beine

Diese Übung ist für Fortgeschrittene – Sie sollten deshalb damit frühestens in der

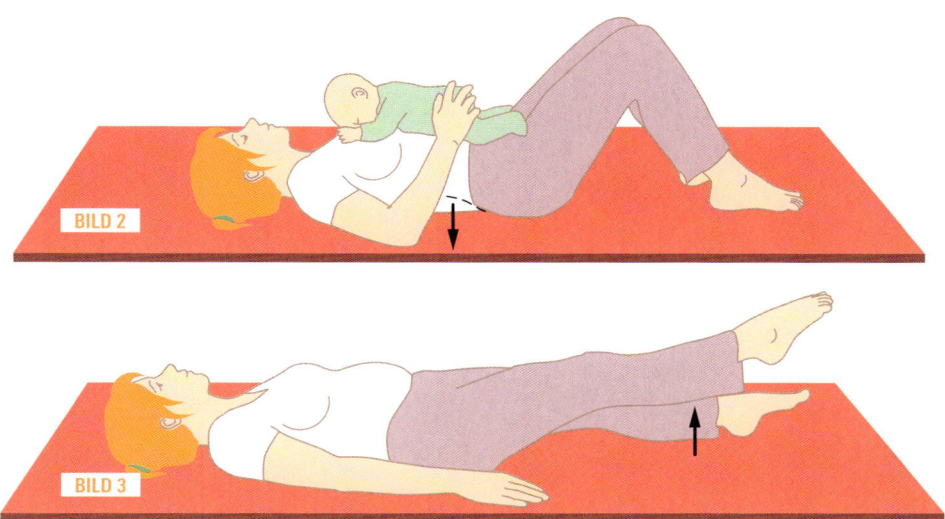

BILD 2

BILD 3

dritten Woche nach der Geburt starten. Legen Sie sich flach auf den Boden, atmen Sie ein paar Mal tief ein und aus und spüren Sie den Kontakt Ihrer Beine, Ihres Rückens und Ihrer Wirbelsäule zum Boden. Strecken Sie nun Ihre Zehen, indem Sie Ihre Beinmuskeln komplett anspannen. Beim nächsten Ausatmen heben Sie langsam ein Bein um etwa 45 Grad an (siehe Bild 3), halten diese Position einen Moment und führen Sie das Bein beim Ausatmen langsam auf den Boden zurück. Nun ist das andere Bein dran. Wiederholen Sie die Übung ruhig, wenn es Ihnen Spaß macht.

Partnerschaft und Sexualität

Lassen Sie es auch im Bett langsam angehen! Nicht nur haben jede Frau und jeder Mann die Geburt auf ihre Art erlebt und verarbeitet, auch körperliche Verletzungen nach der Geburt wollen erst einmal in Ruhe abheilen, ein verändertes Körpergefühl erst einmal wirklich gespürt und verarbeitet werden. Das alles braucht Zeit!

Eine feste Regel, ab wann man wieder miteinander schlafen kann, gibt es also nicht. Früher haben die meisten Hebammen und Ärzte empfohlen, auf Sex so lange zu verzichten, wie der Wochenfluss anhält. Aber auch diese Regel gilt mittlerweile nicht mehr zwangsläufig.

Vertrauen Sie also voll und ganz auf Ihre Lust, Ihren Körper und die nach wie vor wichtige Erkenntnis, dass zu gutem Sex immer beide Partner bereit sein müssen.

Sollte aus unterschiedlichen Bedürfnislagen über einen längeren Zeitraum hinweg eine Paarkrise entstehen, so ist es sicher sinnvoll, sich Unterstützung von außen zu holen – beispielsweise von der Hebamme, einem Paarberater oder einer Ärztin mit psychotherapeutischer Zusatzausbildung.

An Verhütung denken

Und ab wann sollte man wieder an Verhütung denken? Wann Frauen nach der Geburt das erste Mal wieder Ihre Menstruation haben, lässt sich nicht genau vorhersagen. Mütter, die kurz oder gar nicht stillen, bekommen ihre Regel oft schon nach sechs Wochen wieder. 12 bis 14 Tage vor der ersten Periode kann bereits ein Eisprung stattfinden – Sie können dann also wieder schwanger werden. Deshalb sollten Sie auch an Verhütungsmittel denken, wenn Sie wieder Sex haben.

BABY-ALLTAG: GEMEINSAM FÜR DAS KIND SORGEN

Die ersten Tage und Wochen, die Sie zu dritt miteinander verbringen, legen so etwas wie den Grundstein für Ihre junge Familie. Deswegen ist es gut, wenn es Ihnen von Anfang an gelingt, gemeinsam die Verantwortung für den Zwerg in Ihrer Mitte zu tragen und sich auch gemeinsam im Alltag um ihn zu kümmern. Das ist gar nicht so schwer – vor allem dann nicht, wenn man alles in Ruhe macht und die erste Zeit viel Raum für spontane Entwicklungen lässt, statt zu viele Unternehmungen zu planen oder Verabredungen zu treffen.

Wickeln, kuscheln, tragen und trösten

Säuglinge haben ein großes Schlafbedürfnis: Babys Alltag in der ersten Zeit besteht also vor allem aus Trinken und Schlafen! Daneben genießt es die Streicheleinheiten und den Glanz in den Augen der Mutter oder des Vaters, die es beim Wickeln zärtlich trocken legen oder eincremen. Hier sind ein paar praktische Tipps, die Ihnen helfen können, sich beim Wickeln von Anfang an sicher zu fühlen.

Wickeln – das mag Ihr Baby besonders gern

Wärmen: Der Raum, in dem gewickelt wird, sollte etwa 21 Grad warm sein. Dann kann das Baby einige Zeit nackt liegen. Zusätzliche Wärme kann ein Heizstrahler oder eine Rotlichtlampe am Wickeltisch spenden. Sie darf aber nicht blenden und sollte so angebracht sein, dass das Kleine nicht in die Lampe hineingreifen kann.

Waschen: Säubern Sie den Po mit einem nassen weichen Waschlappen. Seife oder Badezusätze sind unnötig, sie entfetten die zarte Babyhaut und trocknen sie aus. Feuchttücher sind praktisch für unterwegs. Achtung: Man darf sie nicht in die Toilette werfen.

Trocknen: Trocknen Sie den Po gründlich mit einem weichen Handtuch ab, auch in den Falten. Föhnen sollten Sie ihn besser nicht. Das hilft zwar, Wundstellen schneller zu trocknen, ist aber unfallträchtig.

Cremen: Cremen Sie den Po nicht oder nur dünn ein. Dicke Schichten verhindern, dass Luft an die Haut kommt und lassen sich beim nächsten Wickeln nur schwer abwischen.

Behandeln: Bei Pusteln und roten Stellen sollte die Haut aber eingecremt werden – am besten mit Zinksalbe aus der Apotheke. Schwere Ausschläge unbedingt dem Kinderarzt zeigen.

Pudern? Besser nicht! Babypuder sollten Sie aus der Wickelzone verbannen. Hantieren die Kleinen mit der Puderdose, verstopfen schon kleine Mengen die Atemwege, Husten- und Erstickungsunfälle können folgen.

Lüften: Babypopos mögen frische Luft, vor allem, wenn die Haut wund ist. Lassen Sie Ihr Kind deshalb unten ohne auf einer Decke strampeln, so oft es geht.

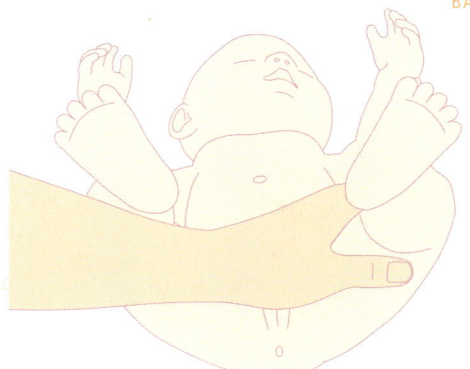

Sichern: Lassen Sie Ihr Baby nicht allein auf dem Wickeltisch – es könnte herunterfallen. Halten Sie alle Utensilien stets griffbereit. Wenn Sie beim Wickeln unterbrochen werden, legen Sie das Kleine am besten in sein Bettchen oder auf den Boden. Sehr agile Kinder kann man notfalls übrigens auch dort wickeln.

So schläft Ihr Baby gut

Wenn Ihr Baby satt ist, möchte es gern ein Bäuerchen machen, um sich von eventuell geschluckter Luft beim Trinken zu befreien. Damit ein Baby gut aufstoßen kann, legen Sie es nach dem Trinken am besten so über Ihre Schulter, dass die Brust und der kleine Bauch aufliegen. Sanftes Klopfen auf den Rücken kann hilfreich sein. Bei den meisten Bäuerchen kommt auch etwas Milch mit. Die landet am besten auf einem Tuch, das Sie sich vorher über die Schulter gelegt haben.

Ist das Kleine dann auch noch frisch gewickelt, wird es nicht mehr lange dauern, bis es wieder müde ist. Vielleicht halten Sie es noch eine Zeit lang im Arm. Oder Sie tragen es ein bisschen herum. Sie werden merken, mit welcher Art von Kuscheln oder Körperkontakt Sie und das Kind sich am wohlsten fühlen und wann

---

TIPP   **Tipps bei wunder Babyhaut**

Zarte Babyhaut ist sehr empfindlich und reagiert deshalb auf das feuchtwarme Klima und die Reibung an der Windel schnell mit schmerzenden Rötungen oder Entzündungen.
Häufig werden Babys wund, wenn die stillenden Mütter bestimmte Nahrungsmittel wie Zitrusfrüchte zu sich nehmen oder wenn die Babys zahnen.

Hautärzte empfehlen:
■ Frühzeitig auf Rötungen reagieren und den Babypo mit Wundschutzcreme einreiben. Nur dünn auftragen, damit die Haut atmen kann.
■ Die Haut nur mit Wasser reinigen. Keinesfalls Feuchttücher anwenden. Sie können wunde Stellen reizen und ein Brennen auslösen oder verstärken.
■ Die Windeln nach dem Einnässen möglichst bald wechseln.
■ Luft an den Po lassen!
■ Stillende Mütter sollten bei stark säurehaltigen Getränken und Speisen sowie beim Genuss von Zitrusfrüchten vorsichtig sein.

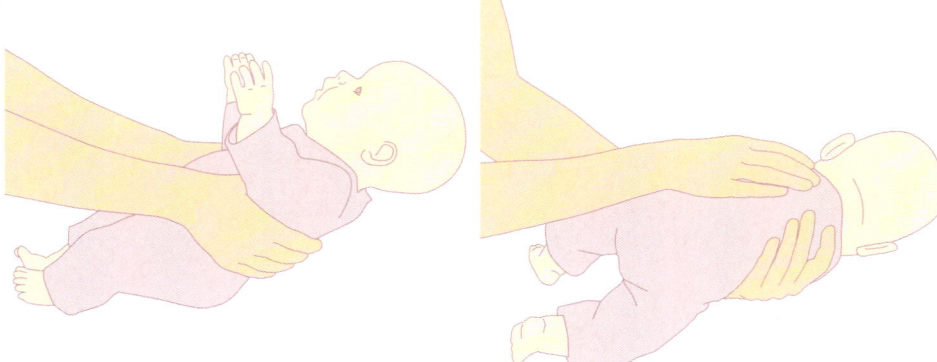

der beste Zeitpunkt ist, um es in die Wiege oder das Bett zu legen.

Babys sollten grundsätzlich auf dem Rücken schlafen. Das ist die sicherste Schlafposition, auch wenn das Baby zum Spucken neigt. Die Bauchlage gilt dagegen als riskant. Ein Schnuller im Mund macht weniger Lust, sich auf den Bauch zu drehen. Sorgen Sie im Babyzimmer außerdem stets für ausreichend frische Luft. Die ideale Temperatur für den Schlafraum liegt zwischen 16 und 18 Grad. Heizen Sie also nicht zu sehr. Ihr Baby meldet sich, wenn es zu kalt ist. Während der Schwangerschaft und der ersten zwei Jahre sollten Eltern nicht in der Wohnung rauchen – und auf gar keinen Fall dort, wo sich das Baby aufhält und schläft. Wichtige Tipps rund um das Thema „Sicher schlafen" finden Sie auch ab Seite 211.

Noch ein Hinweis, wenn Babys aus der Rückenlage wach werden und auf den Arm möchten: Dann ist es gerade bei den ganz Kleinen wichtig, nicht unter beide Arme zu greifen, wie man es bei einer Puppe oder einem größeren Kind tun würde (siehe Abbildung links), um das Kind aufzunehmen. Stattdessen sollte man das Baby in den ersten Wochen über die Seite aufnehmen (siehe Abbildung rechts), weil es in der Seitenlage den Kopf schon besser halten kann als in der Rückenlage.

LESETIPP MEIN KIND

Was kommt mit der Ankunft des Babys auf Mutter und Vater zu? Wie entwickelt es sich körperlich und geistig? Was ist normal? Worauf sollte man achten? Warum sind die Vorsorgeuntersuchungen beim Kinderarzt so wichtig? Welche Alltagsprobleme können auftauchen? Und wie lassen sie sich bewältigen? Der Ratgeber „Mein Kind – unsere ersten drei Jahre" (336 Seiten, 16,90 Euro) unterstützt junge Eltern von Anfang an tatkräftig: mit solidem Basiswissen, praktischen Tipps und Antworten auf die häufigsten Fragen. Ein Extrakapitel zeigt zudem, welche Maßnahmen bei kleinen Krankheiten und in Ernstfällen sinnvoll sind.

Ein Schnuller – ja oder nein?

Auch diese Frage beschäftigt im Babyalltag viele Eltern. In den westlichen Ländern werden mehr als 75 Prozent aller Kinder im ersten Lebensjahr mit einem Nuckel beruhigt. Interessant: Babys, die mit Schnuller schlafen, sollen ein um 90 Prozent niedrigeres Risiko für den plötzlichen Kindstod haben – möglicherweise, weil ein Schnuller im Mund weniger Lust macht, sich auf den Bauch zu drehen.

Für die ersten Wochen eignet sich ein runder Sauger mit Kirschkernform, danach die kieferorthopädische Form mit flachem Sauger, weil die den wachsenden

Der richtige Dreh: Säuglinge nimmt man am besten über die Seite auf, um Kopf und Rücken zu schonen (rechts). In der Seitposition können sie den Kopf schon besser halten als in der Rückenlage (links).

Kiefer nicht behindert. Latexschnuller können manchmal eine Allergie auslösen. Solange das Baby noch keine Zähne hat, eignen sich Silikonschnuller als Alternative.

Wenn sich Babys einfach nicht beruhigen lassen …

Dann kann es ganz schön stressig werden. Vielleicht sind die Windeln voll. Oder das Kleine hat Hunger oder Durst oder Bauchweh. Manche Babys leiden zum Beispiel in den ersten drei Lebensmonaten unter Dreimonatskoliken – heftigen Schreiattacken, die aber meist harmlos sind. Es gibt auch Hinweise darauf, dass das andauernde Schreien damit zusammenhängt, dass das Gehirn noch nicht ausgereift ist und sich der Säugling deshalb, einmal erregt, nicht so schnell wieder beruhigen kann. Manche Babys schreien auch einfach mehr als andere, ohne dass besondere Gründe erkennbar wären.

Wichtig ist dann vor allem eins: Ruhe bewahren – auch wenn es schwerfällt! Durchatmen und das Baby einfach weiter im Arm halten, damit es sich in seiner Verzweiflung nicht alleingelassen fühlt. Weil auch mütterlicher Stress einen Einfluss auf das Schreiverhalten haben kann, ist es sehr wichtig, als Mutter (oder Vater) eines häufig schreienden Babys gut für sich selbst zu sorgen und sich gegebenenfalls Hilfe und Unterstützung zu suchen.

SURFTIPP SCHREIBABY
Fieber, Verstopfung oder Ernährung: Die Deutsche Gesellschaft für Kinder- und Jugendmedizin e. V. hat diverse informative Faltblätter für Eltern herausgegeben – zum Beispiel auch zu den Themen „Ist mein Kind ein Schreibaby?" oder „Mein Kind schläft nicht". Unter www.dgkj.de im Bereich Eltern kann man die Faltblätter kostenlos herunterladen.

Babywippen? Nein danke!

Es sieht ja niedlich aus, wenn so ein kleines Baby relaxt in einer Babywippe liegt, aber ist das wirklich gut für das Kleine? Nein, sagen Experten. Regelmäßiges und langes Liegen kann sogar die motorische Entwicklung hemmen, da die Babys in den schaukelstuhlähnlichen Sitzen oder Gestellen ihre Lage kaum oder gar nicht verändern können. Die Folge: Der natürliche Bewegungsdrang und die Reizaufnahme aus der Umwelt werden gehemmt. Tipp: Legen Sie Ihr Baby lieber in sein Bett oder auf den Boden auf eine weiche Decke – da kann es beim Strampeln seine Muskeln für das Krabbeln trainieren.

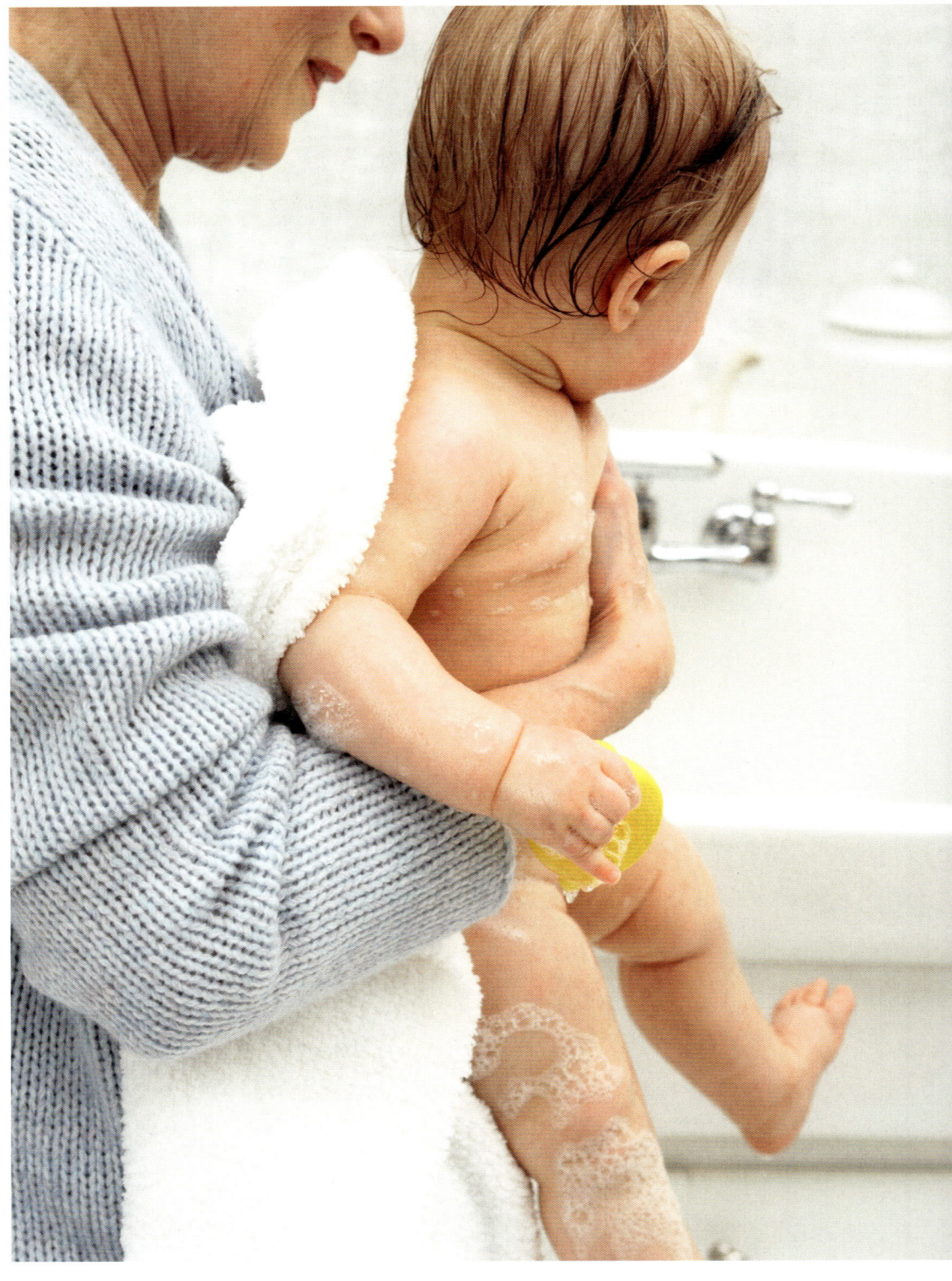

BERUFS- UND LEBENSPLANUNG

Wie stellen Sie sich Ihre berufliche Perspektive als junge Mutter oder junger Vater vor? Wie möchten Sie Alltag und Erwerbsleben organisieren? Was können Sie alles allein schaffen? Und wo sind Sie auf Unterstützung angewiesen? Nach wie vor hat sich an der Doppelbelastung junger Eltern durch Kind und Beruf wenig geändert. Umso wichtiger ist es, den eigenen Lebensweg gut zu planen.

VIELE FRAGEN – UND VIELE CHANCEN

Jeder neue Lebensabschnitt beginnt mit einer Vielzahl von Fragen, Möglichkeiten und Alternativen. Jetzt kommt es darauf an, alle Perspektiven im Beruf und im Privatleben in Ruhe gemeinsam anzuschauen, zu sortieren und dann zu entscheiden, welche davon die besten sind.

Pläne schmieden, Weichen stellen

Wie wollen Sie die Baby-Pause und Elternzeit für sich gestalten? Teilen Sie und Ihr Partner eine Meinung oder steht vielleicht ein Konflikt an, weil Ihre Interessen in diesem Punkt sehr unterschiedlich sind?

Bei vielen Entscheidungen rund um das Thema Beruf, Elternschaft und Existenzsicherung der Familie spielt die Frage der Kinderbetreuung eine zentrale Rolle: Wo sind die Kleinen in guten Händen?

Und werden wir als Eltern ausreichend entlastet?

Für Alleinerziehende hat dieses Kapitel eine besondere Bedeutung: Sie werden alle beruflichen und privaten Entscheidungen wahrscheinlich weitgehend allein treffen – das kostet viel Kraft und Energie, kann aber in manchen Situationen auch ein Vorteil sein, etwa wenn man nicht um jeden Entschluss streiten muss.

NEUE HERAUSFORDERUNGEN

Das Besondere an diesem Kapitel ist eigentlich: Fragen der Berufs- und Lebensplanung sind selten endgültig abgeschlossen, sondern stellen sich immer wieder neu. Auf dass Sie viele positive Ideen und Chancen für sich entdecken!

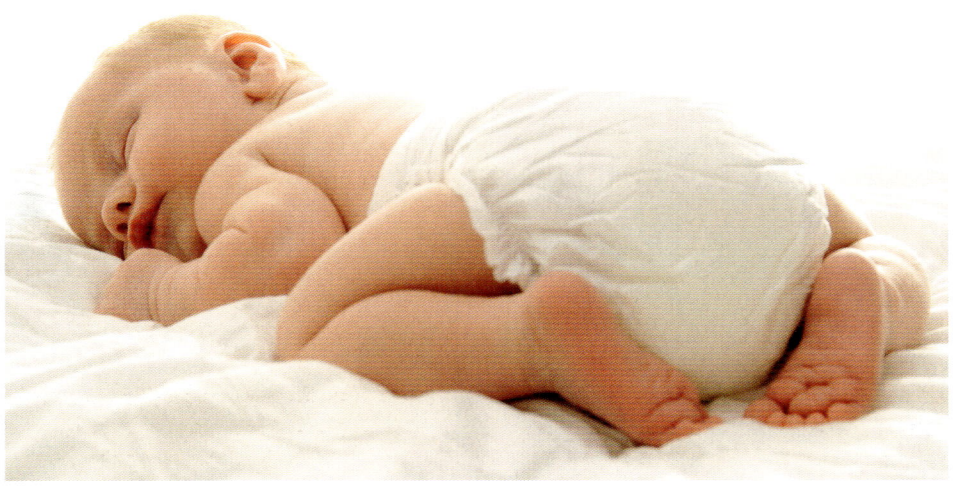

EIN NEUER LEBENSABSCHNITT

Nach den langen Monaten der Schwangerschaft und den intensiven Wochen vor und nach der Geburt fängt irgendwann der Alltag mit Baby an. Wenn man sich nicht entschlossen hat, gemeinsam in die Elternzeit zu gehen, wird ein Partner in Vollzeit arbeiten gehen, während sich der andere rund um die Uhr um den Nachwuchs kümmert.

Interessanterweise haben Familienstudien gezeigt, dass die tatsächliche Aufgabenverteilung in jungen Familien selten das Ergebnis von bewusster Planung und Entscheidung ist. Stattdessen schleichen sich neben der jeweiligen Hauptaufgabe, die jeder übernommen hat, im Alltag bestimmte Zuständigkeiten ein, die beide Partner vielleicht gar nicht unbedingt so gewünscht haben.

Wollen Sie als junge Eltern diesem Automatismus entgehen, so empfiehlt es sich, Fragen der Alltags- und Berufsplanung ruhig schon während der Schwangerschaft anzudenken, zu diskutieren und zu planen. Denn wenn aus einem ungebundenen Liebespaar eine Familie wird, sollten Aufgaben und Zuständigkeiten noch einmal überdacht und gegebenenfalls neu verteilt werden. Wenn beide Partner arbeiten und es sich finanziell leisten können, ist es wahrscheinlich sogar sinnvoll, Unterstützung von außen zu holen, zum Beispiel bei der Kinderbetreuung oder im Haushalt.

Wird mit einem Baby wirklich alles anders?

Neue Verantwortlichkeiten, neue Aufgaben: Aber das bedeutet natürlich nicht, dass mit der Geburt eines Kindes jeder Spaß vorbei ist. Im Gegenteil: Eigentlich kann man auch mit Kind(ern) so ziemlich alles machen, was man vorher gern gemacht hat – man muss es lediglich sorgfältiger planen und organisieren.

Falls Sie meinen, dass bestimmte Unternehmungen mit einem Kind nicht mehr möglich sind, sollten Sie sich überlegen, warum Sie das meinen. Oft sind es nämlich die eigenen Grenzen im Kopf, die bestimmte Aktivitäten verhindern. Doch wenn sich beide Eltern gut verstehen, ihre Vorhaben und Pläne aufeinander abstimmen und in der Kinderbetreuung partner-

Herrlich entspannt! Schlummernde Babys
strahlen eine unglaubliche Zufriedenheit aus.

schaftlich abwechseln, dann besteht der größte Unterschied zu einem Leben ohne Kind vor allem darin, dass man weniger flexibel ist und aufgrund erhöhter organisatorischer Anforderungen auch weniger spontan.

Das Wichtigste, was junge Paare in ihrem neuen Lebensabschnitt nicht aus den Augen verlieren sollten, ist also, dass sie bestimmte Entscheidungen nun nicht mehr für sich allein fällen können, sondern besser in enger Absprache mit dem Partner beziehungsweise der Partnerin treffen sollten.

Damit schaffen Sie eine solide Grundlage für Ihre Partnerschaft. Denn in einer Partnerschaft, in der man sich abspricht, auf die Bedürfnisse des anderen Rücksicht nimmt und sich im Alltag gegenseitig unterstützt, stehen die Chancen für ein zufriedenes und glückliches Familienleben besonders gut.

ZUKUNFTSVORSTELLUNGEN UND ZUKUNFTSPLANUNG

Vater, Mutter, Kind(er) – und alle sitzen sie unbeschwert am Frühstückstisch, toben durch einen malerischen Garten, machen einen turbulenten Familienausflug im geräumigen Familienauto, mittendrin ein tapsiger Hund und ein paar gutmütig lächelnde Großeltern, oder alle versammeln sich in der Küche, um gemeinsam ein leckeres und frisch gekochtes Essen zu verzehren. Und am Abend liegen die Kleinen dann friedlich und frisch gewaschen in ihren Bettchen und schlummern. So schön ist das Familienleben in der Werbung!

Variantenreiches Familienleben ...

In Wirklichkeit ist das Familienleben mindestens genauso schön, wenn auch wesentlich variantenreicher! Da gibt es morgens beim Frühstück vor der Arbeit manchmal auch Hektik und Stress, wenn es denn überhaupt ein Frühstück gibt und die Kleinen das nicht im Kindergarten bekommen. Das Familienauto ist zwar meist geräumig, aber welche Plackerei es bedeutet, bis alle sorgfältig angeschnallt in ihren Babyschalen und Kindersitzen hocken, bleibt in der Werbung verborgen. Und am Abend? Ist es manchmal ein langer und nervenaufreibender Kampf, bis die lieben Kleinen tatsächlich sauber im Bett liegen und endlich Ruhe geben.

Sie tun sich selbst und Ihrer jungen Familie einen großen Gefallen, wenn Sie beide Familienentwürfe in Ihre Gedanken und Ihr Herz schließen: die schönen, glücklichen und zufriedenen Vorstellungen und Momente ebenso wie die anstrengenden und chaotischen. Damit schaffen Sie sich als Elternpaar einen viel größeren gedanklichen Freiraum, als wenn Sie sich nur auf all die Dinge konzentrieren, die perfekt zu funktionieren haben. Ein Familienleben läuft selten hundertprozentig perfekt – und wenn man das zu sehr erwartet, sind Enttäuschungen und Missmut im Alltag programmiert.

Bleiben Sie realistisch

Sehen Sie es doch mal so: Eine lebendige, gerade zusammenwachsende Familie sollte allen ihren Mitgliedern möglichst viel Freiraum zum Wachsen und zur persönlichen Entwicklung bieten – dem Kind, der Mutter und dem Vater. Aber wie kann das funktionieren, wenn bereits vorab alles perfekt geplant ist und unvorhergesehene oder spontane Ideen, die vielleicht auch mal für Turbulenzen sorgen, nicht willkommen geheißen werden?

Vielleicht haben Sie Lust, einmal über Ihre eigenen Familienideale und Zukunftsvorstellungen nachzudenken? Träumen Sie insgeheim auch von einer jederzeit vorzeigbaren Bilderbuchfamilie mit einem adretten Baby? Und gibt es in Ihren Vorstellungen daneben auch noch ein Plätzchen für Wäscheberge, Müdigkeit, Krisen und Sorgen, die ebenfalls zu jedem ganz normalen Familienleben gehören?

Psychologen haben jedenfalls herausgefunden, dass in gut funktionierenden Partnerschaften und Familien Raum für beides ist: Wachstum und Krisen, Zauberhaftes und Stressiges. Wer es schafft, Probleme als normalen Teil des Lebens zu betrachten und gemeinsam mit dem Partner oder der Partnerin daran arbeitet,

Schwierigkeiten zu überwinden und zu lösen, bietet dem Nachwuchs nicht nur optimale Entwicklungsbedingungen, sondern ist gleichzeitig auch ein gutes und realistisches Vorbild.

Elternzeit: Wann? Wer? Wie lange?

Eine der ersten Familienentscheidungen, die Sie gemeinsam fällen müssen – natürlich neben der Auswahl eines schönen Vornamens für Ihr Kind –, ist die Frage, wie Sie die Ihnen zustehende Elternzeit gestalten wollen, falls Sie beide berufstätig sind.

Die Elternzeit – früher hieß sie Erziehungsurlaub – bietet berufstätigen Müttern und Vätern die Möglichkeit, sich pro Kind maximal drei Jahre um die Betreuung ihrer Kinder zu kümmern, ohne dass der Arbeitgeber ihnen kündigen kann. Sie kann vom Tag der Geburt bis zur Vollendung des dritten Lebensjahres von einem Elternteil allein oder von beiden genommen werden. Unter bestimmten Voraussetzungen besteht während der Elternzeit ein besonderer Rechtsanspruch auf Teilzeitarbeit.

Informieren Sie sich gemeinsam

Bevor Sie eine Entscheidung fällen, ist es wichtig, dass sich beide Partner sorgfältig über die ihnen zustehenden Rechte und Möglichkeiten informieren. Klar sein sollte auch, dass arbeiten gehen oder ein Kind betreuen gleich wichtig und anstrengend sind. Deshalb ist gegenseitige Rücksichtnahme ein wichtiges Alltagsprinzip in jungen Familien. Folgende Fragen können Sie in der Informationsphase leiten:

- Welche Möglichkeiten haben junge Paare heute, ihre Elternzeit zu gestalten?
- Welche Möglichkeiten bietet Ihnen Ihre Firma/Ihr Arbeitgeber?
- Unterstützt die Firma junge Familien, gibt es zum Beispiel einen Betriebskindergarten?
- Welchen Einfluss hat das auf Ihren weiteren beruflichen Entwicklungsweg und Ihre Karriere?
- Welche Möglichkeiten haben Sie selbst, Ihren Arbeitsplatz zu gestalten – zum Beispiel auch, falls Sie freiberuflich arbeiten?
- Oft spielen bei der gemeinsamen Entscheidung finanzielle Gründe ein Rolle – zu berücksichtigen ist zum Beispiel: Wer verdient mehr in seinem Beruf?
- Wie wirkt sich eine bestimmte Entscheidung kurzfristig aus? Und welche Konsequenzen hätte sie auch langfristig gedacht, zum Beispiel, wenn einer von beiden über mehrere Jahre in die Elternzeit geht?
- Nicht zuletzt ist auch zu bedenken, wie es der jungen Mutter, dem jungen Vater und dem Baby mit der jeweiligen Entscheidung geht.

Neuere Ergebnisse der Universität Basel legen beispielsweise nahe, dass es für junge Mütter ein nicht zu unterschätzender psychologischer Druck sowie großer Stress sein kann, schon kurz nach dem Mutterschaftsurlaub wieder arbeiten zu gehen.

- Wichtig ist natürlich auch, zu klären, welche Möglichkeiten der Kinderbetreuung es bei Ihnen vor Ort gibt?
- Wie möchten Sie in den nächsten Jahren Ihr Berufs- und Familienleben unter einen Hut bringen?
- Und gibt es Vorbilder (oder auch Negativbeispiele) in Ihrer Familie oder Ihrem Freundeskreis, an denen Sie sich orientieren können?

Jobpause: Je kürzer, desto besser?

Wer legt für wie lange eine Jobpause ein? Auch das ist eine Frage, die beide Partner für sich und dann in gegenseitigem Einverständnis klären sollten. Wer beruflich stark engagiert ist, möchte vielleicht gleich nach der Geburt beziehungsweise dem achtwöchigen Mutterschutz zurück in den Job. Manchmal spielen auch finanzielle Gründe in die Entscheidung mit hinein – wobei Sie natürlich auch berücksichtigen müssen, dass immer ein Teil des Einkommens für die Kinderbetreuung eingeplant werden muss, wenn beide Eltern arbeiten gehen.

Die Frage nach der Länge der Jobpause hängt auch damit zusammen, wie die jeweils aktuelle persönliche Situation am Arbeitsplatz ist: Wer schon lange und sicher im selben Job arbeitet, freut sich vielleicht über eine längere Schaffenspause von zwei oder drei Jahren. Wer dagegen neu im Betrieb ist und weiterkommen möchte, wird nicht zu lange pausieren und kehrt vielleicht schon nach einem halben Jahr an den Arbeitsplatz zurück. Die

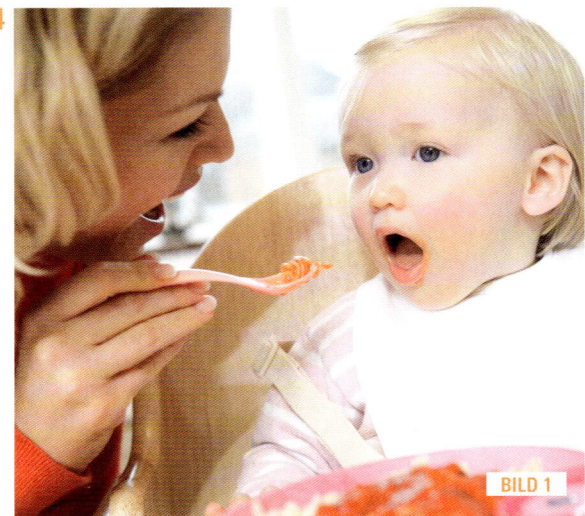

BILD 1

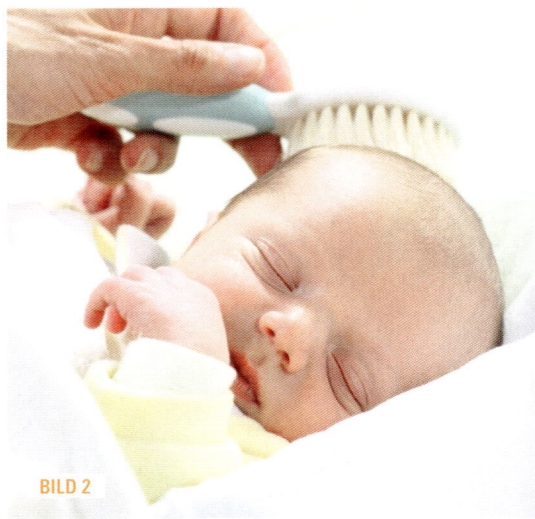

BILD 2

Erfahrung zeigt: Je kürzer die Elternzeit, desto leichter der Wiedereinstieg und desto besser die weiteren beruflichen Chancen.

Verhandeln Sie diese Frage möglichst früh

Grundsätzlich gilt: Tauschen Sie sich mit Ihrem Chef, Ihrer Chefin oder der Abteilungsleiterin über verschiedene Möglichkeiten aus, die in Ihrer Branche, Ihrer Position und an Ihrem Arbeitsplatz konkret für junge Mütter oder Väter bestehen. Entwickeln Sie dazu auch eigene Ideen und Vorschläge – am besten, indem Sie sich vorher bei Kollegen oder in einem Netzwerk informieren, ob und welche Erfahrungen es bereits gibt.

Auch wenn man sich das zunächst nicht vorstellen kann: Oft lassen sich individuelle Lösungen finden, von denen sowohl die berufstätige Mutter oder der Vater als auch der Arbeitgeber profitieren. Meistens müssen sich diese Lösungen aber erst entwickeln und oft sind sie das Ergebnis eines längeren Verhandlungsprozesses. Deshalb macht es Sinn, sich frühzeitig mit diesen Fragen zu beschäftigen und das Gespräch in der Firma oder am Arbeitsplatz zu suchen. Wichtig dabei:

Planen und denken Sie nicht nur kurzfristig für das nächste Jahr, sondern beziehen Sie auch langfristige Entwicklungen in Ihre Überlegungen ein.

Zurück in den Job – verschiedene Modelle

Unter Umständen macht es Sinn, schon bei der Überlegung und Entscheidung, wie lange Sie in die Elternzeit gehen, mit zu überlegen, wie Sie sich Ihren Wiedereinstieg ins Berufsleben nach der Pause vorstellen. Vielleicht wollen Sie die Pause sogar nutzen, um sich beruflich neu oder umzuorientieren?

Die Stiftung Warentest bietet im Heft „Spezial Karriere" all denen Anregungen, die sich beruflich verändern wollen: aufsteigen, umsteigen und wiedereinsteigen. Wiedereinsteiger, das sind vor allem Frauen. Denn sind die Kinder erst einmal aus dem Gröbsten raus, streben vier von fünf Müttern zurück in den Job. Das Heft informiert darüber, welche Programme und Förderungen speziell für Rückkehrerinnen existieren und woran gute Beratungen, Kurse und Lernmedien für Mütter nach der Familienpause zu erkennen sind. Das Heft kann unter www.test.de für 7,80 Euro bestellt werden.

BILD 1 + 2 Babys und Kleinkinder wollen gut versorgt sein
– wie, das sollten Eltern in aller Ruhe überlegen.

ALLEIN EIN KIND GROSSZIEHEN

Immer häufiger erziehen Mütter oder Väter in Deutschland ihre Kinder allein – 2009 bestand schon fast jede fünfte Familie (19 Prozent) aus nur einem Elternteil. Sie sehen also: Sie sind mit Ihrer Situation keinesfalls allein, sondern teilen die Herausforderung mit vielen anderen Müttern und Vätern und können so auch auf ein bereits bestehendes Netzwerk zurückgreifen, wenn Sie das möchten (siehe Surftipp unten rechts). Vor allem in Großstädten, in den deutlich mehr Alleinerziehende leben als auf dem Land, gibt es verschiedene Unterstützungsangebote.

Und die werden Sie gut gebrauchen können, denn gerade zu Anfang prasseln wahrscheinlich eine Menge an Zweifeln und Gedanken auf Sie ein: Werde ich das alles allein schaffen? Haben wir genug Geld zum Leben? Was passiert mit meinem Baby, wenn ich mal krank werde? Wer sorgt dann für uns?

Offen sein für Unterstützung aller Art

Alles das sind wichtige Fragen, die Ihre Zukunft mit Kind und Ihre persönliche Lebensplanung betreffen. Die Antworten darauf können sehr unterschiedlich ausfallen – und Sie müssen ja nicht sofort für jede Frage die Patentantwort parat haben. Vielleicht ziehen Sie über kurz oder lang in ein Wohnprojekt für alleinerziehende Mütter? Vielleicht bekommen Sie tatkräftige Unterstützung von Ihren Eltern oder Schwieger-

eltern? Womöglich gründen Sie eine Wohngemeinschaft mit einer anderen kleinen Familie? Oder Sie haben eine nette Nachbarin, die ab und zu auf Ihr Kind aufpasst? Es kann auch sein, dass Sie im Kindergarten oder beim Babyschwimmen nette neue Bekanntschaften schließen. Hauptsache, Sie isolieren sich jetzt nicht! Auch wenn es Ihnen manchmal bestimmt schwerfällt: Gehen Sie unter Menschen.

Halten Sie im Alltag Augen und Ohren möglichst offen und suchen Sie immer wieder den Kontakt zu anderen Eltern – ob alleinerziehend oder nicht. Umso größer ist die Wahrscheinlichkeit, dass Sie andere Mütter oder Väter finden, die mit Ihnen auf einer Wellenlänge sind und mit denen Sie ein eigenes kleines und auf Gegenseitigkeit beruhendes Netzwerk aufbauen können.

 SURFTIPP ALLEIN ERZIEHEN – NORMAL!
Wichtige Tipps und Informationen für Alleinerziehende und ihre neue Lebenssituation finden Sie beim Verband alleinerziehender Mütter und Väter e. V. unter www.vamv.de/allein-erziehen.html.

Vier gute Tipps für Ihre neue Lebenssituation

■ Widerstehen Sie der Tendenz, bei Problemen nur mit Ihren bisher bewährten Methoden und Handlungsmustern zu reagieren, auch wenn Sie gerade jetzt gern

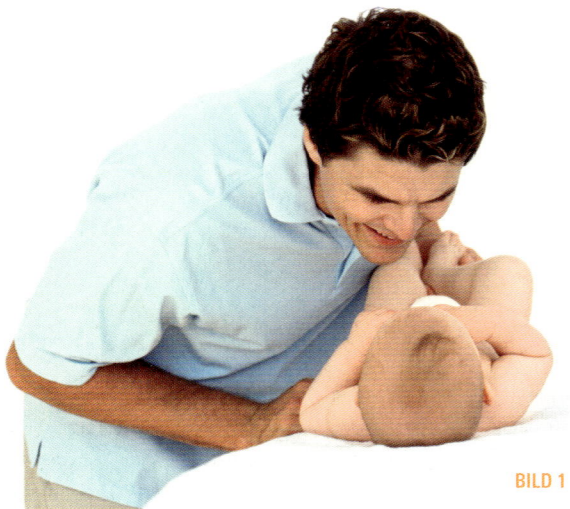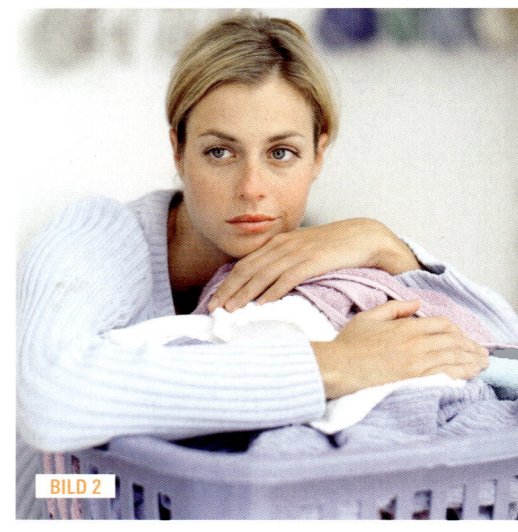

BILD 1   **BILD 2**

hätten, dass Ihr Leben weitergeht wie immer. Probieren Sie Neues aus: Schließen Sie sich mit anderen zusammen, profitieren Sie von gegenseitigen Erfahrungen. Und probieren Sie neue Sachen aus, die bisher in Ihrem Alltagsrepertoire noch nicht vorkommen!

■ Suchen Sie Hilfe, Entlastung und Rat bei Freunden, Bekannten oder Verwandten. Dann lernt das Baby im Großwerden von Anfang an weitere Bezugspersonen kennen, zu denen es gern geht – zum Beispiel Großeltern, Geschwister, Freundinnen. Dann haben Sie wenigstens ab und zu auch mal Zeit für sich, können Dinge klären, sich einfach mal ausruhen oder etwas Schönes mit anderen Erwachsenen und ohne Kind unternehmen.

■ Erkennen Sie aber auch an, dass selbst die allerbesten Freunde nicht immer helfen und jederzeit einspringen können. Wenn Sie sich persönlich in einer sehr schwierigen Situation befinden, ist es sinnvoll, sich unterstützenden Rat in einer Erziehungs- oder Familienberatungsstelle zu holen. Die werden häufig vom Staat oder einer der Kirchen getragen und so ist die Beratung meistens kostenlos.

■ Versuchen Sie, die Verantwortung für das Kind gemeinsam mit dem anderen Elternteil zu teilen – auch, wenn Sie nicht mehr ein Liebespaar sind. Das ist durchaus möglich und viele Elternpaare sind da bereits mit gutem Beispiel vorangegangen. Vielleicht kennen Sie auch in Ihrem persönlichen Umfeld getrennt lebende Eltern, denen es gelungen ist, sich trotzdem gemeinsam und konstruktiv bei der Erziehung ihres gemeinsamen Kindes zu unterstützen?

WENN'S PROBLEME MIT DEM UNTERHALT GIBT

Alleinerziehende erziehen ihre Kinder meist unter erschwerten und finanziell oft schwierigen Bedingungen. Erst recht, wenn der übliche Regelunterhalt von dem anderen Elternteil gar nicht oder nicht regelmäßig gezahlt wird. Dann besteht die Möglichkeit, beim Jugendamt Leistungen nach dem Unterhaltsvorschussgesetz (UVG) zu beantragen (siehe ab Seite 313).

BILD 1 + 2 Der Alltag mit Kindern ist anstrengend! Hilfreich ist, wenn man die Verantwortung für das Kind gemeinsam mit dem anderen Elternteil übernehmen kann.

WELCHE KINDERBETREUUNG PASST ZU UNSEREM LEBEN?

Da das Kinderbetreuungssystem von Bundesland zu Bundesland und teilweise sogar von Stadt zu Stadt recht unterschiedlich geregelt ist, ist es sinnvoll, sich möglichst umfassend über die verschiedenen Möglichkeiten in der Umgebung Ihres Wohnortes zu informieren. Planen Sie dazu ausreichend Zeit ein, denn nicht immer ist die Lage so übersichtlich, wie sich junge Eltern das wünschen würden.

Wenn beide Eltern arbeiten – oder wenn Sie alleinerziehend sind

Wenn Ihre persönliche Berufs- und Lebensplanung ergeben hat, dass Sie gern beide weiter arbeiten möchten, ist es wichtig, sich rechtzeitig um eine gute Kinderbetreuung zu kümmern, in die Sie beide Vertrauen haben. Dazu gehört auch die innere Überzeugung, dass es gut und richtig ist, wenn Sie beide wieder arbeiten gehen.

Auch für Frauen oder Männer, die ihr Kind allein erziehen und gern wieder arbeiten möchten, um berufliche Kontakte nicht zu verlieren, oder aus finanziellen Gründen wieder arbeiten müssen, ist eine gute und zuverlässige Kinderbetreuung unglaublich wichtig. Manche Kindertagesstätten haben lange Wartelisten, sodass es sinnvoll sein kann, erste Kontakte dorthin sogar schon während der Schwangerschaft zu knüpfen beziehungsweise das Kind bereits gleich nach der Geburt dort anzumelden.

Dazu können Sie die Webseiten verschiedener Einrichtungen anschauen oder die Einrichtungen selbst besuchen, um sich vor Ort ein Bild zu machen. Gut beraten ist man auch immer, wenn man andere Eltern fragt, wo sie ihr Kind betreuen lassen und ob sie zufrieden mit dem Angebot sind.

Diese Fragen kommen jetzt auf Sie zu

Hier noch ein paar Fragen, die Ihnen bei der Bewertung helfen können, ob ein Angebot zu Ihren familiären Bedürfnissen passt oder nicht?

- Ab welchem Alter soll das Kind betreut werden?
- Soll es zu Hause betreut werden oder lieber mit anderen Kindern zusammen?
- Für welchen Zeitraum soll es betreut werden (täglich, ganz- oder halbtags, nur an bestimmten Tagen, wie viele Stunden pro Tag)?
- Was darf die Betreuung kosten?
- Wie ist die Lage des Betreuungsangebotes? Ist es zu Zeiten der Rushhour gut erreichbar?
- Wie wichtig ist Ihnen die Betreuung durch ausgebildete Erzieher?
- Spielt es eine Rolle für uns, wer der Träger der Kindertagesstätte oder Betreuungseinrichtung ist? Elterninitiativen bieten zum Beispiel häufig einen besseren Betreuungsschlüssel in ihren Einrichtungen an, kosten aber unter Umständen etwas mehr oder fordern Eigeninitiative.

BILD 1 + 2 Ein neues Miteinander im Alltag: Für Babys ist es schön, im Großwerden von Anfang an weitere Bezugspersonen kennenzulernen.

SURFTIPP: KITA-GEBÜHREN IM BUNDESWEITEN ÜBERBLICK

Die Website www.insm-kindergartenmo nitor.de gibt eine Übersicht über die Kindertagesstätten-Gebührensituation – und zwar in den hundert größten Städten der Bundesrepublik. Dazu wurde im Auftrag der Zeitschrift „Eltern" und der Initiative Neue Soziale Marktwirtschaft (INSM) eine große Studie durchgeführt.

Ab wann wollen wir unser Kind in fremde Hände geben?

Das ist eine sehr persönliche Frage. Denn die Entscheidung, wann Sie als Mutter oder Vater Ihr Baby mit einem guten Gefühl abgeben können und gern und überzeugt wieder arbeiten gehen, die können nur Sie allein treffen. Hilfreich ist auf jeden Fall, sich auch in dieser Frage mit anderen jungen Eltern auszutauschen und nach deren Erfahrungen zu erkundigen.

Man weiß heute, dass selbst wenige Monate alte Babys andere Bezugspersonen selbstverständlich akzeptieren, wenn sich diese liebevoll und zuverlässig um sie kümmern. Dabei bauen die Kleinen eine ähnlich innige Beziehung zu ihnen auf wie zu der Mutter oder dem Vater. Aber nicht alle Babys sind gleich kommunikativ. Einige schlafen und essen zum Beispiel überall, andere sind vielleicht empfindlicher.

Deshalb sollten Sie selbst herausfinden, ab wann Sie sich vorstellen können, Ihr Kind von anderen zuverlässigen Personen betreuen zu lassen – und natürlich auch, für wie viele Stunden am Tag. Las-

sen Sie sich Zeit, in Ruhe zu überlegen und zu prüfen, welche Betreuungsbedingungen für Sie und Ihr Baby oder Ihr Kleinkind ideal sind, damit Sie mit einem guten und ruhigen Gefühl wieder zur Arbeit gehen können.

In den ersten sechs bis acht Monaten nach der Geburt haben viele Eltern und vor allem viele Mütter noch ein großes Bedürfnis nach Ruhe und Zusammensein mit ihrem Baby und können sich kaum vorstellen, schon wieder jeden Tag zur Arbeit zu gehen.

Andererseits bieten viele Kindertagesstätten heute altersgemischte Gruppen an, in denen Babys, Vorschulkinder und vielleicht auch behinderte Kinder in einer Gruppe zusammen betreut werden. Erfahrene Erzieher beobachten dabei immer wieder, dass Kinder am besten in so eine Gruppe hineinwachsen, bevor sie ein Jahr alt sind. In diesem Alter leben die Kleinen meistens sehr im Jetzt, sodass sie – wenn man sie behutsam an die neue Betreuungssituation gewöhnt – kaum Sehnsucht nach den Eltern haben. Sie akzeptieren andere Personen, die liebevoll für sie da sind, vollkommen selbstverständlich. Und das Zusammensein mit anderen Kindern finden sie sehr spannend.

Das bedeutet natürlich nicht, dass man Kinder nicht auch zu jedem späteren Zeitpunkt an die Betreuung in einer Kindertagesstätte gewöhnen kann. Die Entscheidung, wann der richtige Zeitpunkt gekommen ist, hängt von vielen Faktoren ab: zum Beispiel auch von der Gesundheit

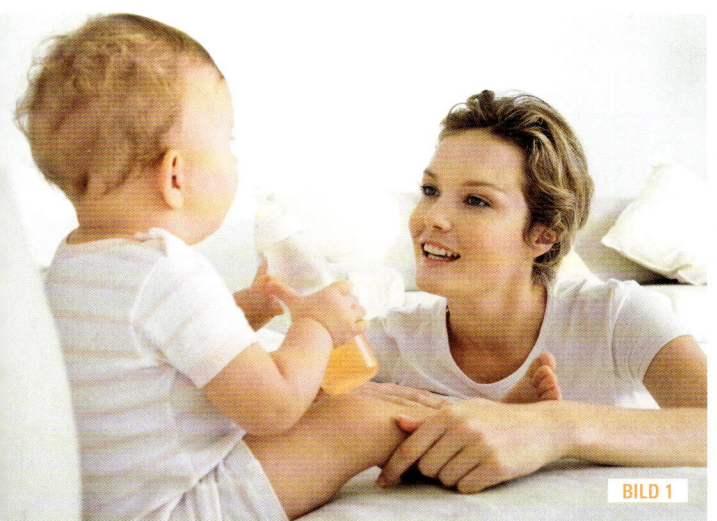

BILD 1

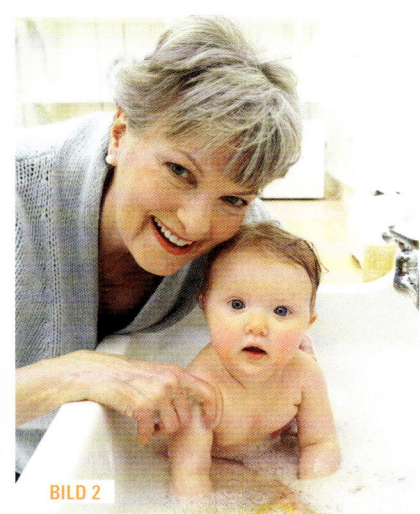

BILD 2

und Stabilität des Babys/Kleinkindes, von der Qualität der Kinderbetreuung, von der persönlichen und finanziellen Situation der jungen Familie und vielen anderen Bedingungen vor Ort. Und nicht zuletzt von der persönlichen Überzeugung, die jede Muter und jeder Vater hat. Lassen Sie sich deshalb mit Ihrer Entscheidung Zeit. Nichts und niemand sollte Sie unter Druck setzen, denn in diesem Punkt gibt es keine allgemeingültigen Regeln, Vorschriften oder Empfehlungen, sondern hier zählt vor allem, dass die Entscheidung zu Ihnen und Ihrer Familiensituation passt.

Die wichtigsten Betreuungsmöglichkeiten

Gruppe oder Einzelbetreuung? Die Entscheidung fällen natürlich Sie – folgende Informationen helfen Ihnen vielleicht dabei: Kinder, auch wenn sie noch sehr klein sind, erleben eine Gruppe sehr früh als etwas, das zusammengehört. Nur in einer Gruppe können sie lernen, einander zu vertrauen und zu spüren, wie es Menschen miteinander meinen. Diese Grundlagen im Miteinander werden sehr früh geprägt. Im Großwerden entstehen daraus Stärke, Selbstbewusstsein und Vertrauen im Umgang mit anderen Men-

schen. Wichtige Eigenschaften in einer Zeit, in der viele Kinder als Einzelkinder aufwachsen. Wichtig ist allerdings – vor allem, wenn auch Babys und/oder behinderte Kinder betreut werden –, dass die Gruppengröße stimmt. Ideal für Kinder unter drei Jahren ist eine Gruppengröße von zehn bis fünfzehn Kindern pro Gruppe, die von mindestens zwei, besser drei Fachkräften betreut werden.

Laie oder pädagogische Fachkraft? Falls Sie Wert auf eine pädagogische Ausbildung der Personen legen, die Ihr Kind betreuen sollen, kommen für Sie ein Au-pair-Mädchen oder eine private Kinderfrau wahrscheinlich nicht infrage. Auch Tagesmütter sind nicht automatisch pädagogisch qualifiziert. Am besten, Sie erkundigen sich im Einzelfall, welche Kenntnisse und Ausbildungen die jeweiligen Betreuungspersonen vorweisen können.

Tagesmütter: Sie betreuen meistens zu Hause in ihrer Wohnung ein oder mehrere Kinder. Tagesmütter arbeiten freiberuflich und erhalten dafür ein Honorar. Bei der Suche helfen das Jugendamt oder Empfehlungen aus der Nachbarschaft oder dem Bekanntenkreis. Positiv ist, dass Kin-

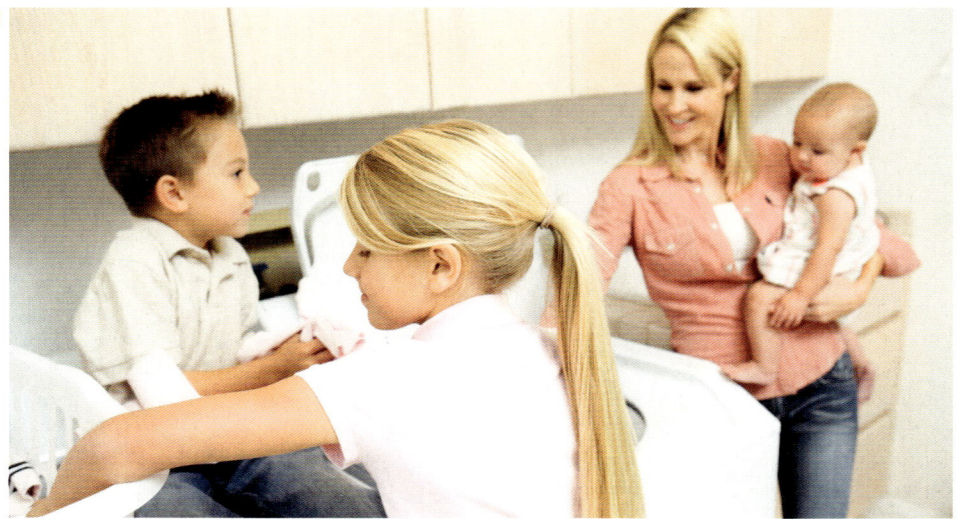

der so von Anfang an mit anderen Kindern zusammen aufwachsen, was gut für ihre soziale Entwicklung ist. Allerdings ist die Suche nach einer geeigneten Tagesmutter manchmal schwierig, die meisten haben keine pädagogische Ausbildung. Obwohl: Die haben Sie als Mutter oder Vater ja wahrscheinlich auch nicht. Problem: Wenn die Tagesmutter krank ist, müssen Sie sich selbst um Ihr Kind kümmern.

Kinderkrippen: Das sind Tageseinrichtungen für Kinder unter drei Jahren, in denen Ihr Kind pädagogisch qualifiziert betreut wird. Es kommt dabei früh mit anderen Kindern zusammen und wird eher selbstständig. Für Vertretung im Krankheitsfall ist gesorgt. Nachteile: Kinderkrippen gibt es noch nicht überall, am ehesten findet man sie in größeren Städten.

Kindergärten: Sie gibt es für Kinder ab drei Jahre und jedes Kind hat Anspruch auf einen Kindergartenplatz. Gruppengröße und Betreuungsschlüssel – also wie viele Fachkräfte sich um wie viele Kinder kümmern – werden von den Bundesländern festgelegt: Sie unterscheiden sich von Land zu Land und können schwanken (die Gruppengröße schwankt zum Beispiel zwischen 12 und 24 Kindern).

In einem Kindergarten wird Ihr Kind mit anderen Kindern zusammen von pädagogisch qualifizierten Betreuerinnen versorgt. Allerdings sind Ganztagsplätze nicht immer leicht zu finden und die Öffnungszeiten decken manchmal – ebenso wie die Öffnungszeiten der Kinderkrippen – nicht die volle Stundenzahl ab, die man als berufstätiger Mensch mit An- und Abfahrt zur Arbeit braucht, um das Kind morgens in Ruhe im Kindergarten abgeben und abends wieder abholen zu können. Tipp: Kindergärten, die von Elterninitiativen gegründet und/oder getragen werden, sind oft besser ausgestattet – auch, was Gruppengröße und Betreuungsschlüssel angeht. Dafür sind die Betreuungskosten manchmal allerdings auch höher.

Au-pair-Mädchen: Sie kommen meist für ein Jahr in Ihre Familie. Als Gegenleistung für Unterkunft, Verpflegung und Taschengeld beaufsichtigen sie die Kinder und übernehmen kleine Hausarbeiten (etwa 30 Stunden/Woche). Sie sind da, wenn's im Job spät wird, die Öffnungszeiten des Kindergartens nicht ausreichen oder Sie abends mal ausgehen möchten. Andererseits braucht man viel Wohnraum, um

Wenn beide Eltern arbeiten, sind es meistens die Frauen, die sich zusätzlich um den Haushalt kümmern – soll das so bleiben?

ein Zimmer bereitstellen zu können. Und meist geht damit auch ein Stück der familiären Privatsphäre verloren. Nach einem Jahr muss sich Ihr Kind von einer liebgewonnenen Bezugsperson verabschieden und an eine neue gewöhnen. Überlegen Sie daher gut, ab welchem Alter Sie Ihr Baby oder Kleinkind einem Aupair-Mädchen anvertrauen wollen. Zertifizierte Agenturen (RAL-Gütezeichen) und Infos finden Sie unter www.guetegemeinschaft-aupair.de.

Kinderfrauen: Sie betreuen Ihr Kind bei Ihnen zu Hause und arbeiten dabei in einer Art Angestelltenverhältnis – das kann je nach Betreuungsbedarf auch ein Minijob sein, die Ausgaben lassen sich steuerlich absetzen. Praktisch ist, dass Sie die Betreuungszeiten individuell miteinander absprechen können. Niemand muss die Kinder morgens in Hektik wegbringen und pünktlich abends wieder abholen. Allerdings: Diese Alternative kann recht kostenintensiv werden.

Kind(er) und Beruf – noch immer eine Doppelbelastung für Familien

Auch heutzutage gilt: Wenn beide Eltern arbeiten, sind es meist die Frauen, die sich um den Haushalt kümmern. Neben der Arbeit und der Betreuung des Kindes eine nicht zu unterschätzende Herausforderung, die pro Woche meist mehrere Stunden Einsatz erfordert. Überlegen Sie deshalb am besten frühzeitig, ob die Frauenarbeit auch in Ihrem Haushalt zur Regel werden soll oder ob sie nicht lieber von

Anfang an die Aufgaben partnerschaftlich und gleichberechtigt teilen wollen.

Alleinerziehende und der Haushalt ...

Berufstätige Frauen und Männer, die ihr Kind allein erziehen, müssen ebenfalls mit dieser Doppelbelastung zurechtkommen. Unterschätzen Sie den Arbeitsaufwand nicht. Vielleicht haben Sie gute Freunde oder nette Nachbarn, die Sie beim Einkaufen oder anderen alltäglichen Aufgaben unterstützen können? Wenn Sie es sich finanziell leisten können, suchen Sie zudem eine Haushalts- oder Putzhilfe. Das macht den Alltag meistens deutlich stressfreier.

Netzwerke – gut gegen Alltagsfrust

Wer holt Ihr Kind ab, wenn Sie beide unvorhergesehen länger arbeiten müssen? Wer kümmert sich, wenn die Tagesmutter oder Kinderfrau krank sind? Was tun, wenn der Kindergarten in den Sommerferien plötzlich für eine Woche schließt und Ihr Betrieb eine Urlaubssperre verhängt hat? Dann ist es gut, auf ein funktionierendes Netzwerk zurückgreifen zu können: Andere Eltern, die Ihr Kind erst mal mitnehmen, bis Sie es dort abholen. Die Großeltern oder nette Nachbarn, die spontan einspringen. Bauen Sie sich so ein Netzwerk von Anfang an gezielt auf. Oft bleiben die Kontakte aus Geburtsvorbereitungs- oder Babymassagekursen bestehen. Gegenseitige Besuche, kleinere oder größere Ausflüge, eine gegenseitige Übernachtung lassen die Kontakte vertiefen.

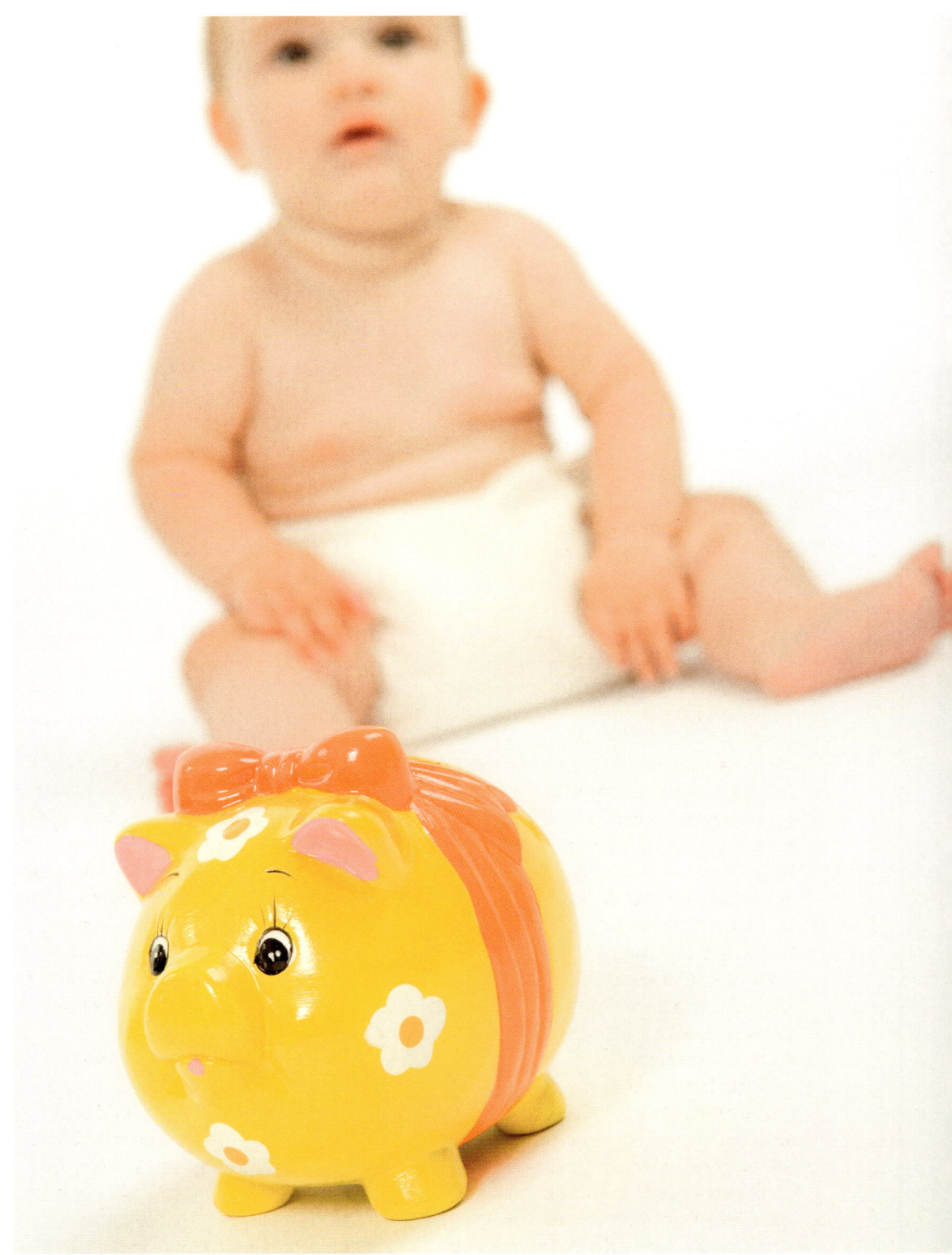

DAMIT KÖNNEN ELTERN RECHNEN

Kinder sind ein Segen, kosten aber auch eine Menge Geld. Um so wichtiger ist es für Väter und Mütter, alle staatlichen Fördertöpfe optimal auszuschöpfen. Doch das ist nicht alles, Eltern sollten auch darauf achten, dass sie und ihre Jüngsten richtig abgesichert sind.

DAS ERWARTET SIE IN DIESEM KAPITEL

Viele Eltern wollen sich schon während der Schwangerschaft finanziell auf die neue Lebenssituation vorbereiten. Das ist für Mütter und Väter nicht immer einfach, weil die Unterstützung für die Jüngsten besonders vielfältig ist. Starthilfe gibt es beispielsweise vom Arbeitgeber, von der Kranken-, Eltern- und Familienkasse, vom Finanzamt. Zusätzlich helfen manche Bundesländer und Kommunen, aber auch Stiftungen und Wohlfahrtsverbände unterstützen junge Familien.

Damit Eltern wissen, was ihnen zusteht und wie sie es kriegen können, sollten sie sich mit den wichtigsten finanziellen Hilfen, Steuervorteilen und anderen Förderungen vertraut machen. Dazu gibt es Tipps, Beispiele und Infos zur richtigen Planung und zum geschickten Umgang mit den Förderinstrumenten. So können Eltern den Stress senken und manchmal sogar auf die Höhe der finanziellen Unterstützung Einfluss nehmen.

Auch alleinerziehende Eltern, Eltern ohne Job, Eltern in der Ausbildung können sich in diesem Kapitel zum Unterhalt, zum Kinderzuschlag oder zur Betreuung bei Krankheit und anderen Hilfen während der Schwangerschaft und nach der Geburt des Kindes informieren.

Außerdem erfahren Eltern, welcher Versicherungsschutz für den Familienzuwachs erforderlich ist und worauf es dabei ankommt. Denn auch hier gibt es eine ganze Palette von Möglichkeiten, die kein Absicherungsbedürfnis außer Acht lassen, da kann sich eine Beratung auszahlen, um überflüssige Policen zu vermeiden.

HILFE BEGINNT SCHON VOR DER GEBURT

Das Mutterschutzgesetz schützt Mütter vor gesundheitlichen Gefahren am Arbeitsplatz und vor Verdienstausfall, wenn die Geburt ihres Kindes kurz bevorsteht oder gerade erfolgt ist. Vor allem Arbeitnehmerinnen werden durch Mutterschaftsgeld und einen Zuschuss vom Arbeitgeber unterstützt, wenn sie Pflichtmitglied in einer gesetzlichen Krankenkasse sind. Auch Azubis, Studentinnen und arbeitslosen Müttern steht Mutterschaftsgeld zu. Das kann ebenso für freiwillige Mitglieder in der gesetzlichen Krankenversicherung gelten, etwa Künstlerinnen, Publizistinnen und andere Selbstständige. Privatversicherte Selbstständige und Hausfrauen gehen dagegen in der Regel leer aus. Für Beamtinnen gelten besondere Regelungen.

Die Schutzfrist, während der Mutterschaftsgeld gezahlt wird, beginnt sechs Wochen vor dem errechneten Entbindungstermin und endet normalerweise acht Wochen nach der Geburt des Kindes. Bei Früh- oder Mehrlingsgeburten endet die Schutzfrist zwölf Wochen nach der Geburt.

Mutterschaftsgeld von der Krankenkasse

Wie viel Mutterschaftsgeld Mütter erhalten, richtet sich nach dem durchschnittlichen Nettolohn der letzten drei Kalendermonate vor Beginn der Schutzfrist. Die Krankenkasse zahlt jedoch höchstens 13 Euro Mutterschaftsgeld für jeden Kalendertag. Wer mehr verdient, bekommt die Differenz zum Nettoverdienst als Zuschuss vom Arbeitgeber. Hat zum Beispiel eine Bankangestellte in den letzten drei Monaten je 2 500 Euro verdient, teilt die Krankenkasse den Betrag von 7 500 Euro durch 90 Kalendertage. Das ergibt 83 Euro pro Kalendertag. Davon übernimmt die Krankenkasse 13 Euro, der Zuschuss vom Arbeitgeber beträgt 70 Euro.

Minijobber bekommen ebenfalls 13 Euro Mutterschaftsgeld pro Tag von der Krankenkasse. Der Zuschuss vom Arbeitgeber fällt aber gering aus, bei 400 Euro Monatslohn sind es nur 33 Cent pro Tag. Studentinnen mit einem Minijob können ebenfalls mit 13 Euro pro Tag Mutterschaftsgeld von der Krankenkasse rechnen, wenn sie selbst in einer gesetzlichen Krankenkasse versichert sind.

Selbstständige, die sich freiwillig oder über die Künstlersozialkasse (KSK) gesetzlich versichert haben, bekommen Mutterschaftsgeld von der Krankenkasse, wenn sie eine Krankenversicherung mit Krankengeldanspruch abgeschlossen haben, und zwar mindestens drei Monate bevor die Schutzfrist beginnt.

Arbeitslose schwangere Frauen, die bei Beginn der Schutzfrist vor der Geburt Arbeitslosengeld beziehen und gesetzlich krankenversichert sind, erhalten Mutterschaftsgeld. Die Höhe des Mutterschaftsgeldes richtet sich nach dem Arbeitslosengeld, das sie vor Beginn des Mutterschutzes erhalten haben. Werdende Mütter mit Hartz IV erhalten ab der 13. Schwangerschaftswoche bis zum Entbindungstag einen Zuschlag auf die Regelleistung von 17 Prozent. Für Alleinerziehende sind das mindestens 62 Euro.

Mutterschaftsgeld vom Bundesversicherungsamt

Nicht alle werdenden Mütter mit einem Arbeitsverhältnis bekommen volles Mutterschaftsgeld. Wer als Arbeitnehmerin privat-, familien- oder überhaupt nicht krankenversichert ist, bekommt vom Bundesversicherungsamt Mutterschaftsgeld. Die Behörde zahlt ihnen einmalig 210 Euro Mutterschaftsgeld aus. Der Arbeitgeber bleibt auch hier in der Pflicht und muss ihnen einen Zuschuss zum Mutterschaftsgeld zahlen.

Privatversicherte Selbstständige erhalten auch vom Bundesversicherungsamt kein Mutterschaftsgeld. Ob und welche Leistungen sie bekommen, hängt vom Vertrag mit ihrem Versicherer ab. Sie sollten sich rechtzeitig darüber informieren.

So beantragen Sie Mutterschaftsgeld

Mutterschaftsgeld gibt es nur auf schriftlichen Antrag. Der kann frühestens sieben Wochen vor dem voraussichtlichen Geburtstermin bei der Krankenkasse beziehungsweise beim Bundesversicherungsamt (www.bva.de) gestellt werden. Schwangere benötigen dafür eine Bescheinigung von ihrer Frauenärztin oder ihrer Hebamme über den voraussichtlichen Geburtstermin. Die Bescheinigung darf frühestens sieben Wochen vor und spätestens einige Tage vor dem erwarteten Geburtstermin ausgestellt sein. Mütter müssen nach der Geburt ihres Kindes eine Geburtsurkunde des Standesamts nachreichen. Sie ist für das Mutterschaftsgeld nach der Entbindung wichtig.

INFO **Zusätzliche Unterstützung**

Vom Beginn der Schwangerschaft bis vier Monate nach der Entbindung dürfen Arbeitgeber in der Regel keine Kündigung aussprechen. Das gilt auch, wenn Schwangere vor der eigentlichen Schutzfrist aus gesundheitlichen Gründen nicht mehr arbeiten dürfen. Sie haben dann Anspruch auf Mutterschaftslohn. Dafür ist ein ärztliches Attest erforderlich.

Der Arzt kann bestimmte Beschäftigungen oder Arbeiten verbieten oder verkürzte Arbeitszeiten während der Schwangerschaft verlangen.

Beispiel: Hat die werdende Mutter bislang Tätigkeiten ausgeübt, die ihr als

Schwangere generell untersagt sind, etwa schwere Lasten gehoben oder mit gesundheitsgefährdenden Werkstoffen hantiert, muss ihr der Arbeitgeber einen anderen Arbeitsplatz zuweisen oder eine weniger belastende Arbeit anbieten.

Extrahilfen: Die Krankenkasse organisiert in bestimmten Notsituationen Hilfe im Haushalt. Erkundigen Sie sich bei Ihrer Kasse, ob wegen Schwangerschaft oder Entbindung Anspruch auf eine bezahlte Haushaltshilfe besteht. Stiftungen und Wohlfahrtsverbände unterstützen vor allem kinderreiche Familien, Alleinerziehende und Studentinnen mit geringem Einkommen vor der Geburt mit einem Zuschuss zur Umstandskleidung, Babyausstattung, für die Kinderzimmereinrichtung und für andere notwendige Anschaffungen. Die Zuschüsse können über die Schwangerschaftsberatungsstelle zum Beispiel bei der Arbeiterwohlfahrt, der Caritas oder beim Diakonischen Werk schriftlich beantragt werden. Die Zuschüsse dürfen übrigens nicht auf das Wohngeld angerechnet werden, das bei der örtlichen Wohngeldstelle beantragt werden kann. Im Internet können einkommensschwache Eltern vorab unter www.wohngeldantrag.de/checken prüfen, ob Chancen auf einen Mietzuschuss bestehen.

ELTERNGELD IN DER BABYPAUSE

Mit dieser Starthilfe können Mütter und Väter rechnen, wenn sie nach der Geburt ihr Kind zu Hause betreuen und dafür im Job ganz aussetzen oder Teilzeit arbeiten. Wer von ihnen im Job aussetzt, erhält einkommensabhängiges Elterngeld. Das beträgt in der Regel 67 Prozent des durchschnittlichen Nettoverdienstes der letzten zwölf Monate – höchstens 1 800 Euro monatlich, mindestens 300 Euro. Die Starthilfe für die Jüngsten gibt es bis zum ersten Geburtstag des Babys. Bleibt auch der Vater zwei Monate zu Hause, verlängert sich die Zahlung bis das Kind 14 Monate alt ist. Im Prinzip können die Bezugsmonate zwischen Mutter und Vater beliebig aufgeteilt werden.

Erwerbstätige Alleinerziehende bekommen 14 Monate Elterngeld, wenn sie das alleinige Sorgerecht haben und der Vater nicht in derselben Wohnung lebt.

Studenten-Elternpaare können die zusätzlichen zwei Vätermonate nur beantragen, wenn sie Einkommen aus einer Erwerbstätigkeit vor der Geburt nachweisen können.

Für den Anspruch auf Elterngeld müssen Eltern in Deutschland leben und wohnen. Arbeiten und leben deutsche Eltern in der EU, in Norwegen, Island, Liechtenstein oder in der Schweiz, ist das Beschäftigungsland zuständig. Daher sollten sich Eltern rechtzeitig bei einer Elterngeldstelle erkundigen, ob ihnen Elterngeld zusteht.

Eltern mit Job

Wie viel Elterngeld Mütter und Väter bekommen, hängt von der Höhe ihres Einkommens ab. Ausgangspunkt für die Berechnung des Elterngeldes für Arbeitnehmer ist, was der Arbeitgeber an Gehalt überwiesen hat. Die Elterngeldstelle zieht vom Bruttoeinkommen aber alle Einmal- und Sonderzahlungen ab wie zum Beispiel einmalige Prämien, Abfindungen, 13. Monatsgehalt, Weihnachts- und Urlaubsgeld. Trinkgelder, Zuschläge für Sonntags-, Fei-

ertags- oder Nachtarbeit. Auch Lohnsteuer, Sozialabgaben sowie der Arbeitnehmerpauschbetrag werden abgezogen. Unter dem Strich steht als Ergebnis das sogenannte „durchschnittliche Nettoerwerbseinkommen" und davon kommen in der Regel 67 Prozent als Elterngeld bei den Eltern an. Gutverdienende Eltern, die vor der Babypause mehr als 1 240 Euro netto verdient haben, bekommen 2011 nur noch 65 Prozent Elterngeld.

Selbstständige müssen etwas anders kalkulieren als Arbeitnehmer. Ihr Elterngeld soll in der Regel 67 Prozent des wegfallenden Gewinns ersetzen. Wenn bei Antragstellung schon ein Steuerbescheid des Vorjahres vorliegt, kann daraus der monatliche Gewinn berechnet werden. Andernfalls dient ein früherer Steuerbescheid als Berechnungsgrundlage. Das Elterngeld wird in diesem Fall vorläufig gezahlt und die Abrechnung auf Euro und Cent gibt es erst am Ende der Jobpause.

TIPP **Mehr Elterngeld**

Künftige Eltern haben einige Möglichkeiten, ihr Nettoerwerbseinkommen zu beeinflussen. Beispielsweise erhöhen bezahlte Überstunden in den 12 Monaten vor der Geburt das spätere Elterngeld. Auch regelmäßig gezahlte und versteuerte Provisionen zählen zum Nettoeinkommen, ebenso Einkommen aus einem Nebenjob, der zusätzlich

zum Hauptjob ausgeübt wird. Auch rechtzeitig eingetragene Freibeträge können Arbeitnehmern mehr Elterngeld bringen (siehe Seite 311). Verheiratete Arbeitnehmer können mit dem Wechsel ihrer Lohnsteuerklasse das Elterngeld erhöhen. Für Ehepaare ist ein Wechsel der Steuerklassen in der Regel einmal im Jahr erlaubt. Und der sollte in jedem Fall geprüft werden. Den deutlichsten Zuwachs an Elterngeld bringt ein Wechsel der weniger verdienenden Ehefrau aus der Steuerklasse V in die Steuerklasse III. Er kann über hundert Euro mehr im Monat betragen.

Selbstständige Mütter sollten dafür sorgen, dass in den 12 Monaten vor der Geburt möglichst viel Geld in die Kasse kommt: etwa Rechnungen früh stellen, Außenstände konsequent eintreiben, Vorschüsse aushandeln.

Wer Elterngeld bezieht, darf nach Ablauf des Mutterschutzes im Monat bis zu 30 Wochenstunden arbeiten und kann so das Elterngeld aufstocken. Das will die Elterngeldstelle aber wissen.

Zuschlag für Geringverdiener und Geschwisterkinder

Eltern mit geringem Einkommen können mehr als 67 Prozent ihres Nettoerwerbseinkommens erhalten. Wenn das vor der Geburt unter 1 000 Euro lag, gibt es für jede 20 Euro unter dieser Grenze 1 Prozent Elterngeld extra. Hatte eine Mutter vor der Geburt des Kindes 800 Euro netto, fehlen 200 Euro an 1000 Euro. 200 geteilt durch 20 ergibt 10, also wird das Elterngeld um 10 Prozent erhöht und steigt von 67 auf 77 Prozent. Sie bekommt monatlich 616 Euro statt 536 Euro.

Zwillinge, Drillinge und mehr ...

Werden Zwillinge geboren, gibt es für das erste Kind einkommensabhängiges Elterngeld nach der üblichen Berechnungsmethode. Für das zweite und für jedes weitere Kind gibt es pauschal 300 Euro.

Auch wer mehrere Kinder kurz hintereinander bekommt, ist im Vorteil. Beim zweiten Kind erhalten Eltern einen Geschwisterbonus in Höhe von 10 Prozent des Elterngeldes für das Neugeborene, mindestens 75 Euro. Den Bonus gibt es für Eltern, die nach der Geburt eines Kindes innerhalb von drei Jahren ein weiteres bekommen.

Eltern ohne Job

Elterngeld gibt es auch für Auszubildende und Studenten, Rentner, Hausfrauen und -männer. Sie bekommen 12 Monate lang 300 Euro Elterngeld. Eltern, die Hartz IV bekommen, gehen dagegen ab 2011 leer aus. Bei der Berechnung von Arbeitslosengeld I, Renten, Stipendien, Unterhalt, BAföG, Kinder- und Wohngeld wird Elterngeld oberhalb des Mindestbetrags von 300 Euro als Einkommen berücksichtigt. Bis 300 Euro bleibt es anrechnungsfrei.

Elterngeld beantragen

Sobald das Kind auf der Welt ist, kann das Elterngeld schriftlich bei der Elterngeldstelle beantragt werden. Der Antrag ist auch noch drei Monate rückwirkend möglich. Die Vordrucke gibt es bei den Elterngeldstellen, bei Krankenkassen, in Krankenhäusern und auch bei vielen Gemeindeverwaltungen. Das Bundesfamilienministerium listet im Internet unter www.bmfsfj.de die zuständigen Behörden in den jeweiligen Bundesländern auf. Nähere Einzelheiten erfahren Eltern auch unter www.familien-wegweiser.de.

INFO Erziehungsgeld vom Land

Eltern, die in Baden-Württemberg, Bayern, Sachsen oder in Thüringen wohnen, können sich im Anschluss an das Bundeselterngeld über einen **einkommensabhängigen Zuschuss** vom Land freuen (Ausnahme Thüringen).
Die Förderung muss schriftlich bei den Gemeinden beantragt werden.

In **Baden-Württemberg** beträgt das Landeserziehungsgeld zehn Monate lang für das erste und zweite Kind höchstens 205 Euro, für das dritte Kind gibt es bis zu 240 Euro.

In **Bayern** wird für das erste Kind sechs Monate je 150 Euro gezahlt und zwölf Monate für das zweite Kind je 200 Euro sowie ab dem dritten Kind je 300 Euro. Eltern erhalten das Landeserziehungsgeld ab dem 13. oder dem 15. Lebensmonat des Kindes und nur, wenn sie die Früherkennungsuntersuchungen U6 (10.–12. Lebensmonat) bzw. U7 (21.–24. Lebensmonat) nachweisen.

In **Sachsen** können Eltern im zweiten Lebensjahr des ersten Kindes mit monatlich 200 Euro rechnen, und zwar für fünf Monate, und beim zweiten Kind mit monatlich 250 Euro für sechs Monate. Ab dem dritten Kind gibt es sieben Monate lang 300 Euro pro Kind und Monat. Bedingung ist, dass die Kinder nach der bezahlten Elternzeit nicht in einer staatlich geförderten Kindertagesstätte untergebracht sind.

In **Thüringen** wird für das erste Kind 150 Euro gezahlt, 200 Euro für das zweite, 250 Euro für das dritte und 300 Euro für das vierte und jedes weitere Kind. Diese Förderung gibt es für zwölf Monate im Anschluss an das Bundeselterngeld – unabhängig vom Einkommen der Familie.

FÜR JEDES KIND GIBT ES KINDERGELD

Eltern steht in der Regel ab der Geburt ihres Kindes Kindergeld zu. Die einkommensunabhängige Finanzspritze beträgt seit 2010 für das erste und zweite Kind je 184 Euro im Monat, für das dritte 190 Euro und für jedes weitere Kind 215 Euro. Eltern sollten das Kindergeld möglichst sofort nach der Geburt beantragen. Das entlastet nicht nur die Haushaltskasse, sondern Kindergeldempfänger haben auch Anspruch auf andere Förderungen und bestimmte Freibeträge (siehe Seite 311).

Kindergeld erhalten in erster Linie Deutsche, die überwiegend in Deutschland wohnen. Deutsche Staatsbürger, die nicht in Deutschland wohnen, sollten mithilfe der Familienkasse klären, ob und wie viel Kindergeld ihnen zusteht. Auch ausländische Staatsbürger können deutsches Kindergeld bekommen. Am einfachsten ist es für Eltern aus der Europäischen Union und des Europäischen Wirtschaftsraums. Eltern aus dem Ausland bekommen in jeder Familienkasse Auskunft oder können sich unter www.familienkasse.de über die für sie zutreffenden Kindergeldregeln informieren.

Anspruch auf Kindergeld haben die leiblichen Eltern, Adoptiv-, Stief- und Pflegeeltern. Auch Großeltern können Kindergeld erhalten, wenn sie ein Enkelkind in ihren Haushalt aufgenommen haben. Ebenso besteht für Verwandte und andere Personen ein Anspruch, wenn sie für den Unterhalt des Kindes sorgen.

Im Regelfall sind Mutter und Vater anspruchsberechtigt, aber nur einem wird das Kindergeld ausgezahlt. Lebt das Kind im gemeinsamen Haushalt, entscheiden die Eltern selbst, wer von ihnen das Kin-

INFO   Kinderzuschlag für Geringverdiener

Familien mit sehr geringem Einkommen steht ein Kinderzuschlag zum Kindergeld von maximal 140 Euro zu. Der Zuschlag steht leiblichen Elternpaaren mit und ohne Trauschein zu, ebenso eingetragenen Lebenspartnern, Pflege- und Adoptiveltern. Der Zuschlag betrifft nur Ehepaare bis 900 Euro Monatseinkommen, Alleinerziehende bis 600 Euro (ohne Wohn- und Kindergeld). Der Kinderzuschlag wird bei der zuständigen Familienkasse schriftlich beantragt. Vor allem wird nach Verdienst, Miete, Steuern, Sozialabgaben und den entsprechenden Nachweisen gefragt. Die Familienkassen helfen beim Ausfüllen.

Lesetipp: Ausführlichere Infos mit Beispielen gibt es im Ratgeber der Stiftung Warentest „Mehr Geld für Eltern".

dergeld bekommen soll. Dabei spielt es keine Rolle, ob Eltern mit oder ohne Trauschein zusammenleben.

Kindergeld beantragen

Den Antrag auf Kindergeld stellen Eltern schriftlich bei der Familienkasse. Dort und im Internet (siehe Seite 310) gibt es auch das nötige Formular. Angehörige des öffentlichen Dienstes beantragen Kindergeld bei ihrem Arbeitgeber, wo es auch das entsprechende Antragsformular gibt.

Zum ausgefüllten und unterschriebenen Antrag benötigt die Familienkasse die Geburtsurkunde (im Original!). Übrigens dürfen auch Steuerberater und Lohnsteuerhilfevereine im Auftrag ihrer Mandanten einen Kindergeldantrag stellen

STEUERVORTEILE DURCH FREIBETRÄGE

Eltern können spezielle Freibeträge nutzen, um ihre Einkommensteuer zu senken. So profitieren Eltern mit hohem Einkommen vom Kinderfreibetrag. Alleinerziehende können zusätzlich mit einem Entlastungsfreibetrag rechnen.

Kindergeld und Kinderfreibetrag

Für jedes Kind, für das Eltern Kindergeld erhalten, bekommen sie im Prinzip auch einen Kinderfreibetrag. Der Freibetrag wird aber erst mit der Abgabe der Steuererklärung beantragt. Das Finanzamt führt dazu automatisch eine Vergleichsrechnung durch: Was ist für die Eltern besser, Kindergeld oder der Freibetrag von bis zu 4368/2184 Euro (Elternpaare/Alleinerziehende). Ist der Freibetrag günstiger, wird er von Amts wegen berücksichtigt. Kommt der Kinderfreibetrag infrage, steht Eltern zusätzlich der Freibetrag für Betreuungs- und Erziehungs- oder Ausbildungsbedarf zu: 2640/1320 Euro (Elternpaare/Alleinerziehende). Mütter und Väter, die nicht zusammenleben, nicht miteinander verheiratet sind oder keine gemeinsame Steuererklärung abgeben, bekommen automatisch nur eine Hälfte der Freibeträge. Alleinerziehende können aber die zweite Hälfte des Betreuungsfreibetrags über die Steuererklärung (Anlage Kinder) beantragen. Das Finanzamt überträgt sie für alle Kinder, die minderjährig sind und das ganze Jahr über bei ihnen gemeldet sind.

Den vollen Kinderfreibetrag können Alleinstehende dagegen nur bekommen, wenn der andere Elternteil seine Unterhaltspflicht zu weniger als 75 Prozent erfüllt hat.

Entlastung für Alleinerziehende

Alleinerziehende Mütter oder Väter profitieren von einem Entlastungsbetrag, der mit 1308 Euro berücksichtigt wird. Die

Voraussetzungen: Es steht ihnen für mindestens ein Kind Kindergeld zu und im Haushalt lebt kein weiterer Erwachsener. Wenn andere erwachsene Kinder mit im Haushalt leben, ist das kein Problem, solange es Kindergeld für sie gibt oder wenn sie Grundwehrdienst, Zivildienst und freiwillige Dienste leisten.

Alleinerziehende Eltern dürfen neuerdings auch einvernehmlich bestimmen, wer den Entlastungsbetrag geltend machen kann, und zwar unabhängig davon, wem das Kindergeld ausgezahlt wird.

Beispiel: Sollte sich für den alleinstehenden Vater eine größere Steuerersparnis ergeben, obwohl die Mutter das Kindergeld kassiert, kann der Vater den Entlastungsbetrag beim Finanzamt geltend machen. Nur wenn Eltern sich nicht einigen können, steht der Entlastungsbetrag dem Kindergeldempfänger zu.

TIPP Mehr Netto im Monat

Arbeitnehmer-Eltern können mit anderen Freibeträgen auf der Lohnsteuerkarte nicht nur das Elterngeld erhöhen, sondern auch nach der Geburt die laufende Steuerbelastung erheblich senken. Diese reduzieren nämlich die zu hohe Lohnsteuer schon im Jahresverlauf und sorgen so für einen höheren monatlichen Nettolohn. Unter dem Strich zahlen Arbeitnehmer-Eltern damit zwar nicht weniger Steuern, aber sie müssen nicht ein Jahr oder länger auf eine Steuererstattung warten und die Familie kann gleich über das Geld verfügen. Die Freibeträge setzen sich aus absetzbaren Ausgaben zusammen, die auch per Steuererklärung abgerechnet werden dürfen. So lassen sich zum Beispiel Fahrtkosten zur Arbeit, Ausgaben für Kinderbetreuung, Kirchensteuer und Krankheitskosten in Freibeträge verwandeln. Doch auch hier geht nichts ohne einen Antrag beim Finanzamt.

ALLEINERZIEHENDE ERHALTEN UNTERHALT

Betreuungsunterhalt gibt es für Eltern und fürs Kind. Der Unterhaltsanspruch für Mütter oder Väter wurde auf drei Jahre begrenzt. Das Unterhaltsrecht behandelt unverheiratete Expartner und geschiedene Eltern, die ihr Kind betreuen, inzwischen gleich.

Mit dem geänderten Unterhaltsrecht haben sich auch die Regeln für die Berechnung des Kindesunterhalts verändert. Vor allem Kleinkinder bekommen seitdem etwas mehr Geld. Als Richtschnur für die Festsetzung des Kindesunterhalts gilt die „Düsseldorfer Tabelle". Sie wird regelmäßig für vier Altersstufen von null bis über 18 Jahren aktualisiert und ist im Internet unter www.olg-duesseldorf.nrw.de zu finden. Die Tabelle ist auch Grundlage für den Unterhaltsvorschuss (siehe Seite 314).

So viel Unterhalt gibt es für Neugeborene

Diese Tabellenwerte gelten seit dem 1. Januar 2011. Die Beträge müssen vom Unterhaltsverpflichteten jedoch nicht in der angeführten Höhe gezahlt werden, sondern verringern sich um seinen Kindergeldanspruch. So muss beispielsweise ein Vater mit einem Monatsnetto zwischen 1901 und 2300 Euro (siehe 3. Zeile der Tabelle) für seine gerade geborene Tochter nicht 349 Euro Unterhalt zahlen, sondern 257 Euro. Er darf vom Tabellenwert das halbe Kindergeld von 92 Euro

abziehen. Mütter und Väter, die Anspruch auf Kindesunterhalt haben, erhalten nicht automatisch ihr Geld. Sie müssen zuerst den Unterhaltszahler anschreiben und ihn zum Unterhalt auffordern. Sie können sich auch vom Jugendamt beraten lassen und eine „Beistandsschaft" beantragen. Dann vertritt das Amt die Interessen des Kindes in Unterhaltsfragen. Es hilft beispielsweise beim Schriftverkehr mit dem Unterhaltspflichtigen, bei der Prüfung von dessen Einkommen.

WAS VÄTER JETZT ZAHLEN	
Monatliches Nettoeinkommen in Euro	**Kindesalter 0 bis 5 Jahre Monatsunterhalt in Euro**
bis 1500	317
1501–1900	333
1901–2300	349
2301–2700	365
2701–3100	381
3101–3500	406
3501–3900	432
3901–4300	457
4301–4700	482
4701–5100	508
über 5100	nach den Umständen des Einzelfalls

Erkundigen Sie sich bei Ihrer Kasse, ob wegen Schwangerschaft oder Entbindung Anspruch auf eine bezahlte Haushaltshilfe besteht.

INFO **Vorschuss auf den Unterhalt**

Der Unterhaltsvorschuss ist eine staatliche Hilfe für alleinerziehende Eltern, wenn der andere Elternteil seiner Unterhaltspflicht nicht nachkommt. Es ist ein Notprogramm, denn der Unterhaltsvorschuss deckt nur einen Bruchteil dessen, was an Unterhalt nach der Düsseldorfer Tabelle (siehe Seite 313) fällig wäre. Außerdem sind die Vorschusszahlungen zeitlich gestaffelt und befristet. Für Kinder bis zum 6. Geburtstag gibt es seit Januar 2010 maximal 133 Euro im Monat. Der Unterhaltsvorschuss wird höchstens sechs Jahre lang gezahlt. Wie hoch das Einkommen des Alleinerziehenden ist, spielt keine Rolle.

Um den Vorschuss zu bekommen, müssen Alleinerziehende Anspruch auf Kindergeld oder auf den Kinderfreibetrag haben. Außerdem muss das Kind in Deutschland wohnen, und zwar beim alleinerziehenden Elternteil, oder es muss hier seinen „gewöhnlichen Aufenthalt" haben, also länger als sechs Monate im Jahr hier leben. Den Antrag auf Unterhaltsvorschuss stellen Alleinerziehende beim Jugendamt.

BETREUUNGSHILFEN NACH DER GEBURT

Eltern können das Finanzamt an den Kosten für Babysitter, Tagesmutter, Kita und Haushaltshilfe beteiligen. Wer ein Kind betreut, ist dem Finanzamt egal, solange es sich um jemanden handelt, der die Betreuung leisten kann und darf. Selbst wenn nahe Verwandte oder Nachbarn die Nachwuchsbetreuung übernehmen, beteiligt sich das Finanzamt.

Und: Auch wer keine Einkommensteuern zahlt, kann die sogenannten Betreuungshilfen nutzen, zum Beispiel vom Arbeitgeber, von Krankenkassen und Jugendämtern.

Berufstätige Eltern

Elternpaare und Alleinerziehende dürfen bis 6000 Euro pro Kind und Jahr als sogenannte „erwerbsbedingte Kinderbetreuungskosten" steuerlich geltend machen. Von den Betreuungskosten rechnet das Finanzamt zwei Drittel, also jährlich maximal 4000 Euro bis zum 14. Lebensjahr an. Um diesen Steuervorteil nutzen zu können, müssen bei zusammenlebenden Elternpaaren beide erwerbstätig sein. Alleinerziehende dürfen Kinderbetreuungskosten in gleicher Höhe wie zusammenlebende Eltern geltend machen.

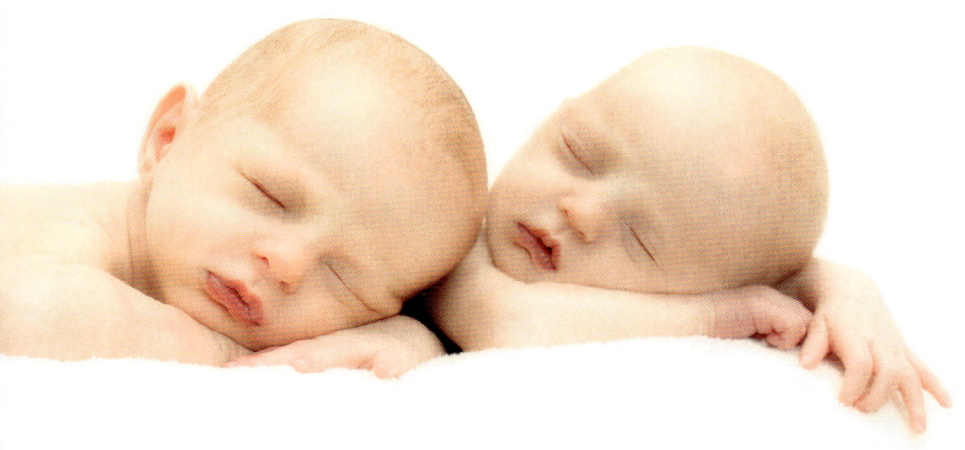

Beispiel: Eine alleinerziehende Mutter plant nach der Babypause wieder arbeiten zu gehen. Sie will ihren einjährigen Sohn ab Mai 2011 von einer Tagesmutter betreuen lassen. Dafür soll sie monatlich 300 Euro bezahlen. Das sind voraussichtlich 2 400 Euro Kinderbetreuungskosten (8 Monate mal 300). Zwei Drittel davon, also 1 600 Euro, kann sie steuerlich geltend machen.

Klappt es nicht mit der Tagesmutter und die Großmutter würde die Betreuung für ein Salär übernehmen, könnte die Tochter ebenfalls so viel geltend machen. Damit das Finanzamt bei der innerfamiliären Abmachung mitspielt, sollte es am besten schriftliche Vereinbarungen über Leistung und Gegenleistung geben, wie sie auch unter Fremden üblich sind. Wer selbstständig arbeitet, rechnet ähnlich. Hier fließen die Kinderbetreuungskosten wie Betriebsausgaben in die Steuerrechnung ein. Ehepaare, bei denen nur ein Elternteil berufstätig ist, können ihre Betreuungskosten in der genannten Höhe wie Sonderausgaben an das Finanzamt weitergeben. Für sie gilt allerdings eine wichtige Einschränkung: Ihre Kinder werden nur gefördert, wenn sie zwischen drei und sechs Jahren alt sind. Sie können aber andere Betreuungshilfen nutzen (siehe Seite 320). Übrigens: Gegen die Zweidrittelbegrenzung haben Eltern geklagt. Bis zur Klärung sollten deshalb höhere Kinderbetreuungskosten immer geltend gemacht werden.

Eltern, die in der Babypause noch studieren oder sich in einer anderen Ausbildung befinden oder krank oder behindert sind, dürfen ihre Kinderbetreuungskosten von Geburt an als Sonderausgaben geltend machen. Kinderbetreuungskosten rechnen Eltern mit dem Finanzamt über die „Anlage Kind" der Steuererklärung ab. Als Nachweise brauchen sie zweierlei: eine Rechnung der betreuenden Stelle, zum Beispiel der Tagesmutter, und den Überweisungsbeleg der Bank. Diese Nachweise müssen aber nur vorgelegt werden, wenn das Finanzamt sie sehen will.

Betreuung zu Hause

Wenn Mütter oder Väter nach der Geburt nicht erwerbstätig sind oder andere Voraussetzungen fehlen, ist trotzdem ein Steuerabzug für sie drin. Sie dürfen Kinderbetreuung als sogenannte „haushaltsnahe Dienstleistung" abrechnen. Das klingt komplizierter als es ist und meint vor allem: Die Betreuung muss im Haushalt der Eltern stattfinden. Eine Betreuung außerhalb, beispielsweise bei einer Tagesmutter, bleibt hier ungefördert.

Eine zweite wichtige Voraussetzung ist: Die betreuende Person muss als selbständige Unternehmerin handeln oder als Angestellte einer entsprechenden Dienstleistungsfirma tätig sein. Das Finanzamt akzeptiert im Jahr maximal 20000 Euro. 20 Prozent davon senken unmittelbar die Steuerschuld. Das sind bis zu 4000 Euro im Jahr. Für den Abzug zählen nur Personal- und Fahrtkosten, die Mütter oder Väter für im Haushalt beschäftigte Betreuer bezahlen. Eltern beantragen die Förderung von Kinderbetreuungskosten als „haushaltsnahe Dienstleistung" mit der Einkommensteuererklärung – und zwar auf dem Mantelbogen. Als Nachweise verlangt das Finanzamt die Rechnung der Betreuungskraft und den Überweisungsbeleg im Original.

Steuererleichterungen erhalten Eltern auch, wenn sie eine Betreuungskraft in ihrem Haushalt anstellen. Arbeitet die Hilfe im Rahmen eines Minijobs (bis 400 Euro monatlich), unterstützt der Fiskus solche Arbeitsverhältnisse, indem er die Steuerschuld um 20 Prozent der aufgewendeten Kosten senkt, maximal um 510 Euro im Jahr. Wenn Eltern eine Kinderbetreuungshilfe sozialversicherungspflichtig anstellen, sind bis zu 4000 Euro Steuererstattung erreichbar. Wollen Eltern verschiedene Förderungen kombinieren, empfiehlt sich die Konsultation eines Lohnsteuerhilfevereins oder eines Steuerberaters.

LESETIPP
Ausführliche Informationen dazu finden Sie im Ratgeber der Stiftung Warentest „Mehr Geld für Eltern".

INFO   Noch mehr Hilfe

In bestimmten Fällen hilft auch die gesetzliche Krankenversicherung. Sie stellt oder bezahlt eine Hilfskraft, die den Haushalt führt. Wenn Not am Mann oder an der Frau ist, übernimmt sie die Aufgaben, die üblicherweise im Haushalt anfallen, zum Beispiel Putzen, Kochen oder Kinderbetreuung. Voraussetzung ist, dass der Haushalt nicht wie bisher geführt werden kann, etwa wegen eines Krankenhausaufenthalts, einer Rehabilitationsmaßnahme, einer Müttergenesungskur, einer Vorsorgekur für Mütter oder wegen Schwangerschaft und Entbindung.

Auch die Träger der örtlichen Jugendhilfe greifen in Notsituationen Eltern unter die Arme, wenn sie aus finanziellen, gesundheitlichen, beruflichen oder anderen zwingenden Gründen die Be-

treuung und Versorgung ihres Kindes nicht schaffen oder wenn es keine Betreuungsalternativen etwa in einer Kita oder bei der Tagesmutter gibt.
Die Arbeitsagenturen haben ebenfalls Unterstützungsmöglichkeiten. Nehmen Eltern zum Beispiel an Trainings- oder Weiterbildungsveranstaltungen teil, können die Agenturen auch für Kleinkinder Kinderbetreuungskosten bis 130 Euro im Monat übernehmen. Wenn Studenten-Mütter ihr Studium nach der Geburt fortsetzen, bekommen sie zum BAföG einen monatlichen Betreuungszuschlag von 113 Euro für das erste Kind. Manchmal übernimmt auch der Arbeitgeber Kosten für die Betreuung des Nachwuchses. Dabei fallen weder für ihn noch für die angestellten Mütter oder Väter Lohnsteuer und Sozialversicherung an. Der Fiskus akzeptiert die Kosten für Kindertagesstätten oder Kinderkrippen ebenso wie Honorare für Tages- und Wochenmütter.

WICHTIGE VERSICHERUNGEN FÜR FAMILIEN

Nach der Geburt eines Kindes wächst für viele Mütter und Väter auch die Sorge. Was passiert, falls ihnen oder dem Baby etwas zustößt? Reicht das Geld, wenn ein Elternteil stirbt? Wann ist die Familie gut geschützt? Die Versicherungsbranche hält zwar für alle erdenklichen Schicksalsschläge Absicherungen bereit, doch nicht alle sind sinnvoll.

Krankenversicherung ist Pflicht

Die Krankenversicherung ist auch für ein Neugeborenes gesetzlich vorgeschrieben. Allerdings müssen Familien einiges beachten: Sind beide Eltern Mitglied einer gesetzlichen Krankenkasse (GKV), kann das Baby bei ihnen kostenlos mitversichert werden. Sind die Eltern unverheiratet, kann das Kind nur kostenfrei mitversichert werden, wenn die Mutter gesetzlich versichert ist. Bei Eheleuten ist eine beitragsfreie Familienversicherung nicht möglich, wenn der privat versicherte Vater mehr verdient als die Mutter und sein Einkommen die Versicherungspflichtgrenze (49 500 Euro brutto für das Jahr 2011) übersteigt. Dann muss das Kind entweder freiwillig in der gesetzlichen Krankenkasse oder über eine private Krankenversicherung (PKV) abgesichert werden (siehe auch Seite 319). Am besten, man klärt dies schon vor der Geburt genau ab.

Familienversicherte Studenten-Paare können auch ihr Baby über dessen Groß-

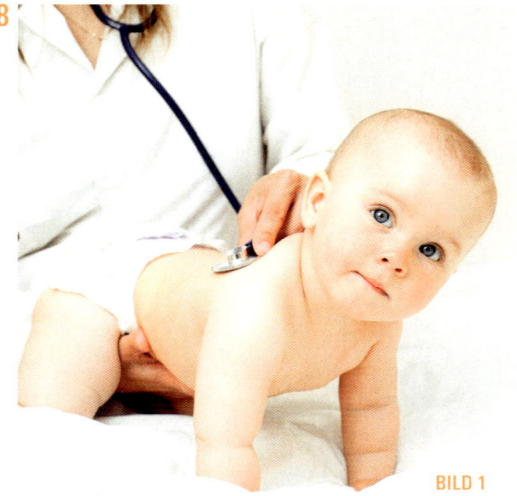

BILD 1

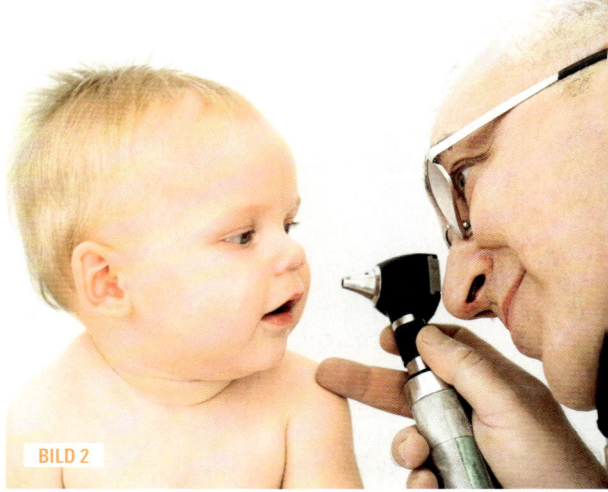

BILD 2

eltern beitragsfrei krankenversichern lassen, und zwar ohne Prüfung des Unterhalts. Endet die Familienversicherung der Eltern oder eines Elternteils, kann das Enkelkind nur dann weiter über die Großeltern kostenlos mitversichert werden, wenn diese überwiegend für den Unterhalt ihres Enkelkinds aufkommen.

Private Haftpflicht ist unverzichtbar

Eine private Haftpflichtversicherung für die Familie ist für jeden ein unbedingt notwendiger Schutz. Sie kommt für Schäden auf, die anderen zugefügt wurden. Ohne sie könnte mancher Unfall in den finanziellen Ruin führen.

Kleinkind-Schutz

Eltern sollten darauf achten, dass der Versicherer auch Schäden verursacht durch kleine Kinder mitversichert. Der Haftpflichtversicherer muss eigentlich nicht zahlen, wenn Kinder unter sieben Jahre einen Schaden anrichten, weil sie noch nicht dafür haften. Aber der zusätzliche Kleinkind-Schutz kann helfen, Streitigkeiten zu vermeiden, wenn das Kind beispielsweise Nachbars Auto lädiert.

Risikolebensversicherung ist günstig

Eine Risikolebensversicherung brauchen Eltern, wenn sie für den Fall ihres Todes ihr Kind und den Ehe- oder Lebenspartner absichern wollen. Mit einer Risikolebensversicherung sorgen sie dafür, dass Angehörige im Todesfall eine größere Summe erhalten. Die Versicherungssumme sollte möglichst das Vierfache des Nettojahreseinkommens ausmachen. Versicherungssumme und Vertragslaufzeit kann jeder nach seinem Bedarf festlegen. Auch wer das Geld bekommt, können Eltern frei bestimmen.

Berufsunfähigkeitsversicherung ist empfehlenswert

Berufsunfähigkeitsversicherungen sind zwar teuer, aber wichtig. Der Versicherer zahlt eine Rente bis zu einem vereinbarten Alter, wenn Eltern aus gesundheitlichen Gründen ihren Job dauerhaft nicht mehr ausüben können. Für eine Monatsrente von 2 000 Euro zahlt ein 30-jähriger Vater etwa 1 000 Euro im Jahr. Ohne Versicherungsschutz bekommt der Vater lediglich eine geringe Erwerbsminderungsrente aus der gesetzlichen Versicherung.

BILD 1 + 2 Die Krankenversicherung ist auch für ein Neugeborenes gesetzlich vorgeschrieben.

Möglich: Invaliditätsversicherung

Mit dieser Versicherung können Eltern Vorsorge treffen, falls ihr Kind durch Unfall oder Krankheit schwerbehindert werden sollte. Denn Familien mit behinderten Kindern müssen vieles aus eigener Tasche zahlen. Wer es sich finanziell leisten kann, sollte möglichst frühzeitig eine Kinderinvaliditätsversicherung abschließen. Bei manchen Versicherern ist das schon ab der sechsten Lebenswoche möglich. Ist ein Krankheitsverdacht aufgetaucht, kann dies dazu führen, dass Eltern später keine Versicherung mehr abschließen können.

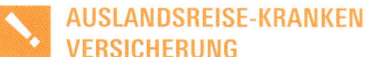

AUSLANDSREISE-KRANKEN-VERSICHERUNG

Dieser Zusatzschutz ist vor allem gesetzlich versicherten Eltern zu empfehlen. Wer etwa vor und in der Babypause sich in seiner Ferienwohnung außerhalb Deutschlands aufhält oder Urlaub im Ausland macht, bekommt Kosten für Behandlung, Medikamente und Transport von der Versicherung zurück. Auch privat versicherte Familien sollten vorsorgen: Sie bekommen zwar Medikamente und Behandlungskosten weltweit ersetzt, aber in der Regel keinen Krankenrücktransport.

INFO **Krankenversicherung: Neugeborene gesetzlich oder privat mitversichern?**

Die meisten Familien können ihren Nachwuchs beitragsfrei in der GKV versichern. Anders als bei den Eltern fallen für Kinder viele Zuzahlungen weg, auch Sonderleistungen wie Brille oder Zahnspangen sind meist eingeschlossen. Versichert sind zudem alle notwendigen Vorsorgeuntersuchungen und Impfungen. Muss ein Kleinkind ins Krankenhaus, bieten viele Kliniken auch den Aufenthalt eines Elternteils im Krankenzimmer als Kassenleistung an.
Eigene Beiträge fürs Kind müssen Elternpaare nur zahlen, wenn beide privatversichert sind oder der privatversicherte Partner erheblich mehr als der gesetzlich Versicherte verdient. In der PKV wird der Leistungsumfang indivi-

duell vereinbart und Eltern können zwischen verschiedenen Angeboten wählen. Bei einem Neugeborenen empfiehlt es sich, das Kind in der bestehenden PKV eines Elternteils zu versichern. Private Krankenversicherer müssen ein Neugeborenes ohne Gesundheitsprüfung aufnehmen. Das kann zum Beispiel im Fall einer Behinderung des Kindes von weitreichender Bedeutung sein. Der Vertrag des Kindes muss innerhalb von zwei Monaten nach der Geburt abgeschlossen werden. Der Versicherungsschutz beginnt rückwirkend ab Geburtstermin, sofern die Mutter oder der Vater bereits seit mindestens drei Monaten bei diesem Versicherer sind.

ADRESSEN

Angebote von Bund und Ländern

Bundesministerium für Familie, Senioren, Frauen und Jugend
Glinkastraße 24
10117 Berlin
Tel. 0 30 18/5 55–0
www.bmfsfj.de
www.familien-wegweiser.de

Bundeszentrale für gesundheitliche Aufklärung (BZgA)
Ostmerheimer Straße 220
51109 Köln
Tel. 02 21/89 92–0
www.bzga.de
www.familienplanung.de
Online-Angebote rund um Familien-
planung und Schwangerschaft
www.kindergesundheit-info.de
Portal zur Kindergesundheit

Staatsinstitut für Frühpädagogik (IFP)
Eckbau Nord
Winzererstraße 9
80797 München
Tel. 0 89/9 98 25–19 00
www.ifp.bayern.de
www.familienhandbuch.de
Beiträge zu Schwangerschaft, Geburt und
Familienleben

Träger von Beratungsstellen

pro familia – Deutsche Gesellschaft für Familien-planung, Sexualpädagogik, Sexualberatung e.V.
Stresemannallee 3
60596 Frankfurt am Main
Tel. 0 69/63 90–02
www.profamilia.de

Informationen zur vorgeburtlichen Diagnostik

Arbeitskreis Pränatale Diagnostik Münster
Anna-Krückmann-Haus
Friedensstraße 5
48145 Münster
Tel. 02 51/3 35 74
www.praenataldiagnostik-info.de
Genetische Beratung

Berufsverband Deutscher Humangenetiker e.V.
Geschäftsstelle
Linienstraße 127
10115 Berlin
Tel. 0 30/55 95 44–11
www.bvdh.de
Suchfunktion für genetische Beratungs-
stellen sowie für Selbsthilfegruppen

Deutsche Gesellschaft für Humangenetik e.V.
Inselkammerstraße 5
82008 München-Unterhaching
Tel. 0 89/61 45 69 59
www.gfhev.de
Suchfunktion für genetische Beratungsstellen sowie für Selbsthilfegruppen

Hebammenhilfe

Deutscher Hebammenverband e.V.

Geschäftsstelle
Gartenstraße 26
76133 Karlsruhe
Tel. 07 21/9 81 89–0
www.hebammenverband.de
Informationen zur Hebammenhilfe, Internetsuche nach Landesverbänden, Hebammen und Entbindungspflegern sowie Stellungnahmen und Links zu Themen der Pränataldiagnostik

Bund freiberuflicher Hebammen Deutschlands BfHD e.V.

Geschäftsstelle
Kasseler Straße 1a
60486 Frankfurt am Main
Tel. 0 69/79 53 49 71
www.bfhd.de

Kinderkliniken und Perinatalzentren

Gesellschaft der Kinderkrankenhäuser und Kinderabteilungen in Deutschland e.V.

Wellerbergstraße 60
57072 Siegen
Tel. 02 71/2 34 54 32
www.gkind.de
Bundesweite Internetsuche nach Kinderkliniken und Perinatalzentren

Komplikationen bei der Geburt

Arbeitskreis Kunstfehler in der Geburtshilfe (AKG)

Ludwigstraße 6
44135 Dortmund
Tel. 02 31/52 58 72
www.arbeitskreis-kunstfehler-geburtshilfe.de
Hier gibt es auch die Broschüre „Wie kann ich mein Kind bei der Geburt schützen?", in der es um Risiken, Sicherheitskonzepte und persönliche Mithilfe geht. 40 Seiten, gegen Schutzgebühr von 5 Euro (inkl. Porto und Versand).

Fehlgeburt oder Tod des Kindes

Bundesverband Verwaiste Eltern in Deutschland e.V.

An der Verfassungslinde 2
04103 Leipzig
Tel. 03 41/9 46 88 84
www.veid.de
Begleitung, Beratung und Informationen für verwaiste Eltern und Geschwister, Kontaktvermittlung zu Regionalstellen.

Die Schmetterlingskinder – Frauenworte e.V.

Monika Liebner
Alte Gärtnerei 1
14641 Tremmen
Tel. 03 32 33/3 01 40
www.schmetterlingskinder.de
Kontakte zu betroffenen Eltern, Informationsbroschüren, Erfahrungsberichte, Literaturempfehlungen

Ernährung

aid infodienst

Ernährung, Landwirtschaft, Verbraucher-
schutz e.V.
Heilsbachstraße 16
53123 Bonn
Tel. 02 28/84 99-0
www.aid.de

Deutsche Gesellschaft für Ernährung e. V. (DGE)

Godesberger Allee 18
53175 Bonn
Tel. 02 28/37 76-60 0
www.dge.de

Forschungsinstitut für Kinderernährung (FKE)

Heinstück 11
44225 Dortmund
Tel. 01 80/4 79 81 83
www.fke-do.de

Mehrlingsschwangerschaft

ABC-Club e.V.

Bethlehemstraße 8
30451 Hannover
Tel. 05 11/2 15 19 45
www.abc-club.de
Internationale Drillings- und Mehrlings-
initiative

Zum Weiterlesen

Stiftung Warentest mit Herbst, V.:
Untersuchungen zur Früherkennung für
Schwangere, Berlin, 2007

Stiftung Warentest mit Riecke-Niklewski,
R.: Mein Kind. Unsere ersten drei Jahre,
Berlin, 2010

Stiftung Warentest mit Brandt, U.; Fröhlich, H.: Mehr Geld für Eltern, Berlin, 2009

Kitchenham, S.; Bopp, A.: Beckenboden-
Training: Die 12 wirksamsten Übungen,
München, Goldmann Verlag, 2010

Lang-Reeves, I.: Beckenboden: Wie Sie
den Alltag zum Training nutzen, München, Gräfe und Unzer, 2010

Stiftung Warentest mit Bopp, A. und
Herbst, V.: Handbuch Medikamente,
8. Auflage, Berlin, 2010

Stiftung Warentest mit Bopp, A. und
Herbst, V.: Handbuch Rezeptfreie Medikamente, 3. Auflage, Berlin, 2009

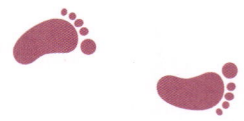

UNSER TAGEBUCH

Fragen, Notizen und Beobachtungen

Erste Ultraschalluntersuchung nach Mutterpass

Unsere Fragen an den Arzt

....

....

....

....

....

....

Interessantes, das wir erfahren haben

....

....

....

....

....

....

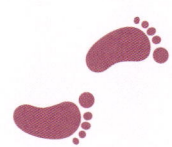

Zweite Ultraschalluntersuchung nach Mutterpass

Unsere Fragen an den Arzt

....

....

....

....

....

Interessantes, das wir erfahren haben

....

....

....

....

....

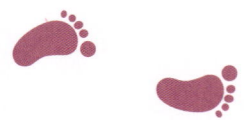

UNSER TAGEBUCH

Fragen, Notizen und Beobachtungen

Dritte Ultraschalluntersuchung nach Mutterpass

Unsere Fragen an den Arzt

....

....

....

....

....

....

Interessantes, das wir erfahren haben

....

....

....

....

....

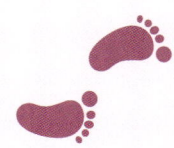

Weitere Untersuchungen

Unsere Fragen an den Arzt

....

....

....

....

....

Interessantes, das wir erfahren haben

....

....

....

....

....

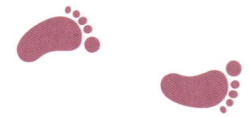

UNSER TAGEBUCH

Fragen, Notizen und Beobachtungen

~~Unsere Fragen an den Arzt~~

14.06.2012 Rückblick:

1. Den Schwangerschaftstest habe ich am
27.03 gemacht. Am 28.03 konnte ich dann
Benny berichten.

2. Von Karfreitag (6.4, ich wachte mit der
bisher unbekannten Übelkeit auf) bis
Christi Himmelfahrt (17.5) quälte mich die
Übelkeit jeden Tag. Ich fühlte mich elend
und nicht wie ich selbst :-/ Die folgenden
Wochen übernimmt mich die "Toiletten-Sucht"
immer wieder mal, aber insgesamt war das
Essen mir wieder mehr Freund.

3. Kaum ging es mir besser, ereilte mich
am Sonntag (10.6) ein Magen-Darm-Infekt.
Der Durchfall ist bis heute unverändert :(
laut FA-Besuch am Di ist mit "Baby"

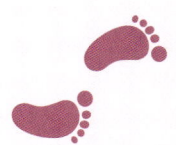

~~Interessantes, das wir erfahren haben~~

(evtl. Schnemann?!) alles ok. Uff! Habe
trotzdem immerzü Bauchschmerzen.

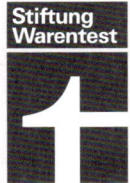

IMPRESSUM

© 2011 Stiftung Warentest, Berlin

Stiftung Warentest
Lützowplatz 11–13
10785 Berlin
Telefon 0 30/26 31–0
Fax 0 30/26 31–25 25
www.test.de

Vorstand: Dr. jur. Werner Brinkmann
Weiteres Mitglied der Geschäftsleitung:
Hubertus Primus (Publikationen)

Autorin: Kirsten Khaschei
Kapitel Rechte und Finanzen: Ute Brandt
Lektorat: Heike Plank, Bettina Weniger
Mitarbeit: Veronika Schuster
Fachliche Beratung: Dr. Maria Beckermann, Gynäkologin und Psychotherapeutin, Köln; Dr. Angelica Ensel, Hebamme und Ethnologin, Hamburg; Dr. Wolf Lütje, Chefarzt Frauenklinik, Allgemeines Krankenhaus Viersen; Prof. Gerd Glaeske, Universität Bremen/pharmafacts Freiburg; Dr. Judith Günther, pharmafacts Freiburg; Prof. Petra Thürmann, Helios Klinikum Wuppertal; Ina Bockholt; Dorothee Soehlke-Lennert

Titelentwurf: Susann Unger, Berlin
Layout: Pauline Schimmelpenninck Büro für Gestaltung, Berlin
Grafik und Satz: Sylvia Heisler
Illustrationen: Kati Hammling
Produktion: Sylvia Heisler, Vera Göring
Bildredaktion: Sylvia Heisler, Kerstin Babrikowski

Titelfoto: Plainpicture/Cultura;
Fotos Innenteil: Avenue Images ((S. 13, 25 Palladium), S. 26, 65, 68, 73, 104, 132, 135, 137, 138, 141, 149, 172, 195, 204, 206, 216, 218, 225, 227, 240, 243, 253, 255)); Getty Images (S. 20, 33, 138, 176, 200, 288); iStockphoto (S. 179, 314); Your Photo Today/Bost/Oredia (S. 22), Your Photo Today/SPL (S.78, 190, 193), Your Photo Today/EMAP (S. 8, 119, 222), colourbox (S. 172); shutterstock (S. 214); Thinkstock (S. 11, 17, 19, 20, 25, 33, 43, 46, 47, 60, 65, 58, 98, 109, 113, 115, 116, 135, 144, 147, 149, 155, 161, 181, 193, 199, 209, 214, 221, 253, 256, 264, 273, 275, 290, 294, 296, 299, 300, 302, 318).

Verlagsherstellung: Rita Brosius (Ltg.), Susanne Beeh
Litho: tiff.any GmbH, Berlin
Druck: Mercedes-Druck, Berlin

Einzelbestellung:
Stiftung Warentest
Telefon: 0 180 5/00 24 67
Fax: 0 180 5/00 24 68
(je 14 Cent pro Minute aus dem Festnetz, maximal 42 Cent pro Minute aus dem Mobilfunknetz)
www.test.de

ISBN: 978-3-86851-121-5